禁煙学

改訂4版

日本禁煙学会 編

南山堂

執筆者一覧 (五十音順)　　　　＊編集委員

相澤政明	相模台病院 薬剤部 部長
天貝賢二	茨城県立中央病院・茨城県地域がんセンター 消化器内科 部長
飯田真美	地方独立行政法人岐阜県総合医療センター 副院長・内科部長
石井芳樹	元 獨協医科大学 呼吸器・アレルギー内科 主任教授・診療部長
井門　明	一般社団法人美唄市医師会 会長
臼井洋介	静岡赤十字病院 精神神経科 副部長
遠藤　明	医療法人社団えんどう桔梗こどもクリニック／昭和大学病院 小児科 理事長・講師
尾﨑哲則	日本大学歯学部 医療人間科学分野 教授
尾﨑治夫	公益社団法人東京都医師会 会長
片山　律	Wealth Management 法律事務所 弁護士／横浜たばこ病訴訟弁護団長
加藤正隆	医療法人 かとうクリニック 院長／愛媛県医師会 副会長／タバコフリー愛媛 会長
門倉義幸	葉山かどくら耳鼻咽喉科／昭和大学横浜市北部病院 院長・客員教授
加濃正人	祐和会大石クリニック 精神科／昭和大学横浜市北部病院 禁煙外来
亀倉更人	北海道大学大学院歯学研究院 口腔病態学分野 (歯科麻酔学) 准教授
川合厚子	社会医療法人公徳会トータルヘルスクリニック 院長
川井治之	岡山済生会総合病院 内科／がん化学療法センター 診療部長／がん化学療法 センター長
川俣幹雄	九州看護福祉大学看護福祉学部 リハビリテーション学科 教授
北田雅子	札幌学院大学人文学部 こども発達学科 教授
北野正剛	大分大学 学長
久保田聰美	高知県立大学看護学部 教授／健康管理センター長
栗岡成人	NPO 法人京都禁煙推進研究会 (タバコフリー京都) 理事
黒澤　一	東北大学大学院医学系研究科 産業医学分野 教授
郷間　厳	堺市立総合医療センター 呼吸器疾患センター センター長・呼吸器内科 部長
齊藤道也	福島県医師会 常任理事 タバコ関連問題対策委員会 委員長／Tabacco-free ふくしま 代表理事
齋藤百枝美	東京薬科大学薬学部 客員教授
作田　学＊	一般社団法人日本禁煙学会 理事長
佐々木温子	医療法人財団アドベンチスト会 東京衛生アドベンチスト病院 健康増進部

佐竹晃太	日本赤十字社医療センター 呼吸器内科／日本遠隔医療学会 理事
島田和典	順天堂大学医学部 循環器内科学講座 客員准教授
下平秀夫	帝京大学薬学部 薬学実習推進研究センター 教授
鈴木幸男	銀座医院／北里大学北里研究所病院 呼吸器内科
高野義久*	たかの呼吸器科内科クリニック 院長
髙橋克敏	高度・急性期医療センター 公立昭和病院 代謝内科 担当部長
髙橋正行	倉病院 内科 部長
田那村雅子	医療法人社団至心会 田那村科小児科医院 副院長
谷口千枝	愛知医科大学看護学部 成人看護学 准教授
田淵貴大	大阪国際がんセンター がん対策センター疫学統計部 副部長
陳 貴史	伏見駅前陳皮フ科・形成外科クリニック 院長
坪井貴嗣	杏林大学医学部 精神神経科学教室 准教授
中村正和	公益社団法人地域医療振興協会ヘルスプロモーション研究センター センター長
野上浩志	子どもに無煙環境を推進協議会 代表理事
橋本洋一郎	済生会熊本病院 脳卒中センター
平間敬文	医療法人光潤会 平間病院 院長
藤原久義	兵庫県立尼崎総合医療センター 名誉院長
松崎道幸*	道北勤労者医療協会 ながやま医院
三德和子	兵庫大学大学院 看護学研究科長・教授
宮﨑恭一*	一般社団法人日本禁煙学会 理事・総務委員長
村田千里	株式会社野村総合研究所 大手町健康管理室 統括産業医
村松弘康	中央内科クリニック 院長
森田純二	公益財団法人香川県予防医学協会 顧問
山下 健	JCHO 大和郡山病院 産婦人科 診療部長
山本蒔子	NPO 法人禁煙みやぎ 理事長
吉井千春	産業医科大学若松病院 呼吸器内科 診療教授

病理画像

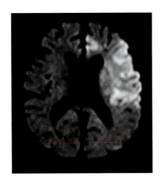

口絵 1 心房細動に伴う脳梗塞

(提供：橋本洋一郎 氏)

脳梗塞，非弁膜症性心房細動，62歳．拡散強調 MRI 画像（画面で白くなっているところが，壊死に陥っている）．喫煙で脳梗塞は 1.92 倍 (p.42)．

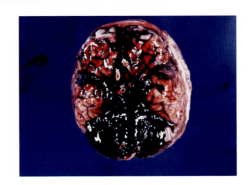

口絵 2 くも膜下出血

(提供：作田 学 氏)

くも膜下出血は，脳動脈瘤が破裂し発生する．写真は脳を下から見上げているもの．黒褐色の凝血はくも膜下腔に急速に広がり脳を覆った血液である．中央部に左右の内頸動脈が見えている．喫煙によるくも膜下出血の発生リスクは 2.93 倍である (p.42)．

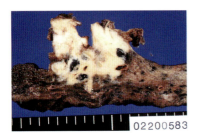

口絵 3 肺がん

(提供：小山内 誠 氏)

肺門部といわれる肺の中心部に発生した肺扁平上皮がん．乳白色の部分ががん組織，その中には，がんに巻き込まれた気管支や炭粉沈着を伴う黒色の肺門部局所リンパ節が一塊となっており，周りの肺組織にはタールが沈着し茶色に変色している．喫煙者肺がんの典型である．喫煙による肺がんの発生リスクは 3.59 倍である (p.32)．

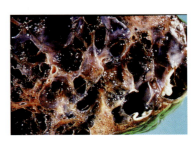

口絵 4 COPD

(提供：小山内 誠 氏)

タバコ煙により気道に炎症が起こり，肺胞が破壊される．写真は壊れた肺胞が目に見えるほど拡張した COPD（肺気腫）の肺．タバコ煙により肺は汚れ，正常の肺組織はない．気腔に見える白いものは，貯留した痰．日本人の COPD の約 90％は喫煙による (p.46)．

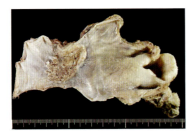

口絵 5 進行食道がん

(提供：小山内 誠 氏)

右方向が頭側で喉頭蓋が見えており，食道を背側から開放した写真．がんは，中心部にある不整な楕円形で表面がゴツゴツした部分である．がんの口側で，喉頭の近くにも粘膜が粗造な部分があり多発性の食道がんである．喫煙による食道がんの発生リスクは 7.4 倍である (p.58)．

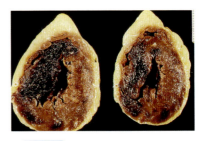

口絵 6 急性出血性心筋梗塞

(提供：小山内 誠 氏)

心筋を横断した写真．外側の乳白色の部分は心膜，その内側の茶色の組織が心筋である．心筋が変色し黒褐色の部分が急性心筋梗塞を起こし壊死した心筋で，さらに出血も合併し血種を形成している．喫煙による心筋梗塞の発生リスクは 3.0 倍である (p.39)．

ブラック・リップ

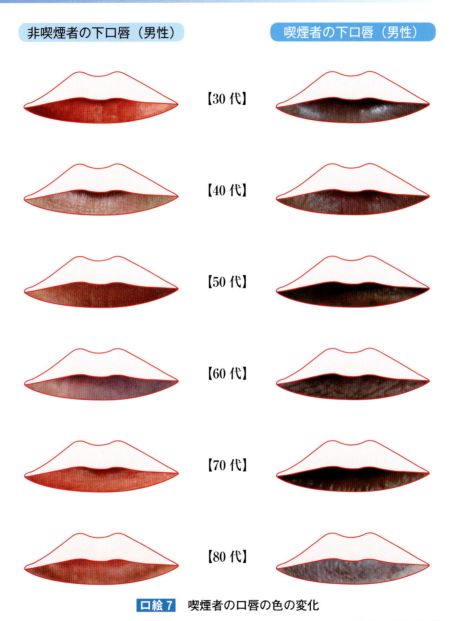

口絵 7 喫煙者の口唇の色の変化

(提供:作田 学 氏)

　喫煙者の口唇,特に下口唇は黒く変色することが知られている(ブラック・リップ).これはニコチンによるメラノサイトの刺激,ニコチンによる血管収縮,その他,不明の因子が原因として推定されている.
　禁煙すると 2〜3 か月で内側から赤味が出てくるが,ある程度変色の進んだものは黒いままのこともある.
また,重度の受動喫煙を受けていた場合も下口唇が黒く変色することもある.
　ただし,アトピー性皮膚炎でも下口唇が黒くなることが知られている.
＊プライバシー保護のため,また比較しやすいように形を一定にトリミングし,下口唇のみの提示にした.
　また,上記写真は各年代とも同一人物ではないため,下口唇の色,黒色変化には個人差がある.

喫煙による肺の変化

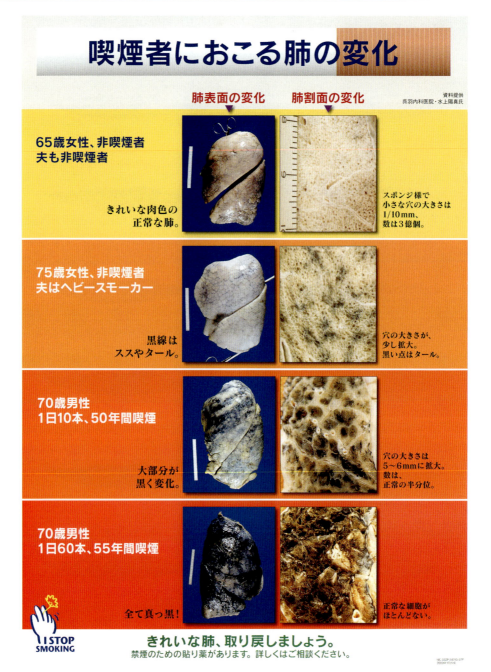

口絵 8　喫煙者に起こる肺の変化

（ノバルティス ファーマ株式会社『喫煙者・肺表面変化ポスター』）

黒色調は粉塵の蓄積による．

＊上記写真は，水上真太郎 氏（現在の著作権保有者）に許諾を得て掲載．無断複製・転載を禁ず．

喫煙による影響

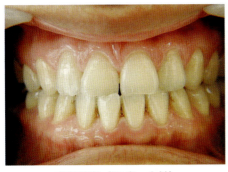
非喫煙者（30歳，女性）

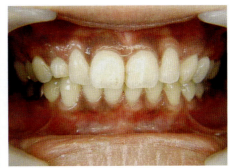
喫煙者（1日20本レベル，27歳，女性）

口絵 9 歯肉の色の変化

（提供：尾﨑哲則 氏）

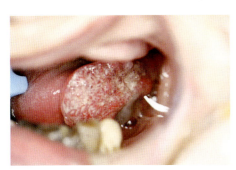

口絵 10 舌がん

（提供：門倉義幸 氏）

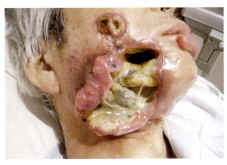

口絵 11 頸部リンパ節転移

（提供：門倉義幸 氏）

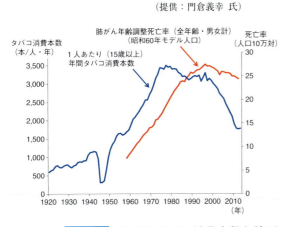

第二次世界大戦後，タバコ消費量は増加し続け，15歳以上1人あたりの本数は1977〜1979年には年間約3,500本にまで増加したが，その後は減少してきている．

一方，肺がん死亡率の年次比較を行うために，高齢化の変化を考慮した年齢調整死亡率をプロットすると，1996年頃をピークとしてこちらも低下傾向を認めている．喫煙量の変化に肺がん死亡率がおよそ20年の差で追随していることがうかがえる．

口絵 12 日本のタバコ消費本数と肺がん年齢調整死亡率の年次推移

（提供：郷間 厳 氏）

【統計データ出典／閲覧日：2014年8月11日】
1) 一般社団法人日本たばこ協会：タバコ販売実績（http://www.tioj.or.jp/data/）．
2) 総務省統計局労働力調査 長期時系列データ：15歳以上人口（http://www.stat.go.jp/data/roudou/longtime/03roudou.htm）．
3) 独立行政法人国立がん研究センターがん対策情報センター がん情報サービス：年齢調整死亡率（http://ganjoho.jp/professional/statistics/statistics.html）．

口絵

タバコのパッケージ

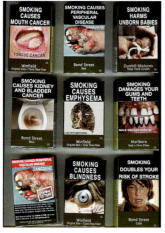 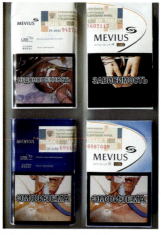 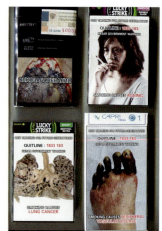

a　オーストラリア（2017年）　　b　ロシア（2018年）　　c　香港（2018年）

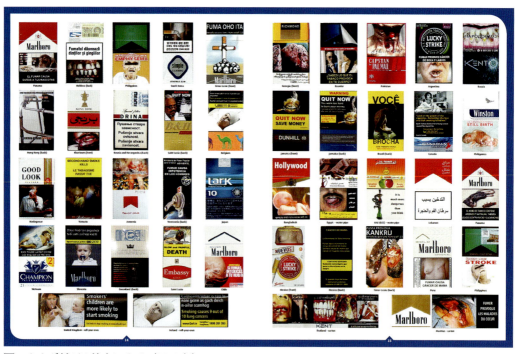

d　カナダ対がん協会による（2018年）

口絵13　海外の画像による健康警告

改訂4版の序

洗練 これは編集委員の一人の感想だが，思わず膝を叩いたことだった．
禁煙学の初版刊行から12年，3回目の改訂になるが，今回も第一人者である専門家に最新の情報に基づいて全面的に書き改めていただいた．
信頼 これが『禁煙学』の執筆にあたってもっとも大切にしているところである．それはGlobal standardと読み替えても良いが，これまでも多くの読者に評価されていることはうれしく思っている．
最新 医学書の生命は，それが最新であることであろう．Up to dateの改訂版を出していただくにあたっては南山堂のみなさまに深くお礼を申し上げたい．それとともに，ほとんど無償でお書きいただいた執筆陣のみなさまに厚く御礼を申し上げたい．

項目として新たになったのは，第一に加熱式タバコについての記述である．これについては，第一人者である田淵貴大氏，とくに健康影響については松崎道幸氏にお願いした．さらに受動喫煙のサードハンド・スモーキングについては項を改めて松崎道幸氏にお願いした．また，禁煙治療で新たに改正された若年者（35歳未満）の禁煙は飯田真美氏が執筆された．最近話題になっている遠隔治療については，佐竹晃太氏が執筆をし，日本のクイットラインについては宮﨑恭一氏が執筆をしたが，両者ともこの方面の第一人者である．

わが国における受動喫煙関連の実態（疫学）はこの方面に実績の豊富な川俣幹雄氏，また受動喫煙防止法・条例制定を推進し，実際に受動喫煙防止条例を作る上で大きな力を発揮された井門明氏に依頼した．さらに評判の良いコラムについては，今回は高野義久，田那村雅子，村田千里，栗岡成人，森田純二の各氏にお書きいただいた．

本書を改めて通読して感じることは「洗練」である．これほどの内容を，しかも読みやすく書くのは並大抵の技量ではできない．まさに禁煙学第4版だけが持ちうる香りであり，みなさまもご一読のうえ，感じていただきたく思っている．

2019年10月吉日

一般社団法人 日本禁煙学会 理事長

作田　学

初版の序

　新しい学問が誕生しました．混沌のなかから少しずつ形をあらわした「禁煙学」であります．

　医師・歯科医師・薬剤師・看護師など医療関係者のほか，弁護士・学校の教師・市民運動家など，幅広い分野のみなさまの連携によって作り上げられた学問です．

　これまでは禁煙運動の展開の方法やその成果と申しましても，それぞれの立場で（ともすれば狭い専門領域内での意見交換の限りで），それなりの成果を上げてきたものと自負はしてまいりましたが，まだまだ不十分な点も多々あったように思います．

　喫煙は先進諸国にあっては早期死亡の第一の原因であり，かつ予防しうる単一で最大の疾病原因です．禁煙学はこの喫煙および無煙タバコの使用，ニコチン依存症およびタバコ煙への曝露防止に正面から取り組みます．

　この本は上記のとおり数多くの職種（医療の分野なら，ほとんど全ての診療科）の経験豊富な専門家の方々に執筆をお願いしてできあがりました．

　背景には膨大な資料があり，いずれもエビデンスに基づいた信頼できる最新のデータを使用しております．

　この「禁煙学」の目指すところは以下の通りであります．
　1：禁煙クリニックにおいて，簡単に参照できる座右の書でありたい．
　2：これから禁煙する人にとって，大いに参考になる本でありたい．
　3：禁煙の講習会をする時の，正確な知識を得る原典となりたい．
　4：小中高校，大学その他の教育機関において禁煙の輪を拡げるための手だてとなりたい．
　5：職場などの公共の場において受動喫煙を起こさない方法を伝える本となりたい．
　6：禁煙推進運動を行う上の，バックボーンになりたい．

　この本は日本禁煙学会が総力を挙げて作成したものです．

　さらにこの本と相携えて Up To Date な知識を与えてくれる場である日本禁煙学会のホームページ（http://www.nosmoke55.jp/）と，その中にある日本禁煙学会雑誌をぜひご覧いただきたいと思います．

　そしてご関心をお持ちいただけるようであれば，日本禁煙学会にご入会いただき，総合的なタバコ情報メーリングリストである「quit」にもご参加くださり，ともに世界からタバコという存在が消滅するようにご活躍いただければ，われわれ一同この上ない喜びとなります．

　2007 年 1 月吉日

NPO 法人日本禁煙学会 理事長

作田　学

目　次

I　喫煙の医学

1　タバコ煙の成分　2

A. タバコ煙に含まれる成分……（田淵貴大）2
1. 粒子相とガス相の両方に含まれる物質 …… 3
2. 主に粒子相に含まれる物質 …… 4
3. 主にガス相に含まれる物質 …… 5

B. 依存症にするための製品……（加濃正人）6
1. 依存性物質としてのニコチン …… 7
2. 喫煙という物質摂取経路の意味 …… 10
3. ニコチンの中枢神経作用の特徴 …… 11
4. 「ライト」，「マイルド」の欺瞞 …… 12
5. 依存性を高めるための添加物 …… 14

6. 依存症の根絶は専門家の連携から ……… 15

C. 加熱式タバコ……………（田淵貴大）16
1. 加熱式タバコから出る化学物質 ………… 17
2. 加熱式タバコの健康影響 …………………… 20

D. 加熱式タバコの人体毒性…（松崎道幸）22
1. 本人への健康影響 ……………………………… 22
2. 周囲への健康影響 ……………………………… 24
3. 禁煙阻害 ……………………………………………… 24
4. 若い世代の喫煙促進 …………………………… 24

2　能動喫煙による疾患　26

A. 喫煙と寿命………………（松崎道幸）26
1. 喫煙による寿命短縮 ………………………… 26
2. 喫煙習慣別健康寿命 ………………………… 26
3. 喫煙率と寿命の相関 ………………………… 26

B. 悪性腫瘍…………………（郷間　厳）28
1. 発がんと疫学に基づくエビデンス …… 28
2. 肺がん …………………………………………… 29
3. 膵がん …………………………………………… 32
4. 大腸がん ……………………………………… 33
5. 子宮頸がん …………………………………… 34
6. 発がん性物質 ………………………………… 34
7. 受動喫煙と発がんのエビデンス ……… 35
8. 重複がん ……………………………………… 36
9. 性差と発がん ………………………………… 36
10. 禁煙の重要性とがん死亡の関連 ……… 37

C. 循環器疾患………………（島田和典）38
1. 疫学的エビデンス ………………………… 38
2. 喫煙が循環器疾患発症に関連するメカニズム
　………………………………………………………… 39

3. 喫煙と関連する循環器疾患 ……………… 40
4. 禁煙効果 ……………………………………………… 40

D. 脳血管障害………………（橋本洋一郎）41
1. 欧米の報告 ………………………………………… 42
2. わが国の報告 …………………………………… 42
3. 受動喫煙 …………………………………………… 43
4. 他の危険因子との相乗効果 ………………… 43
5. 禁煙の効果 ………………………………………… 44
6. 脳卒中発症後の喫煙継続 ………………… 44
7. 脳卒中・認知症予防のための多角的管理 … 44

E. COPD（慢性閉塞性肺疾患）
　………………………………………（黒澤　一）45
1. COPD とは ……………………………………… 45
2. COPD とタバコ ……………………………… 46
3. COPD の臨床像 ……………………………… 47
4. COPD の疫学 ………………………………… 49
5. COPD の診断 ………………………………… 49
6. COPD の治療 ………………………………… 50
7. COPD の予後 ………………………………… 50

F. その他の呼吸器疾患 ……（吉井千春）52

1. 喫煙関連間質性肺疾患（SRILD）…………52
2. 気腫合併肺線維症（CPFE）…………………53
3. 自然気胸 ……………………………………54
4. 呼吸器感染症 ………………………………54
5. 急性好酸球性肺炎（AEP）…………………54

G. 糖尿病 ……………………（村田千里）55

1. 喫煙は糖尿病の発症率を上げる …………55
2. 喫煙が糖代謝異常を招く原因として考えられること …………………………………55
3. 禁煙後の糖代謝異常 ………………………56
4. 糖尿病患者での喫煙の影響 ………………56
5. 糖尿病患者での禁煙の影響 ………………57

H. 消化器疾患 ………………（北野正剛）58

1. 食道がん ……………………………………59
2. 胃食道逆流症（GERD）……………………59
3. 胃炎，消化性胃十二指腸潰瘍 ……………59
4. 胃がん ………………………………………60
5. 大腸がん ……………………………………60
6. 炎症性腸疾患 ………………………………60

I. 肝・胆・膵疾患 ……………（天貝賢二）61

1. 肝の解剖学的特徴とタバコの影響 ………61
2. 慢性肝炎・肝硬変 …………………………62
3. 非アルコール性脂肪肝炎（NASH），非アルコール性脂肪性肝疾患（NAFLD）…62
4. 肝臓がん ……………………………………62
5. 胆石症・胆のう炎 …………………………63
6. 胆道がん・胆のうがん ……………………63
7. 急性膵炎・慢性膵炎 ………………………63
8. 膵がん ………………………………………64

J. 腎疾患 ……………………（髙橋克敏）65

1. 一般成人における CKD 新規発症リスク …65
2. CKD 患者における喫煙のリスクと禁煙の効果 …………………………………………65
3. CKD 患者における禁煙治療の留意点 ……66

K. アレルギー疾患 ……………（石井芳樹）67

1. アレルギー疾患患者における喫煙問題 ……67
2. 喫煙によるアレルギー炎症亢進のメカニズム …………………………………………67
3. 喫煙は喘息を悪化させる …………………68
4. 喫煙は喘息発症を増加させる ……………69
5. 喫煙は吸入ステロイドの効果を減弱する …69

6. 母親の喫煙と喘息の関連 …………………69
7. 他のアレルギー疾患と喫煙 ………………69

L. 産婦人科疾患 ………………（山下　健）70

1. 産科疾患と喫煙 ……………………………70
2. 喫煙と胎児・新生児異常 …………………71
3. 喫煙者の乳汁分泌 …………………………72
4. 婦人科疾患と喫煙 …………………………72
5. 喫煙と不妊症 ………………………………73

M. 子どもへの影響 ……………（遠藤　明）74

1. 出生前（胎児期）における受動喫煙の影響 ………………………………………74
2. 出生後（乳幼児期～思春期）の受動喫煙の影響 ……………………………………75
3. 小児期～思春期の能動喫煙の影響 ………76

N. 認知症・精神疾患 …………（坪井貴嗣）78

1. 認知症と喫煙・禁煙 ………………………78
2. 統合失調症と喫煙・禁煙 …………………79
3. うつ病と喫煙・禁煙 ………………………80

O. 皮膚科および形成外科的疾患
（スモーカーズフェイス）…（陳　貴史）81

1. 皮膚自体に与える影響 ……………………81
2. 関連する皮膚疾患 …………………………83
3. 副流煙による皮膚障害 ……………………83
4. 口唇の黒ずみ（smoker's lip, black lip）…83

P. 耳鼻咽喉科疾患 ……………（門倉義幸）84

1. 喫煙・受動喫煙と頭頸部がん ……………84
2. 喫煙・受動喫煙と難聴・中耳炎 …………84
3. 嗄声・ポリープ様声帯 ……………………85
4. 喫煙と頭頸部感染症・術後合併症 ………85

Q. 歯周疾患 …………………（尾﨑哲則）87

1. 喫煙と歯周疾患 ……………………………87
2. 喫煙が歯周疾患に影響を与えるメカニズム …………………………………………87
3. 禁煙と歯周疾患治療 ………………………89
4. 喫煙とう蝕（むし歯）との関連 …………90
5. 歯肉メラニン色素沈着症（喫煙者メラニン沈着症）…………………90

R. スポーツとタバコ …………（髙橋正行）91

1. 国際オリンピック委員会（IOC）の方針と取り組み ……………………………………91

2. オリンピック以外のメガスポーツイベント
   92
3. 日本の現状 92

4. 2019 年ラグビー W 杯と 2020 年東京五輪に
   向けた準備 92
5. 新型タバコについて 93
6. 屋外喫煙について 93

3 受動喫煙による疾患と対策 94

A. 受動喫煙の影響 .... （松崎道幸） 94
1. 受動喫煙と総死亡・心血管疾患死亡・
   がん死亡 94
2. 日本における受動喫煙の健康影響 95
3. 受動喫煙による死亡者数 95
4. 次世代への影響 97
5. 受動喫煙防止法令の効果 97

B. サードハンドスモーキング（三次喫煙）
   .... （松崎道幸） 99
1. サードハンドスモーキングとは 100
2. サードハンドスモークの成分 100
3. サードハンドスモークの生体影響 101
4. サードハンドスモークの対策 102

C. 化学物質過敏症 .... （鈴木幸男） 103
1. 疾患概念 104
2. 発症機序 104
3. 臨床症状 104
4. 診断基準 105
5. 鑑別診断 106
6. 治療 106

D. $PM_{2.5}$ と受動喫煙 .... （松崎道幸） 107
1. $PM_{2.5}$ と死亡率 107
2. 屋内の $PM_{2.5}$ 107
3. 自動車内の $PM_{2.5}$ 109

4. 屋外飲食施設の $PM_{2.5}$ 109
5. 加熱式タバコ 109

E. 受動喫煙症の診断・治療・予防
   .... （松崎道幸） 110
1. 診断のポイントとプロセス 111
2. 受動喫煙による化学物質過敏症 113
3. サードハンドスモーキング 113
4. 受動喫煙症の治療 114
5. 受動喫煙症の予防 114

F. 受動喫煙防止法による効果
   .... （藤原久義） 115
1. 海外での受動喫煙防止法の衝撃 115
2. 受動喫煙防止法施行後の急性冠症候群，
   心臓発作などによる入院の減少
   ─後ろ向き研究─ 115
3. 受動喫煙防止法による急性冠症候群の減少
   ─前向き研究─ 116
4. 急性冠症候群・心臓突然死減少のメカニズム
   からみた受動喫煙防止法の意義 117
5. メタ解析による効果─心疾患，脳卒中，
   呼吸器疾患による入院の減少─ 118
6. カジノでの救急車出動回数の減少 118
7. わが国の受動喫煙防止条例の施行とその効果
   118

II 禁煙の医学

1 総　論 124

A. 喫煙率の推移 .... （髙橋正行） 124
1. 日本人の喫煙率 124
2. 都道府県別喫煙率 124
3. 世界の国別喫煙率 126

B. 禁煙治療の意義 .... （山本蒔子） 128
1. 一般診療における禁煙勧奨 128
2. 健康診断での禁煙勧奨 129

xiii

C. やめ方の基本原則 ………… (作田　学) 130
1. タバコは依存性（嗜癖形成性）薬物であり，
大麻や覚醒剤，アルコールよりも強い ‥‥‥ 130
2. タバコをやめるきっかけ，動機 ………… 130
3. 禁煙するつもりのない喫煙者に対して
（ハードコア層）………………… 130

4. いつかはタバコをやめたいと思っている人に
対して（ソフトターゲット層）………… 132
5. タバコをやめようとする人に対して ……… 132
6. ニコチン離脱症状とその経過 ………… 132
7. タバコへの渇望に対して ……………… 132
8. 再喫煙を防止する ………………… 134
9. タバコをやめて変わること ………… 134

2 禁煙の心理学 ………………………………………………………………… 135

A. タバコの依存性 ………… (臼井洋介) 135
1. 身体的依存 …………………… 135
2. 精神的依存（心理学的依存，行動的依存）
………………………………… 137
3. タバコ会社の巧妙な戦略 ……………… 140

B. 禁煙の心理学（1）認知行動療法
………………………… (臼井洋介) 141
1. ニコチン依存症の精神・心理療法について
………………………………… 141
2. 認知行動療法 ………………………… 142
3. 認知行動療法の基礎となる仮説 ……… 143

4. 認知行動療法の実践例 ………………… 144

C. 禁煙の心理学（2）動機づけ面接法
………………………… (北田雅子) 147
1. 患者との信頼関係を構築し面談の土台を
つくる ………………………… 147
2. 会話のなかで行動変容へ向かう言語
（チェンジトーク）に気付く ………… 148
3. 患者と協働的に情報を交換する方法：
elicit-provide-elicit（引き出し—提供し—
引き出す）………………………… 149

3 薬局・薬店での禁煙指導・支援 ……………………………………………… 152

A. 薬の種類，副作用・相互作用
………………………… (相澤政明) 152
1. 禁煙治療における薬物療法 …………… 152
2. 禁煙補助薬の種類 …………………… 152
3. 副作用 ………………………… 155
4. タバコと薬の相互作用 ……………… 156

B. 薬局・薬店での禁煙指導
…………………… (齋藤百枝美・下平秀夫) 156
1. 薬局・薬店での禁煙支援の意義 ……… 156

2. 薬局薬剤師による禁煙啓発活動 ……… 157
3. 薬局での禁煙支援の方法 …………… 157
4. 禁煙希望者からの基礎情報の収集 …… 157
5. 一般用医薬品によるニコチン置換療法 …… 158
6. 処方箋医薬品 ………………………… 160
7. 禁煙補助薬と併用薬との相互作用 ……… 161
8. 禁煙期間中に確認すべき事項 ………… 162

4 医療機関での禁煙指導・支援 ………………………………………………… 163

A. これから始める禁煙外来 ‥(齊藤道也) 163
1. 禁煙外来を新たに開設する意義を理解する
………………………………… 163
2. 保険適用で禁煙外来を行うためにすべきこと
………………………………… 163
3. さあ禁煙外来を始めよう ……………… 167
4. 禁煙外来を行う医療機関の基本姿勢 …… 168
5. 加熱式タバコに対する対応 …………… 168

6. 禁煙成功率，禁煙継続率を上昇させるには
………………………………… 169

**B. 経口治療薬バレニクリンの効果と
副作用** ………………… (中村正和) 170
1. バレニクリンの有効性 ……………… 171
2. バレニクリンの副作用 ……………… 173

C. 保険適用と治療のガイドライン
　　　　　　　　　　　　（飯田真美）175
1. 禁煙治療の保険適用の背景 ……………… 175
2. 禁煙治療の保険適用の実際 ……………… 176
3. わが国の禁煙に関するガイドライン，指針，
チャート …………………………………… 178

D. 若年者（35歳未満）の禁煙治療
　　　　　　　　　　　　（飯田真美）180
1. 若年者の喫煙の動向 ……………………… 180
2. 若年者の禁煙治療のエビデンス ………… 180
3. 若年者禁煙治療における心理的治療，
社会的治療 ………………………………… 182

E. 5A，5R などの指導法 ……（作田　学）183
1. 動機づけ面接法と5R：やめようとしない
患者に対して ……………………………… 183
2. 5A：禁煙したいと思う患者に対して …… 184
3. カウンセリングと行動療法 ……………… 186

F. ニコチン置換療法（NRT）を使った
指導法 ………………………（村松弘康）187
1. 海外と日本における NRT の歴史 ……… 187
2. NRT の有効性と安全性 ………………… 187
3. 各種 NRT 製剤による違い ……………… 188
4. NRT の利点と欠点（局所的副作用を中心に）
…………………………………………… 188
5. NRT の注意点（全身的副作用を中心に）‥ 189

G. バレニクリンを使った指導法
　　　　　　　　　　　　（川井治之）190
1. バレニクリンの特徴 ……………………… 190
2. 標準的使用法 ……………………………… 191
3. 投薬のコツ ………………………………… 191
4. 嘔気について ……………………………… 193
5. 精神症状への対応 ………………………… 193
6. 自動車運転時の意識障害問題 …………… 194
7. 今後の展望 ………………………………… 194

H. 子どもに対する禁煙支援 ‥（遠藤　明）195
1. 子どもの喫煙による健康問題 …………… 195
2. 喫煙する子どものタイプ ………………… 195
3. 禁煙支援の具体的方法 …………………… 196
4. 新型タバコ ………………………………… 198
5. 子どもの禁煙を成功に導く対策 ………… 198

I. 女性に対する禁煙支援 ……（山下　健）199
1. 性差医療と女性の禁煙治療 ……………… 199
2. 禁煙における性差 ………………………… 200
3. 女性のライフステージと喫煙 …………… 200
4. 女性特有の関連因子 ……………………… 201

J. 妊婦に対する禁煙支援 ……（山下　健）203
1. 妊婦の喫煙状況 …………………………… 203
2. 妊婦の禁煙の妨げとなる問題点について ‥ 204
3. 妊娠は人生最大の禁煙チャンス ………… 204
4. 妊婦に対する薬物療法 …………………… 205
5. 妊婦への禁煙指導の実際 ………………… 206
6. 再喫煙予防 ………………………………… 206

K. 精神疾患患者に対する禁煙支援
　　　　　　　　　　　　（川合厚子）207
1. 精神疾患の有無の確認 …………………… 208
2. 精神疾患がある場合の禁煙治療 ………… 208
3. 精神疾患患者の禁煙へのアプローチ …… 210
4. 精神疾患患者における禁煙のメリット … 211

L. 禁煙後の体重増加とその防止
　　　　　　　　　　　　（佐々木温子）212
1. 禁煙で体重は一時的に増える …………… 212
2. 体重増加により発症，悪化がもたらされる
可能性のある病気 ………………………… 213
3. 体重増加の背景 …………………………… 213
4. 体重にこだわる喫煙者への対応・情報の
伝え方 ……………………………………… 214
5. 指導のタイミング ………………………… 214
6. 具体的な指導 ……………………………… 215

M. 歯科における禁煙支援 …（亀倉更人）217
1. 歯科疾患とタバコ ………………………… 217
2. 歯科界の現況 ……………………………… 218
3. 歯科における禁煙指導の特徴 …………… 218
4. すすめ方 …………………………………… 219

N. 病院・診療所の薬剤師の役割
　　　　　　　　　　　　（相澤政明）221
1. 薬剤師が禁煙の重要性を認識する ……… 221
2. 薬剤師による禁煙指導の有用性 ………… 221
3. 服薬指導における禁煙指導 ……………… 222
4. 集団教育における禁煙指導 ……………… 222
5. 薬学の視点から行う禁煙指導 …………… 222

O. 禁煙外来における看護師の役割
………………………（谷口千枝）223
　1. 禁煙治療に看護師が携わる必要性 ………223
　2. 看護師の行う禁煙支援 ………………224

P. 行政保健師の役割 ………（三徳和子）225
　1. 行政保健師の役割 ……………………225
　2. 自治体のタバコ対策に関する条例や計画と
　　保健師活動 ………………………226
　3. タバコ対策問題の気づきと問題解決ための
　　各種支援者・機関へのつなぎ ………226
　4. 信頼のあるネットワークとまちづくり ……227

Q. クリニカルパス ………（谷口千枝）227
　1. クリニカルパスとは …………………227

R. 遠隔治療 ………………（佐竹晃太）229
　1. 「遠隔医療」とは ………………………230
　2. 禁煙における「遠隔医療」の現状 ………231
　3. ICT・スマートフォンアプリを活用した
　　最新の禁煙治療 ………………………231

S. 外来治療からのドロップアウト防止策
………………………………（加藤正隆）233
　1. 外来治療からのドロップアウトの要因 ……233

　2. ドロップアウト防止は初診から …………233
　3. 再診時の問題解決方法 …………………234
　4. 保険適用による禁煙外来の最終診療時の
　　問題点 …………………………235
　5. 今後の課題 ………………………235

T. 治療終了後の再喫煙防止 ‥（加藤正隆）236
　1. ニコチン依存症は再発率の高い慢性疾患‥236
　2. "1本の喫煙"で，3か月後には70～90％が
　　再喫煙 ………………………236
　3. 再喫煙の防止策 ………………………237

U. 日本のクイットライン …（宮﨑恭一）238
　1. 日本の対策 ………………………238
　2. 諸外国の情報 ……………………239
　3. 企業へのアプローチ ……………………239
　4. 今後の展望 ………………………240

V. 禁煙推進に果たす医師会の役割
………………………………（尾﨑治夫）241
　1. 医師会の役割 ……………………241
　2. 地区医師会での取り組み ………………241
　3. 東京都医師会での取り組み ……………242

Ⅲ 世界の潮流と日本の現状

1 総　論 ——————————————————————————————— 246

A. タバコ規制条約（FCTC）の歴史と
非感染性疾患（NCD），MPOWER
………………………………（作田　学）246
　1. タバコ規制条約（FCTC＝タバコ規制枠組
　　条約）の歴史 ……………………246

　2. タバコ規制条約（FCTC）の目的
　　（タバコ規制条約の前文による）…………247
　3. ガイドラインとは何か …………………247
　4. タバコ規制条約（FCTC）の条文 ………247
　5. NCDとは何か ……………………248
　6. MPOWERとは何か ………………249

2 受動喫煙の防止 ——————————————————————— 250

A. わが国における受動喫煙関連の実態
（疫学）………………（川俣幹雄）250

B. 受動喫煙防止法・条例制定を推進する
………………………………（井門　明）253
　1. 改正健康増進法ならびに東京都受動喫煙防止
　　条例 ………………………………253
　2. 条例制定を全国に及ぼす ………………254

3 禁煙教育 257

A. 幼稚園・小学校・中学校での教育
.... （平間敬文）257
1. 教育する側が生徒に伝えなければならない
   こと 257
2. 健康被害についての禁煙教育の実際 259
3. 学校での喫煙率の低下とそれに伴う変化に
   ついて 259
4. 禁煙教育のこれからの課題 260

B. 高校・大学での喫煙防止教育
.... （村松弘康）261
1. 禁煙・喫煙防止教育の理論と必要性 261
2. 禁煙・喫煙防止教育の方法と実際 262

C. 成人へ向けた教育 .... （村松弘康）264
1. 禁煙・喫煙防止教育の必要性 264
2. タバコ規制条約（FCTC）の周知 264
3. 成人への禁煙教育の方法と実際 265

4 タバコのパッケージ 267

A. FCTC 第十一条と世界の潮流
.... （宮﨑恭一）267
1. 効果的な包装・ラベル規制の策定 267
2. 世界の潮流 267

B. 日本の現状 .... （宮﨑恭一）270

5 その他の重要な事項 273

A. タバコの陳列販売を禁止する
.... （宮﨑恭一）273
1. 自販機も店頭陳列も宣伝媒体となる 274
2. タバコの陳列禁止の法規制が必要であるのは
   国民の願い 275

B. タバコを値上げする .... （高野義久）276
1. FCTC 第6条「タバコの需要を減少させる
   ための価格及び課税に関する措置」........ 276
2. MPOWER 政策パッケージ 276
3. タバコ小売価格の国際比較 277

4. 価格弾力性 278
5. タバコの価格弾力性と値上げの効果 278
6. 若年者・低所得者層の喫煙と健康の社会的
   決定要因 278
7. 健康のためのタバコ課税へ 279

C. タバコと労働生産性 .... （高野義久）280
1. 喫煙による労働時間の損失 280
2. 病欠・疾病就業による労働生産性の低下 .. 281
3. 喫煙と労働災害 282
4. 労働者の死亡のリスク 283

6 各国が守らねばならないこと 285

A. FCTC 第5条3項と世界の潮流
.... （片山　律）285
1. 条約の規定 285
2. タバコ規制政策とタバコ産業の根本的な
   利益相反および政策干渉 286
3. 世界の潮流　他国の例 286

B. たばこ事業法との矛盾 ..... （片山　律）287
1. 財務省（政府）の利益相反 288
2. 大蔵省（財務省）官僚の天下り 288
3. JT から官公庁への天上がり 288

4. 族議員 289
5. JT による政策妨害・干渉行為 289
6. 政府によるタバコ産業の助長 289
7. タバコ産業関係者の講演会・シンポジウム
   への送り込み 290
8. タバコ産業の「社会的責任」活動 290

C. 医学研究者の利益相反問題
.... （野上浩志）290
1. 日本禁煙学会における利益相反規定 290
2. 利益相反が必須・重要な理由 292

3. 医学論文掲載誌の多くも利益相反からタバコ業界助成の研究論文は掲載しない方向 ····· 292
4. 日本禁煙学会以外にも国内での事例が増加 ························· 292
5. タバコ製品の有害性に関する世界医師会声明・勧告（2007.10）················· 293
6. 世界医師会声明・勧告を受ける形で日本禁煙学会は声明を公表（2007.12.10）············· 293
7. 喫煙科学研究財団の解散を勧告（2008年8月，以下概要）················· 294
8. 喫煙科学研究財団関係者を厚生労働省・文部科学省の委員及び科学研究費の審査員に選任しないよう要請（2010年10月，以下概要）················· 295
9. 利益相反の最近の動向················· 296

Ⅳ 日本禁煙学会認定制度

1 日本禁煙学会の認定制度について ················· （作田　学） **298**

1. 認定制度の意義 ················· 298
2. 禁煙サポーター（禁煙指導ができる日本禁煙学会会員）の認定 ················· 298
3. 認定指導者・専門指導者の認定 ················· 299
4. 申請書類の送付先 ················· 300
5. 認定更新制度 ················· 300
6. 教育施設などの認定 ················· 301
7. 研修カリキュラム ················· 302

2 試験問題例 ················· （加藤正隆・久保田聡美） **303**

● 付　録

▌情報サイト ················· **308**

▌禁煙治療保険診療用パス ················· **311**

▌禁煙治療の実際（Column） ················· **313**

① 初診時「別に」から始まった高校生の禁煙治療 ················· （高野義久） 313
② アイコス®をなかなか処分できなかった女性の禁煙治療 ················· （高野義久） 314
③ 5年間にわたり，死を迎えるまで禁煙を望んだ症例 ················· （田那村雅子） 315
④ 遠隔（オンライン）診療による禁煙治療 ················· （田那村雅子） 316
⑤ 「禁煙は野球の盗塁と同じですね」と語った一例 ················· （村田千里） 317
⑥ 外科の先生の声かけのタイミングが良く禁煙に成功した例 ················· （村田千里） 318
⑦ 透析中の禁煙治療 ················· （栗岡成人） 319
⑧ 忘れられないケース ················· （栗岡成人） 320
⑨ 再喫煙を繰り返し来院した真面目な男性の場合 ················· （森田純二） 321
⑩ ACO（asthma and COPD overlap）の喫煙者が禁煙してからの行動に，びっくり！ ················· （森田純二） 322

索　引 ················· **323**

I

喫煙の医学

1. タバコ煙の成分
2. 能動喫煙による疾患
3. 受動喫煙による疾患と対策

I 喫煙の医学

Chapter 1 タバコ煙の成分

A タバコ煙に含まれる成分

Check!

1. タバコ煙には発がん性物質など多くの有害物質が含まれ，健康被害が発生する．
2. 喫煙者は能動喫煙，受動喫煙および三次喫煙にさらされ，非喫煙者は受動喫煙および三次喫煙にさらされる．
3. タバコ煙に含まれる代表的な有害物質として，ニコチン，タバコ特異的ニトロソアミン，ベンゼン，一酸化炭素，ホルムアルデヒドなどがあげられる．
4. 各種有害物質というよりも，タバコそのものが発がん性物質として定義されている．

　タバコ煙は，喫煙者が吸煙する主流煙，主流煙の一部が生体に吸収された後に吐出される呼出煙，自然燃焼時にタバコの先端から発生する副流煙の3種類に区分できる．喫煙者本人がタバコ煙を吸い口から吸うことを能動喫煙と呼び，環境中に滞留する呼出煙および副流煙に人体がさらされることを受動喫煙と呼ぶ．さらに三次喫煙は副流煙や呼出煙が家の壁や埃に吸着し，その後，空気成分と反応し有害化学物質を生成し，再放散や埃から吸収することをさす．喫煙者は能動喫煙，受動喫煙および三次喫煙にさらされ，非喫煙者は受動喫煙および三次喫煙にさらされることとなる．

　主流煙の発生する吸煙時には比較的十分な酸素があり，温度は最高部分で900℃程度に達する．副流煙の発生する自然燃焼時には酸素が不足し，温度も最高600℃程度にとどまる．両者とも不完全燃焼であるが，その程度は副流煙発生時のほうが大きい．不完全燃焼すると各種有害物質が発生しやすくなる．

　タバコ煙にばく露されると各種有害物質の影響により，健康被害が発生する．タバコ煙には粒子相，ガス相あわせて5,300種類以上の化学物質が含まれ，70種類以上は発がん物質として世界保健機関の国際がん研究機関（International Agency for Research on Cancer：IARC）によって同定されている．有害物質は約200種類に及ぶ．

　本項の目的はタバコ煙に関する正確な情報を届けることであるが，各種物質やメカニズムが重要だと指摘したいわけではない．IARCは，各種有害物質だけでなく，タバコそのものを発がん性物質として定義している．疫学の知見からタバコの有害性のメカニズムが解明されなくとも，タバコを止めること（受動喫煙もなくすこと）によってタバコの害を予防できるとわかっている．

1. タバコ煙の成分

表I-1-1 タバコ煙の成分分析

銘 柄		セブンスター	マイルドセブン	キャビンマイルド	マルボロメンソールライト	マイルドセブンスーパーライト	マイルドセブンエクストラライト	フロンティアライト
表示ニコチン量 (mg/本)		1.2	0.8	0.7	0.6	0.5	0.3	0.1
含有ニコチン量 (mg/本)		20.8	16.9	17.6	16.9	15.3	18.8	13.4
ニコチン	主流煙 (mg/本)	1.44	0.958	0.660	0.601	0.438	0.302	0.120
	副流煙 (mg/本)	4.78	5.03	4.74	4.69	4.48	5.79	3.54
ベンゾ [a] ピレン	主流煙 (ng/本)	14.6	11.4	8.87	6.43	5.51	3.72	2.15
	副流煙 (ng/本)	113	92	109	114	112	128	105
一酸化炭素	主流煙 (mg/本)【濃度 (ppm)】	14.7【14656】	11.6【11813】	10.5【10915】	7.68【8162】	6.21【6376】	3.81【4137】	2.02【2309】
	副流煙 (mg/本)【濃度 (ppm)】	49.8【49203】	48.7【50925】	51.1【47248】	46.5【49416】	45.5【53396】	46.8【49745】	43.2【50101】
ベンゼン	主流煙 (μg/本)	33.7	25.8	21.6	24.1	14.5	14.9	7.59
	副流煙 (μg/本)	275	294	282	266	303	339	319
ホルムアルデヒド	主流煙 (μg/本)	70.7	37.9	19.3	15.8	11.3	7.64	3.46
	副流煙 (μg/本)	437	439	405	544	423	459	420
シアン化水素	主流煙 (μg/本)	150	109	94.7	64.8	31.5	19.1	6.07
	副流煙 (μg/本)	122	135	138	141	130	131	102
アンモニア	主流煙 (μg/本)	19.4	15.5	12.0	12.4	7.78	4.80	2.67
	副流煙 (μg/本)	5708	6701	7602	7171	6923	7047	6850
NNN	主流煙 (ng/本)	65.0	81.0	116	125	47.8	45.6	21.90
	副流煙 (ng/本)	69.9	92.4	98.4	129	79.7	92.9	81.5

主流煙は，国際標準的人工吸煙法（35 mL/2 秒，60 秒毎，30 mm）におけるタバコ 1 本あたりの放出有害物質量．副流煙の測定方法は主流煙と異なっており，単純な比較はできないが，表示ニコチン量に応じた有害物質量の差は副流煙ではほとんど認められない。

（厚生労働省「平成 11-12 年度　たばこ煙の成分分析について（概要）より作成）

　タバコ煙に含まれる有害物質は，大きく 3 つに分けられる．①タバコ葉から煙に移行する化学物質：ニコチン，タバコ特異的ニトロソアミン，重金属など，②燃焼によって発生する粒子中（タール）の化学物質：ベンゾ [a] ピレンを含む多環芳香族炭化水素類，4-アミノビフェニルを含む芳香族アミン類さらにはフェノール類など，そして，③燃焼によって発生するガス中の化学物質：一酸化炭素をはじめとする無機ガス成分，ホルムアルデヒド，アセトアルデヒドを含むアルデヒド類，ベンゼン，1,3-ブタジエンを含む揮発性有機化合物など，である．

　本項ではタバコ煙に含まれる代表的な有害物質を紹介する（表I-1-1）[1]．

1　粒子相とガス相の両方に含まれる物質

a. ニコチン

　ニコチンは，タバコの根で合成され葉に移行し，葉から煙に移行する．

I 喫煙の医学

表I-1-2 日常レベルの受動喫煙で吸入する有害物質の量

有害物質	8時間で10本喫煙した能動喫煙者の吸入量（mg, ng*）	同室に8時間滞在した非喫煙者の吸入量（mg, ng*）	受動喫煙量／能動喫煙量	8時間の受動喫煙で吸入する能動喫煙相当量
ニコチン	10〜20	0.04〜0.2	1/100	0.1本分
一酸化炭素	200	4〜24	1/50〜1/10	0.2〜1本分
ベンゾ［a］ピレン	100〜500*	4〜80*	1/50〜1/10	0.2〜1本分
アクロレイン	1.5	0.1〜0.5	1/10〜1/3	1〜3本分
窒素酸化物	2〜5	0.4〜2.0	1/6〜1/2	1.7〜5本分
ホルムアルデヒド	0.1〜0.4	0.5〜1.0	1/5〜1/2	2〜5本分
ジメチルニトロソアミン	100〜500*	40〜400*	1/2〜1	5〜10本分

レストランおよび事務室内の8時間滞在中に非喫煙者が受動喫煙ばく露される有害物質の量は，ニコチンが能動喫煙0.1本であるのに対して，発がん性物質であるジメチルニトロソアミンでは能動喫煙者の吸入量と同等である．

（厚生労働省 喫煙と健康問題に関する検討会：新版 喫煙と健康，177，保健同人社，2002．より）

交感神経系と副交感神経系両方の神経節に作用して興奮させる他，副腎髄質に作用してアドレナリン放出を促進する．交感神経系亢進作用により睡眠障害や血管収縮が起こりやすい．心臓に対しては徐脈を引き起こす場合も，頻脈を引き起こす場合もある．心房細動，期外収縮，心筋梗塞後心室細動などの不整脈が起こりやすくなる．糖代謝系には交感神経系作用およびアドレナリン効果が優位に現れ，糖尿病を発症・増悪させる．消化器系には副交感神経系作用が優位に現れ，慢性胃炎や消化性潰瘍の悪化が起こる．他には，子どもの脳の発達へ与える害なども指摘されている．なお，依存性薬物としての特徴は次項目の『依存症にするための製品（p.6）』にて解説する．

b. ニトロソアミン類

ニコチンなどアルカロイドがニトロソ化した物質の総称である．タバコから出る代表的な発がん性物質であり，N-ニトロソノルニコチン（NNN），N-ニトロソアナタビン（NAT），N-ニトロソアナバシン（NAB），4-（メチルニトロソアミノ）-1-（3-ピリジル）-1-ブタノン（NNK）の4種類を合わせて，タバコ特異的ニトロソアミンと呼んでいる．タバコ葉にはニコチンをはじめ多くのアルカロイドが含まれ，これらはタバコ成育中，製造過程，燃焼時，生体内吸収後にニトロソ化されニトロソアミン類に変わっていく．

レストランや事務室内で8時間に10本の喫煙がなされた場合，室内に滞在する非喫煙者は受動喫煙により40〜400 ngのジメチルニトロソアミン（発がん性物質）を吸入することとなる．この量は喫煙者自身が能動喫煙により吸い込む量（100〜500 ng）とほとんど変わらなかった（表I-1-2）．

2　主に粒子相に含まれる物質

a. 多環芳香族炭化水素類（polycyclic aromatic hydrocarbons：PAHs）

複数のベンゼン環が縮合した物質の総称で，有機化合物の不完全燃焼によって生じ，主

にタバコ煙の粒子相に含まれる．タバコ煙にはピレン，ベンゾ［a］ピレン，アントラセンなど 20 種類以上の PAHs が含まれる[2]．

PAHs は，①体内でチトクローム P ［cytochrome P（CYP）］1A1 によって活性型に変化した後，DNA と共有結合して発がんの発端となる遺伝子変異を引き起こす．②肝臓において CYP1A1，CYP1A2，CYP2E1 およびグルクロン酸トランスフェラーゼを誘導し，自身の発がん性を上昇させるという悪循環を成立させるとともに，生体内の重要な薬物代謝酵素である CYP1A2 やグルクロン酸トランスフェラーゼの作用を過剰にさせることによって，各種医薬品（テオフィリンや向精神薬など）の効果を減弱させる．また，③体内での処理過程で活性酸素を発生させ，④別の物質（花粉，ダニなど）と同時に取り込まれることによってそれら物質のアレルギーを発生させるアジュバント効果を発揮する．

3　主にガス相に含まれる物質

a. 一酸化炭素（carbon monoxide：CO）

タバコ主流煙には数千～1 万 ppm 以上の CO が含まれ，アイドリング中の自動車排気ガス（法定 1 万 ppm 以下）と同等である（表 I-1-1）．喫煙者が CO により中毒死しないのは，吸入が間欠的だからに過ぎない．

CO は赤血球のヘモグロビンと強力に結合して血液の酸素運搬能を奪い，身体の運動能力を低下させる．また，心筋が低酸素かつ過負荷となることによって虚血性心疾患や不整脈が起こりやすくなる他，代償性に多血症（二次性多血症）が起こり，血液の粘性が増し，血栓が形成されやすくなる．

b. アンモニア（ammonia）

タバコ葉に自然と含まれているアンモニアに加えて，タバコ会社はニコチンをより効率的に脳へ届けるためにアンモニアをタバコに添加してきた．pH を少し上昇させることによりニコチンが運ばれやすくなる．

アンモニアは温度によって熱分解される率が大きく異なるので，主流煙よりも副流煙に多く含まれる（表 I-1-1）．このため，副流煙（pH 8.8～9.2）は主流煙（pH 5.2～7.2）よりも粘膜刺激性が強い[2]．

c. ホルムアルデヒド（formaldehyde）などのアルデヒド類

有機化合物の不完全燃焼によって発生するためタバコ煙に多量に含まれる[3]．シックハウスを防止するなどの目的により，厚生労働省ではホルムアルデヒドの室内濃度指針値が 0.08 ppm（100 μg/m^3）と定められている．屋内で多量の喫煙（1.5 時間で 30 本の喫煙）が行われた場合には，ホルムアルデヒド濃度はこの指針値よりも高くなり，0.21 ppm～0.45 ppm の濃度となったとの実験結果がある[4]．ただし，ホルムアルデヒドの指針値はホルムアルデヒドだけの場合を想定しており，非常に多くの有害物質による複合ばく露であるタバコの場合にはホルムアルデヒド単体の指針値はむしろ過小評価となると考えられる．

動物実験および細胞実験の結果から，タバコ煙の発がん性物質のなかでもホルムアルデヒドやアセトアルデヒドなどを含むアルデヒド類が，他の発がん性物質と比較して，発がんに強く関与していると報告されている[5]．タバコ煙のタールに占めるアルデヒド類の比

重が高いこともあり，アルデヒド類の関与が大きいとする結果は妥当だと考えられる．

ホルムアルデヒドは，発がん性があるとともに，強い粘膜刺激性をもっていて気管支喘息の発症・増悪を引き起こす．シックハウス症候群や化学物質過敏症の原因物質としても知られている．

▶文献

1) 喫煙の健康影響に関する検討会 編：喫煙と健康 喫煙の健康影響に関する検討会報告書．平成28年8月．(https://www.mhlw.go.jp/stf/shingi2/0000135586.html)
2) 厚生省 編：喫煙と健康―喫煙と健康問題に関する報告書 第2版，健康・体力づくり事業財団，1993.
3) Fowles J, et al：Application of toxicological risk assessment principles to the chemical constituents of cigarette smoke. Tob Control, 12（4）：424-430, 2003.
4) Schaller KH, et al：Formaldehyde determination in tobacco smoke-studies under experimental and actual conditions. Zentralbl Hyg Umweltmed, 189（2）：103-110, 1989.
5) Weng MW, et al：Aldehydes are the predominant forces inducing DNA damage and inhibiting DNA repair in tobacco smoke carcinogenesis. Proc Natl Acad Sci USA, 115：e6152-e6161, 2018.

[田淵 貴大]

B 依存症にするための製品

> **Check!**
>
> 1. 依存症発症リスク，使用中止の困難さ，使用者が使用を重要視してしまう心理的変化，二次死亡による犠牲者などにおいて，タバコないしニコチンはヘロイン，コカイン，アルコールと同等かそれ以上に危険な依存性物質である．
> 2. タバコの依存性の強さは，喫煙というニコチン摂取方法によるところが大きい．
> 3. タバコないしニコチンの効用は離脱症状を緩和することだけであり，禁煙によって喫煙者のメンタルヘルスは改善する．
> 4. 「低ニコチン」・「低タール」のタバコは，健康影響の低減に役立たないばかりでなく，むしろ健康被害を増大させる可能性がある．
> 5. タバコにはアンモニウム化合物，メンソール，ココア末などニコチンの依存性を高めるための添加物が加えられている．

タバコは人を依存症にして使用を継続させる嗜癖性製品であり，嗜好品（味や香りを楽しむ品）ではない．2013年に改訂された精神疾患の国際基準である米国精神医学会診断基準［Diagnostic and Statistical Manual of Mental Disorders（DSM）］の第5版（DSM-5）には，タバコ製品の使用に対してタバコ使用障害（tobacco use disorder）の疾患名が定義されている．喫煙者の大半はタバコ使用障害の患者であり，ニコチンを摂取する目的で喫煙を継続している．ニコチンは化学物質としても，2018年に改訂された世界保健機関の国際疾病分類第11版［International Classification of Diseases（ICD-11）］に定義される

1. タバコ煙の成分

ニコチン依存（nicotine dependence）を引き起こす依存性物質であると認定されている.

　タバコには日本たばこ産業が公開しているものだけでも190種類以上の添加物が加えられている[1]. 保湿や燃焼時の形状保持のために使用されているものもあるが，一部の添加物の目的はニコチンの依存性を増幅しタバコ製品の継続使用を誘導することにある. 本項では，依存性物質としてのニコチンの性質を解説するとともに，ニコチンを供給するタバコ製品の特性，ニコチン依存形成促進に使用されている添加物についても解説する.

1　依存性物質としてのニコチン

a. 依存の起こりやすさ

　ニコチンは依存症を誘発する力が非常に強く，使用者の多くを依存症に陥らせる. 物質を使用している者のうち依存症の診断基準に合致する者の割合をみることによって，その物質が依存を引き起こす危険度を評価することができる. 喫煙者のうちDSM-5診断基準（表I-1-3）にあてはまるタバコ使用障害の有病率は69〜89％と見積もられている[1].

　また，過去のDSM・ICD診断基準を用い該当物質使用者中の依存症有病率を調べた複数の研究において，アルコール，覚醒剤，大麻，コカインなどに比べ，タバコないしニコチンの有病率が格段に高いという一貫した結果が報告されている[1].

b. 使用中止の困難さ

　タバコは非合法物質と同様にやめにくい. 自発的に禁煙した喫煙者の禁煙継続率は，禁

表I-1-3　タバコ使用障害の診断基準

A. タバコの問題となる使用様式で，臨床的に意味のある障害や苦痛が生じ，以下のうち少なくとも2つが，12カ月以内に起こることにより示される.
 (1) タバコを意図していたよりもしばしば大量に，または長期間にわたって使用する.
 (2) タバコを減量または制限することに対する，持続的な欲求または努力の不成功がある.
 (3) タバコを得るために必要な活動，またはその使用に多くの時間が費やされる.
 (4) 渇望，つまりタバコ使用への強い欲求，または衝動
 (5) タバコの反復的な使用の結果，職場，学校，または家庭における重要な役割の責任を果たすことができなくなる（例：仕事への障害）.
 (6) タバコの作用により，持続的，または反復的に社会的，対人的問題が起こり，悪化しているにもかかわらず，その使用を続ける.
 (7) タバコの使用のために，重要な社会的，職業的，または娯楽的活動を放棄，または縮小している.
 (8) 身体的に危険な状況においてもタバコの使用を反復する（例：臥床中の喫煙）.
 (9) 身体的または精神的問題が，持続的または反復的に起こり，悪化していることを知っているにもかかわらず，タバコの使用を続ける.
 (10) 耐性，以下のいずれかによって定義されるもの：
　　(a) 期待する効果に達するために，著しく増大した量のタバコが必要
　　(b) 同じ量のタバコの持続使用で著しく効果が減弱
 (11) 離脱，以下のいずれかによって明らかとなるもの：
　　(a) 特徴的なタバコ離脱症候群がある（タバコ離脱の基準AおよびBを参照）＊.
　　(b) 離脱症状を軽減したり回避したりするために，タバコ（またはニコチンのような密接に関連した物質）を摂取する.

＊A：少なくとも数週間のタバコの日常的使用.
＊B：以下の特徴または症状のうち4つ（またはそれ以上）が，タバコを急に中止，または減量した後，24時間以内に発現する〔①易怒性，欲求不満，または怒り，②不安，③集中困難，④食欲増進，⑤落ち着きのなさ，⑥抑うつ気分，⑦不眠〕.
（日本精神神経学会日本語版用語監修，髙橋三郎・大野　裕監訳：DSM-5 精神疾患の診断・統計マニュアル. p.564, p.568, 医学書院, 2014）

I　喫煙の医学

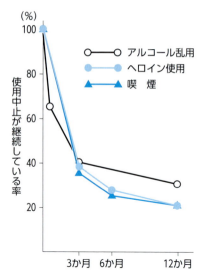

図 I-1-1　依存性物質使用中止者の中止継続率
使用を中止した者の中で，使用中止を継続している者の率を経時観察すると，タバコ喫煙はアルコール乱用よりも高率，ヘロインと同率に再使用に至った．
(U.S.Department of Health and Human Services：The Health Consequences of Smoking：Nicotine Addiction：A Report of the Surgeon General, p.314, 1988 より改変)

煙開始から6か月で4.9％，12か月で4.2％とされている[1]．治療プログラムを用いて依存性物質の使用を中止した者が再使用に至る経時的パターンは，タバコ，ヘロイン，アルコールで類似しており，禁煙成功者の1年後禁煙維持率は約20％だった（図 I-1-1）．

c. 耐性および離脱

　使用開始時と同等の効果を得るために使用量を増やさなければならなくなる現象を耐性と呼ぶ．喫煙者の多くは，最初に喫煙した頃であれば嘔気やめまいがするほどのニコチンを，毎回または毎日の喫煙で摂取しており，これをDSM-5では耐性と定義している．

　物質の使用を中止・制限したときに起こる不快な症状を離脱という．タバコの離脱は表 I-1-3の注釈Bに示されるような易怒感，不安，集中困難などで，これらを軽減するニコチン貼付剤などの使用によって禁煙成功率が2倍程度まで上昇する事実は，離脱が一定の程度で禁煙の妨げになることを示している[1]．

d. 使用者の日常生活での重要さ

　ICD-11に記述されている各種物質の依存は，①制御困難な強い渇望，②価値優先度の上昇，③有害な結果の軽視という3特性をともなう該当物質の継続または反復摂取と定義されている．②に規定されている通り，物質摂取の個人的価値が相対的に上昇して他の価値（健康，家族など）を凌駕するようになる現象は，疾患の症状と捉えるべきものである．物質または物質摂取を人生において価値あるものと感じる認知は「嗜癖性の信念（addictive belief）」とも呼ばれる[1]．

　使用者が物質使用を必要と感じる程度を比較することで，物質の依存性を認知的側面から評価することができる．使用者における物質摂取への認識を1（必要なし）〜4（強く必

要）の 4 件法で調査した研究で，ニコチンへの必要性認識スコアは平均 3.3 で，ヘロイン（2.8），コカイン（1.5），アルコール（1.3），大麻（1.3），覚醒剤（1.2）よりも高かった[1]．

e. 依存性物質の総合評価

英国王立医師会が 2000 年に発行した報告書は，根拠に基づいてニコチン，ヘロイン，コカイン，アルコール，カフェインの各種側面における危険性を比較している（表I-1-4）．これによるとニコチンは，使用者における依存症有病率（すなわち依存症のなりやすさ）においてヘロイン，コカイン，アルコールをしのぎ，使用中止の困難さにおいてヘロイン，コカイン，アルコールと同等である．また，耐性，日常生活における物質使用の重要性認識も 5 物質中上位で，二次死亡を高率にもたらし，カフェインについで普及しているがために物質使用による犠牲者数が最も多い．同報告書は，「現在の証拠から，タバコ喫煙でもたらされるニコチンは嗜癖性薬物（addictive drug）とみなされるべきであり，タバコ使用はニコチン自己投与の手段とみなされるべきである」と結論づけている．

また，複数専門家の主観的評価を平均することによって格付けを行った英国の研究（2007）によれば，タバコの依存性スコアはヘロイン，コカインに準じ，アルコール，覚醒剤よりも高いと評価されている（表I-1-5）．

日本では，厚生労働省が 2016 年にまとめた報告書に，さまざまな証拠の統合として「ニコチンないしタバコは，使用中止の困難さ，耐性，離脱において，ヘロイン，コカイン，アルコールなど一般的な依存性物質と同等の特徴や強度を有しており，使用者中の依存症有病率はヘロイン，コカイン，アルコールより高い」と結論づけられている[1]．

表I-1-4　依存性物質の比較

使用者における依存発生	ニコチン＞ヘロイン＞コカイン＞アルコール＞カフェイン
使用中止の困難さ	（コカイン＝ヘロイン＝アルコール＝ニコチン）＞カフェイン
耐　性	（ヘロイン＝アルコール＝ニコチン）＞コカイン＞カフェイン
離脱症状	アルコール＞ヘロイン＞ニコチン＞コカイン＞カフェイン
社会への影響	二次死亡（ニコチン）；事故（アルコール）；犯罪（ヘロイン，コカイン）；カフェインには実質的な影響がない
犠牲者数	ニコチン＞アルコール＞（コカイン＝ヘロイン）＞カフェイン
使用者の日常生活での重要さ	（コカイン＝ヘロイン＝アルコール＝ニコチン）＞カフェイン
中　毒	アルコール＞（コカイン＝ヘロイン）＞カフェイン＞ニコチン
動物自己投与	コカイン＞ヘロイン＞（アルコール＝ニコチン）＞カフェイン
非薬物乱用者による好み	コカイン＞（ヘロイン＝アルコール＝カフェイン＝ニコチン）
普　及	カフェイン＞ニコチン＞アルコール＞（コカイン＝ヘロイン）

ニコチンは使用者に高率に依存症を発生せしめ，使用中止が困難な依存性物質である．高い普及率と深刻な二次死亡による社会的影響があり，犠牲者数は非合法薬物よりも多い．
（Royal College of Physicians：Nicotine Addiction in Britain：A Report of the Tobacco Advisory Group of the Royal College of Physicians, 2000）

I 喫煙の医学

表 I-1-5 専門家による依存性評価ランキング

薬物	平均	快感	心理的依存	身体的依存
ヘロイン	3.00	3.0	3.0	3.0
コカイン	2.37	3.0	2.8	1.3
タバコ	2.21	2.3	2.6	1.8
バルビツール酸	2.01	2.0	2.2	1.8
アルコール	1.93	2.3	1.9	1.6
ベンゾジアゼピン	1.83	1.7	2.1	1.8
アンフェタミン（覚醒剤の一種）	1.67	2.0	1.9	1.1
大麻	1.51	1.9	1.7	0.8
LSD	1.23	2.2	1.1	0.3
エクスタシー	1.13	1.5	1.2	0.7

専門家の格付けスコア平均では，タバコの依存性はヘロイン，コカインに準じ，アルコール，覚醒剤より高い．
(Nutt D, et al: Development of a rational scale to assess the harm of drugs of potential misuse. Lancet, 369（9566）: 1047-1053. 2007 より改変)

2　喫煙という物質摂取経路の意味

a. 中枢神経作用の即時性

　ヒトの血液循環において，喫煙により肺から吸入されたニコチンは瞬時に肺の毛細血管内血液に移行し，肺静脈，左心房，左心室を経て動脈から脳に至る．一方，仮にニコチン

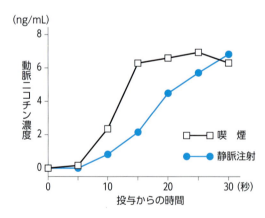

図 I-1-2　喫煙と静脈注射による動脈ニコチン濃度変化

ヒトがタバコを1吸入した場合と，タバコ1吸入と同等量のニコチンを肘静脈注入した場合の橈骨動脈ニコチン濃度変化．喫煙は静脈投与よりも急激に動脈血中濃度が上昇するため，依存症に陥りやすい．なお，脳にニコチンが到達するのは，橈骨動脈へ到達するより約5秒早い．
(Rose JE, et al: Arterial nicotine kinetics during cigarette smoking and intravenous nicotine administration: implications for addiction. Drug Alcohol Depend, 56（2）: 99-107, 1999 より改変)

を静脈注射した場合には，注入された薬物は静脈から右心房，右心室，肺動脈を経て肺の毛細血管に至り，そこからようやく喫煙時のように肺静脈，左心房，左心室を経て動脈から脳に至ることになる．喫煙と，喫煙と同等量のニコチン静脈内投与によるヒト動脈内ニコチン濃度変化を比較した研究によれば，喫煙において明らかに血中濃度上昇が急峻である（図I-1-2）．

　生物が自発的行動を起こしたとき，その行動に随伴して何らかの報酬（快感，薬物の中枢神経効果）が与えられると，その自発的行動は増加する（正の強化）．生物が何らかの自発的行動を取ったときに何らかの罰（苦痛，薬物の離脱症状）が除去されるときにも，その自発的行動は増加する（負の強化）．

　自発的行動から報酬提示/罰除去までの時間的間隔が短ければ短いほど強化が起こりやすく，長ければ長いほど起こりにくい．喫煙によって吸収されたニコチンが脳で作用発現（離脱症状の緩和）するまでの時間は非常に短いので，喫煙行動は非常に強化されやすい．ニコチンはそれ自体としても即効性の危険な薬物だが，それ以上に，喫煙の形で摂取されることによって最大の危険性を発揮する．ニコチン貼付剤が依存症治療に利用できるのは逆の原理である．

b. 動物自己投与実験の解釈

　表I-1-4 に示された英国王立医師会の格付けにおいて，ニコチンの動物自己投与実験の評価がコカインやヘロインよりも低く，アルコールと同等とされている．しかしこの評価の解釈には注意が必要である．

　動物自己投与実験とは，ラットなど実験動物が一定回数のレバー押し動作を行うと静脈内に依存性物質が注入されるような実験装置を使い，注入に必要なレバー押し回数を徐々に増やしていったときに，動物が薬物を得るためにどの程度の回数までのレバー押しを実行しうるかを測定する実験である．

　動物自己投与実験で測定しているのは強化の程度だから，レバー押しの行動が行われてから物質の中枢効果が発現するまでの時間が決定的に重要である．実験では投与の方法をすべて静脈内注入としているため，実際の物質使用方法を反映していないという問題が生じる．静脈内投与の実験では，物質が吸煙によって摂取される場合の強化作用は過小評価され，物質が消化管吸収される場合の強化作用は過大評価される．

3　ニコチンの中枢神経作用の特徴

a. 離脱症状を緩和する効果のみ

　ニコチンは中脳腹側被蓋野や大脳腹側線条体側坐核などを中心とする脳内報酬回路に作用し，満足感や緊張緩和などの報酬効果を発現させる．アルコールや覚醒剤なども，最終的に脳内報酬回路を活性化させる機序をもつ点で共通している．

　ニコチンが他の依存性物質と異なる点は，ニコチンがそれ自体で中枢神経への報酬効果をもっていないことである．先に記述した満足感や緊張緩和効果は喫煙者の初回喫煙時には感じられることがなく，一定期間喫煙が行われ，脳内報酬回路の働きが慢性的に低下した条件でのみ知覚される．すなわち，喫煙の報酬効果（ストレス解消，ホッとする）とし

I 喫煙の医学

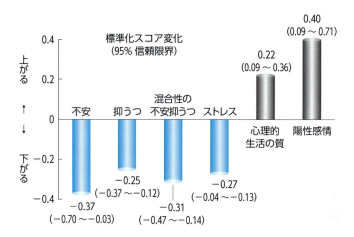

図 I-1-3 禁煙が精神衛生に与える影響
禁煙すると，不安，抑うつ，混合性抑うつ不安，ストレスは低下し，心理的生活の質，陽性感情は増大する．
(Taylor G, et al：Change in mental health after smoking cessation：systematic review and meta-analysis. BMJ, 348：g1151. 2014. より改変)

て認識される快感覚は，純粋に離脱症状が緩和される感覚のみから形成される．

b. ニコチンのメンタルヘルス悪化作用

喫煙による慢性的なニコチン摂取は脳内報酬系の機能低下を起こし，禁煙はその機能低下を回復させる．喫煙者は一般的に非喫煙者よりも精神衛生の状態が悪いことが知られている．禁煙によって精神衛生状態が改善する事実は，喫煙ないしニコチンが精神衛生を悪化させる因子であることを証明している．追跡調査 26 編のメタ解析によると，禁煙によって不安，抑うつ，混合性不安抑うつ，ストレスが有意に低減し，心理的生活の質，陽性感情が有意に向上する（図 I-1-3）．

喫煙は自殺リスクを高め，禁煙はリスクを低下させる．一般人口を対象にした米国の大規模横断調査から，自殺企図のリスクは非喫煙者よりも喫煙者で高く（相対オッズ 1.78：95％信頼限界 1.48〜2.15），禁煙した者で喫煙者より低い（相対オッズ 0.15：95％信頼限界 0.05〜0.43）ことが報告されている[2]．自殺企図のリスクは 1 日喫煙量との間に用量反応関係がみられ，各種精神疾患の有無で調整しても認められた．

4 「ライト」，「マイルド」の欺瞞

a. 代償性喫煙

パッケージ表示のニコチン・タール量は，機械によって一定量喫煙したときの捕集量から求められている．低い表示量のタバコには，フィルター部分側面に小さな空気穴が空いていたり空気を通しやすい巻紙が使用されていたりして，測定時に煙が薄まるためにニコチン・タール量が低くなる（図 I-1-4）．

しかし人が離脱症状を緩和するのに必要なニコチン量は 1 mg 程度とほぼ一律である（図 I-1-5）．たとえ低ニコチン・低タールの銘柄だとしても，喫煙者は深く吸う，根元まで吸う，空気穴をふさいで吸うなどの自動調節を行うので，1 回の喫煙でニコチン 1 mg を含

む煙を吸入することに変わりはない．このような自動調節を代償性喫煙と呼ぶ．

b. 低ニコチン・低タールの危険性

肺の奥に煙を吸い込む代償性喫煙は，腺がんの原因物質であるニトロサミン類を気管支

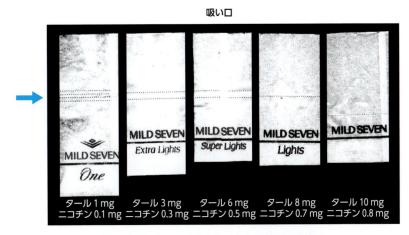

図I-1-4　マイルドセブンシリーズの空気穴

ニコチン表示量の違うマイルドセブンシリーズのフィルター部分を拡大して比較すると，ニコチン表示量が小さくなるに従って，空気穴の数が増えている．表示値を決める機械喫煙では煙が薄まるため，空気穴の多いタバコではニコチン量が低く見積もられるが，実際の喫煙では穴はふさがれる．なお，「マイルドセブン」は2013年2月より「メビウス」に名称変更されている．

（平間敬文：子供たちにタバコの真実を―37万人の禁煙教育から．p.59，かもがわ出版，2002）

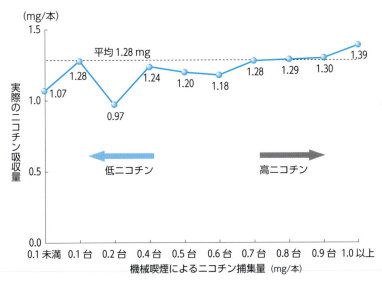

図I-1-5　機械喫煙のニコチン捕集量と実際のニコチン吸収量

喫煙前後の検査値の比較から1本あたりの人体ニコチン吸収量を算出すると，機械喫煙による捕集量が0.1 mgの低ニコチンタバコでも，1.0 mg以上の普通のタバコと変わらない．一定量のニコチンを吸入して火を消すのが喫煙行為なので，どんな種類のタバコを吸っても喫煙者が摂取するニコチン量は同じである．

（加濃正人 編：タバコ病辞典―吸う人も吸わない人も危ない．p.31，実践社，2004）

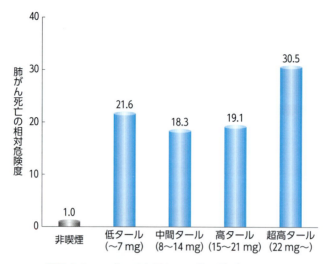

図 I-1-6　タバコの表示タール値と肺がんリスク

男性の大規模追跡調査において，超高タールの銘柄を吸っていた喫煙者は肺がん死亡リスクが高かったが，低タールの銘柄を吸っていた喫煙者も，中間タールを吸っていた喫煙者に比べややリスクが高い傾向があった（相対危険度 1.17；95％信頼限界 0.95〜1.47）．
(Harris JE, et al：Cigarette tar yields in relation to mortality from lung cancer in the cancer prevention study II prospective cohort, 1982-8. BMJ, 328（7431）：72, 2004 より作図)

末梢（肺腺がんの好発部位）に到達させやすくする．銘柄の違いによる肺がん死亡率を比較した追跡研究では，超高タールの銘柄でリスクが高かったものの，中タール・高タール銘柄と比べた低タール銘柄の肺がんリスクは，低いどころかやや高い傾向にあった（図I-1-6）．なお，低ニコチンのタバコ1本を，ニコチン吸入量を同等とするように喫煙者が喫煙すれば，当然のことながら代償性喫煙によって相対的に副流煙の発生量は増える．

c. タバコ規制条約（FCTC：タバコ規制枠組条約）第十一条

タバコ規制条約（FCTC）第十一条「タバコ製品の包装及びラベル」において，「ライト」，「マイルド」などの製品名は「特定のタバコ製品が他のタバコ製品より有害性が低いとの誤った印象を直接的または間接的に生ずる商標」として規制の対象になっている．日本を含む締約国はこれら商標による販売促進が行われないよう効果的な対策を実施する責務を負っている．

EU，カナダ，米国など日本を除く各国では「ライト」，「マイルド」を付した銘柄名が消滅した．2013年に日本たばこ産業は，海外で法規制の対象であった「マイルドセブン」を「メビウス」に名称変更したが，国内ではいまだ「メビウス・ライト」，「メビウス・スーパーライト」など「ライト」の商標による商品の系列化と販売促進を継続している．

5　依存性を高めるための添加物

a. アンモニウム化合物

ニコチンは低 pH（酸性）環境では水素イオンと塩を形成して安定化するが，高 pH（アルカリ性）環境では遊離塩基のまま存在する．遊離塩基ニコチンは生体膜を容易に通過

し，効率よく体内に吸収されることによってより高い依存性を発揮する．タバコには煙の
pHを上昇させる目的でアンモニウム化合物などが添加されてきた歴史があり，タバコ産
業内部においてこのようなニコチン吸収促進技術は「アンモニア・テクノロジー」と呼ば
れていた[3]．

　ニコチン塩は煙の粒子相に含まれるが，ニコチン遊離塩基はガス相により多く含まれ
る．パッケージ表示上のニコチン量は粒子相のニコチンのみを捕集・計量したものだか
ら，アンモニウム化合物添加などによってニコチン遊離塩基が増えても，表示上のニコチ
ン量には反映されない．

b. メンソール，アセトアルデヒド，レブリン酸

　メンソールはタバコ本来の不快な影響を覆い隠し，依存効果を増大させ，がんのリスク
を増大させる[1]．とりわけ局所麻酔様作用によって喫煙初期の咳反射を抑制し，喫煙の継
続を促進する．砂糖などの燃焼によって発生するアセトアルデヒドは，ニコチンの急性中
毒症状を緩和し，使用者が急速なニコチン摂取を行うのを容易にする．依存形成を促進す
るアセトアルデヒドは，タバコ産業内で「インパクト・ブースター」と呼ばれていた[3]．香
料としての意味もかねてタバコに添加されているレブリン酸化合物は，ニコチンが脳の受
容体に結合するのを促進する．

c. ココア末，チョコレート，カフェイン

　タバコ製品に添加されているココア，チョコレートからはテオブロミンが煙に移行す
る．またタバコにはカフェインも添加されている．テオブロミンやカフェインは気管支拡
張作用をもち，ニコチンの急速な肺胞吸収を促進する．気管支喘息患者が喫煙すると，た
とえ喫煙時には添加物の影響で気管支のれん縮が軽微であっても，喫煙のたびに気道粘膜
の炎症が進み，気道粘膜過敏性が亢進して喘息死に近づく．なお，ココア末の燃焼成分は
タバコ煙の発がん性を増強する可能性が指摘されている．

6　依存症の根絶は専門家の連携から

　物質の依存性や有害性の程度は，物質のどの側面に注目するかによって異なってくる．
本項ではタバコないしニコチンに焦点を当てて危険性を論じたが，専門家として規制を後
押ししていくためには，他の依存症を軽視する考えを捨て，すべての依存症を社会から減
らし，いずれかの時代には根絶しようとする姿勢が必要だろう．各種依存性物質がいまだ
世にはびこり人々を苦しめている根底の原因は，依存症の病態に対する社会的な誤解と，
人間の健康や安全を犠牲にして依存症ビジネスを保全する政策にあるともいえる．依存症
にかかわる専門家は競合を超えて，これらを変える共同戦線を張る必要がある．

▶文献

1) 喫煙と健康問題に関する検討会 編：喫煙と健康－喫煙と健康問題に関する検討会報告書　平成28年8月．2016
（https://www.mhlw.go.jp/stf/shingi2/0000135586.html）.

2) Yaworski D, et al：The relation between nicotine dependence and suicide attempts in the general
population. Can J Psychiatry, 56（3）：161-170, 2011.

3) ヒルツ PJ：タバコ・ウォーズ－米タバコ帝国の栄光と崩壊. 早川書房, 1998.

［加濃 正人］

C 加熱式タバコ

Check!

1. アイコス（IQOS®）やグロー（glo™），プルームテック（Ploom TECH™）といった加熱式タバコの使用者が日本で増加している．
2. 加熱式タバコを使用した場合のニコチン摂取量は，従来の紙巻タバコと比べほぼ同等かやや少ない程度であり，ニコチン依存症が加熱式タバコによって維持される可能性を示唆している．
3. 加熱式タバコから検出される有害物質の量は紙巻タバコと比べて低かったが，病気になるリスクは紙巻タバコよりも低いとはいえない．
4. 加熱式タバコによる受動喫煙においても，低い濃度ではあるものの有害物質が検出されており，受動喫煙の害がないとはいえない．

　アイコス（IQOS®）やグロー（glo™），プルームテック（Ploom TECH™）といった加熱式タバコが日本で急速に普及してきている[1]．加熱式タバコに関して，ニコチンを含んでいない，健康被害がないといった誤解が広がっている．本項では加熱式タバコに含まれる成分，主に有害化学物質について述べる．

　加熱式タバコは，従来の紙巻タバコのようにタバコ葉に直接火をつけるのではなく，タバコ葉に熱を加えてニコチンなどを含んだエアロゾルを発生させる方式のタバコである（図I-1-7）．アイコスおよびグローはタバコの葉を含むスティックを240〜350℃に加熱し，ニコチンなどを含むエアロゾルを発生させ，吸引させる．一方，プルームテックでは粉末状のタバコ葉を含むカプセルに，グリセロールやプロピレングリコールなどを含む溶液を加熱して発生させたエアロゾルを通し，ニコチンなどを吸引させる仕組みである．加熱式タバコで使用されるスティックおよびカプセルには，いずれもタバコの葉が使用されており，たばこ事業法におけるパイプタバコに分類される．

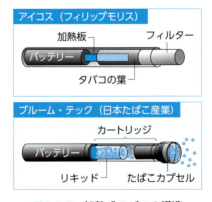

図I-1-7　加熱式タバコの構造

1 加熱式タバコから出る化学物質

　埼玉県和光市にある国立保健医療科学院では，WHOタバコ研究室ネットワーク（TobLabNetと呼ばれる）の一員として，タバコ製品から出る有害物質を分析する研究が実施されている．保健医療科学院で新型タバコから出る化学物質を分析する手法も開発されている．

　表I-1-6に示した有害化学物質リストは国際がん研究機関（IARC）や世界保健機関（WHO）がタバコに関して研究および調査するべきと指摘している代表的な有害物質の一覧である．IARCのグループとは，世界的に収集された科学的根拠に基づき発がん性の有無について判定したものであり，グループ1とは十分な証拠があるため「ヒトに対して発がん性がある」と判定されていることを示す．グループ2Bは「ヒトに対する発がん性が疑われる」であり，グループ3は「ヒトに対する発がん性について分類することができない」を指す．WHO-9とは，世界保健機関（WHO）が2008年にタバコにおいて低減さ

表I-1-6　加熱式タバコのエアロゾルに含まれる代表的な有害化学物質とその有害性

	有害化学物質リスト								
	IARC グループ	WHO 優先 化学物質 リスト	WHO-9	FDA リスト	発がん性	呼吸器系 障害	心血管系 障害	生殖 または 発達の 障害	依存性
1,3-ブタジエン	1	○	○	○	○	○		○	
1-アミノナフタレン	3	○		○	○				
2-アミノナフタレン	1	○		○	○				
4-アミノビフェニル	1	○		○	○				
アセトアルデヒド	2B	○	○	○	○	○			○
アクロレイン	3	○		○		○	○		
アクリロニトリル	2B	○		○	○	○			
アンモニア		○				○			
ベンゼン	1	○	○	○	○		○	○	
ベンゾ［a］ピレン	1	○		○	○				
一酸化炭素		○	○					○	
クロトンアルデヒド	3	○		○	○				
ホルムアルデヒド	1	○	○	○	○	○			
イソプレン	2B	○		○	○				
N-ニトロソノルニコチン	1	○	○	○	○				
4-（メチルニトロソアミノ）-1-（3-ピリジル）-1-ブタノン	1	○	○	○	○				
トルエン	3	○		○		○		○	
ニコチン		○		○				○	○

I 喫煙の医学

表I-1-7　加熱式タバコから出る化学物質の量（μg/タバコ1本）

化学物質の種類	IQOS	glo	PloomTECH	基準となる紙巻タバコ	
	Regular	Bright	Regular	3R4F	CM6
吸う回数	12	12	12	11 ± 0.70	13 ± 0.39
1,3-ブタジエン	0.21 ± 0.03	< 0.03	< 0.03	100 ± 7.9	110 ± 7.9
イソプレン	1.7 ± 0.45	< 0.04	< 0.04	930 ± 92	980 ± 71
アクリロニトリル	0.14 ± 0.02	< 0.03	< 0.03	28 ± 1.6	21 ± 0.69
ジアセチル	43 ± 5.4	48 ± 2.9	< 0.05	330 ± 21	270 ± 19
ベンゼン	0.66 ± 0.09	0.12 ± 0.01	< 0.02	110 ± 4.4	100 ± 3.1
2,5-ジメチルフラン	1.2 ± 0.25	0.18 ± 0.01	< 0.03	68 ± 4.8	87 ± 6.9
アセトール	150 ± 32	170 ± 11	< 0.08	80 ± 7.8	110 ± 11
プロピレングリコール	320 ± 82	850 ± 26	6500 ± 1000	14 ± 2.0	11 ± 1.9
トルエン	1.7 ± 0.26	0.33 ± 0.02	0.33 ± 0.06	210 ± 9.6	180 ± 6.2
ピリジン	6.8 ± 0.64	5.2 ± 0.56	< 0.04	34 ± 4.9	23 ± 3.7
フルフラール	26 ± 4.1	100 ± 7.0	< 0.03	85 ± 16	180 ± 40
グリセロール	4000 ± 970	5000 ± 390	3200 ± 320	1800 ± 18	59 ± 6.5
ニコチン	1200 ± 130	570 ± 66	270 ± 7.8	2100 ± 120	2600 ± 260
ホルムアルデヒド	4.8 ± 1.0	10 ± 1.5	< 0.07	41 ± 2.7	42 ± 4.0
アセトアルデヒド	190 ± 16	240 ± 4.8	0.51 ± 0.09	1500 ± 19	1200 ± 12
アセトン	36 ± 4.1	26 ± 0.6	1.5 ± 0.24	630 ± 8.3	510 ± 0.79
アクロレイン	7.3 ± 1.1	5.5 ± 0.12	< 0.2	130 ± 6.5	100 ± 4.5
プロパナール	14 ± 1.7	15 ± 0.65	1.2 ± 0.2	150 ± 12	120 ± 8.2
クロトンアルデヒド	7.5 ± 0.72	18 ± 0.34	< 0.2	48 ± 3.2	51 ± 2.8
2-ブタノン	9.9 ± 0.93	15 ± 0.18	< 0.2	200 ± 10	170 ± 11
ブタナール	19 ± 1.1	28 ± 0.63	< 0.2	76 ± 2.4	80 ± 5
ベンズアルデヒド	2 ± 0.37	6 ± 0.23	< 0.3	8.5 ± 1.0	13 ± 3
イソバレルアルデヒド	9.5 ± 0.74	12 ± 0.34	< 0.3	57 ± 0.5	61 ± 4.6
グリオキサール	4.5 ± 0.34	6.5 ± 0.24	< 0.2	26 ± 0.32	26 ± 1.4
メチルグリオキサール	7.5 ± 1.8	37 ± 2.2	< 0.2	20 ± 2.4	38 ± 2.8
ヘプタナール	6.1 ± 0.4	13 ± 0.1	< 0.5	22 ± 1.4	20 ± 2.0
2-ノネナール	< 0.5	< 0.5	< 0.5	< 0.5	< 0.5
水（mg/タバコ1本）	33 ± 1.9	23 ± 2.0	12 ± 0.76	7.7 ± 0.65	5.2 ± 0.5
粒子状物質総量（mg/タバコ1本）	39 ± 2.6	29 ± 1.5	18 ± 1.1	34 ± 2.6	30 ± 0.3

(Uchiyama S, Noguchi M, Takagi N et al. Chem Res Toxicol 2018; 31: 585-593.)

せるべき9つの有害物質として取り上げたものである[2]．2012年に米国食品医薬品局（Food and Drug Administration：FDA）は，タバコ製品やタバコの煙に含有され害を引き起こす可能性があるとして，93種類の有害物質のリスト（FDAリスト）を発表した．

　リストのなかのほとんどの物質には発がん性が認められ，呼吸器系や心血管系の障害，

胎児の発育や脳の発達への障害を引き起こす物質も含まれている（表I-1-6）.

保健医療科学院の欅田ら研究グループにより，基準となる紙巻タバコおよびアイコス・スティックから出る有害物質の量が測定されている（表I-1-7）.

紙巻タバコ1本から，ニコチンが2,100 μg，一酸化炭素が33.0 mg，ベンゼンが110 μg，ホルムアルデヒドが41 μg，タバコ特異的ニトロソアミンが838.2 ng，グリセロールが1,800 μg，粒子状物質総量として34 mgが検出されており，アイコス・スティック1本からは，ニコチンが1,200 μg，一酸化炭素が0.44 mg，ベンゼンが0.66 μg，ホルムアルデヒドが4.8 μg，タバコ特異的ニトロソアミンが70.0 ng，グリセロールが4,000 μg，粒子状物質総量として39 mgが検出された.

加熱式タバコに含まれる有害物質の量に関する報告は，タバコ会社からの情報だけだったが，2017年以降にはタバコ会社とは独立した研究機関からも報告されるようになってきた[3].

最も多く調べられたアイコスの結果について比べてみると，タバコ会社による結果と保健医療科学院での結果で大きな違いは認められなかった．ベルン大学の研究では他の研究とはやや異なる値が報告されているが，分析条件の違いがその原因の1つだと考えられる[3].

加熱式タバコでは紙巻タバコと比較して，1％未満～1％程度とかなり少ない物質（1,3-ブタジエン，ベンゼン，一酸化炭素など），次に3％～9％程度に減っている物質（アクロレイン，ベンゾ[a]ピレン，N-ニトロソノルニコチンなど），10％～100％未満と減っている物質（アセトアルデヒド，ホルムアルデヒド，ニコチンなど），100％前後で同量の物質（粒子状物質総量），100％以上と増えている物質（水，グリセロール）が認められた[3].

ニコチンの量は製品による違いがあり，プルームテックでは13％，グローでは23～27％，アイコスでは57～84％となっていた．アイコスや紙巻タバコを吸った場合の血中ニコチン濃度の推移を図I-1-8に示す．アイコスと紙巻タバコでグラフの形が同じである．紙巻タバコと同じようにニコチン依存症がアイコスによって維持される可能性を示唆している.

加熱式タバコによる受動喫煙の設定で粒子状物質や有害物質の濃度を調べた研究もある[3].

Ruprechtらによる2017年の研究は，イタリア国立がんセンターの研究者が実施した研究であり，アイコス・スティックと紙巻タバコのそれぞれを用いた場合に屋内空間に充満する有害物質の濃度を1時間に1.5回換気するという設定で測定し，基準となる紙巻タバコの場合の有害物質の濃度を100％とするとアイコス・スティックの$PM_{2.5}$の濃度は1.3～1.5％であり，アセトアルデヒドでは5.0～5.9％，ホルムアルデヒドでは6.9～7.1％であった（100％より小さな値は加熱式タバコの場合の濃度のほうが低いことを表している）.

タバコ会社からの報告[3]では，粒子状物質（particulate matter：PM）が検出されなかったのに対して，イタリアの研究機関からの報告では粒子状物質が検出された．タバコ会社による研究では測定されていなかったPMnm（10～1,000 nmの大きさの粒子状物質）

I　喫煙の医学

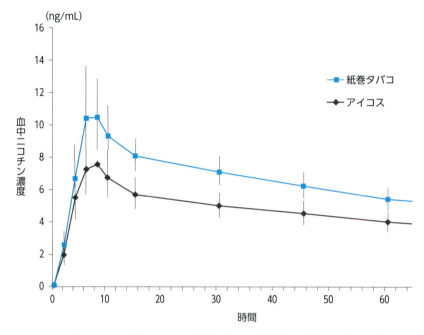

図I-1-8　吸煙における血中ニコチン濃度の推移：加熱式タバコと紙巻タバコの比較
(Picavet P, et al：Comparison of the pharmacokinetics of nicotine following single and ad libitum use of a tobacco heating system or combustible cigarettes. Tob Res, 18 (5)：557-563, 2016)

の濃度は，紙巻タバコと比較して1/4から1/5と少なく，他の大きさの粒子状物質の濃度も紙巻タバコより低くPM$_{2.5}$で1/100から1/50というレベルであった．

3種のアルデヒド類の濃度を比較すると，タバコ会社による研究ではアクロレインが検出されていないが，イタリア国立がんセンターの研究では検出されている．アセトアルデヒドおよびホルムアルデヒドについては3研究すべてにおいて検出されており，紙巻タバコの場合と比較して，おおよそ1/10から1/20の濃度であった．

2　加熱式タバコの健康影響

タバコにおける有害物質の情報を統合したモデル式を活用した研究があり，発がんリスクが大きい順に，"紙巻タバコ≫加熱式タバコ≫電子タバコ"と評価されている[4]．紙巻タバコを1日15本吸った場合の生涯の発がんリスクは10万人あたり2,400人であり，加熱式タバコを1日15スティック吸った場合には10万人あたり57人の発がんリスク，電子タバコを1日30L吸った場合には10万人当たり9.5人の発がんリスクと推定された．ただし，この研究には，情報源が一部の物質に偏る点，有害物質の複合ばく露の影響を考慮できていない点などもあり，解釈には注意を要する．

ラットの実験研究では，アイコスは血管内皮機能に悪影響を与えると示唆された[5]．アイコスから出るエアロゾルにばく露したラットの血管内皮機能は，紙巻タバコ（マルボロ）の煙にばく露したラットと同程度に低下していた（アイコス群で58％，マルボロ群では57％低下していた）．血管内皮機能の低下は動脈硬化をもたらし，心筋梗塞や脳卒中などのリスクを高める．循環器系におけるタバコの煙への反応は人とラットで同様だと考えら

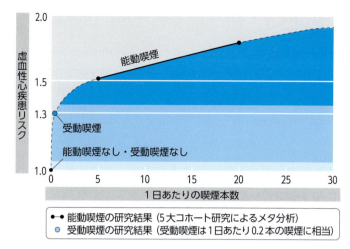

図 I-1-9　紙巻タバコのリスク：1日あたりの喫煙本数と虚血性心疾患リスク
(Pechacek TF, et al：How acute and reversible are the cardiovascular risks of secondhand smoke? BMJ, 328 (7446)：980-983, 2004 より一部改変)

れており，この研究結果は人にも当てはまる可能性がある．
　加熱式タバコのリスクを考える上で有用な情報がある．タバコの害に関する先行研究によって，1日1本の喫煙でもリスクが有意に上昇するとわかっている（図I-1-9）．喫煙本数を1/10にしても，病気になるリスクは半分程度にしか減らず，十分にリスクが高いと考えられる．また肺がん罹患リスクに関する先行研究では，喫煙本数が多いことよりも喫煙期間が長いことによるリスクがより大きいとわかっている．喫煙本数を減らしたとしても喫煙期間が長ければ，病気になるリスクは大きい．加熱式タバコ使用者では，紙巻タバコの場合よりも使用頻度が増えることが報告されており，この影響もリスクが大きくなる方へと働く．
　加熱式タバコによる短期的な影響についても注意を要する．加熱式タバコや電子タバコを使用することで，喘息などの呼吸器症状が悪化すると考えられている．新型タバコによる受動喫煙の被害もあると考えられる．17~71歳の男女を対象とした研究[1]では，8,240人のうち977人（12％）が他人の加熱式タバコのエアロゾルを吸ったことがあったと回答した．977人のうち21％の者がのどの痛みがあったとし，25％の者は気分が悪くなったと回答した．総合して，37％の者にいずれかの症状が認められた．タバコ製品非使用者にかぎると，49.2％が有症状であった．
　加熱式タバコから検出される有害物質の量は紙巻タバコと比べて低いかもしれないが，病気になるリスクは有害物質量と単純な線形で比例するわけではなく，加熱式タバコで病気になるリスクは低いとはいえない．加熱式タバコの人体影響についてはさらに次項を参照のこと．

▶**文献**

1) Tabuchi T, et al：Heat-not-burn tobacco product use in Japan：its prevalence, predictors and perceived symptoms from exposure to secondhand heat-not-burn tobacco aerosol. Tob Control, 27：e25-e33, 2018.
2) WHO study group on tobacco product regulation：Report on the scientific basis of tobacco product

regulation: fifth report of a WHO study group. In WHO Technical report series; 989. Geneva, Switzerland, 2015.
3) Simonavicius E, et al: Heat-not-burn tobacco products: a systematic literature review. Tob Control, 2018.
4) Stephens WE: Comparing the cancer potencies of emissions from vapourised nicotine products including e-cigarettes with those of tobacco smoke. Tob Control, 27 (1): 10-17, 2018.
5) Nabavizadeh P, et al: Vascular endothelial function is impaired by aerosol from a single IQOS HeatStick to the same extent as by cigarette smoke. Tob Control, 27 (Suppl 1): s13-s19, 2018.

[田淵 貴大]

D 加熱式タバコの人体毒性

Check!

1. 加熱式タバコのニコチン供給量は紙巻タバコと同等かそれ以上，タールは70％程度であり，健康影響を減らすことは期待できないと思われる．
2. 加熱式タバコは紙巻タバコと同レベルの動脈硬化作用をもたらす可能性が高い．
3. 加熱式タバコには紙巻タバコにみられないフレーバーや青酸化合物へのばく露のおそれがある．
4. 加熱式タバコ使用は禁煙を阻害している．
5. 加熱式タバコなどの電子タバコ使用は，未成年者の喫煙開始を促進している．

1 本人への健康影響

a. タール・ニコチン・一酸化炭素

国立保健医療科学院の研究（Bekki 他．2017）によれば，アイコス主流煙のニコチン量は，紙巻タバコより20％多かった．一方タバコ特異的ニトロソアミンは，1/7程度だったが，タール量は紙巻タバコの70％に達していた．

韓国食品医薬品安全庁は，アイコスなど加熱式タバコ3銘柄において，ニコチンは紙巻タバコと同レベル，タールは紙巻タバコより多いという分析結果を報告している．

紙巻タバコから加熱式タバコに替えても，ニコチンとタールの摂取量が減る可能性は極めて低いといえよう．

b. 血管内皮機能（FMD）

タバコ製品に含まれるニコチンは動脈硬化を進行させ，循環器系に大きなリスクをもたらす．FMDは動脈の硬化状態を判定するうえで有用な検査である．実際にヒトが使用する条件下でアイコスエアロゾルをラットに吸引させると，紙巻タバコ喫煙と同程度の著明な血管内皮機能低下が発生することが明らかになった（図I-1-10）[1]．加熱式タバコに替えても，紙巻タバコと同程度の心臓血管系への悪影響がもたらされるおそれがあることが明

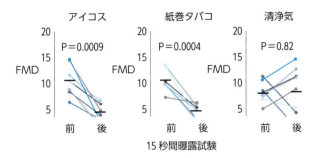

図 I-1-10　アイコス・紙巻タバコ主流煙および清浄気ばく露によるラット動脈のFMD変化

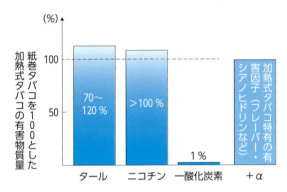

図 I-1-11　紙巻タバコと加熱式タバコの有害物質比較

らかである．

c. フレーバー

　主流煙の刺激をやわらげ，若者や女性を惹きつけるために加熱式タバコ製品に添加されたフレーバーが気管支の炎症を引き起こすおそれが指摘されている．ヒトの培養気管支上皮細胞をアイコスの主流煙にばく露させると，細胞生存率が有意に低下した（Leig 他. 2018）．これは紙巻タバコをアイコスに替えても呼吸機能の改善がみられなかった臨床データと合致しており，アイコスが呼吸器に傷害を与えるおそれを示唆している．

d. シアノヒドリン

　アイコスに使用されているポリマーフィルムフィルターは，90℃以上で熱分解され，ホルムアルデヒド・シアノヒドリンが発生する[2]．この物質は水あるいはアルカリ性物質と反応して，極めて毒性の高いシアン化水素酸，いわゆる「青酸」に変化する．加熱式タバコ使用により紙巻タバコには含まれない未知の有害物質にばく露されるおそれがあることを示す好例である．

　加熱式タバコの主流煙（ミスト）には一酸化炭素はほとんど含まれていないが，タールとニコチン量は紙巻タバコと差がないと考えたほうがよさそうである．さらに，加熱式タバコ特有の有害物質へのばく露が生ずることに留意すべである（図 I-1-11）．

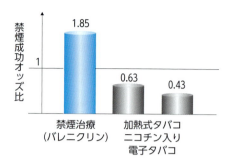

図 I-1-12　手段別禁煙成功率の比較
加熱式タバコ・電子タバコ非使用時の禁煙成功率を1とする．

2　周囲への健康影響

　加熱式タバコは紙巻タバコと異なり，いわゆる副流煙はほとんど発生しないといわれる．加熱式タバコ使用が周囲の人々にどのような影響を短期的，長期的にもたらすかの研究調査はまだ少ないが，田淵らの調査では，使用者のそばで電子タバコ（主にアイコス）のミストにさらされた非タバコ使用者の49.2％が粘膜刺激症状，体調不良を訴えたという[3]．

3　禁煙阻害

　紙巻タバコ喫煙をやめる（禁煙）手段として，加熱式タバコを含む電子タバコ使用が有効かどうかの調査結果が日本（Hirano 他．2017）と欧州（Kulic 他．2018）から発表されている．いずれの調査においても，加熱式タバコを含む電子タバコ使用者の禁煙成功率は，電子タバコ非使用者の成功率を有意に下回っていた．加熱式タバコなどの電子タバコは禁煙を妨害するといえる（図 I-1-12）．

　田淵らは，日本のアイコスを含む電子タバコ使用者の72％が紙巻タバコ喫煙も行う「デュアルユーザー」であると報告しており，紙巻タバコを吸うことが「はばかられる」場所で加熱式タバコを使用するという使い分けが広く存在することを示しているように思われる[3]．

4　若い世代の喫煙促進

　米国で紙巻タバコ非使用者14～30歳を追跡すると，加熱式タバコを含む電子タバコ使用者は非使用者よりも3.6倍喫煙者となっていたことがわかった（JAMA Pediatr. 2017）．加熱式タバコを含む電子タバコは，子どもと若者にとって，紙巻タバコ喫煙のゲートウェイとなっている．

▶文献

1) Nabavizadeh P, et al：Vascular endothelial function is impaired by aerosol from a single IQOS HeatStick to the same extent as by cigarette smoke. Tob Control, 27（Suppl 1）：s13-s19, 2018.
2) Davis B, et al：iQOS：evidence of pyrolysis and release of a toxicant from plastic. Tob Control. 28（1）：

34-41, do：10, 1136/tobaccocontrol-2017-054104, 2018.

3) TabuchiT, et al：Heat-not-burn tobacco product use in Japan：its prevalence, predictors and perceived symptoms from exposure to secondhand heat-not-burn tobacco aerosol. Tob Control. 27（1）, 2017.

［松崎 道幸］

トピックス

（2019/10/9 付）

わが国で，加熱式タバコによる若者や子どもの重症肺炎が 2 例報告されている[1, 2]．いずれも使い始め，あるいは使って間もなく発症していた．診断は急性好酸球性肺炎であった（p.54 参照）．急性の発熱と低酸素血症で発症し，両側びまん性浸潤影を呈し，気管支肺胞洗浄液あるいは喀痰中に好酸球増多を認める．ステロイド治療が有効である．

米国では電子タバコによる肺炎で若者を中心に死者が 19 例，重症肺炎が 1080 例報告されている．これについて FDA は 2019 年 9 月に全米の病院に対して，情報の提供を促す指令を出した[3]．目に見える蒸気を作るために使われているグリセリンが肺に溜まり，lipoid pneumonia を生じる可能性も指摘されている．CDC は，原因が明らかになるまで，電子タバコを使わないようにと米国議会の公聴会で要請をした．

また FDA は 2019 年 4 月までに電子タバコ利用者からけいれんを起こしたという 35 例の報告を受けてモニターを続けてきた．今日までに，同じような報告が新たに 92 例寄せられ，合計で 127 例になったと報告している[4, 5]．これは消費者からの自主的な有害事象報告のため，さらに多くの人がけいれんを経験している可能性もある．

それによれば，けいれんを経験した電子タバコ利用者のほとんどは若者か子どもで，初めて電子タバコを利用した人もいれば常用している人もいた．

わが国でもこれらの症例は増える可能性があり，対策を講じていくため，症例を経験された際には直ちに日本禁煙学会に報告していただきたい．

▶文献

1) Takahiro K, et al：Acute eosinophilic pneumonia following heat-not-burn cigarette smoking. Respirol Case Rep. 2016 Nov; 4（6）：e00190. PMCID：PMC5167280 Published online 2016 Oct 3. doi：10.1002/rcr2.190

2) Aokage T, et al：Heat-not-burn cigarettes induce fulminant acute eosinophilic pneumonia requiring extracorporeal membrane oxygenation. Respir Med Case Rep, 26：87-90, 2018. doi：10.1016/j.rmcr.2018.12.002. eCollection 2019.

3) FDA asks hospitals to report injuries, illnesses related to e-cigarette.（https://technology.inquirer.net/90546/fda-asks-hospitals-to-report-injuries-illnesses-related-to-e-cigarette）

4) FDA investigating 127 reports of seizures, neurological symptoms related to vaping.（https://edition.cnn.com/2019/08/07/health/ecigarette-seizure-fda-investigation/index.html）

5) FDA investigating 127 reports of seizures after vaping.（https://www.cnbc.com/2019/08/07/fda-investigating-127-reports-of-seizures-after-vaping.html）

［作田 学］

I 喫煙の医学

Chapter 2　能動喫煙による疾患

A　喫煙と寿命

Check!
1. 日本人では喫煙により男性は8年，女性は10年寿命が短縮する．
2. 60歳以後，喫煙継続者は非喫煙者より健康寿命が4年短縮する．
3. 喫煙率の高い都道府県ほど寿命が短縮している．

1　喫煙による寿命短縮

　高血圧，高血糖，高コレステロール，肥満は早死の大きな原因である．これらの因子は，合計で，日本人男性の平均余命を1.4年短縮している．一方，喫煙による平均余命短縮年数は1.7年である[1]．長く健康な人生を実現するための最優先課題の1つが禁煙推進であることは疑いない．

　わが国において，1920～1945年に生まれ，20歳未満で喫煙を始めた男性の70歳時点の生存率は72％だったが，生涯非喫煙者の72％は78歳まで生存しており，喫煙により男性の寿命が8年短くなっていた．同様に20歳前に喫煙を始めた女性は，非喫煙者よりおよそ10年短命だった（図I-2-1）[2]．

2　喫煙習慣別健康寿命

　NIPPPON DATA90によれば，60歳まで生存した生涯非喫煙者は，その後の平均余命と健康寿命が喫煙継続者よりおよそ4年長かった．60歳までに禁煙した男性では生涯非喫煙者とほぼ同じ寿命延伸効果がみられた．ただし，男性喫煙者は60歳までに，非喫煙者の2倍の10％が死亡しており，余命と健康寿命の延伸のためには，若いときからタバコを吸わないライフスタイルを選ぶことが必要である．女性喫煙者では禁煙による寿命延長効果はみられなかった（表I-2-1）[3]．

3　喫煙率と寿命の相関

　都道府県別に喫煙率と寿命の関連をみると，男性では都道府県別喫煙率と平均寿命に負の相関関係がみられた（図I-2-2）[4]．

2. 能動喫煙による疾患

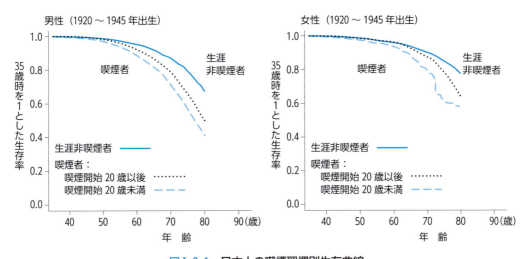

図 I-2-1　日本人の喫煙習慣別生存曲線

(Sakata R, et al：Impact of smoking on overall mortality and life expectancy in Japanese smokers：a prospective cohort study. BMJ, 345：e7093, 2012)

表 I-2-1　60歳まで生存した者の喫煙習慣別平均余命と健康寿命

		60歳時点の喫煙習慣		
		生涯非喫煙者	禁煙者	喫煙継続者
男　性	平均余命	23.7 年	23.0 年	20.0 年
	健康寿命	23.2 年	22.6 年	19.3 年
女　性	平均余命	27.3 年	22.2 年	22.5 年
	健康寿命	25.0 年	20.8 年	20.7 年

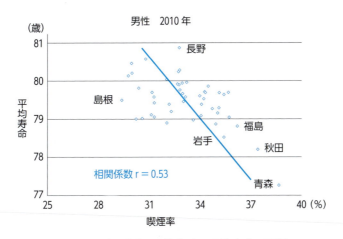

図 I-2-2　都道府県別喫煙率と平均寿命の関係

(久芳康朗：喫煙率と平均寿命は逆相関　青森県はトップ×ビリ　最短命県脱出に喫煙対策なし．踊る小児科医のblog, 2014)

　これらのデータは，喫煙が寿命短縮ひいては健康寿命短縮に大きな影響をもたらしていることを示している．寿命延伸を実現するためには，すべての地域で禁煙推進を最優先課題とする必要がある．

▶文献

1) Ikeda N, et al：Adult Mortality Attributable to Preventable Risk Factors for Non-Communicable Diseases and Injuries in Japan：A Comparative Risk Assessment. PLoS Med 9（1）：e1001160. doi：10.1371/journal. pmed.1001160, 2012.
2) Sakata R, et al：Impact of smoking on overall mortality and life expectancy in Japanese smokers：a prospective cohort study. BMJ, 345：e7093, 2012.
3) 厚生労働科学研究費補助金循環器疾患・糖尿病等生活習慣対策総合研究事業：健康寿命及び地域格差の要因分析と健康増進対策の効果検証に関する研究．平成28年度総括・分担研究報告書, 2016（https：//www.pbhealth. med.tohoku.ac.jp/sites/default/files/pbhealth/goodupload/All.pdf）．
4) 久芳康朗：喫煙率と平均寿命は逆相関 青森県はトップ×ビリ 最短命県脱出に喫煙対策なし．踊る小児科医のblog, 2014（https：//blog.goo.ne.jp/kuba_clinic/e/5c1c3c1451da3fea835680729a3a30ba）．

〔松崎 道幸〕

悪性腫瘍

Check!

1. 喫煙は肺を主として約20箇所もの発がんリスクを上昇させる強いエビデンスがある．
2. 肺がんを例にとると，喫煙年齢が早く，喫煙年数が長いほど，また喫煙本数が多いほど，あるいはニコチン依存度が高いほど，発がんのリスクが増大する．禁煙が早いほどがんを発症しない効果が大きい．
3. 受動喫煙により肺がんのリスクが増大する．
4. 禁煙後も上昇したリスクはしばらく残存するため，しばらくは新規の発がんに注意が必要であるが，その後の低減効果が明らかである．
5. がん発症後の喫煙について，喫煙継続に比し，禁煙した場合の生存期間が長い．

1 発がんと疫学に基づくエビデンス

　紙巻タバコの喫煙（以下，この項では喫煙）は，世界的にがんの原因として単独で最大のリスク増大因子（population attributable fractions：PAFs）である．WHOの国際がん研究機関（International Agency for Research on Cancer：IARC）の報告では，19箇所の原発がんとの関連が確実であるとされている（表I-2-2）．

　発がん性の度合いの4段階の評価がIARCによりなされているが，喫煙はその発がん性評価の最上位である「グループ1」（ヒトに対する発がん性が確実である）に分類されている．喫煙による発がん性は肺がんについて最も先に明らかとされ，すでに1964年の米国において，米国公衆衛生局長による報告書「喫煙と健康（Smoking & Health）」により，「疫学的な証拠」が十分にあると警告された．その後，疫学調査の進歩によって全身の多くの部位のがんの発生を増加させることが明らかになった（表I-2-3）．最重要ポイントは，

2. 能動喫煙による疾患

表I-2-2　腫瘍の発生部位と発がん性のエビデンスの強さの評価

	十分なエビデンスが ある部位	限定的なエビデンスが ある部位	発がん性のエビデンスが ないと示唆される部位
タバコ煙	口腔，口腔咽頭，鼻咽頭，下咽頭，食道（腺がんおよび扁平上皮がん），胃，結腸直腸，肝胆道系，膵，鼻腔・副鼻腔，喉頭，肺，子宮頸部，卵巣（粘液性），腎，腎盂，尿管，膀胱，骨髄（骨髄性白血病）・リンパ腫	女性乳房	子宮内膜（閉経後），甲状腺
親の喫煙 （によるその子のがん）	肝芽腫	小児白血病 （特に急性リンパ性白血病）	
受動喫煙	肺	喉頭，咽頭	
無煙タバコ	口腔，食道，膵		

女性の乳がんについては，まだエビデンスが限られていることに注意が必要である．
Secretan B, et al：Policy. A review of human carcinogens - Part E：tobacco, areca nut, alcohol, coal smoke, and salted fish. Lancet Oncol, 10 (11)：1033-1034, 2009）

表I-2-3　わが国の臓器別のエビデンスの論文

肝がん	Tanaka K, et al：Cigarette smoking and liver cancer risk：an evaluation based on a systematic review of epidemiologic evidence among Japanese. Jpn J Clin Oncol, 36 (7)：445-456, 2006.
胃がん	Nishino Y, et al：Tobacco smoking and gastric cancer risk：an evaluation based on a systematic review of epidemiologic evidence among the Japanese population. Jpn J Clin Oncol, 36 (12)：800-807, 2006.
食道がん	Oze I, et al：Cigarette smoking and esophageal cancer risk：an evaluation based on a systematic review of epidemiologic evidence among the Japanese population. Jpn J Clin Oncol 42 (1)：63-73, 2012.
膵がん	Matsuo K, et al：Cigarette smoking and pancreas cancer risk：an evaluation based on a systematic review of epidemiologic evidence in the Japanese population. Jpn J Clin Oncol, 41 (11)：1292-1302, 2011.
頭頸部がん	Koyanagi YN, et al：Cigarette smoking and the risk of head and neck cancer in the Japanese population：a systematic review and meta-analysis. Jpn J Clin Oncol, 46 (6)：580-595, 2016.
膀胱がん	Masaoka H, et al：Cigarette smoking and bladder cancer risk：an evaluation based on a systematic review of epidemiologic evidence in the Japanese population. Jpn J Clin Oncol, 46 (3)：273-283, 2016.
子宮頸がん	Onuki M, et al：Human papillomavirus infections among Japanese women：age-related prevalence and type-specific risk for cervical cancer. Cancer Sci, 100 (7)：1312-1316, 2009. Sugawara Y, et al：Cigarette smoking and cervical cancer risk：an evaluation based on a systematic review and meta-analysis among Japanese women. Jpn J Clin Oncol, 49 (1)：77-86, 2019.

これらのがんは，禁煙により予防可能ということである．

2　肺がん

　喫煙は，最も強い肺がんのリスク因子で，これまでの米国の推計では，肺がん患者の90％に能動喫煙が関連するとさえ報告されていた[1]．また喫煙期間の長さは，肺がん発症リスクと大きく関連し，タバコ1箱を40年以上喫煙している人の肺がん発症リスクは，非喫煙者のおよそ20倍とする報告もある．

　喫煙の肺がん発症の影響はその本数が多いほど，また喫煙期間が長いほど大きくなるこ

とには間違いないが，早期の喫煙開始ほど発がんリスクが上昇し，また禁煙期間が長くなると発がんリスクは低下してくる．このことから未成年の喫煙開始は発がんリスクをより高くすることが説明可能である．カナダ・米国の疫学データからの推測では，早期の喫煙開始が非常に問題である（図I-2-3）．また，コホート研究に基づいたモデル化により，どこかで禁煙をした場合には，直後から発がんのハザードが下がるのではなく，しばらくは上昇が続いて，その後に下がってくることが示されている（図I-2-4）．

喫煙ばく露による発がんリスクには，喫煙開始年齢・喫煙していた期間および禁煙後の期間の3つの因子が関係している理論的な関係を示す（図I-2-5）[2]．

さらに，肺がんとニコチン依存度を評価した調査では，依存度の高さは，肺がんの発症率が高く，肺がん特異的死亡も高かった．特に起床後5分以内にタバコを吸う場合の肺がんリスクが高いことを示す報告が認められる[3]．

a. COPDと肺がんの関連

喫煙はCOPDの原因でもあり，COPDであることは肺がんのリスク上昇因子ともなる．慢性閉塞性肺疾患（COPD）患者の6～18％に肺がんを合併し，COPDの死因の5～38％が肺がんとされる[4,5]．COPDの合併症としてみた肺がん合併は多数の報告があり，COPDになっていない喫煙者と比較して，COPD患者の肺がん合併頻度は2～5倍にも増加する[6～8]．興味深い点として，COPDの重症度とがんの死亡に占める割合には逆相関がうかがえる．COPDの気流閉塞の程度がまだ軽症・中等症の段階においてがんによる死亡が多く，重症度が高いと呼吸不全による死亡リスクが高まることがうかがえる．したがって，COPDが軽症であるうちほど，特に肺がんの発生を心配する必要がある．COPDの大規模コホート研究からみた肺機能の悪化と全死亡におけるがん死亡の占める割合を図I-2-6に示す．

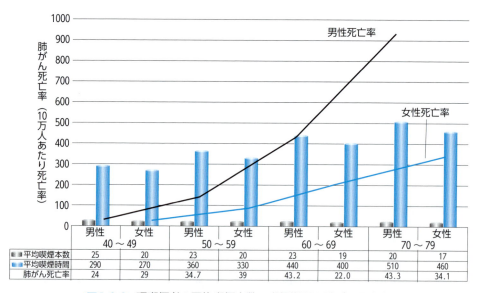

図I-2-3 現喫煙者の平均喫煙本数，喫煙期間と肺がん死亡率

(Flanders WD, et al：Lung cancer mortality in relation to age, duration of smoking, and daily cigarette consumption：results from Cancer Prevention Study II. Cancer Res, 63（19）：6556-6562, 2003 より著者作成)

2. 能動喫煙による疾患

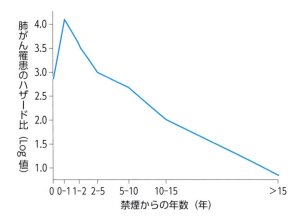

図 I-2-4 年齢・民族・職業・収入などを調整し，生涯非喫煙者と比較した肺がん罹患のハザード比
カナダ・モントリオール 1970～1985 のデータより，禁煙直後にはハザード比はむしろ高い状態が続くが，その後徐々に低下し 15 年以上で非喫煙者と同等に低下している．

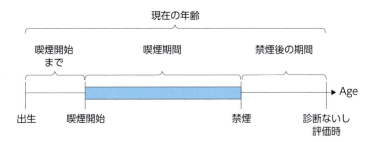

図 I-2-5 喫煙のばく露期間と開始年齢と禁煙後の期間の関係図
現在の年齢のうち喫煙開始までと禁煙後の期間が喫煙期間を決める．

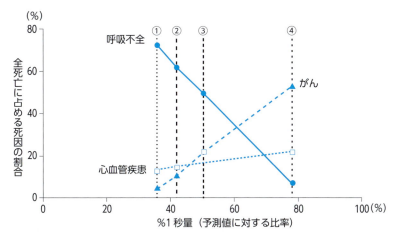

図 I-2-6 COPD の 1 秒量の低下の進行と死因を占めるがん，心血管疾患，呼吸不全の比率の変化
①～④つのコホート研究の結果から作図されている．軽症の時期の方ががんで死亡する割合が大きい．
(Sin DD, et al：Mortality in COPD：Role of comorbidities. Eur Respir J, 28（6）：1245-1257, 2006)

b. 肺がんの組織型とタバコ製品の変化

　　わが国の肺がんは，全部位のがん（上皮内がんを除く）罹患数の男性で部位別 2 位（15.3 %），女性の 4 位（9.8 %）を占める[3]．

31

I 喫煙の医学

かつて喫煙者の肺がんとして，扁平上皮がんが特に気管や主気管支など中枢寄りの部位に発生するものが多いとされていた．現在は大きな変化が起こってきている．

肺がんの組織型には，扁平上皮がんと腺がんおよび小細胞がんの3つで肺がんのほとんどを占めるが，喫煙はほぼすべての組織型の発生リスクを増加させるものの特に小細胞がんは関連が大きい．しかし，戦後からの統計において，腺がんの比率が増加していることがわかっている．これも世界的な傾向であり，タバコ製品の変化（フィルター構造の変化やタバコ特異的ニトロサミンの増加するような製造の変化）によるものであると分析されている[4]．

一方，非喫煙者において肺がんが増えていることが疑われている．特にアジアの女性において非喫煙者の肺がんの比率が大きく約50％が非喫煙者とされる．そのうちのある程度は受動喫煙が関係していることは確実である．しかし，受動喫煙機会の乏しい非喫煙者の肺がんには分子的な違いとともに分子標的薬をはじめとする治療反応性なども異なり，診療的には区別すべきとも考えられてきている[5]．非喫煙者の肺がん発生率に変化は生じていないという反論もあげられており，結論は出ていないが，肺腺がんの増加を巡る疑問点については，当面，議論があると考えられ，2010年代以降の傾向についての研究が必要である．

c. 日本のエビデンス

日本では肺がんの死亡数の割合は，罹患数に比べて寄与が大きく男性で部位別1位（23.9％），女性2位（14.0％）となっており（2016年人口動態統計）[10]，肺がんの早期発見の難しさがわかる．肺がんの発症率は50歳以上で急激に増加する．

日本の研究における評価でも多くのがんのリスク上昇が明らかになってきている．全部位のがんのリスク上昇については，the 'Development and Evaluation of Cancer Prevention Strategies in Japan' Group によりわが国においてもリスク上昇が明らかであると報告された[9]．その報告では5つのコホート研究のメタ解析により，全体として1.5倍，男性1.6倍，女性1.3倍の相対リスクの上昇が判明した．日本人の喫煙率を30～34％として推算すると，日本人男性のがんの30～34％，女性のがんの5～6％が喫煙により生じていることが考えられる[10]．

男性ではさらに死因となるがんの35％でありこれも1位である．女性においては，感染による因子（罹患の18％および死因の19％に寄与）に次いで，罹患の6％，死因の8％に喫煙が寄与している．

喫煙による肺がんの罹患は，日本においては，欧米の統計に比して相対危険度が低めである報告が多い．日本のコホート研究についての最近の統計的レビューによると肺がんの相対危険度は，全体として3.59（95％CI：3.25～3.96）と推計されていた（表I-2-4,5）[11]．

3 膵がん

膵がんのわが国の死亡数は年間31,716人（2014年）であり，全部位のがんのなかの約9％を占めており，年齢調整罹患率においても男女ともに増加傾向である．タバコとの因果関係は前述のIARCにおいては確実な関係があると示されている．喫煙量との関係にお

2. 能動喫煙による疾患

表I-2-4 現喫煙者の肺がんの相対危険度のメタ解析

	相対危険度（95 % CI）	評価に使用した調査数
全体	3.59（3.25-3.96）	39
男性	4.20（3.74-4.72）	20
女性	3.00（2.61-3.44）	13

（文献11）より作成）

表I-2-5 現喫煙者の喫煙量による肺がんの相対危険度のメタ解析

喫煙量	相対危険度（95 % CI）
約5本/日	2.89（2.44-3.43）
約20本/日	4.43（3.68-5.34）
約45本/日	6.42（5.14-8.02）

（文献11）より作成）

いて，喫煙期間，累積喫煙量などについて量反応関係が認められている．膵がんと糖尿病の相関に関しては，喫煙は糖尿病のリスク因子でもあるが，膵がんとタバコの関係は糖尿病の罹患を調整しても影響が大きくなかったとされている．わが国での研究でも，ほとんどの研究で喫煙と膵がんに正の相関が報告されており，メタ解析による報告では，非喫煙者に対する膵がんの相対危険度は 1.68（95 % CI：1.38〜2.05）とされた．膵がんに関連の大きい発がん性物質は NNK（4-(メチルニトロソアミノ)-1-(3-ピリジル)-1-ブタノン）とその代謝産物で尿中にも検出される NNAL（4-(メチルニトロソアミノ)-1-(3-ピリジル)-1-ブタノール）であるとされる．

4 大腸がん

　大腸がんは欧米の統計と同様に増加してきているが，年齢調整後罹患率は 1990 年代前半以降横ばいである．しかしながら，女性では死亡数は第1位であり，全体では3番目に多い．第二次世界大戦後のわが国での増加は食事などの影響が考えられている．IARC では，大腸についても喫煙が人に対して発がん性があると位置付けられている．しかしながら相対危険度は比較的小さいことから，質の高い研究により有意な上昇があるとされるようになったのは近年である．また結腸がんに比べて直腸がんの方が，リスク上昇が大きい．28 件の前向きコホートのメタ解析（対象，約 146 万人，追跡期間中央値 13 年）では，現喫煙者の結腸直腸がんの相対危険度は 1.20（95 % CI：1.10〜1.30），男性では 1.38（95 % CI：1.22〜1.56），結腸がんに比べ，直腸がんはより喫煙と関連が深く相対危険度は 1.36（95 % CI：1.15〜1.61）であり，喫煙本数，喫煙期間，累積喫煙量について量反応関係が認められた．わが国の検討では，大腸がんおよび直腸がんのリスク上昇は「可能性がある」にとどまっている．国内の大腸がんの関係については，長期の前向きな研究を行う必要があると考えられる．

Ⅰ　喫煙の医学

5　子宮頸がん

　わが国より 2018 年までに喫煙と子宮頸がんの関連について報告された疫学研究のなかから，一定の評価基準により，コホート研究 2 件と症例対照研究 3 件を選択されたメタ解析が発表された．これら 5 件の研究のすべてが，喫煙により子宮頸がんリスクが有意に増加することを報告された．また，コホート研究 2 件および症例対照研究 2 件では，喫煙と子宮頸がんのリスクとの間に量反応関係がみられた．メタ解析では，非喫煙者に対する喫煙者の相対リスクは 2.03（95 ％ CI：1.49〜2.57）となり，喫煙者の子宮頸がんのリスクは統計的に有意に高いことが示された．喫煙が子宮頸がんの発がんに関与する生物学的メカニズムは，タバコに含まれる多くの発がん物質が直接的に子宮頸がん発症に影響を及ぼす可能性が示唆されている．一方で，これらの発がん性物質が免疫機能を低下させる可能性があるため，HPV の持続感染を引き起こし，発がんリスクを高めている可能性も推測されている[12]．

6　発がん性物質

　タバコ煙の成分の分析により，多くの発がん性物質が明らかとなり，特にベンゾ[a]ピレンとニトロソアミン（N'-Nitrosonornicotine(NNN)および4-(N-Nitrosomethylamino)e-1-(3-pyridyl)-1-butanone(NNK)）があげられる．

　発がんにつながる変化は，遺伝子との関連で説明される．発がん性物質により DNA 鎖に傷（付加体）が形成され，一部が修復されずに残存することから変異を生じ，結果としてがん抑制遺伝子の不活化とがん遺伝子の活性化などを来した細胞の一部が最終的にがんになると考えられているが，発がんまでにはがん化抑制機構や腫瘍化した細胞の周囲の環境などの条件がさらに関与すると考えられている．肺がんに代表されるタバコによるがんは，このように疫学的なデータと分子レベルによる研究の両方から強固なエビデンスに基づいて因果関係が確立しているといえる．

a. ニコチンそのものの問題

　ニコチンが直接に発がんとがん細胞増殖の促進に関連していることが，細胞レベルの研究と症例対照研究の両方で，示されつつある．ニコチンの遺伝変異性および腫瘍増殖促進作用は，遺伝子の傷害作用，細胞の代謝経路阻害作用，変異した細胞の増殖と転移の促進作用などが機序として考えられている．

　そのなかには，ニコチンで刺激されたニコチン受容体からシグナル経路が活性化され，そのシグナル経路が発がん性作用をもっていることが分った．一方，このことは，ニコチン受容体サブユニットをエンコードする遺伝子サブユニットの遺伝子多型がニコチンに対する個々人の病理生理学的作用の差異に影響している可能性があることを説明できるユニークな遺伝的特徴を明確化した．

　ニコチンの発がん的作用の知見が増加しており，加熱式タバコの有害性の評価を行う上で考慮する必要がある．

b. ポロニウムの問題

　紙巻タバコの煙中の発がん性の明らかな物質には，有毒な金属のカドミウムと強いアルファ線を放出する放射性物質のポロニウム210が含まれており，これらもタバコによる発がんに相加的・相乗的に関連していると考えられている[13].

7　受動喫煙と発がんのエビデンス

　受動喫煙も肺がんのリスク増大因子であると考えられている．能動喫煙に比べると小さいものの，受動喫煙が肺がんの発症率を上昇させる．メタ解析により55の研究の評価においては，非喫煙女性の肺がんのリスクは夫が喫煙者の場合には非喫煙の夫の場合に比べて1.3倍高いことが報告されている[14]．ばく露される受動喫煙量と肺がんリスクは相関関係にある．日本人女性2万8414人を対象に13年以上の経過を追ったコホート研究において，夫が非喫煙者の場合と比較した喫煙者の夫を持つ場合の肺がんのハザード比は1.34倍で，腺がんでは2.03倍であった．職場での受動喫煙については，1.32倍であり，職場でも家庭でも受動喫煙にさらされる場合には，肺腺がんは1.93倍と明らかに増加していた[15]．肺腺がんの37％が夫の受動喫煙によるものと推計された．このように受動喫煙は肺がんの原因であり，女性にとって大きな問題である．

　さらに受動喫煙は，米国カリフォルニア州環境保護庁の報告書によると，閉経前の乳がんのリスクが高まる可能性が大きい．わが国でも家庭か職場で受動喫煙を受けていたグループの閉経前の乳がんのリスクは2.6倍高いことが示されている[16]．最新の研究では咽頭・喉頭についても，おそらく発がん性があると評価した．

　日本のデータにおいても，受動喫煙による女性の肺がんのリスク上昇があると結論づけている[17]．その根拠は，肺腺がんはおよそ男性が喫煙している場合2倍に上昇することが考えられている[18]．女性の肺がんの約37％が家庭内の受動喫煙に由来すると考えられている．

　この研究を含む5つの症例対照研究と4つのコホート研究のメタ解析において，成人後の受動喫煙のばく露においてしか量的な解析が実施できなかった問題があるものの，12の対象群のうち，11の対象において受動喫煙による肺がんの増加が認められた．1つにおいてのみ逆の関係性が認められた．受動喫煙による肺がんの統合相対危険度（pooled relative risk）は1.28倍（98％ CI：1.10〜1.48）と優位な上昇であると結論づけられた．

8　重複がん

　ひとりの人に複数臓器の原発性腫瘍が生じる場合を重複がんという．そのようなことは，多くは喫煙者に，肺がんや頭頸部がん，食道がんといった喫煙によりリスクの増加する度合いの強い腫瘍の組み合わせで生じることも知られている．がんの診断と治療の進歩により生存期間がかつてより延長していることが確かであり，治療により生存期間が伸びると重複がんが増加する可能性がある．

I 喫煙の医学

9 性差と発がん

　肺がんの性差についてはなお議論があり，男女差の有無については，相反する結果も報告されている．わが国の肺がん患者 1,670 名を対象とした症例対照研究では，喫煙歴のある場合には，扁平上皮がんと小細胞がんのオッズ比が非常に高くなっていた．この 2 つの肺がんを合わせた喫煙歴ありの場合のオッズ比は，男性 9.43 倍（5.73〜15.51）に対して，女性は 24.98 倍（13.50〜46.23）とより高く，現喫煙者ではそれぞれ 11.18 倍と 28.49 倍であった．喫煙量と期間への相関も女性の方が男性よりも大きかった．一方で，歴史的に米国では，男性より女性の喫煙開始時期が遅く，喫煙によりがんが発症する危険性は低いと

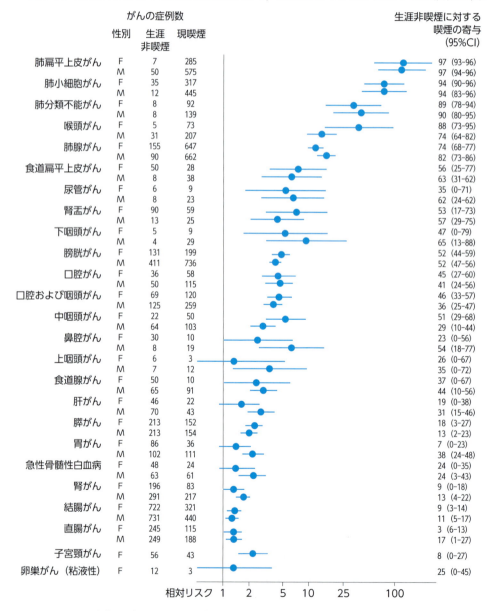

図 I-2-7　喫煙関連の 20 箇所のがんの生涯非喫煙者に対する現喫煙者の相対リスク
横軸は相対リスクの対数，直線は 95％ CI を示す．リスクは，年齢，教育，アルコール摂取，人種で調整後．

いう背景があった．その後女性の喫煙開始の時期が早くなり，がん発症の危険性も増している可能性があり，より若い世代の調査を行ったところ，生涯非喫煙者と比べて，現在喫煙者のがんに対する相対リスクは男女で類似していた（図I-2-7）．男女ともに，ほとんどの人が10代で喫煙を開始しており，喫煙によってがんの発生率が増える効果の大きさも男女で顕著な差がなく，肺腺がんが男女とも100倍以上，喉頭がんも男女とも10倍以上に増えるという結果であった．

女性の方が少ないとされてきた部分には，その他の生活習慣が関係している可能性があり，生活習慣の変化で，女性の喫煙関連がんが今後増加する可能性も考えられる．

10 禁煙の重要性とがん死亡の関連

禁煙は，肺がんリスクを20～90％減少させる[19]．確実ながんの発生と死亡を減少させるには喫煙を抑制することであるとともに，喫煙を減らすことでその他のNCD（非感染性疾患）による死亡も減少させることが期待される[20]．英国の研究では，75歳まで喫煙した男性の肺がん死亡の累積リスクは15.9％であったが，40歳で禁煙していると3.0％と小さくなり，60歳で禁煙した場合でも9.9％にまで低下していた．前述のように，禁煙しても，生涯非喫煙者のレベルまで発がんリスクやがんによる死亡リスクがすぐには下がらない．わが国の大規模コホート研究でも禁煙してもしばらくは，死亡相対リスク比が高い．

禁煙に成功した後も，当面はがんの早期発見に注意が必要である．

そして，肺がんをはじめとする悪性腫瘍の予防に喫煙開始をしないこと，受動喫煙を避けること，禁煙を早く実施することが非常に効果的な手段である．

▶文献

1) Alberg AJ, et al：Epidemiology of lung cancer. Chest, 123（1Suppl）：21S-49S, 2003.

2) Leffondré K, et al：Modeling smoking history：a comparison of different approaches. AM J Epidemiol, 156（9）：813-823, 2002.

3) Hori M, et al：Cancer incidence and incidence rates in Japan in 2009：a study of 32 population-based cancer registries for the Monitoring of Cancer Incidence in Japan (MCIJ) project. Jpn J Clin Oncol, 45（9）：884-891, 2015.

4) U.S. Department of Health and Human Services：The Health Consequences of Smoking-50 Years of Progress：A Report of the Surgeon General. National Center for Chronic Disease Prevention and Health Promotion (US) Office on Smoking and Health, 2014.

5) Vavalà T, et al：Lung cancer in never smokers：a different disease. Curr Respir Care Rep, 3（1）：26-34, 2014.

6) Mayne ST, et al：Previous lung disease and risk of lung cancer among men and women nonsmokers. Am J Epidemiol, 149（1）：13-20, 1999.

7) Mannino DM, et al：Low lung function and incident lung cancer in the United States：data from the First National Health and Nutrition Examination Survey follow-up. Arch Intern Med, 163（12）：1475-1480, 2003.

8) Papi A, et al：COPD increases the risk of squamous histological subtype in smokers who develop non-small cell lung carcinoma. Thorax, 59（8）：679-681, 2004.

9) Inoue M, et al：Evaluation based on systematic review of epidemiological evidence among Japanese populations：tobacco smoking and total cancer risk. Jpn J Clin Oncol, 35（7）：404-411, 2005.

10) 厚生労働省：人口動態調査.

11) Lee PN, et al：The relationship of cigarette smoking in Japan to lung cancer, COPD, ischemic heart disease and stroke: A systematic review. F1000Res, 7：204, 2018.

12) Sugawara Y, et al：Cigarette smoking and cervical cancer risk：an evaluation based on a systematic review and meta-analysis among Japanese women. Jpn J Clin Oncol, 49（1）：77-86, 2019.

13) Karagueuzian HS, et al：Cigarette smoke radioactivity and lung cancer risk. Nicotine Tob Res,14（1）：79-90, 2012.

14) Taylor R：Meta-analysis of studies of passive smoking and lung cancer：effects of study type and continent. Int J Epidemiol, 36（5）：1048-1059, 2007.

15) Gandini S, et al：Tobacco smoking and cancer：a meta-analysis. Int J Cancer, 122（1）：155-164, 2008.

16) Hanaoka T,et al：Active and passive smoking and breast cancer risk in middle-aged Japanese women. Int J Cancer, 114（2）：317, 2005.

17) Sasazuki S,et al：Evidence-based cancer prevention recommendations for Japanese. Jpn J Clin Oncol, 48（6）：576-586, 2018.

18) Kurahashi N,et al：Passive smoking and lung cancer in Japanese non-smoking women：a prospective study. Int J Cancer, 122（3）：653-657, 2008.

19) Samet JM：Health benefits of smoking cessation. Clin Chest Med, 12（4）：669-679, 1991.

20) Ikeda N,et al：Adult mortality attributable to preventable risk factors for non-communicable diseases and injuries in Japan：a comparative risk assessment. PLoS Med, 9（1）：e1001160, 2012.

〔郷間　厳〕

C 循環器疾患

Check!

1 喫煙は，虚血性心疾患，脳梗塞，くも膜下出血，腹部大動脈瘤，閉塞性動脈硬化症，閉塞性血栓性血管炎（バージャー病），心不全，心房細動，高血圧性心疾患，冠動脈治療後のステント血栓症などさまざまな循環器疾患の発症に関連する．

2 喫煙が循環器疾患発症に関与する機序は，ニコチンによる血管収縮，血圧上昇，脈拍増加，一酸化炭素による酸素供給低下，酸化ストレス，易血栓性，炎症，アディポネクチン低下，エピジェネティクスの関与など，種々の要因があげられる．

3 禁煙は，アスピリン，降圧薬，スタチンなどの内服薬以上の循環器疾患予防効果も期待できる．

4 心血管疾患リスクの低下は，禁煙後比較的早期に現れる．

1　疫学的エビデンス

　喫煙が，虚血性心疾患をはじめとしたさまざまな循環器疾患を引き起こすことは，海外のみならずわが国での大規模な疫学研究でも明らかにされている．フラミンガム研究では，健常人における虚血性心疾患に対するリスクは，喫煙単独で1.6倍，高血圧合併喫煙者で4.5倍，高コレステロール血症合併喫煙者で6倍，両者合併喫煙者では16倍と報告さ

れている．50か国以上の国々で行なわれたINTER-HEART試験において，喫煙による心筋梗塞リスクは3.0倍であり，その寄与度が糖尿病（3.0倍）と同等，高血圧（2.7倍）や肥満（1.2倍）より高値であったことは特筆すべき点である[1]．わが国のNIPPON DATA 80では，1日20本以内の男性喫煙者の心疾患死亡の相対危険度は4.2倍，20本を超える男性喫煙者では7.4倍と報告されている．日本人4万人以上を対象としたJPHC Studyでは，非喫煙者に対する喫煙者の総死亡と心臓死の相対リスクは，男性ではそれぞれ1.55倍，1.61倍，女性では1.89倍，2.72倍と報告されている．厚生労働省「喫煙の健康影響に関する検討会」の報告書では，能動喫煙と虚血性心疾患，脳卒中，腹部大動脈瘤，および末梢性の動脈硬化症との関連について，「科学的証拠は，因果関係を推定するのに十分である（レベル1）」とされている[2]．また，北欧で行なわれた約4万3千人を対象とした研究では，1日1～4本の喫煙者の非喫煙者に対する虚血性心疾患相対リスクは，男性2.74倍，女性2.94倍であった[3]．わずかな喫煙本数でも心疾患のリスクになることは，社会的にも日常診療における患者教育においても重要なメッセージである．

2 喫煙が循環器疾患発症に関連するメカニズム

タバコ煙には，約70種の発がん物質，約200種の有害物質，5,300種以上の化学物質が含まれている．喫煙が循環器疾患発症に関与する機序は，次のような点が考えられる．

①身体依存をもたらす中心であるニコチンは，副腎からのカテコールアミン分泌を亢進させ，血管収縮，血圧上昇および脈拍増加をもたらす．筆者らも，紙巻タバコ1本の喫煙が，分単位でこれらの現象を引き起こすことを確認した（図I-2-8）．

②強力な血管収縮物質であるトロンボキサンA_2を遊離させる．

③タバコ煙気相中の一酸化炭素は，酸素に比し強力なヘモグロビン結合を有し，末梢組織への酸素供給が低下することにより運動耐容能が低下する．

④気相中の活性酸素やフリーラジカルによる酸化ストレスや酸化された低比重リポ蛋白

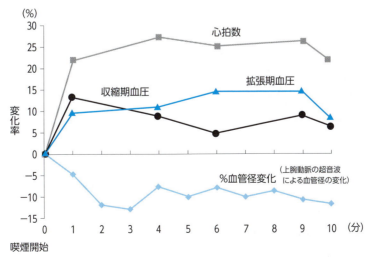

図I-2-8　1本の喫煙による変化

（酸化LDL）により血管内皮機能障害を引き起こし，内皮障害部位に単球接着を促進させ，内皮下に侵入しマクロファージとなり動脈硬化病変を形成する．

⑤内皮下のマクロファージは，酸化LDLを取り込み泡沫細胞となり，さらに動脈硬化形成が進行する．

⑥血小板凝集の促進やフィブリノーゲン増加により易血栓性となる．

⑦炎症を惹起し，intercellular adhesion molecule（ICAM）-1やvascular cell adhesion molecule（VCAM）-1などの接着分子の発現を促進させる．

⑧同様に，tumor necrosis factor（TNF）-αなどのサイトカイン産生を促進し，脂肪細胞由来の抗炎症性アディポサイトカインであるアディポネクチン産生を低下させる．

⑨喫煙によりDNAメチル化を強力に修飾し，血小板凝集に関連するprotease-activated receptor（PAR）-1とPAR-4におけるCpGの低メチル化とも関連する．

これら種々の要因が，循環器疾患の発症や進展に関与する．

3 喫煙と関連する循環器疾患

喫煙と関連が示されている疾患は，急性心筋梗塞や冠攣縮性狭心症を含めた狭心症などの虚血性心疾患，冠動脈バイパス術後の大伏在静脈グラフト閉塞，ラクナ梗塞やアテローム血栓性梗塞を含めた脳梗塞，くも膜下出血，腹部大動脈瘤の発症，動脈瘤径の増大とその破裂および死亡，閉塞性動脈硬化症，閉塞性血栓性血管炎（バージャー病），心不全，心房細動，高血圧心疾患，冠動脈治療後のステント血栓症，腎不全，虚血性腸疾患などがある．

4 禁煙効果

禁煙は，循環器疾患の発症や再発予防に極めて重要な治療法の1つであることを認識する必要がある．禁煙した冠動脈疾患患者は，喫煙を継続している患者に比し，死亡率が36

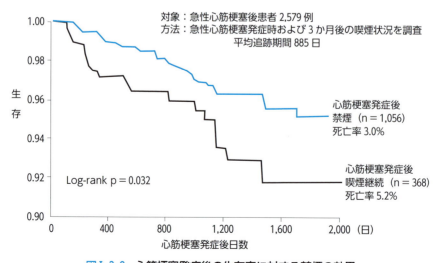

図I-2-9　心筋梗塞発症後の生存率に対する禁煙の効果

％低下した．この禁煙の効果は，アスピリン，β遮断薬，アンジオテンシン変換酵素阻害薬，スタチンなどの内服以上に効果的であったことはきわめて重要な結果である[4]．また，虚血性心疾患の発症や死亡に対するリスクの低下は，禁煙後の比較的早期に現れる．わが国で行なわれた前向き多施設研究 Osaka Acute Coronary Insufficiency Study Group（OACIS）では，急性心筋梗塞後禁煙した群は，喫煙を継続した群に比較して死亡率が61％低下した（図I-2-9）[5]．また，禁煙の効果は，禁煙後の体重増加の有無にかかわらず心血管死亡と全死亡の減少に寄与することも明らかにされている．

　喫煙と循環器疾患との関連について概説した．喫煙が循環器疾患に及ぼす重大な影響と，禁煙による強力な疾患予防および生命予後改善効果は明らかである．医療従事者のみならず社会的な喫煙率低下および禁煙活動に対する取り組みが，人類にとってより健やかな営みを行うために極めて重要であることを再認識する必要がある．

▶文献

1) Yusuf S, et al：Effect of potentially modifiable risk factors associated with myocardial infarction in 52 countries（the INTERHEART study）：case-control study. Lancet, 364（9438）：937-952, 2004.
2) 喫煙の健康影響に関する検討会　編：喫煙と健康　「喫煙の健康影響に関する検討会報告書」．平成28年8月（https：//www.mhlw.go.jp/file/05-Shingikai-10901000-Kenkoukyoku-Soumuka/0000172687.pdf）．
3) Bjartveit K, et al：Health consequences of smoking 1-4 cigarettes per day. Tob Control, 14（5）：315-320, 2005.
4) Critchley JA, et al：Mortality risk reduction associated with smoking cessation in patients with coronary heart disease：a systematic review. JAMA, 290（1）：86-97, 2003.
5) Kinjo K, et al：Impact of smoking status on long-term mortality in patients with acute myocardial infarction. Circ J, 69（1）：7-12, 2005.

〔島田 和典〕

D 脳血管障害

Check!

1　能動喫煙は脳卒中の危険因子となり，用量に依存して増加し，中年層で最大の相対危険度を示す．

2　脳梗塞（約2倍）とくも膜下出血（約3倍）では，喫煙は明らかな危険因子となっている．

3　45歳未満の女性では，経口避妊薬使用や前兆のある片頭痛などの危険因子をもつ場合は喫煙による脳卒中の危険性はさらに高くなる．

4　受動喫煙も脳卒中の危険因子（1.25倍）となり，受動喫煙に安全なレベルは存在しない．

5　禁煙で脳卒中の危険度は低下する．

I 喫煙の医学

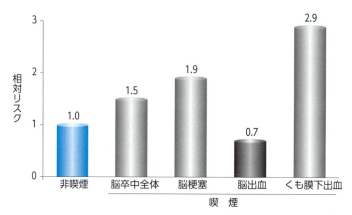

図I-2-10 脳卒中発症リスクに及ぼす喫煙の影響
対象・方法：1986～1988年5月に報告された喫煙と脳卒中発症の関連を検討した32試験のメタ解析．
(Shinton R, et al：Meta-analysis of relation between cigarette smoking and Stroke. BMJ, 298（6676）：789-794, 1989)

1　欧米の報告

　1989年に報告されたShintonらの32の研究のメタ解析では喫煙者の非喫煙者に対する脳卒中の相対危険度は1.51倍（95％ CI：1.45～1.58，以下同）であり，病型別では脳梗塞1.92倍（1.71～2.16），脳出血0.74倍（0.56～0.98），くも膜下出血2.93倍（2.48～3.46）であった（図I-2-10）[1]．年齢別では55歳未満では2.94倍（2.40～3.59），55～74歳では1.75倍（1.56～1.97），75歳以上では1.11倍（0.96～1.28）であり，若年者ほど相対危険度が高い．喫煙量（1日あたりの本数）では，10本未満1.37倍（1.24～1.52），10～20本1.45倍（1.33～1.57），20本を超えると1.82倍（1.70～1.96）で，喫煙量が多いほどリスクが大きかった．米国の脳卒中死亡の12～14％は喫煙が原因であるといわれている．
　1日の喫煙本数を20本から1本に減らしても脳卒中のリスクは男性1.25倍（1.13～1.38）で46％のリスク減少，女性1.31倍（1.13～1.52）で31％のリスク減少にしかならず，脳卒中の予防のためには完全禁煙しかない[2]．
　経口避妊薬内服・喫煙の両者なしの女性と比べると，喫煙で1.24倍，経口避妊薬で2.09倍，両者がある場合は7.20倍の脳梗塞のリスクとなり，相乗効果がある[3]．片頭痛，特に前兆のある片頭痛は脳卒中のリスクになるといわれているが，45歳未満の女性，喫煙者，経口避妊薬使用者でリスクが上昇するといわれている．45歳未満の片頭痛を有する女性は禁煙と経口避妊薬を使わないことが勧められる．

2　わが国の報告

　1997年に報告されたShibata Studyで喫煙が脳梗塞の危険因子（男性2.81倍）であることが示された．20本／日以上の男性喫煙者の脳梗塞リスクは20本／日未満に比べて1.72倍であった．2000年に報告されたHisayama Studyでは喫煙がラクナ梗塞の危険因子であることが示された．
　NIPPON DATA 80によると，男性では過去喫煙者では1.56倍，20本以下の現在喫煙

者では 1.60 倍, 21 本以上の現在喫煙者では 2.17 倍と脳卒中による死亡が増加することが示されている[4]. 女性では, 各々 1.31 倍, 1.42 倍, 3.91 倍である[4]. 脳出血では喫煙の影響はなかった.

The Japan Public Health Center-based Prospective Study on Cancer and Cardiovascular Disease (JPHC) Study Cohort I では, 40 歳から 59 歳の男性 19,782 人と女性 21,500 人の住民を平均 11 年追跡し, 喫煙の脳卒中に対するリスクを検討している[5]. 喫煙による全脳卒中発症の相対危険度は男性 1.27 倍 (1.05〜1.54), 女性 1.98 倍 (1.42〜2.77) であった. 病型別では, 男性では脳梗塞 1.56 倍 (1.17〜2.20), 脳出血 0.90 倍 (0.65〜1.25), くも膜下出血 3.60 倍 (1.62〜8.01), 女性では脳梗塞 1.57 倍 (0.86〜2.87), 脳出血 1.53 倍 (0.86〜4.25), くも膜下出血 2.70 倍 (1.45〜5.02) であった. 男性では, 全脳卒中, くも膜下出血, 脳梗塞, アテローム血栓性脳梗塞において, 喫煙本数が増加すると発症が有意に増加する用量依存性がみられた[6].

Japan Collaborative Cohort Study (JACC study) for Evaluation of Cancer Risk では, 喫煙は脳出血と有意ではないものの関連が認められ, またわが国のメタ解析でも脳出血の相対リスクは 1.24 倍 (0.98〜1.57) であった[7].

わが国の JPHC Study, JACC Study, さらに Three-Prefecture Cohort Study (TPCS) の 3 つの大きなコホート研究のメタ解析では, 喫煙による致死的全脳卒中の発症リスクが男性で 1.24 倍, 女性で 1.70 倍増加することが示された.

3 受動喫煙

受動喫煙と脳卒中発症に関する 2011 年のメタ解析では, 受動喫煙で脳卒中は 1.25 倍増加する[8]. 受動喫煙を避けることによって脳卒中の発症リスクは減少する. 受動喫煙による影響は, メタ解析では用量に依存し, 受動喫煙に安全なレベルは存在しないことが示された[8].

わが国の 2014 年人口動態統計死亡数から受動喫煙起因死亡数を求めた厚生労働科学研究の結果, 年間約 1 万 5 千人が受動喫煙で死亡していると推計され, 内訳は肺がん 2,480 人, 虚血性心疾患 4,460 人, 脳卒中 8,010 人と脳卒中が一番多い (http：//mhlw-grants. niph.go.jp/niph/search/NIDD00.do?resrchNum=201508017A).

受動喫煙防止法 (smoking ban, smoke-free legislation) で脳卒中の入院が 16 %[9], 死亡率が 32 %減少することが最近のメタ解析で示された[10].

4 他の危険因子との相乗効果

Framingham Study や British Regional Heart Study では高血圧と喫煙は脳卒中発症において相乗効果が示されている. メタボリックシンドロームと喫煙の相乗効果もわが国で示されている. わが国の 10 のコホート研究の解析では, 男性で喫煙と高血圧の相乗効果が示されている. また喫煙と高コレステロール血症との相乗効果も示されている. Heart Protection Study では, スタチンの脳卒中発症予防効果が示されているが, サブ解析で非喫煙者や過去喫煙者では効果があるものの, 現在喫煙者では効果がないとされてい

る．喫煙はワルファリン内服中の頭蓋内出血のリスクになるといわれており，また喫煙が心原性脳塞栓症の原因となる心房細動の新規発症リスクになる報告が増えてきている．

5 禁煙の効果

Framingham Study では，禁煙すると脳卒中発症率は2年間で低下し始め，5年で非喫煙者と同じレベルまで低下する．British Regional Heart study でも5年以内に禁煙の効果は現れ，それ以降のリスク低下はないが，喫煙量に依存する．禁煙による脳卒中リスクの低下は高血圧合併例で顕著であることが報告されている．

わが国の報告（JACC）でも禁煙すると脳卒中リスクは2～4年後に低下していき，10～14年経つと非喫煙者と同等になる[5]．さらにわが国の3つのコホート研究（JPHC，JACC，TPCS）の解析から禁煙で男性でも女性でも5年で脳卒中を含む心血管疾患による死亡は低下し始め，10年で非喫煙者と同じレベルになる．

6 脳卒中発症後の喫煙継続

脳卒中発症5年後の禁煙に関する研究（North East Melbourne Stroke Incidence Study：NEMESIS）では，979例の脳卒中患者で5年後に生存していた441例（45％）のなかで343例の喫煙状況判明例を対象としたところ，36例（10％）が現在喫煙者（脳卒中発症時3例が過去喫煙者，32例が現在喫煙者，1例が喫煙歴不明），140例（41％）が過去喫煙者であった．発症時の喫煙者51例の37％が5年後には非喫煙者になっていたのみで，脳卒中発症後も多くの喫煙者が喫煙を続けており，また禁煙のアドバイスを受けたことをほとんど忘れていた．

脳卒中発症後の喫煙継続の予測因子としては，男性，機能低下なし，肉体労働者，独居者であった．他の研究では，ニコチン依存スコア高値，同一世帯内の喫煙者数，老年者うつスコア高値，機能低下が軽いこと，発症前の喫煙本数の多いことであった．くも膜下出血での検討では，若年での喫煙開始（16歳以下），うつ（本人の申告），飲酒歴であった．脳卒中後の喫煙継続のハイリスク群に対する介入が必要である．

7 脳卒中・認知症予防のための多角的管理

脳卒中を含む生活習慣病の予防のためには，禁煙・減塩・減量（食事療法や運動療法による適正体重維持）・節酒が必要である．さらに血圧が高ければ降圧薬，LDL コレステロールが高ければスタチン，糖尿病があれば糖尿病治療薬，心房細動があれば経口抗凝固薬，自力で禁煙できないニコチン依存症に対しては禁煙補助薬を用いての脳卒中の予防を検討し，適応があれば治療薬を使う．

喫煙は脳卒中を発症し脳血管性認知症の原因にもなりえ，また喫煙はアルツハイマー型認知症の発症リスクと考えられている．

米国心臓協会（AHA）のガイドラインでも脳卒中の発症予防・再発予防のために禁煙や受動喫煙の回避を強く推奨している．各種の生活習慣病の危険因子を多角的に管理して，寝たきりや認知症を予防して，健康寿命を延ばす取り組みが必要である．「1に運動，2に

2. 能動喫煙による疾患

食事，しっかり禁煙，最後にくすり」という標語があるが，まずは禁煙から脳卒中や認知症の予防が始まる．

▶文献

1) Shinton R, et al：Meta-analysis of relation between cigarette smoking and stroke. BMJ, 298（6676）：789-794, 1989.

2) Hackshaw A, et al：Low cigarette consumption and risk of coronary heart disease and stroke：meta-analysis of 141 cohort studies in 55 study reports. BMJ, 360：j5855, 2018.

3) WHO Collaborative Study of Cardiovascular Disease and Steroid Hormone Contraception：Ischaemic stroke and combined oral contraceptives：results of an international, multicenter, case-control study. Lancet, 348（9026）：498-505, 1996.

4) Ueshima H, et al：Cigarette smoking as a risk factor for stroke death in Japan：NIPPON DATA80. Stroke, 35（8）：1836-1841, 2004.

5) Mannami T, et al：Cigarette smoking and risk of stroke and its subtypes among middle-aged Japanese men and women：the JPHC Study Cohort I. Stroke, 35（6）：1248-1253, 2004.

6) Iso H, et al：Smoking cessation and mortality from cardiovascular disease among Japanese men and women：the JACC Study. Am J Epidemiol, 161（2）：170-179, 2005.

7) Katanoda K, et al：Population attributable fraction of mortality associated with tobacco smoking in Japan：a pooled analysis of three large-scale cohort studies. J Epidemiol, 18（6）：251-264, 2008.

8) Oono IP, et al：Meta-analysis of the association between secondhand smoke exposure and stroke. J Public Health, 33（4）：496-502, 2011.

9) Tan CE, et al：Association between smoke-free legislation and hospitalizations for cardia, cerebrovascular and respiratory disease：a meta-analysis. Circulation, 126（18）：2177-2183, 2012.

10) Stallings-Smith S, et al：Reductions in cardiovascular, cerebrovascular, and respiratory mortality following the national Irish smoking ban：interrupted time-series analysis. Plos One, 8（4）：e62063, 2013.

〔橋本 洋一郎〕

E COPD（慢性閉塞性肺疾患）

Check!

1 COPDとは，肺がんと並ぶ呼吸器タバコ病の代表である．

2 喫煙者の 15〜20 ％は COPD に進行する．

3 禁煙は COPD の進行を抑制するため，早期の禁煙介入が重要である．

1 COPDとは

慢性閉塞性肺疾患（chronic obstructive pulmonary disease：COPD）とは，閉塞性換気障害を呈する慢性呼吸器疾患の代表であり，肺がんと並ぶ呼吸器におけるタバコ病の代表でもある．日本呼吸器学会の疾患の定義は以下の通り．

「タバコ煙を主とする有害物質を長期に吸入ばく露することなどにより生ずる肺疾患で

45

あり，呼吸機能検査で気流閉塞を示す．気流閉塞は末梢気道病変と気腫性病変がさまざまな割合で複合的に関与し起こる．臨床的には徐々に進行する労作時の呼吸困難や慢性の咳・痰を示すが，これらの症状に乏しいこともある」[1]．

以前には「肺気腫」または「慢性気管支炎」の病名で呼ばれていた疾患であったが，包括されて1つの疾患概念となった．同じ閉塞性肺疾患である気管支喘息としばしば混同される．気管支喘息は，呼吸困難が発作性であり，気道の閉塞が可逆的であるのに対し，COPDでは呼吸困難は慢性的で日常的なものであり，気道の閉塞は基本的には不可逆的である．薬物療法や呼吸リハビリテーションなどの治療の進歩によって，呼吸困難の改善がかなり得られるようにはなったが，喘息のように症状が消失することはなく，いったん進行した病気を後戻りさせるような治療法はいまのところない．禁煙が最もシンプルでかつ効果のはっきりした予防法であり，また進行を抑制する治療でもある．

2 COPDとタバコ

a. 最大の危険因子

COPDの危険因子は，内因性（遺伝性など）および外因性危険因子（喫煙，大気汚染，職業性粉塵や化学物質の吸入，受動喫煙，など）に分かれる．日本人のCOPDのほとんどは外因性因子によって引き起こされ，その約90％は喫煙による．

b. COPDの初発病変

喫煙者の肺では，ほぼ100％で呼吸細気管支気道壁に炎症がみられる[2]．中枢気管支で気流が速くても，呼吸細気管支などの末梢レベルでは非常に緩やかになるため，タバコの煙の有害粒子成分が気道壁に沈着しやすいと考えられている．COPDの原因となっているタバコの有害粒子成分は特定されているわけではなく，いくつかの仮説で候補があげら

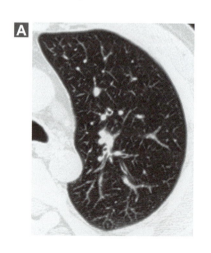 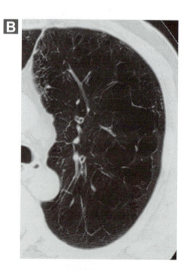

図 I-2-11　COPDと健常者の肺のCT像
48歳喫煙者男性の健常者（A）と47歳過去喫煙者男性COPD（B）の肺CT画像．CT像では，気道病変は読影困難であるが，気腫性病変の評価する方法としてはすぐれている．健常肺にみられる正常な肺実質の構築がCOPDでは破壊されている．肺は過膨張し，健常者のサイズより大き目である．同程度の喫煙歴があるが，喫煙感受性の有無によって気腫性変化に大きな違いが出ていると思われる．

れてはいるが[3]，おそらくは単独の物質が原因ではなく，複数の物質が関与するものと思われる．また，関与する炎症細胞は，白血球，CD8陽性Tリンパ球およびマクロファージなどがメインで，TNF-α，IL-8，IL-6，IL-1βなどをキーメディエーターとしている．すべての喫煙者がCOPDを発症するわけではないため，喫煙に加えて遺伝などの内因性因子の関与が想定されている．

3　COPDの臨床像

a. COPDの病型

COPDの肺においては，慢性の気管支炎症状を引き起こす気道病変と肺胞の破壊による気腫性病変がさまざまな程度に混在してみられる（図I-2-11，図I-2-12）．優位病変をもって末梢気道病変優位型（非気腫型），あるいは気腫性病変優位型（気腫型），と呼称する．前者は従来の「慢性気管支炎」の病態に相当し初発病変から中枢側に波及したもの，

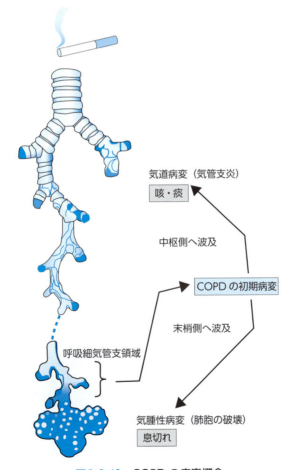

図I-2-12　COPDの疾患概念
気管支樹は通常23分岐あり，17分岐あたりで気道壁に肺胞が認められ，呼吸細気管支となる．喫煙者では呼吸細気管支周辺の炎症が必発であり，それらの病変が気道中枢側と末梢側に波及する病態がCOPDと考えられる．気道病変優位型は従来慢性気管支炎と診断されていた病態に相当し，咳，痰が主な症状である．気腫性病変優位型は従来肺気腫と診断されていた病態に相当し，相当程度進行してから息切れを顕在化させる．

I 喫煙の医学

後者は「肺気腫」の病態に相当し初発病変から末梢側の肺胞に波及したもの，と考えられる（図I-2-11）．わが国では，気腫型が多いとされている．

b. 症状と自然歴

COPDの代表的な症状は咳，痰，息切れである．いずれも病初期は無自覚に近い．

咳と痰は気道病変すなわち気管支上皮の炎症による過剰分泌によってもたらされる．単なる喫煙者であっても通常みられる症状である反面，咳と痰はほとんどない場合もある．喫煙者で咳や痰がみられる場合には，潜在患者として注意するとともに，禁煙指導の一環として警告を発する話題にもできる．咳や痰が異常な症状であると指摘されて驚く喫煙者は少なくない．

COPDの息切れは閉塞性換気障害（一秒量［FEV_1］の低下）と肺過膨張に起因する．FEV_1の低下は気道径の減少を意味し，それらは気道周辺の肺胞破壊による気道の易虚脱性，気道壁肥厚，気道分泌液貯留などによってもたらされる．FEV_1は加齢でも経年低下するが，COPDではその低下がさらに加速されている（図I-2-13）．肺胞の破壊による直接の苦痛がないこともあって，初期には無症候性に進行し，ある程度重症化して初めて息切れが自覚されるようになる．緩徐な進行ゆえに，加齢による症状と誤解されやすく，禁煙する機会を逃して手遅れの状態になりやすい．禁煙はFEV_1の経年低下速度を鈍化させる[4]．早期の禁煙への誘導がCOPDの重症化を予防する最も大切な方法である（図I-2-14）．

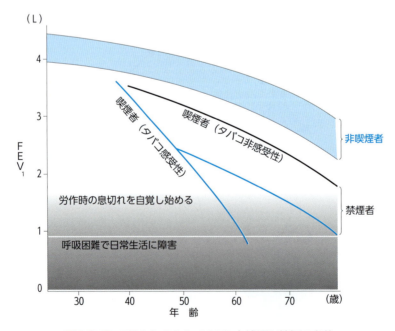

図I-2-13　FEV_1からみたCOPD自然歴と禁煙の意義

タバコ感受性のある喫煙者はFEV_1の経年低下が急速で，図の場合，60歳前後で日常生活で呼吸困難を自覚するレベルまで低下する．しかし，途中で禁煙した場合，FEV_1の低下率は鈍化し，病気の進展を遅延できる．
(American Thoracic Society：Standards for the diagnosis and care of patients with chronic obstructive pulmonary disease. Am J Respir Crit Care Med, 152：S77-S120, 1995 より改変)

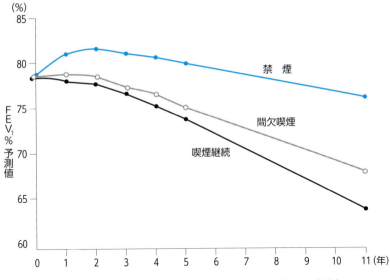

図 I-2-14　COPD患者の禁煙による呼吸機能低下の抑制

大規模研究 Lung Health Study によって，禁煙によって FEV_1 の経年低下が鈍化することが確かめられた．
(Anthonisen NR, et al：Smoking and lung function of Lung Health Study participants after 11 years. Am J Respir Crit Care Med, 166（5）：675-679, 2002)

4　COPDの疫学

a. 有病率

　喫煙者がすべてCOPDに進展するわけではない．喫煙感受性保有者の割合は喫煙者の15〜20％程度と考えられ，ほぼ喫煙者の6人に1人はCOPDになる計算である．わが国のCOPDの有病率は40歳以上で8.5％，年代別にみると，40歳代で3.1％，70歳代では17.4％という高さで，日本の人口構成からいって，全体で推定530万人の患者がいる[5]．90％のCOPDは未診断で，COPDと気づかずに重症化していく現実がみえる．

b. 死因統計

　WHOによると，世界のCOPDの死亡順位は1990年には6位であったものが2020年には虚血性心疾患，脳血管障害に次いで3位になると予想されていた（表 I-2-6）．実際，WHOの調査で2016年に早々と下部呼吸器感染症を抜いて3位に浮上してしまった．

　日本の死因統計では，男性に限れば8位である（2017年人口動態統計）．COPDの死亡数は年々増加傾向が続いていたが，近年は頭打ちになっている．将来的に順位が上がると予想される．また，女性の喫煙率が上昇していることから，女性の死因としてもCOPDが増加してくると懸念されている．

5　COPDの診断

　診断は，喫煙歴や職業粉塵曝露などのリスクファクターの病歴聴取と呼吸機能検査で行う．気管支拡張薬を吸入した後でも一秒率（FEV_1/FVC）70％未満であることを診断基準とする．病期分類は FEV_1 の予測値に対する百分率（％ FEV_1）を基準とし，I期（軽度の

I　喫煙の医学

表I-2-6　2020年の世界における死亡順位の予測

1990年	2020年
1. 虚血性心疾患	1. 虚血性心疾患
2. 脳血管障害	2. 脳血管障害
3. 下部呼吸器感染症	3. COPD
4. 下痢性疾患	4. 下部呼吸器感染症
5. 分娩に伴う傷害	5. 肺がん
6. COPD	6. 交通事故
7. 結核	7. 結核
8. 麻疹	8. 胃がん
9. 交通事故	9. HIV
10. 肺がん	10. 自殺

（Murray CJ, et al：Global mortality, disability, and the contribution of risk factors：Global Burden of Disease Study. Lancet, 349（9063）：1436-1442, 1997）

気流閉塞，80％以上），Ⅱ期（中等症の気流閉塞，80％未満50％以上），Ⅲ期（高度の気流閉塞，50％未満30％以上），Ⅳ期（きわめて高度の気流閉塞，30％未満）とする．

6　COPDの治療

a. 禁煙指導と肺年齢

　COPDの治療は病期分類および症状や増悪の頻度などを総合的に勘案し，段階的に増強していく（図I-2-15）．禁煙はすべての重症度にわたって推奨されており，必須の治療介入である．FEV_1の経年低下を鈍化させる最善の治療でもある．肺年齢はFEV_1の低化を一般市民にインパクトをもって啓発する手段として活用されている．肺年齢の算出は以下の計算式による．

・男性：肺年齢＝［0.036×身長（cm）−1.178−FEV_1（L）］/0.028
・女性：肺年齢＝［0.022×身長（cm）−0.005−FEV_1（L）］/0.022

b. 薬物療法と非薬物療法の融合

　薬物治療は気管支拡張剤の吸入薬を基本とする．非薬物療法では，呼吸リハビリテーションが重要であり，薬物療法と並んで広い病期にわたっての必須の治療に位置づけられるようになった（図I-2-16）．身体活動性の向上と維持をどのように図っていくか，COPD管理においてきわめて重要なポイントである．

7　COPDの予後

　COPDの予後不良因子はFEV_1低下，体重減少，運動耐容能の低下，呼吸困難の悪化，などである．末期は安静時でも息切れのある状況となり，呼吸器感染症を併発して呼吸不全死する例が多い．最近，身体活動性がCOPDの予後と密接に関連することが明らかになっている[6]．身体活動性に対する介入によって，QOLが良好に維持されるのみならず，

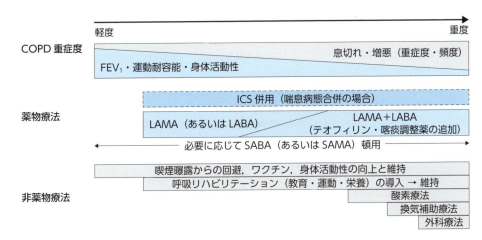

図 I-2-15 安定期 COPD の重症度に応じた管理

- COPD の重症度は FEV$_1$ の低下程度（病期）のみならず運動耐容能や身体活動性の障害程度，さらに息切れの強度や増悪の頻度と重症度を加算し総合的に判断する．
- 通常，COPD が重症化するにしたがい FEV$_1$・運動耐容能・身体活動性が低下し，息切れの増加，増悪の頻回化を認めるが FEV$_1$ と他の因子の程度に乖離がみられる場合は，心疾患などの併存症の存在に注意を要する．
- 治療は，薬物療法と非薬物療法を行う．薬物療法では，単剤で不十分な場合は，LAMA，LABA 併用（LAMA/LABA 配合薬の使用も可）とする．
- 喘息病態の合併が考えられる場合は ICS を併用するが，LABA/ICS 配合薬も可．

SABA：短時間作用性β2刺激薬，SAMA：短時間作用性抗コリン薬，LABA：長時間作用性β2刺激薬，LAMA：長時間作用性抗コリン薬，ICS：吸入ステロイド薬
（日本呼吸器学会 COPD ガイドライン第 5 版作成委員会：COPD（慢性閉塞性肺疾患）診断と治療のためのガイドライン第 5 版．メディカルレビュー社，2018）

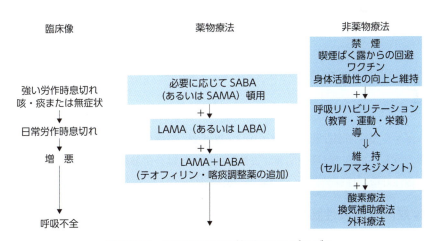

図 I-2-16 安定期 COPD 管理のアルゴリズム

- COPD 患者は症状を過小評価しがちなので詳細な聴取が重要．
- 喘息合併（ACO）患者を見逃さないため，ACO 診断基準における喘息の特徴の項目に沿って観察および検査を考慮することが常に必要である．
- ACO 患者であれば，気管支拡張薬に加えて ICS を投与する．

SABA：短時間作用性β2刺激薬，SAMA：短時間作用性抗コリン薬，LABA：長時間作用性β2刺激薬，LAMA：長時間作用性抗コリン薬，ICS：吸入ステロイド薬，＋：加えて行う治療
（日本呼吸器学会 COPD ガイドライン第 5 版作成委員会：COPD（慢性閉塞性肺疾患）診断と治療のためのガイドライン第 5 版．メディカルレビュー社，2018）

Ⅰ 喫煙の医学

生命予後の改善効果が得られると期待されるようになった．

▶文献

1) 日本呼吸器学会COPDガイドライン第5版作成委員会：COPD（慢性閉塞性肺疾患）診断と治療のためのガイドライン第5版．メディカルレビュー社，2018．
2) Fraig M, et al：Respiratory bronchiolitis：a clinicopathologic study in current smokers, ex-smokers, and never-smokers. Am J Surg Pathol, 26 (5)：647-653, 2002.
3) Girod CE, et al：COPD：a dust-induced disease? Chest, 128 (4)：3055-3064, 2005.
4) Anthonisen NR, et al：Smoking and lung function of Lung Health Study participants after 11 years. Am J Respir Crit Care Med, 166 (5)：675-679, 2002.
5) Fukuchi Y, et al：COPD in Japan：the Nippon COPD Epidemiology study. Respirology, 9 (4)：458-465, 2004.
6) Waschki B, et al：Physical activity is the strongest predictor of all-cause mortality in patient with COPD：a prospective cohort study. Chest, 140 (2)：331-342, 2011.

〔黒澤　一〕

F　その他の呼吸器疾患

Check!

1 喫煙関連間質性肺疾患は，喫煙が発症と強く関連している疾患群で，禁煙により改善する症例が多い．

2 気腫合併肺線維症は重喫煙者に多い疾患で，肺高血圧を合併しやすい．

3 自然気胸，結核など全ての呼吸器感染症も，喫煙者が非喫煙者に比べて罹患しやすいことが判明している．

4 急性好酸球性肺炎は，喫煙開始直後の若年者に多い疾患である．

　肺がんや慢性閉塞性肺疾患（COPD）以外で，喫煙により発症リスクが高くなる呼吸器疾患のうち，本項では喫煙関連間質性肺疾患，気腫合併肺線維症，自然気胸，呼吸器感染症，急性好酸球性肺炎について概説する．

1　喫煙関連間質性肺疾患（SRILD）

　近年，喫煙がさまざまな間質性肺炎の発症と進展に関係していることが認識されるようになり，喫煙関連間質性肺疾患（smoking related interstitial lung disease：SRILD）[1]として注目されている．これらには，呼吸細気管支炎を伴う間質性肺疾患（respiratory bronchiolitis associated - interstitial lung disease：RB-ILD），剥離性間質性肺炎（desquamative interstitial pneumonia：DIP），肺ランゲルハンス細胞組織球症（pulmonary Langerhans' cell hystiocytosis：PLCH）などがある．

a. RB-ILD と DIP

RB-ILD と DIP は，特発性間質性肺炎（idiopathic interstitial pneumonias：IIPs）に含まれるが，そのなかで smoking-related IP に分類されている[1, 2]．

RB-ILD は喫煙と最も関連が強い疾患で，40〜50 歳代の喫煙者に発症することが多く，男女比は 2：1 で男性に多い．乾性咳嗽と労作時呼吸困難を認めるが，症状は軽度のことが多い．画像では小葉中心性の小結節や斑状のすりガラス影を認める．病理像は肺胞腔内へのマクロファージの集積を伴う呼吸細気管支炎と，その周囲の間質性肺炎からなる．

DIP は 30〜40 歳代の喫煙者に発症が多く，男女比は 2：1 で男性に多い．自覚症状は RB-ILD と同様であるが，画像では下肺野優位のすりガラス影を認める．組織学的には肺胞腔内にマクロファージが充満し，その周囲に時相が均一な線維化が認められる．

RB-ILD と DIP は，禁煙のみで改善することが多いが，ステロイド薬や免疫抑制剤が必要になる症例もある．

b. 肺ランゲルハンス細胞組織球症（PLCH）

ランゲルハンス細胞は，気道上皮粘膜に存在し抗原提示などの機能を持っている．PLCH は，ランゲルハンス細胞がタバコ煙中の何らかの物質から刺激を受けて，肺に反応性増殖や浸潤をきたす疾患と考えられている．30〜40 歳代に多いが，ほとんどの症例が喫煙と関連している．30％は無症状であるが，症状がある場合には，咳嗽，呼吸困難感，時に繰り返す気胸を生じる．画像は両側びまん性で，上中肺野に囊胞と結節が存在する．診断は外科的肺生検によるが，気管支肺胞洗浄でランゲルハンス細胞（CD1α細胞）が 5％以上あれば診断が可能である．治療は禁煙であり，それだけで軽快する症例も多い（図 I-2-17）．またステロイドが使われることもあるが，効果は明らかではない．

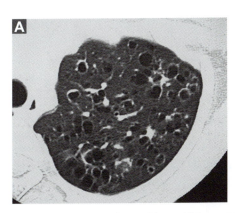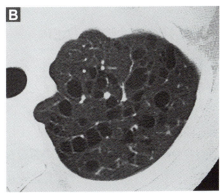

図 I-2-17　肺ランゲルハンス細胞組織球症（19 歳，女性）
喫煙歴 10 本／日×2 年間
A：初診時胸部 CT．壁が厚い囊胞を多数認める．
B：禁煙 4 か月後の CT．囊胞壁は目立たなくなっている．

2　気腫合併肺線維症（CPFE）

気腫合併肺線維症（combined pulmonary fibrosis and emphysema：CPFE）[1]は，胸部 CT にて上肺野に気腫性変化，下肺野には線維化の所見がある．発症は重喫煙者に生じ

るため男性に多く，努力性肺活量や一秒率が比較的保たれる一方で，肺拡散能の低下が著しく肺高血圧の合併が多い．診断時の肺高血圧の有無により予後が規定される．

3 自然気胸

自然気胸（spontaneous pneumothorax）は肺の表面にブラないしブレブと呼ばれる嚢胞ができて，これが破れることで生じる疾患である．嚢胞性変化の原因は明らかではないが，喫煙が強く関与している．生涯で自然気胸を経験する可能性は，非喫煙男性で0.12％，1日1～12本喫煙する男性で0.87％，13～22本で3.5％，23本以上で12.3％，また非喫煙女性では0.09％，1～12本喫煙する女性で0.38％，13～22本で1.3％，23本以上で6.1％であり，男女とも重喫煙者ほど発症リスクが高くなる[3]．

4 呼吸器感染症

喫煙は呼吸器感染症の発症や重症化の危険因子になっている[4]．喫煙は，気道上皮，肺胞マクロファージ，樹状細胞，ナチュラルキラー細胞，獲得免疫といった生体防御機能を抑制することにより，呼吸器系の感染症を起こしやすくする．また病原体の毒性や抗菌薬への耐性を強めるなどの作用もある．各種呼吸器感染症の喫煙による発症リスクは非喫煙者に対し，市中肺炎で約2倍，侵襲性肺炎球菌感染症で約4倍，感冒やインフルエンザは数倍高くなる．またレジオネラやインフルエンザ桿菌による肺炎は，喫煙者に多い．

肺結核は糖尿病や免疫不全患者などが発症しやすいが，喫煙と肺結核の関係についても多くのエビデンスが出ている[4]．肺結核の感染や発症リスクは，喫煙者が非喫煙者の約2倍で，これは喫煙本数に比例して高くなる．また受動喫煙によっても結核の感染や活動性肺結核への進展のリスクが高まる．

5 急性好酸球性肺炎（AEP）

急性好酸球性肺炎（acute eosinophilic pneumonia：AEP）[5]は，急性の発熱と低酸素血症で発症し，画像では両側びまん性浸潤影を呈し，気管支肺胞洗浄液中で好酸球増多を認めるが，ステロイド治療で速やかに改善する疾患である．若年男性にやや多く，喫煙開始に関連したAEPが数多く報告されているが，それ以外にも喫煙本数を増やしたときやタバコの種類を変えたときなどの報告もある．タバコ煙に対するアレルギーが原因と考えらえているが，どの成分が原因かは判明していない．また近年，加熱式タバコによるAEPの報告[5]もあり，注視する必要がある．

▶文献

1) Margaritopoulos GA, et al：Smoking-related idiopathic interstitial pneumonia：A review. Respirology, 21（1）：57-64, 2016.

2) 日本呼吸器学会びまん性肺疾患診断・治療ガイドライン作成委員会：特発性間質性肺炎診断と治療の手引き．改訂第3版．pp88-94, 南江堂, 2016.

3) Bence L, et al：Smoking and the increased risk of contracting spontaneous pneumothorax. Chest, 92（6）：1009-1012, 1987.

4) Feldman C, et al：Cigarette smoking and mechanisms of susceptibility to infections of the respiratory

tract and other organ systems. J Infect, 67（3）：169-184, 2013.

5) Kamada T, et al：Acute eosinophilic pneumonia following heat-not-burn cigarettes smoking. Respirol Case Rep, 4（6）：e00190, 2016.

〔吉井 千春〕

G 糖尿病

Check!

1 喫煙はインスリンの抵抗性を招き，糖尿病の発症率を上げ，合併症の増悪危険因子である．

2 2型糖尿病患者の死亡原因の1位は喫煙である．

3 糖尿病患者が禁煙した場合，一時的に体重が増えても冠動脈疾患／心血管疾患のリスクは改善する．

4 糖尿病患者での合併症進展の予防のために，血糖，脂質，血圧，などの管理に加えて禁煙が必要不可欠である．

5 禁煙による全死亡，心血管疾患死亡リスクの改善は糖尿病リスクの一時的増加のデメリットを大きく上回る．

　2016年日本糖尿病学会から禁煙宣言が発表された．喫煙は「糖尿病患者の死因の上位を占める心血管疾患やがんの危険因子」であり，「糖尿病そのものの発症を増加させることや，細小血管合併症である腎症や神経障害の増悪危険因子であること」，「受動喫煙の害」，学会として「すべての糖尿病患者に広く禁煙を働きかける」，「喫煙の害や禁煙の方法などについての啓発活動を支援する」ことが明記された．

1 喫煙は糖尿病の発症率を上げる

　7件の日本の研究を含む25件のコホート研究のメタ解析では，2型糖尿病の発症リスク（相対危険度）は，非喫煙者1倍，禁煙者1.23倍，喫煙者1.44倍，喫煙者では1日の喫煙本数が20本未満1.29倍，20本以上1.61倍と用量依存性を認めた[1]．

　同様の結果は他の日本におけるコホート研究のメタ解析でも指摘されている．

　職場で検討した日本でのコホート研究では，2型糖尿病の発症は非喫煙者を基準とすると受動喫煙者で1.81倍，喫煙者で1.99倍という結果であり，受動喫煙についても糖尿病を発症する可能性が示唆された[2]．

2 喫煙が糖代謝異常を招く原因として考えられること

　正常な糖の代謝は正常なインスリン作用システムの上に成り立っている．食事の摂取により血管のなかの糖（血糖値）が上昇する．血糖値の上昇に反応して膵臓はインスリンを

I　喫煙の医学

分泌する．インスリンは細胞でインスリン受容体に結合し，血糖の細胞への取り込みを促進し，血糖値は下がる．

この仕組みのどこかに支障が出ると血糖値が上がって糖代謝異常や糖尿病になる．メインの原因はインスリンの働きが悪く，量も足りなくなる2型糖尿病，またはインスリンの欠乏（1型糖尿病）である．2型糖尿病が日本人に多いタイプ，いわゆる糖尿病であり，遺伝や過食・運動不足・肥満などの生活習慣が原因とされる．

喫煙が糖代謝異常を招く理由としては，インスリン抵抗性が増大することが数多く指摘されており，この異常は1～2週間の禁煙で改善するという結果も出ている[3]．

日本人（アジア人）はインスリン分泌量が比較的少ない人種であるとされているが，喫煙によりさらに分泌量が減る，という報告もある[4]．

また，肥満や過食があるとインスリン作用システムのバランスが崩れ，糖代謝異常の原因となる．脂肪の燃焼や食欲に関係して体重や糖の代謝に影響する物質，アディポネクチン・レプチンが喫煙により低下することも，喫煙が糖代謝異常を招く一因と考えられている[5,6]．

糖代謝異常に関連して，母親が妊娠中に過剰な喫煙習慣があると（25本/日以上），娘が妊娠糖尿病になりやすい相対危険度は1.98倍（95 % CI：1.18～3.30）であった．この結果より喫煙の糖代謝への影響は長期間にわたる可能性がある[7]．

3　禁煙後の糖代謝異常

喫煙は糖尿病の発症率を上げる一方で，禁煙をしても糖尿病の発症率が高くなることも指摘されている．アメリカでの3つの大きなコホート研究の解析では，禁煙後に体重増加を認め，糖尿病の発症率は一時的に20 %程度増加したが禁煙後5～7年をピークに減少し，全死亡率については体重の増減にかかわらず半減した．

禁煙しても体重増加のなかった群では直ちに糖尿病の発症リスクが下がった．体重増加や糖尿病の発症リスクは禁煙を妨げる根拠にはならず，逆に全死亡，心血管疾患死亡が著減することが明らかになった（図I-2-18)[8]．

4　糖尿病患者での喫煙の影響

糖尿病の合併症の多くは血流の障害によるものであり，喫煙が加わるとさらにリスクは上昇する．大血管障害（心筋梗塞・脳梗塞・壊疽），細小血管障害（網膜症，腎症，神経障害）について，数多くの論文がある．

2型糖尿病での各危険因子に関する検討で，スウェーデンにおける271,174人の2型糖尿病患者を対象としたコホート研究がある．その結果2型糖尿病での全死亡における予測因子の第1位は喫煙，脳卒中と急性心筋梗塞の予測因子の第1位はHbA1cであり，糖尿病患者の管理において5つの危険因子（喫煙，HbA1c，LDLコレステロール，アルブミン尿，高血圧）の管理の重要性が示された．従来血糖コントロール，脂質，血圧の管理については必要性が強調されてきたが，加えて糖尿病患者における禁煙の重要性が再認識された結果である[9]．

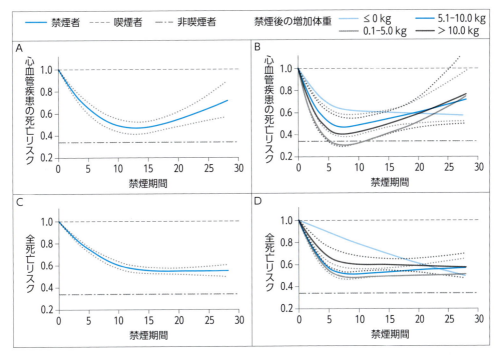

図 I-2-18 禁煙期間と心血管疾患による死亡リスクと全死亡リスク

(Y Hu, et al：Smoking cessationg, weight change, type 2 diabetes, and mortakity. N Engl J med, 379（7）：623-632, 2018.)

腎症については，イタリア人 2 型糖尿病の男性の慢性腎臓病（CKD）について，喫煙者は非喫煙者の 2.2 倍リスクが高いことが指摘されている[10]．また日本人 2 型糖尿病の男性において微量・顕性アルブミン尿出現率の検討では非喫煙者に対して喫煙者の相対危険度は 4.5 倍であった[11]．網膜症についても，1 型糖尿病で HbA1c が 1 ％上昇した場合のリスクより大きいという報告がある（喫煙 10pack − year で 1.44 倍，HbA1c + 1 ％で 1.17 倍）[12]．

5　糖尿病患者での禁煙の影響

糖尿病患者が禁煙する場合の懸念事項は体重増加，血糖上昇，合併症の増悪である．しかしながら一時的に体重が増えても CVD/CHD（冠動脈疾患／心血管疾患）のリスクは低下した[13]．

現時点での結論としては糖尿病の発症および糖尿病患者での合併症進展の予防のために，禁煙が必要不可欠と考えられる．禁煙による全死亡，心血管疾患死亡の改善は糖尿病リスクの一時的増加のデメリットを大きく上回るといえる．

▶文献

1) Willi C, et al：Active smoking and the risk of type 2 diabetes：a systematic review and meta-analysis. JAMA, 298（22）：2654-2664. 2007.
2) Hayashino Y, et al：A prospective study of passive smoking and risk of diabetes in a cohort of workers：

the High-Risk and Population Strategy for Occupational Health Promotion（HIPOP-OHP）study. Diabetes Care, 31（4）：732-734. 2008.

3）Bergman BC, et al：Novel and reversible mechanisms of smoking-induced insulin resistance in humans. Diabetes, 61（12）：3156-3166. 2012.

4）Morimoto A, et al：Impact of cigarette smoking on impaired insulin secretion and insulin resistance in Japanese men：The Saku Study. J Diabetes Investig, 4（3）：274-280, 2013.

5）Kryfti M, et al：Effects of smoking cessation on serum leptin and adiponectin levels. Tob Induc Dis, 3；13：30, 2015.

6）Iwashima Y, et al：Association of hypoadiponectinemia with smoking habit in men. Hypertension, 45（6）：1094-1100, 2005.

7）Bao W, et al：Parental smoking during pregnancy and the risk of gestational diabetes in the daughter. Int J Epidemiol, 45（1）：160-169, 2016.

8）Hu Y, et al：Smoking Cessation, Weight Change, Type 2 Diabetes, and Mortality. N Engl J Med, 379（7）：623-632. 2018.

9）Rawshani A, et al：Risk Factors, Mortality, and Cardiovascular Outcomes in Patients with Type 2 Diabetes. N Engl J Med, 379（7）：633-644. 2018.

10）De Cosmo S, et al：Cigarette smoking is associated with low glomerular filtration rate in male patients with type 2 diabetes. Diabetes Care, 29（11）：2467-2470, 2006.

11）Ikeda Y,et al：Effect of smoking on the prevalence of albuminuria in Japanese men with non-insulin-dependent diabetes mellitus. Diabetes Res Clin Pract, 36（1）：57-61, 1997.

12）Mühlhauser I, et al：Cigarette smoking and progression of retinopathy and nephropathy in type 1 diabetes. Diabet Med, 13（6）：536-543, 1996.

13）Pan A, et al：Relation of Smoking With Total Mortality and Cardiovascular Events Among Patients With Diabetes Mellitus：A Meta-Analysis and Systematic Review. Circulation, 132（19）：1795-1804, 2015.

〔村田　千里〕

H 消化器疾患

Check!

1 喫煙者の食道がんリスクは非喫煙者の7.4倍である．

2 胃がんでは，喫煙によって相対危険度は男性で1.8倍，女性で1.2倍に上昇し，喫煙は男性胃がんの原因の約30％を占める．

3 大腸がんでは，喫煙によって1.4倍の有意なリスク上昇を認め，喫煙の人口寄与割合は22％である．

4 クローン病では，喫煙が発病，再発，手術率などの点で危険因子となっている．

5 多くの消化器疾患において喫煙は有意なリスクファクターになることが明らかであり，その情報を示して禁煙指導を行うことが患者の禁煙継続，ひいては原疾患の治療に大いに役立つ．

喫煙が健康に及ぼす被害に関して，呼吸器疾患や循環器疾患，脳血管疾患，さらには

種々のがんが喫煙と関連していることは周知の事実である．一方，喫煙が消化器疾患に及ぼす影響についてはあまり知られていないが，消化器がんに対する影響は多大であり，近年は消化器の良性疾患をはじめとした種々の疾患への関与が疫学的に証明されるようになってきた（表I-2-7）．

表I-2-7　喫煙が発症，悪化に関与する消化器疾患

- 消化管良性疾患
  胃食道逆流症（逆流性食道炎），機能性胃腸症，胃・十二指腸潰瘍，炎症性腸疾患，大腸ポリープ（腺腫）
- 消化管悪性疾患
  咽頭がん，食道がん，胃がん，大腸がん
- 膵疾患
  急性膵炎，慢性膵炎，膵がん
- 肝疾患
  慢性肝炎，肝硬変症，原発性肝がん
- 胆道疾患
  胆石症

1　食道がん

喫煙の食道がん（扁平上皮がん）発がんへの関与は以前から広く知られている事実である．ヨーロッパでは喫煙者の食道がんになる頻度は7.4倍と報告されている[1]．わが国で行われた広汎な疫学調査でも発病率が3.7倍程度に増加するといわれている[2]．ベンゾピレンやニトロソアミンなど70種類以上の発がん性物質を含むタバコ煙がアルコールに溶けて食道粘膜を傷害しやすくなるとされており，飲酒との相互作用により相乗的により高い危険因子となっている．禁煙により食道がん発生率と死亡率は30％有意に低下する．「食道癌診療ガイドライン」においても食道がん発生予防の観点から禁煙が強く推奨されている．

2　胃食道逆流症（GERD）

近年わが国において増加傾向にある胃食道逆流症も喫煙との関連が示唆されており，喫煙が食道運動，酸クリアランス，唾液中の重炭酸濃度などの低下を引き起こし，食道に逆流した胃酸の中和能を減弱させることが報告されている[3]．タバコ煙の直接作用はもとより飲酒，肥満などの環境因子も加わって，逆流症からBarrett食道への移行，ひいては今後食道腺がんの発がんリスクの増加が危惧されるところである．また，患者向けガイドラインである胃食道逆流症ガイドラインにおいても禁煙が推奨されている．

3　胃炎，消化性胃十二指腸潰瘍

喫煙がプロスタグランジンなどの血管作動物質に影響して胃粘膜血流の低下，粘膜の防御力低下を引き起こすことから，消化性潰瘍の発生ならびに治癒を妨げる要因となっていることは，ピロリ菌（*H. pylori*）の発見以前からよく知られている事実である．喫煙者の消化性潰瘍のリスクは，非喫煙者の3.4倍といわれており，また喫煙者の消化性潰瘍の再

発率は，非喫煙者の2倍といわれている．ピロリ菌が胃炎，消化性潰瘍の最大要因となった現在において同菌の感染過程に喫煙の直接的な影響は指摘されていないが，喫煙者に高率にピロリ菌感染が認められ，消化性潰瘍の発生に両者が相乗的に作用していることが報告されている．また，除菌による胃炎の改善が喫煙群では阻害され遅延するというデータも示されている[4]．

4　胃がん

2000年以降，わが国のがん死亡の最大原因が胃がんから肺がんになったが，現在でも最も発生頻度の高いがんが胃がんであることに変わりはない．ピロリ菌感染や食物などの環境因子に加え，喫煙も胃がんに関連する要因として注目されており，国立がんセンターによるコホート研究では，非喫煙者に対する相対危険度は男性で1.8倍，女性で1.2倍であり，喫煙は男性胃がんの原因の約30％を占めることが示されている[5]．

5　大腸がん

大腸がんの前がん病変として知られている大腸腺腫においては，喫煙者で有意なリスク増大があることが以前から示されてきた．大腸がんについては近年まで一貫した結果が得られていなかったが，2008年にBotteriらのメタ解析により大腸がんの罹患，死亡に喫煙が有意なリスク上昇をもたらすことが報告されたことに加え，2018年には大腸がんによる死亡率は禁煙によって低下することが報告された[6]．日本での疫学調査（全国14万人の地域住民を対象）でも，非喫煙者群に比べて現喫煙者群では1.4倍の有意なリスク上昇を認め，喫煙の人口寄与割合は22％であることが示されている．

6　炎症性腸疾患

潰瘍性大腸炎やクローン病などの炎症性腸疾患は環境因子，細菌因子ならびに腸管免疫系の複雑な相互作用によってもたらされる慢性の腸疾患であるが，環境因子については喫煙との関連が最も明らかにされている．潰瘍性大腸炎では不思議なことに喫煙者で発症リスクが低く，禁煙が病状の悪化をきたす要因となるとこれまでいわれてきたが，最近のメタ解析によって喫煙が有意に症状の悪化を防ぐ，あるいは手術の必要性を減らすというエビデンスがないことが明らかになってきた[7]．一方，より病状の重いクローン病においては喫煙が発病，再発，手術率などの点で危険因子となり，特に手術率においては女性患者で4倍以上の高いリスクをきたす結果となっている．また，禁煙が再燃のリスクを65％も低下させるとの報告があり，患者には禁煙を含めた治療を行うことが望ましい．

以上，罹患頻度の高い消化器の主要疾患における喫煙の影響をレビューした．ほとんどすべての疾患で喫煙は有意なリスクファクターになることが明らかであり，これらの情報を示して禁煙指導を行うことが患者の禁煙の実施とその継続，ひいては原疾患の治療に大いに役立つものと考えられる．

▶文献

1) Hashibe M, et al：Esophageal cancer in Central and Eastern Europe：tobacco and alcohol. Int J Cancer, 120（7）：1518-1522, 2007.
2) Ishiguro S, et al：Effect of alcohol consumption, cigarette smoking and flushing response on esophageal cancer risk：a population-based cohort study（JPHC study）. Cancer Lett, 275（2）：240-246, 2009.
3) Ness-Jensen E, et al：Lifestyle intervention in gastroesophageal reflux disease. Clin Gastroenterol Hepatol, 14（2）：175-182, 2016.
4) 佐藤信紘：禁煙を科学する－専門医の視点－消化器．綜合臨牀, 57（8）：2153-2158, 2008.
5) 津金昌一郎：生活習慣とがん．成人病と生活習慣病, 47（5）：584-588, 2017.
6) Ordóñez-Mena JM, et al：Impact of prediagnostic smoking and smoking cessation on colorectal cancer prognosis：a meta-analysis of individual patient data from cohorts within the CHANCES consortium. Ann Oncol, 29（2）：472-483, 2018.
7) To N, et al：Systematic review with meta-analysis：the effect of tobacco smoking on the natural history of ulcerative colitis. Aliment Pharmacol Ther, 44（2）：117-126, 2016.

〔北野　正剛〕

I 肝・胆・膵疾患

Check!

1 消化管・肝胆膵疾患は，臓器・疾患が多様であり，呼吸器・循環器疾患と比較すると喫煙による影響がわかりにくいが，疫学調査で喫煙との関連が明確になっている．

2 慢性肝炎・肝硬変はアルコール，ウイルスによる疾患が多いが，喫煙もその進行を促進する．

3 非アルコール性脂肪肝炎（NASH），非アルコール性脂肪性肝疾患（NAFLD）はメタボリックシンドロームの一形態と考えられているが，喫煙も増悪因子である．結果的に肝臓がんも喫煙によってリスクが増大する．

4 胆石・胆のう炎，胆のうがんも最近の疫学調査によりタバコがリスク因子になっている．

5 急性膵炎，慢性膵炎，膵がんも喫煙によりリスクが増大する．特に膵がんは予後不良であり，早期発見も難しい．そのため，一次予防としての禁煙が重要である．

　タバコ煙が直接流入してくる肺・気管を中心とする呼吸器領域や，心血管に集中している循環器領域と異なり，消化管や肝胆膵など広い領域を診療する消化器領域では，喫煙の影響も分散しており，そのインパクトがわかりづらい．しかし，近年の疫学調査により各臓器のがんや良性疾患と喫煙の関連が証明されており，疾患の予防や治療において喫煙をしないこと・禁煙することが重要である．

1 肝の解剖学的特徴とタバコの影響

　肝の血流は肝動脈と門脈の二重支配を受けており，肺で吸収されたタバコ由来化学物質

Ⅰ　喫煙の医学

は左心経由で肝動脈に流入し，また喫煙者が無意識に嚥下している痰から胃腸経由で門脈に吸収され肝に流入してくる．ニコチンや発がん物質が肝に流入し，血流障害や発がんに結びつくと考えられる．

2　慢性肝炎・肝硬変

　欧米では，アルコールなどウイルス以外の病因によって肝疾患が引き起こされることが多いが，わが国では慢性肝炎のほとんどがB型・C型肝炎ウイルスによる．特にC型肝炎が70％以上を占めている．ウイルスに感染した肝細胞を免疫系細胞が破壊することにより炎症・線維化が進行し，肝硬変から肝臓がんに至る．タバコ煙由来化学物質が炎症や線維化を促進させる可能性がある．近年，抗ウイルス薬の開発・進歩により，C型肝炎はインターフェロンフリー経口薬（DAA）で根治がほぼ可能になっている．B型肝炎においても，核酸アナログ製剤により，ウイルスの制御と炎症の制御が可能になった．以前はインターフェロンを含む治療が行われ，その副作用による抑うつ症状と関連して，喫煙欲求が低下する例があり，治療中に苦労なく禁煙できた症例が経験された．DAAや核酸アナログ製剤では，そういった副作用はないため，禁煙の重要性を説明するとともに，カウンセリングや禁煙補助薬の使用が必要である．

3　非アルコール性脂肪肝炎（NASH），非アルコール性脂肪性肝疾患（NAFLD）

　飲酒がないのにアルコール性肝炎のような炎症，線維化，脂肪化を生じる疾患である．欧米ではウイルス肝炎よりNASH，NAFLDが多い．食生活の欧米化やウイルス肝炎の罹患率低下に伴い，わが国でも注目されている．メタボリックシンドロームの一形態とも考えられ，過食，過飲，運動不足などの生活習慣との関連が示唆されている．喫煙がメタボリックシンドロームのリスクを高めることが判明しており，NASH，NAFLDも能動喫煙および受動喫煙との関連が指摘されている．進行すると肝硬変から肝細胞がんに至るため，食事，運動に加え，禁煙指導が重要である．

4　肝臓がん

　先進国では，肝硬変・肝臓がんの多くはアルコール多飲が原因とされるが，わが国ではC型およびB型肝炎ウイルス感染が多く，それによる疾患進行にアルコールおよび喫煙が影響している．

　2017年の日本の最新がん統計によると，肝臓がんの死亡数は男性で4位，女性で7位，男女計で5位になっている[1]．年齢調整死亡率は近年低下傾向を示しており，肝炎ウイルスの感染率低下や肝炎検診導入，抗ウイルス療法の発達や普及がその要因と考えられる．2005年までに報告された日本人を対象とした疫学研究（12のコホート研究および11の症例対照研究）をまとめた研究によれば，喫煙によって肝臓がんリスクがおそらく高くなるという結論になった[2]．その後，肝炎ウイルス感染を考慮した研究が追加され，肝炎ウイルス感染などの交絡因子を調整したうえでも喫煙による肝臓がんのリスク増加が示されていることから，喫煙と肝臓がんの関連は確実である[3]．

62

2. 能動喫煙による疾患

5 胆石症・胆のう炎

コホート研究の系統的レビューとメタ解析によれば，現喫煙者では胆のう疾患の相対リスクが 1.19，過去喫煙者では 1.11，喫煙経験者では 1.15 であり，いずれも統計学的に有意であった[4]．非直線性ではあるが用量依存性の正の関連があり，喫煙は胆のう疾患のリスクを増加させる．

6 胆道がん・胆のうがん

わが国の疫学調査である多目的コホート研究（JPHC Study）では，男性において，非喫煙者と比較して喫煙者で肝内胆管がんに罹患するリスクが約 2 倍に上昇していた．また，統計学的に有意ではなかったが，非飲酒者と比較して，アルコールの摂取量が多い人で肝内胆管がんのリスクが高くなる傾向があった．さらに，飲酒習慣別に喫煙の影響をみたところ，飲酒するグループにおいて，非喫煙者と比較して，喫煙者で肝内胆管がんのリスクが約 3.5 倍高くなっていた．一方で，胆道がんのリスクは，喫煙および飲酒とは関連していなかった．女性においては，喫煙および飲酒をする人の数が限られていたため，肝内胆管がんおよび胆道がんのリスクとの関連は明らかではなかった[2]．一方で大規模コホート研究（JACC Study）では，女性において，年齢と飲酒の影響を調整すると，喫煙している人は喫煙したことがない人に比べ 2.00（95 % CI：0.91～4.42）倍，胆のうがんに罹患するリスクが大きくなった．男性では，年齢と飲酒の影響を調整すると，喫煙したことのない人に比べて，喫煙する人は 2.27 倍，1 日 21 本以上喫煙する人，喫煙指数が 801～1,000 の人は，それぞれ 3.18 倍，3.44 倍，胆のうがんに罹患するリスクが大きく，1 日本数，喫煙指数とも，多くなるほど有意にリスクが大きくなる傾向を認めた．

肝で代謝されたタバコ由来発がん物質が胆汁中に移行し，胆のう・胆道に貯留するため，発がん物質のばく露を受けてがんの発生に関与すると考えられる．

7 急性膵炎・慢性膵炎

膵臓の炎症性疾患については，急性膵炎と慢性膵炎がある．急性膵炎では，さまざまな原因によって膵酵素が膵内で活性化し，膵組織や膵周囲組織を自己消化することにより，浮腫・壊死・出血を生じる．軽症例では，輸液，絶食などの治療にて軽快するが，重症例では，多臓器不全となり致命的である．急性膵炎の男女比は 3：1 で男性に多い．その原因の過半数はアルコール多飲と胆石である．また，高脂血症と関連するものもある．男性ではアルコール性膵炎が多く，女性では胆石性膵炎が多い．スウェーデンのコホート研究では，非胆石性急性膵炎においては，喫煙者は非喫煙者の 2 倍以上の発症リスクがあり，20 年以上の禁煙でリスクが非喫煙者と同じレベルまで低下するとされた．中国からの報告では，高脂血症に関連する急性膵炎は喫煙者で再発しやすく，多変量解析で非喫煙者に対するハザード比は 6 以上であった．

慢性膵炎では，膵の内部に不規則な線維化，細胞浸潤，実質の脱落，肉芽組織などの慢性変化が生じ，膵の外分泌機能と内分泌機能が低下する．原因はアルコール多飲が約 60

Ⅰ　喫煙の医学

％を占める．原因によりアルコール性と非アルコール性に分類するが，後者には特発性・遺伝性・家族性の膵炎，胆石性膵炎などがある．男性ではアルコール性が多く，女性では特発性が多い．日本消化器病学会慢性膵炎診療ガイドライン 2015（改訂第 2 版）によれば，喫煙は慢性膵炎の発症リスクと膵石灰化のリスクを高める[5]．禁煙は慢性膵炎の進行を抑制する可能性があり，禁煙指導を行うことを推奨するとしている．メタ解析では，喫煙は慢性膵炎のリスク因子（RR 2.8：全体，RR 2.5：飲酒補正後）であり，禁煙により慢性膵炎のリスクが低下すると報告されている．また，喫煙者は非喫煙者に比して，アルコール性・特発性の慢性膵炎に対する石灰化発症リスクが上昇するという報告がある．ニコチンの膵臓に対する影響を調べた基礎的データはほとんどみられないが，ニコチンのカテコラミン分泌刺激により膵機能を抑制し膵液うっ滞により膵石を形成するといった仮説が考えられる．慢性膵炎自体が膵がんのリスク因子であり，喫煙も同じであることから，膵炎増悪防止，膵がん発症予防のためにも禁煙は重要である．

8　膵がん

　2017 年の日本の最新がん統計によると，膵がんの死亡数は男性で 5 位，女性で 3 位，男女計で 4 位になっている[1]．年齢調整死亡率は近年増加傾向を示しており，食生活の欧米化などが原因として考えられる．

　これまでの疫学研究から，喫煙者または糖尿病歴のある人では，膵がんリスクが高くなることが知られているが，多目的コホート研究（JPHC Study）でも，男性の喫煙者で，膵がんリスクが，喫煙者は，非喫煙者の 1.8 倍高くなった．また，男性で過去に糖尿病と診断されたことがあると答えたグループでは，ないグループの 2.1 倍高くなった．女性でも，統計学的に有意ではないものの，喫煙または糖尿病歴による膵がんリスクについては，男性と同様の傾向がみられた[2]．喫煙と膵がんの関連についての国内の研究を評価しメタ解析を行ったところ，非喫煙者に対する喫煙者の膵がん罹患相対リスクは 1.68 で有意に高値であった．特にコホート研究において，喫煙期間，喫煙本数，累積喫煙量に関して，量反応関係が認められている[3]．

　膵がんは早期発見・手術が長期生存に結びつかないことが多い．そのため，発症予防が重要であり，膵がんと確実に関連のある喫煙をなくすことが重要である．

▶文献

1）国立がん研究センターがん情報サービス：がん登録・統計（http：//ganjoho.jp/reg_stat/statistics/index.html）.

2）国立がん研究センター社会と健康研究センター予防研究グループ：科学的根拠に基づくがんリスク評価とがん予防ガイドライン提言に関する研究（https://epi.ncc.go.jp/can_prev/index.html）.

3）厚生労働省：喫煙と健康　喫煙の健康影響に関する検討会報告書（https://www.mhlw.go.jp/file/05-Shingikai-10901000-Kenkoukyoku-Soumuka/0000172687.pdf）.

4）Aune D, et al：Tobacco smoking and the risk of gallbladder disease. Eur J Epidemiol, 31（7）：643-653, 2016.

5）日本消化器病学会：慢性膵炎診療ガイドライン 2015（改訂第 2 版）（http：//www.jsge.or.jp/files/uploads/mansei2_re.pdf）.

〔天貝　賢二〕

J 腎疾患

Check!

1 一般成人において，喫煙は慢性腎臓病（CKD）や末期腎不全の新規発症の危険因子となる．

2 CKD 患者では，CKD の進行，脳心血管病の新規発症，全死亡の各リスクを抑制するために禁煙が推奨される．

3 CKD 患者への禁煙補助薬バレニクリンの使用時は，薬物動態への影響や嘔気の副作用の生じやすさから，CCr 30 mL/ 分未満では減量が望ましい．

腎臓病が進行すると末期腎不全に至り血液透析などの腎代替療法が必要となるが，その前に脳卒中・心筋梗塞・心不全などの脳心血管病に罹患しやすくなる．このため腎臓病を早期に発見して対策を立てる重要性が認識されて慢性腎臓病（chronic kidney disease：CKD）の概念が確立した．本項では CKD を中心に概説する．

1 一般成人における CKD 新規発症リスク

喫煙は，糖尿病患者における CKD 発症の最大の危険因子であるが，一般成人においても喫煙が CKD の独立した危険因子となることを，Xia J らはメタ解析で報告している[1]．CKD の新規発症 65,064 例を含む 15 個の前向きコホート研究を統合してランダム効果変動モデルで解析した．CKD 発症の相対リスクは，「非喫煙」に比べて，「過去喫煙」が 1.15（95 % CI：1.08〜1.23），「現在喫煙」が 1.34（95 % CI：1.23〜1.47）であった．さらに，末期腎不全（end-stage renal disease：ESRD）発症の相対リスクは，「過去喫煙」が 1.44（95 % CI：1.00〜2.09），「現在喫煙」が 1.91（95 % CI：1.39〜2.64）であった．

2 CKD 患者における喫煙のリスクと禁煙の効果

禁煙指導は CKD 患者の生活指導の重要な柱となる．「エビデンスに基づく CKD 診療ガイドライン 2018」[2]では，「CKD 進行や心血管疾患（cardiovascular disease：CVD）発症および死亡リスクを抑制するために CKD 患者に禁煙は推奨される（B1）」と記載され，エビデンスグレードは"B ＝中程度"（効果の推定値に中程度の確信がある），推奨レベルは"1 ＝強い推奨"で，生活習慣のなかでは最も強く推奨されている．

この根拠としては，全死亡，CVD 発症をアウトカムとして喫煙との関連を評価した研究がそれぞれ 7，4 編抽出され，すべての研究で「現在喫煙」はリスクが高く，さらに一部の報告では「過去喫煙」が「現在喫煙」と比べてリスクが低かったことがあげられている．また，喫煙歴と CKD の進行の関連についても 5 編の報告が抽出され，3 編で「現在喫煙」の CKD 進展リスクが高く，2 編では「過去喫煙」についても評価され，1 編で「現在喫煙」と比べてリスクが低かったことがあげられている．さらに，喫煙本数と CKD 進展の関連

Ⅰ　喫煙の医学

について3編が抽出され，すべてで喫煙本数が多いほどリスクが高かった．以上より，「過去喫煙」は危険因子にならないか，あるいは「現在喫煙」と比べてリスクが低い可能性，さらに喫煙本数とリスクに用量反応性がある可能性が示唆されている．

　ただし，これらは観察研究であり，禁煙治療の効果を直接検討した研究ではないため，交絡因子の介在する余地がある．さらに，いつから，どれくらい長く禁煙をすれば各リスクが低下するかは明らかでない．今後の研究が期待される．

3　CKD患者における禁煙治療の留意点

　CKD患者は，一般集団と比較して脳心血管事故・がん・全死亡のリスクが高く，喫煙はこれらのリスクをさらに高める[4]．ただし前述のように，CKD患者における禁煙治療の直接のエビデンスは十分でないため，一般集団の知見を外挿することになる[4]．しかし，禁煙補助薬バレニクリンに関しては，進行したCKD患者では薬物動態が異なり，副作用の嘔気が生じやすいことが示されている[5]．禁煙外来でバレニクリンによる禁煙治療を行った261名の嘔気出現に関連する背景因子の後ろ向き研究で，性別（女性）と推定糸球体濾過量低下がロジスティック回帰分析により抽出された．このため，CCr 30 mL/分未満のCKD患者にはバレニクリンの減量が望まれる（例，0.5 mg 1日1回から開始し，必要に応じて最大0.5 mg 1日2回まで増量する）．

▶文献

1) Xia J, et al：Cigarette smoking and chronic kidney disease in the general population：a systematic review and meta-analysis of prospective cohort studies. Nephrol Dial Transplant , 32（3）：475-487, 2017.

2) 日本腎臓学会 編：エビデンスに基づく CKD 診療ガイドライン 2018. 東京医学社, 2018.

3) Staplin N, et al：Smoking and adverse outcomes in patients with CKD：the study of heart and renal protection（SHARP）. Am J Kidney Dis, 68（3）：371-380, 2016.

4) Formanek P, et al：Helping patients with ESRD and earlier stages of CKD to quit smoking. Am J Kidney Dis, 72（2）：255-266, 2018.

5) 谷口まり子，他：禁煙補助薬バレニクリンによる嘔気出現に関連する患者背景の検討. 日禁煙会誌, 10（1）：7-12, 2015.

〔髙橋　克敏〕

2. 能動喫煙による疾患

K アレルギー疾患

Check!

1 喫煙は，免疫応答を Th2 にシフトさせアレルギー疾患が発症・増悪しやすい状況をつくる．

2 受動喫煙，能動喫煙ともに気管支喘息の症状増悪，発作誘発に関与し，治療薬剤の効果を減弱させ，長期的にも呼吸機能低下や予後悪化を引き起こす．

3 母親の喫煙による受動喫煙に加え，出生前の母親の喫煙も喘息発症のリスク因子である．

1 アレルギー疾患患者における喫煙問題

　喫煙がアレルギー疾患の発症を増加させ，症状や予後を悪化させることは明白である．しかし，筆者らの調査では，喘息患者の喫煙率は，比較的高く，軽症・中等症喘息では非喘息健常人と同等の喫煙率である．これらの喘息患者の約半数は，自身の喫煙によって症状が悪化するにもかかわらず喫煙を継続している．また，非喫煙喘息患者の約 60 ％が受動喫煙によって影響を受け，20 ％の患者は喘鳴や発作が誘発される．家庭内や職場での受動喫煙によって喘息症状が悪化するにもかかわらず我慢している患者も少なくない．

2 喫煙によるアレルギー炎症亢進のメカニズム

　喫煙は，免疫応答を Th2（2 型ヘルパー T 細胞が活性化しアレルギーを起こしやすい状態）にシフトさせ喘息をはじめとするアレルギー疾患が発症や増悪しやすい状況をつくる．マウス喘息モデルにおいて卵白アルブミン感作時に喫煙ばく露を行うと，抗原感作が促進されより強い好酸球やリンパ球の集積が惹起される．また，喫煙は，ダニ抗原（Der p）による気道上皮透過性亢進を増強させるため，抗原が気道上皮下の抗原提示細胞へ到達しやすくなり，感作が促進される．卵白アルブミン抗原チャレンジ時に喫煙を行うと，樹状細胞の集積が増加し，それに伴って活性化 T 細胞や IL-5 陽性 T 細胞が増加し，Th2 にシフトする．また，未熟樹状細胞にタバコ煙抽出物を作用させると，共培養したリンパ球は Th2 に誘導される．この作用は，タバコ煙が樹状細胞におけるシクロオキシゲナーゼ 2 の発現を亢進させ，そこから産生されたプロスタグランジン E2 によって樹状細胞からの IL-12 産生を低下させることによる[1]．

　Thymic stromal lymphopoietin（TSLP）は，樹状細胞に作用し免疫反応を Th2 にシフトさせるサイトカインであるが，図 I-2-19 のように喫煙は，酸化ストレスにより気道上皮細胞における TSLP の発現を増強させる[2]．さらにタバコ煙は気道平滑筋における TSLP 産生を増強し，それによって細胞内カルシウムの増加を惹起し気道収縮や気道過敏性の亢進にも関与していると考えられる．

67

I 喫煙の医学

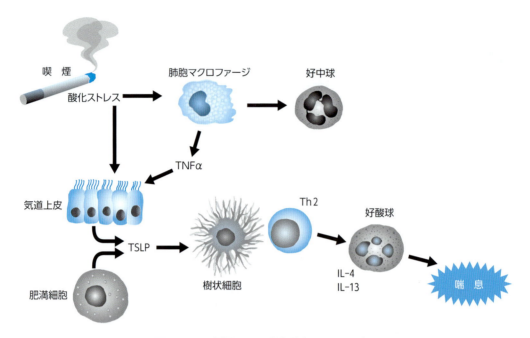

図 I-2-19　喫煙による喘息発症のメカニズム

　近年，Th2 リンパ球と並び好酸球性炎症の中心的役割を演じる自然リンパ球が発見され喫煙との関連も検討されている．喫煙が気道上皮から IL-33 産生を増加させ 2 型自然リンパ球（ILC2）を誘導することで好酸球性炎症を惹起するとの考えがあるが，実証されていない．IL-33 投与によって好酸球性炎症を誘導した場合，喫煙負荷を行うとニコチンの作用で ILC2 の α7 nicotinic achetylcholine 受容体が刺激され，IL-5 や IL-13 など Th2 サイトカイン産生はむしろ抑制されて好酸球炎症は抑制される．

3　喫煙は喘息を悪化させる

　喫煙は，能動喫煙，受動喫煙にかかわらず喘息患者の症状を悪化させ，発作を誘発する（表 I-2-8）．喫煙喘息患者では，非喫煙喘息患者に比較して外来受診回数が有意に多いことが報告されている．その原因の 1 つとして，喘息病態における中心的な気道収縮物質であるシスティニルロイコトリエン産生が喫煙によって増加し，喘息が悪化すると考えられる．健康な非喫煙者に喫煙させると尿中ロイコトリエン E4（LTE4）の産生は，2 倍に増加する．また，喫煙者において尿中 LTE4 排出量は喫煙本数と相関して増加する．家庭内で受動喫煙を受けている小児でも尿中 LTE4 排出量が増加し，症状が悪化し短時間作用型 β_2 刺激薬吸入（SABA）の使用回数が増加している[3]．

　喘息患者が喫煙すると経年的な 1 秒量の低下率が有意に増加して呼吸機能が悪化する．一方で，喫煙喘息患者では，禁煙することで喫煙持続者に比較して禁煙後 6 週で 1 秒量が 407 ml 改善し，禁煙の効果も示されている．

表I-2-8　喫煙（受動および能動）の喘息に及ぼす影響

1) 症状：急性発作，喘鳴症状を誘発
2) 肺機能：低下させる
3) 気道過敏性：亢進させる
4) 喘息発症：家族歴がある場合は発症しやすい
5) 治療反応性：ステロイドの効果を減弱させる
6) 予後：悪化させる

4　喫煙は喘息発症を増加させる

喫煙と喘息発症に関する影響は，妊娠中の母親の喫煙と小児期の受動喫煙が喘息発症を増加させることや喘息の既往のある青年は，喫煙の開始により喘息が再燃するリスクが大きいことが知られている．喘息歴のない8歳から15歳までの2,609名を対象にした調査では，1日平均7本以上あるいは年間300本以上の喫煙者では，非喫煙者と比較し相対リスク3.9倍で喘息新規発症が増加した．特に母親が妊娠中に喫煙していた群では，リスクが8.8倍と高かった[4]．

5　喫煙は吸入ステロイドの効果を減弱する

喫煙者では，喘息治療の中心的薬剤である吸入ステロイドの効果が減弱してしまう．DNAはヒストン蛋白に巻きつく形で格納され，不必要な活性化を受けないよう保護されているが，ヒストン蛋白がアセチル化するとDNAの一部がほどけ，転写因子がアクセスしやすい状態になり，炎症性蛋白の合成が亢進し，炎症を増悪する方向になる．核内にはヒストンをアセチル化する酵素ヒストンアセチルトランスフェラーゼ（HAT）と逆に脱アセチル化する酵素ヒストンデアセチラーゼ（HDAC）が存在するが，ステロイドは細胞内でステロイド受容体と結合したのち核内に移行し，HDACを集めるとともに，HATを抑制して炎症を抑制する．喫煙は，HDACを減少させてしまうためステロイドの炎症抑制効果が発現できなくなってしまう．結果的に，喫煙者では，治療薬の効果が十分に発揮されず喘息が難治化しやすい．

6　母親の喫煙と喘息の関連

子どもが1歳になるまで母親が喫煙者である場合は，非喫煙者である場合に比較して子どもの喘息は有意に増加する．妊娠中の母親の喫煙により，気道過敏性が亢進し，喘息児が増加する．マウスでは妊娠期間中の母親の喫煙が子どもの気道リモデリングを引き起こす．

7　他のアレルギー疾患と喫煙

母親の妊娠中の喫煙が，児の小児期のアトピー性皮膚炎のリスク因子となること，早期小児期の受動喫煙がアトピー性皮膚炎を増加させることが知られている．さらに，成人発症のアトピー性皮膚炎についても自身の喫煙が発症リスクとなっている．

Ⅰ　喫煙の医学

　アレルギー性鼻炎と喫煙の関連性については，報告によってまちまちであった．多数の文献のレビューでは，成人を対象にした調査の多くは，受動喫煙が発症のリスク因子となっていたが，小児については明確な関連性が認められない調査も多かった[5]．

▶文献

1) Vassallo R, et al：Cigarette smoke extract suppresses human dendritic cell function leading to preferential induction of Th-2 priming. J Immunol, 175（4）：2684-2691, 2005.
2) Nakamura Y, et al：Cigarette smoke extract induces thymic stromal lymphopoietin expression, leading to T（H）2-type immune responses and airway inflammation. J Allergy Clin Immunol, 122（6）：1208-1214, 2008.
3) Rabinovitch N, et al：Exposure to tobacco smoke increases leukotriene E4-related albuterol usage and response to montelukast. J Allergy Clin Immunol, 121（6）：1365-1371, 2008.
4) Gilliland FD, et al：Regular smoking and asthma incidence in adolescents. Am J Respir Crit Care Med, 174（10）：1094-1100, 2006.
5) Hur K, et al：The role of secondhand smoke in allergic rhinitis：a systematic review. Int Forum Allergy Rhinol, 4（2）：110-116, 2014.

〔石井　芳樹〕

L　産婦人科疾患

Check!

1 産科疾患は喫煙によりリスクが高くなる．

2 喫煙妊婦から出生した児は肥満や糖尿病を発症しやすい．

3 喫煙者の乳汁分泌は量が少なく，脂質の量も少ない．

4 喫煙をすると子宮頸がんのリスクが高まる．

5 喫煙者は不妊になりやすい．

1　産科疾患と喫煙

　喫煙により胎児の発育が障害される，すなわち胎児発育不全（fetal growth restriction：FGR）が生じることはよく知られている．その機序として，ニコチンや一酸化炭素などによる胎児胎盤血流・胎児への酸素供給の減少の他，喫煙関連物質であるカドミウムが11-β-hydroxysteroid dehydrogenase type 2 の抑制を起こすことにより，間接的に児の発育を傷害する可能性などが示されている．喫煙妊婦の正期産における出生体重の平均は非喫煙者から生まれる新生児よりも 200～250 g 軽く，ヘビースモーカーにおいては約 350 g 軽くなるとされる．体重の減少量は喫煙量に比例して大きくなる．また，メタ解析により受動喫煙においても出生体重の減少と低出生体重児の出生リスクの増加が認めら

れている.

　妊娠の転帰にも直接的に影響する．自然流産率は約2倍程度増加し，早期産の頻度も1.4〜2倍に増加するとされる．一般に早産の原因は感染や体質によるものとされるが，喫煙者においては非喫煙者に比べて細菌性腟症のリスクが高くなることが知られており，妊娠時に腟の細菌が上行性感染を起こし絨毛羊膜炎を生じて前期破水や早期産を引き起こすとされる．

　その他の産科疾患の頻度も増加することがわかっている．絨毛羊膜炎は約2倍，常位胎盤早期剥離は1.4〜2.4倍，前置胎盤は2〜3倍になるとされている．常位胎盤早期剥離と前置胎盤はともに母子の生命を脅かす可能性のある周産期出血性疾患の代表である．

　また，異所性妊娠（子宮外妊娠）の発症率が約2倍になることが知られる．異所性妊娠は日本における妊産婦死亡原因の上位を占める疾患である．異所性妊娠の増加する機序としては，子宮の着床障害や卵管の機能および形態異常による受精卵の輸送障害がかかわり，その原因として子宮への感染症が卵管へ波及することが考えられている．

　常位胎盤早期剥離と前置胎盤の増加と合わせて，喫煙は胎児への直接的な影響だけでなく，胎盤形成や着床にも影響するものと考えられる．喫煙者においては組織学的に，胎盤絨毛の局所的壊死や絨毛血管の硬化性変化，成熟胎盤における未熟絨毛の所見などが得られている．

2　喫煙と胎児・新生児異常

　先天異常の増加としては，口唇口蓋裂，四肢の欠損，腹壁破裂，神経管欠損，先天性心疾患との関連性が指摘されている．また，父親の喫煙によって二分脊椎が増加するとの報告もある．

　出生後の新生児，乳幼児に対しては，呼吸器感染症，中耳炎，小児喘息の発症リスクを高める．乳幼児突然死症候群（sudden infant death syndrome：SIDS）の頻度は周囲の喫煙環境に依存して高くなる．喫煙妊婦から生まれた児は出生直後から呼吸機能が低下しており，無呼吸を起こす頻度が高く，これがSIDSの誘引になる可能性がある．またニコチンのばく露により，胎児脳幹部のセロトニン受容体の機能異常が引き起こされることもSIDS発症の原因と考えられている．

　複数の報告により乳幼児期の受動喫煙は子どものう歯の発生を増加させることがわかっている．

　疫学的に低出生体重児と将来の虚血性心疾患の発症との間に因果関係があることから，胎児期の環境が成長後の健康状態や疾病に影響するという仮説が提唱された．Barker仮説[1]や，DOHaD（development origins of health and diseases）説[2]がそうであり，これらの仮説においては，妊娠中に子宮内で低栄養状態にばく露された胎児が，発育遅延を生じるとともに胎児の倹約遺伝子を発現する．このために体質変化が生じて，エネルギーをためこみやすい体質となり，出生後に栄養環境が改善することで，肥満や糖尿病を発症するリスクが高くなるとされる．喫煙も子宮内の低栄養状態を引き起こす要因であり，実際に喫煙妊婦から出生した児が，将来肥満や糖尿病を発症しやすいことは，複数の調査に

より証明されている.

　喫煙する妊婦から生まれた子供は，喫煙しない妊婦から生まれた子供に比較して知能指数が4~6ポイント低いと報告され，その低下の程度は母親の喫煙本数に比例する．発達異常（注意欠陥多動性障害，うつ，学習障害および行為障害）とのかかわりも指摘されている．さらに，喫煙する妊婦から生まれた男児は，成長後，暴力犯罪を犯す率が高いとの報告もある.

3　喫煙者の乳汁分泌

　喫煙者の母乳中には当然ニコチンが分泌されるが，母乳中のニコチン濃度は喫煙直後には非常に高く，母体血液中のニコチン濃度の2~3倍であることがわかっている．母乳中のニコチン濃度が下がるには最低3時間以上を要し，4, 5時間後でも分泌される場合もある.

　1日20本以上タバコを吸っている母親の母乳を飲んだ乳児が，いらいらする，眠れない，吐く，下痢，頻脈などのニコチン中毒症状を起こしたという報告もある.

　また喫煙は母乳の分泌量を減少させる．この機序にもニコチンが関与すると考えられ，ラットの実験においてはニコチンの投与によってプロラクチン分泌が抑制される．喫煙する母親からの乳汁分泌は，非喫煙の母親より1日250 mL少ないとされ，乳汁に含まれる重要な栄養源である脂質の量も少なくなる.

　さらに授乳する空間で喫煙されていた場合にはさらに受動喫煙も受けることになり，児への影響ははかり知れない.

4　婦人科疾患と喫煙

　月経に関連する喫煙の影響としては，月経困難傾向の増悪，月経周期については不整の増加や月経日数の短縮，また経血量の増加などが報告されている．閉経が2年ほど早まるとの報告もある.

　喫煙と細菌性膣症の発症の関連性はよく知られている．タバコ煙に含まれるベンゾピレン化合物が膣内の常在菌であるlactobacillus（乳酸桿菌）を壊すことにより，膣の自浄作用が維持できなくなることによるとされる．細菌性膣症と切迫早産・早産発症の因果関係は明らかであり，産科的側面からも細菌性膣症の予防は重要である.

　婦人科悪性疾患において，能動喫煙との因果関係が明らかであるのは，子宮頸がんである．子宮頸がんの発症はHPV（human papillomavirus）感染が原因であることがわかっているが，子宮頸がんの発症と喫煙の関連性が指摘されており，血清コチニン濃度が高いと子宮頸がんリスクは高くなり，HPV16またはHPV18感染の有無で調整してもコチニンレベルの上昇は子宮頸がんの独立予後因子であると報告されている．性的に活発な女性は喫煙率が高いともいわれており，このことも子宮頸がんの発症増加に関連する可能性がある.

　子宮体がんの発症と喫煙とのかかわりについては，子宮頸がんとは反対に喫煙が子宮体がんの発症リスクを約半分に減少させるとの報告があり，閉経後女性においてその傾向が

強いとされている．この根拠となるのは1990年代のBrinton LA.らの論文に基づくものと思われ，喫煙が内因性のエストロゲンの状態を変化させることも関連すると考えられている．子宮体がんと肥満，または血中の女性ホルモン濃度との関係を示す報告は多く，喫煙が子宮体がんのリスクを減少させる可能性については否めないと考えるが，2016年の厚生労働省による「喫煙の健康影響に関する検討会報告書」は，子宮体がんのリスク減少についてレベル2（科学的根拠は因果関係を示唆しているが十分ではない）としていることも参照されたい．

卵巣がんの発症と喫煙の影響について示唆する報告はない．1980年代の古い報告ではあるが，絨毛がん・外陰がんについても，子宮頸がんと同様に喫煙により発症リスクが増加するとしている．

5 喫煙と不妊症

喫煙者は非喫煙者に比べて妊娠するまでに1年以上余計にかかる，また避妊解除後の5年間に妊娠しない夫婦は喫煙者に多いなど，複数の疫学的研究により喫煙者において妊孕性（にんようせい＝妊娠しやすさ）が低下することが示唆されている．基礎的研究からは，卵管上皮の線毛機能，卵管平滑筋収縮，卵管の卵子ピックアップ率などの卵管機能への悪影響が報告されている．

一方で，排卵誘発剤投与や，IVF（体外受精）などの生殖補助医療技術（ART）により検討した報告によれば，喫煙が妊孕性に影響を与えるとするものと，与えないとするものなど，種々の報告がある．

Augoodらの12論文のメタ解析においては[3]，非喫煙者に対し喫煙者の不妊症の危険率（odd ratio：OR）は1.60と高率であり，喫煙が不妊を引き起こす可能性が高いことが示されている．また受動喫煙に関しても，カップルが避妊をやめてから妊娠するまでの受胎待ち時間を検討した報告によれば[4]，その期間が6か月以上の群ではパートナーの喫煙率が有意に高く，受動喫煙においても不妊や妊孕性の遅れを惹起することが示されている．

女性喫煙者において血中FSH値の上昇と黄体期血中エストロゲン値の低下がみられ，早期に閉経するという報告[5]があり，早発卵巣不全（primary ovarian insufficiency：POI）の発症因子として喫煙が関与する可能性があり，また喫煙が卵巣機能に影響してPOIの増悪因子となる可能性が考えられる．

また，喫煙男性において，精子数・運動能の低下や精子の受精能の減弱などが報告されている．

▶文献

1) Baker DJ, et al：Infant mortality, childhood nutrition, and ischaemic heart disease in England and Wales. Lancet, 1（8489）：1077-1081, 1986.

2) Swanson JM, et al：Developmental origins of health and disease：environmental exposures. Semin Reprod Med, 27（5）：391-402, 2009.

3) Augood C. et al：Smoking and female infertility：a systematic review and meta-analysis, Hum Reprod, 13（6）：1532-1539, 1998.

4) 荒川千夏子，他：ヒト生殖能力評価手法に関する予備的調査 受胎待ち時間調査法に関する検討. 日公衛誌, 50

(5) : 414-419, 2003.
5) 川越雄太, 他：喫煙と早発卵巣不全の関連性に関するアンケート調査. 日本受精着床学会雑誌, 34 (2) : 247-250, 2017.

〔山下　健〕

 子どもへの影響

Check!

1. わが国において子どもの多くは胎児期から環境タバコ煙にさらされている．
2. 妊婦の喫煙，もしくは妊婦の受動喫煙は，出生後に乳幼児突然死症候群，動脈硬化性疾患，精神発達の異常などの発症リスクを高める．
3. 出生後の受動喫煙によっても子どもは健康障害を被る．
4. 受動喫煙および三次喫煙防止のため家族の禁煙をすすめ，喫煙可の場所を避けることが必要である．
5. 子どもは成人より短期間でニコチン依存性を獲得する．

　2011年より環境省が開始した「子どもの健康と環境に関する全国調査：エコチル調査」によると，わが国の子どもは出生前から約半数が環境タバコ煙（environmental tobacco smoke：ETS）にばく露されていることがわかった．非喫煙妊婦が受動喫煙にばく露されて胎児がうける悪影響は喫煙妊婦のそれと同質である．出生後も子どもは家庭と公共の場所において ETS にさらされることが多い．ドアを閉めて屋外で喫煙しても受動喫煙および三次喫煙を防止することはできない[1]．また，家庭内にタバコの吸い殻があり，親の喫煙する姿を見て育つ子どもの早期の喫煙開始が懸念される．子どもは喫煙開始年齢が早いほど短期間でニコチン依存が形成される．本項では出生前（胎児期）および出生後（新生児期〜思春期）の受動喫煙による影響と能動喫煙の影響について，A：喫煙と健康−喫煙の健康影響に関する検討会報告書（平成28年8月 厚生労働省）とB：米国 Surgeon General Report 2014年にその後の知見を追加して述べる．文末に科学的証拠のレベルを付記した（レベル1：因果関係を推定するのに十分である，レベル2：因果関係を示唆しているが十分ではない）．

1　出生前（胎児期）における受動喫煙の影響

a. 子宮内発育障害

　ニコチンの血管収縮作用により子宮胎盤循環血液量は低下し，胎児への栄養素と酸素の供給が減少する．一酸化炭素により組織への酸素放出は減少し胎児は低酸素状態となり，

胎児の子宮内発育は阻害される．喫煙妊婦の児は喫煙しない妊婦の児に比べて平均出生体重が小さい（A，Bともにレベル1）．母親が喫煙しなくてもパートナー喫煙により低出生体重の割合は増加し，出生体重は減少する（A：レベル2，B：レベル1）．

b. 生活習慣病胎児期起源説（Fetal Origins of Adult Disease, DOHaD：developmental origins of health and disease）

胎児期の低栄養状態が成人期以後の生活習慣病の発症リスクに影響するという概念が提唱された（Baker 仮説）[2, 3]．妊娠中の母体低栄養により，胎児は妊娠週数に不相応な低体重になるとともに胎児の節約遺伝子が作動して出生した児は肥満しやすい体質に変わる．その結果，生育期に過剰な栄養を投与されると肥満，高血圧，糖尿病，脂質代謝異常症などの動脈硬化の危険因子を合併し，最終的に虚血性心疾患が発症しやすくなる．母親の喫煙は胎児を低栄養状態にするので喫煙妊婦から出生した児は非喫煙妊婦から出生した児に比べて肥満になる確率が高く，成人後の糖尿病発症リスクも高い．胎児のETSばく露は体質を動脈硬化を進行させる方向にプログラミングし，生涯にわたる生活習慣病のリスクとなる．

c. 乳幼児突然死症候群（sudden infant death syndrome：SIDS）

妊娠中の喫煙はSIDSのリスクを3倍に高める危険因子であり（A，Bともにレベル1），妊婦の喫煙本数とSIDS発症率の量反応関係が認められる．

d. 先天奇形

妊娠初期の喫煙によりETSの有害成分を解毒するGSTT1遺伝子を有さない乳児の口唇口蓋裂の発生率は増加する（B：レベル1）．内反足，腹壁破裂症，心房中隔欠損症との関係も示唆されている（B：レベル2）．

e. 呼吸機能

妊婦の喫煙は小児期の喘鳴と有意に関連し（A：レベル2），小児期の肺機能の低下をもたらす（B：レベル1）．

f. 精神発達の異常

胎児期の受動喫煙は子どもの認識機能の低下，注意欠如多動症（attenntion deficit/hyperactivity disorder：ADHD），攻撃的問題行動などのリスクを高める（B：レベル2）．妊娠中の喫煙によりニコチンがニコチン性アセチルコリン受容体（nAChRs）に結合してnAChRsの多い前頭前野の機能を障害することが報告され，量反応関係が示唆されている．

2　出生後（乳幼児期〜思春期）の受動喫煙の影響

a. SIDS

出生後の児の受動喫煙はSIDSのリスクを高める（A，Bともにレベル1）．母子健康手帳の「乳幼児突然死症候群（SIDS）の予防のために」の項目に「妊娠中や赤ちゃんの周囲ではたばこを吸ってはいけません」，「妊婦や赤ちゃんと接する前やそばでの喫煙はやめましょう」という記載がある．これらは喫煙者にとって「妊婦や赤ちゃんの周囲でなければ喫煙してもよい」と同義であり，早期改訂を要する．

I　喫煙の医学

b.　呼吸器疾患

　　受動喫煙は乳幼児の喘鳴，学童期の咳，痰，息切れ，肺機能低下，急性中耳炎との因果関係が示唆され（A：レベル2，B：レベル1），喘息の発症（A，Bともにレベル2）および既往（A，Bともにレベル1）とも関連する．また，下気道感染疾患を増加させる（B：レベル1）．

c.　成長：乳児期の受動喫煙の有無と体重の関係

　　生後6か月の乳児の親の喫煙の有無により児が2歳6か月～13歳になったときの体重に関する厚生労働省の調査によると，親が喫煙者である場合，児の過体重・肥満率は，家庭内喫煙の有無にかかわらず，親が非喫煙者である児よりも有意に高かった．

d.　心血管系

　　ETSばく露は子どもの血清HDLコレステロール値の低下，内皮依存性血管拡張反応の低下，大動脈のヤング率［縦弾性係数＝伸び弾性率（大きい数字ほど伸びない）］上昇と伸展性の低下などをきたすため，動脈硬化性疾患に進展するリスクを高める．

e.　口腔内

　　受動喫煙とう蝕の関連性が高いことが示されている（A，Bともにレベル2）．

f.　認知機能

　　ETSばく露による血中コチニン濃度の増加は子どもの学業成績と負の関連を示していた．ETSにより供給され体内に蓄積した鉛は脳細胞を傷害する．子どもの受動喫煙は軽症の慢性鉛中毒と同等の知能低下をもたらし，血中鉛濃度に比例して知能指数が低下する．

g.　受動喫煙以外の問題

ⅰ）喫煙者による母乳保育

　　喫煙授乳婦の母乳はニコチンを含有しているので（12時間禁煙後の母乳で5.2 ng/mL，喫煙30分以内の母乳で55 ng/mL），「ニコチン入り」母乳を飲ませることの是非が問われることがあるが，母乳栄養を中止させることはSIDS防止の観点から適切ではないとされている．しかし，乳児はニコチンを母乳から与えられ，さらに受動喫煙および三次喫煙を被ることになるのでできるだけ早期の妊婦の禁煙が望ましい．

ⅱ）タバコ誤飲

　　小児の誤飲事故の原因はタバコが20.2％と最も多い（2016年度家庭用品等に係る健康被害　病院モニター報告）．タバコを水に浸すとニコチンが溶出して高濃度のニコチン溶液となり，それを飲んだ場合に重篤な中毒症状を引き起こす．米国ではフレーバーに誘われて電子タバコを誤飲することによる中毒件数が増加している．

3　小児期～思春期の能動喫煙の影響

　　喫煙者の多くは10代で喫煙を開始していて，親が喫煙者の場合に子どもは能動喫煙を開始しやすい．喫煙する子どもは喫煙できる場所と時間が限られているので一日の大部分をイライラした精神状態で過ごし，日常生活，学校生活の質が低下する．集中力が落ちて学業成績が下がるだけでなく，荒れた精神状態がいろいろな問題行動，反社会的行動を起

こしやすくなる．さらに子どもの喫煙は，副作用や依存性の強い薬物やアルコールの将来における使用を誘導する危険性を伴う（Gateway Drug）．

　喫煙開始年齢が早いほど累積喫煙本数が多いので慢性疾患が早期に顕在化する．喫煙を開始して間もない未成年期に，早期のニコチン依存形成，素因のある小児の気管支喘息発症，肺機能低下と肺発育の障害および腹部大動脈の動脈硬化の原因としてレベル1（B）と判定され，冠動脈硬化の可能性も示唆されている（B：レベル2）．その結果，日本人の主要な死因であるがん，虚血性心疾患，脳血管疾患，肺炎の発症に直接関係して健康寿命が短縮する．

　喫煙する親，子どもの喫煙開始，さらにその子どもの喫煙開始，というタバコの負の連鎖を遮断するために成人の喫煙率を下げる対策，妊娠前あるいは早期からの禁煙介入，出産後の乳児健診時の親の禁煙および防煙の指導，小学生からの禁煙および防煙教育などが必要である．特に小児医療に関わる医療従事者は子どもたちの代弁者となって外来で，講演で，その他の活動において胎児期からの禁煙活動を積極的に推進するべきである．それが子どもたちの健全な発育を確保し，さらには高いQOLを維持し健康な加齢をもたらす．

▶文献

1) Johansson A, et al：How Should Parents Protect Their Children From Environmental Tobacco-Smoke Exposure in the Home? Pediatics, 113（4）：e291-295, 2004.

2) Barker DJ, et al：Infant mortality, childhood nutrition, and ischaemic heart disease in England and Wales. Lancet, 1（8489）：1077-1081, 1986.

3) Osmond C, et al：Fetal, infant, and childhood growth are predictors of coronary heart disease, diabetes, and hypertension in adult men and women. Environ Health Perspect, 108（Suppl 3）：545-553, 2000.

〔遠藤　明〕

I 喫煙の医学

認知症・精神疾患

Check!

1. 喫煙は,「タバコ使用障害」という精神疾患である.
2. 喫煙は,アルツハイマー型認知症発症の危険因子である.
3. 認知症患者の禁煙治療は,個別化した対応が必要.
4. 統合失調症患者の喫煙率は健常人と比べ有意に高い.
5. 統合失調症患者が喫煙する理由として,心理社会的要因,薬物動態学的要因,精神症状への効果があげられる.
6. 喫煙とうつ病罹患の間には正の相関関係がある.
7. うつ病など精神疾患を有する患者の禁煙治療にバレニクリンを用いてよいが,精神症状の悪化には注意すべきである.

　喫煙は単なる嗜好や習慣と考えられがちであるが,れっきとした病気,しかも精神疾患である.従来,「ニコチン依存症」といわれていたが,米国精神医学会が2013年に精神障害の診断と統計の手引きを改定し,「タバコ使用障害」と名称を変えた.今回の改定は依存だけでなく乱用も含める点など変わった点があるが,大まかな理解としては従来通りである.その治療も,禁煙治療薬だけでなく心理教育や動機づけ面接,認知行動療法などが行われるが,このラインナップはまさに精神疾患の治療そのものである.このように,喫煙や禁煙治療は精神科と密接に関係しているのであるが,本項では認知症や精神疾患と喫煙・禁煙について,エビデンスや現状を中心に述べたい.

1　認知症と喫煙・禁煙

　喫煙は脳血管障害の明らかな危険因子であり,脳血管性認知症においても同様に危険因子として考えられてきた.アルツハイマー型認知症については,古くは喫煙がその危険因子かどうかについて賛否があったが,1998年に発表されたロッテルダム研究で危険因子であることが示唆され,2007年のAnsteyらのメタ解析[1]によりそれは確立された.後者のメタ解析では,喫煙と認知症や認知機能低下との関係を調べた19の前向き研究から,喫煙者の非喫煙者に対するアルツハイマー型認知症発症の相対危険度が1.79,また認知症全体でも相対危険度が1.27であることが明らかにされた.さらに現喫煙者の前喫煙者に対するアルツハイマー型認知症発症の相対危険度は1.70と高く,発症に対する禁煙の抑制効果も示唆された.以上より,喫煙は脳血管型認知症だけでなく,アルツハイマー型認知症の発症を有意に高める危険因子として現在では捉えられている.一方,昨今臨床現場でも目にすることが増えているレビー小体型認知症はどうであろうか.2013年に発表された

147名のレビー小体型認知症患者を対象にした横断研究[2]では，喫煙は教育とともにレビー小体型認知症の危険因子ではないという結果が出た．しかし，あくまで横断研究であるため今後よりエビデンスレベルの高い研究結果が集積されることが期待される．

　認知症発症リスクを軽減するのに禁煙が望ましいことは異論がないであろうが，結果として禁煙できないまま認知症に至ってしまうケースが多々存在する．認知症は，症状として中核症状と行動心理症状に大別され，またその程度も軽症例から重症例まで存在するので，画一的な対応が難しい．たとえば，中核症状が重症であるが行動心理症状がみられない場合は，喫煙の事実も忘れてしまい自然と禁煙が可能となることがある．しかし，別の例では，中核症状が中等度であるが喫煙へのこだわりが強い場合，禁煙の指導をすると周辺症状も相まって暴言や暴力をふるい周囲を困らせるケースも存在する．また認知症患者は，禁煙治療に対する意欲が往々にして高くなく，その理由は中核症状ゆえの健忘や理解力の低下によるものだけでなく，気力や意欲が減退していることにも起因していると考えられる．このように認知症患者の禁煙治療は単純化することは難しく，認知症の重症度や周囲のサポート状況などにより個別化した対応が必要とされる．結果として認知症患者の周囲の負担はさらに増えることが容易に想像され，認知症患者に対する禁煙治療の推進には社会的な取り組みが不可欠であると考える．

2　統合失調症と喫煙・禁煙

　統合失調症患者では健常人に比較し，その喫煙率が有意に高いことが報告されている．統合失調症患者が喫煙する理由として，ニコチンの依存性に加え，心理社会的要因，薬物動態学的要因，精神症状に対する効果が考えられている．まず心理社会的要因として，喫煙可能な状況である精神科病院の存在，無為自閉的な生活にマッチした喫煙行動，禁煙支援を行っている精神科医療者が少ないこと，などがあげられる．薬物動態学的要因として，タバコの不完全燃焼によって生じる多環状芳香族炭化水素は，いくつかの肝代謝酵素を誘導することが知られている．その結果，抗精神病薬であるハロペリドールやオランザピンの血中濃度が有意に低下する．抗精神病薬の血中濃度の低下により患者自身は抗精神病薬による錐体外路症状などの副作用の軽減を自覚するため，このことが喫煙をうながす要因となっていると考えられる．精神症状に対する効果とは，タバコに含有されたニコチンには陰性症状の改善効果が認められたというものである．統合失調症の陰性症状は，前頭皮質でのドパミンの低下が原因とされており，またニコチンには側坐核や前頭前野のドパミン濃度を上昇させる作用があるため，結果的に喫煙により陰性症状が改善したと考えられている．

　では統合失調症患者の喫煙は容認されるべきであろうか．その答えは「否」である．喫煙は心血管障害のリスクを約2倍にし，統合失調症患者の寿命を20%縮める[3]．また，上述した陰性症状に対する効果であるが，研究デザインなどいくつかの問題があり，その効果が確実であるとはいい難い．また無為自閉的で認知機能が低下した統合失調症患者の喫煙行動に潜在する火災の危険性や喫煙患者の周囲にいる家族や他の患者，医療スタッフなどの受動喫煙など，多くの問題が存在する．よって統合失調症患者においても禁煙指導は

I 喫煙の医学

行われるべきであり，そのうえでの特有の対応策がとられるべきである．具体的には，精神科病院における敷地内禁煙の推進，統合失調症患者の活動の場の提供，精神科医療者の禁煙治療への関心，統合失調症治療自体の進歩，などが求められる．

3 うつ病と喫煙・禁煙

うつ病は代表的な精神疾患であるが，パニック症，強迫症，アルコール依存症などを高率で合併する．喫煙も依存症であると考えると，うつ病患者の喫煙率が高いことも納得がいく．では卵が先なのか，鶏が先なのか，という議論になるが，喫煙者（受動喫煙も含む）が非喫煙者に比べてうつ病のリスクが高まることを示したわが国の研究[4]をお示ししたい．東京近郊に勤務もしくは在住する男女 2,770 人に対して横断的に調査を行った．すると，喫煙者は非喫煙者に比べて，うつ症状を呈するオッズ比が 1.93 という結果が認められた．確かに横断研究のため因果関係を示すことにはならないが，職場において非喫煙かつ職場の受動喫煙がない者と比較したうつ症状の頻度は，受動喫煙あり非喫煙者で 1.92 倍，禁煙者で 1.43～1.55 倍，喫煙継続者で 2.25～2.38 倍であり，禁煙とうつ症状との間に相関関係が認められることを表しており，また別の研究でも同様の結果が出されている．精神疾患の既往のない喫煙者でモノアミンオキシダーゼ A（MAO-A）の減少が認められるが，うつ病患者は MAO-A が増加していることから，喫煙によりうつ病を緩和しようとしている可能性などが仮説として考えられている．他にも遺伝子仮説などさまざまな仮説が唱えられているが，明確な結論は出されていない．

いずれにせよ喫煙はうつ病にとって好ましくないため禁煙すべきと考えられるが，うつ病の禁煙治療の際に悩ましい問題が存在した．それは経口禁煙治療薬のバレニクリンの添付文書に「本剤との因果関係は明らかではないが，抑うつ気分，不安，焦燥，興奮，行動又は思考の変化，精神障害，気分変動，攻撃的行動，敵意，自殺念慮および自殺が報告されているため，本剤を投与する際には患者の状態を十分に観察すること」との警告がかつて記載されていた．しかし，2016 年に Lancet に掲載された，海外の大規模臨床試験 EAGLES 試験[5]の結果を受け，2017 年 7 月に本警告が削除された．EAGLES 試験では，禁煙を希望する喫煙成人 8,144 例を対象に，無作為化プラセボ対照二重盲検試験を行った．被験者を精神疾患歴のある群（4,116 例）と非既往群（4,028 例）に分け，各々をさらに無作為に 4 群（バレニクリン群，bupropion 群，ニコチンパッチ群，プラセボ群）に分け施行された．主要エンドポイントは，不安症，うつ病，異常感など精神神経系有害事象の複合としたが，精神疾患の既往者，非既往者ともに各群間でその発生率は有意差がなく，上記の警告削除の根拠となった．さらに 9～12 週の禁煙率については，バレニクリン群がプラセボ群と比較しオッズ比が 3.61 と有意に高率であった．とはいうものの，バレニクリンの添付文書には慎重投与および重要な基本的注意の部分に精神症状の記載があり，うつ病をはじめとする精神疾患を有する患者の禁煙治療において，抑うつ気分や不安などの精神症状の悪化に注意を払う必要があり，それには丁寧な問診が最も大切であると考える．

認知症や精神疾患と喫煙・禁煙についてエビデンスや現状を中心に概観した．精神疾患も他の分野の疾患と同様，やはり喫煙は好ましくない．また精神疾患の禁煙治療については，精神疾患特有の対応や社会的な取り組みが必要である．認知症や精神疾患で苦しむ患者が，スムーズに禁煙治療を達成し，原疾患についても一人でも多く寛解・回復に達することを願う．

▶文献

1) Anstey KJ, et al：Smoking as a risk factor for dementia and cognitive decline：meta-analysis of prospective studies. Am J Epidemiol, 166（4）：367-378, 2007.
2) Boot BP, et al：Risk factors for dementia with Lewy bodies：a case-control study. Neurology, 81（9）：833-840, 2013.
3) Brown S, et al：Causes of the excess mortality of schizophrenia. Br J Psychiatry, 177：212-217, 2000.
4) Nakata A, et al：Active and passive smoking and depression among Japanese workers. Prev Med, 46（5）：451-456, 2008.
5) Anthenelli RM, et al：Neuropsychiatric safety and efficacy of varenicline, bupropion, and nicotine patch in smokers with and without psychiatric disorders（EAGLES）：a double-blind, randomised, placebo-controlled clinical trial. Lancet, 387（10037）, 2507-2520, 2016.

〔坪井 貴嗣〕

皮膚科および形成外科的疾患（スモーカーズフェイス）

Check!

1 喫煙により，メラニン・しわの目立つスモーカーズフェイスになる．
2 顔色が悪く，しわの目立つ顔貌をシガレットスキンとも呼ぶ．
3 喫煙は，アトピー性皮膚炎など種々の皮膚疾患の発症因子になる．
4 形成外科的手術では，術前・術後の禁煙が必須である．
5 受動喫煙も皮膚疾患発症ならびに悪化因子となる．

1 皮膚自体に与える影響

喫煙は，自律神経への刺激やニコチンの影響によって毛細血管と小動脈の収縮を起こす．その結果，皮膚の微小血流量が低下し，皮膚が障害を受けることになる．さらに，タバコの燃焼によって生じる一酸化炭素は，酸素に比べて血中のヘモグロビンと結合しやすく，酸素の結合部位を占領してしまう．その結果，微小血流量の低下と相まって，末梢まで十分な酸素が届けられなくなり，慢性的な酸素欠乏の状態となる．

ビタミンCは，抗酸化物質としての作用だけでなく，色素細胞内でのチロシナーゼ活性を阻害してメラニン生成を抑制し，健康な肌を維持するために必要なコラーゲンの生成を

助ける作用を有している．ところが，喫煙すると，ビタミンCは，喫煙によって生じた活性酸素を除去するために大量に消費され破壊されてしまうため，健康な肌を維持する量を確保することが難しくなる．

喫煙による皮膚変化が顔貌に及ぼす影響については，これまで報告されている喫煙・非喫煙の双子姉妹間での皮膚老化現象の相違を検討すると理解しやすい．その特徴的な顔貌は，「顔の深いしわと小じわ（口角や目じりから放射状に広がるしわ，頬の深いしわ，頬や下あごの無数の浅い小じわ），骨の輪郭の出っ張りが目立つようになり，徐々にやつれていく顔（最初は頬のこける程度から進行すると動脈硬化様の変化が現れ，場合によっては使い古しの革製品のような，でこぼこの容貌になる），萎縮して灰色にくすんだ肌，オレンジ色，紫色，赤色のまだら模様のような多血症顔貌のうち1項目を満たすもの」として定義され，スモーカーズフェイス（smoker's face）と呼ばれている[1,2]．さらに，喫煙者の深いしわをスモーカーズリンクル（smoker's wrinkles），口回りの目立つ縦じわをスモーカーズライン（smoker's line），顔色が悪くしわの目立つ顔貌をシガレットスキン（cigarette skin）と呼ぶこともある．一般的に，ヘビースモーカーでは同世代の非喫煙者に比べて5倍程度しわの発生頻度が高くなり，日光による障害と同程度しわの形成に影響するといわれている．

2005年に株式会社ポーラが，わが国の20〜70歳の女性約30万人に喫煙に関するアンケートとともに，くすみやシミにつながる角質層のメラニン量を測定する大規模な調査を行った[3]．その結果，喫煙している女性は，喫煙してしない女性に比べて5歳以上もメラニン量が増加していることが示された．さらに，喫煙して紫外線によくあたる生活をしている女性は，喫煙しないで紫外線にあたらないように生活している女性に比べて，メラニン量の差が10歳以上も広がると報告をした．つまり，喫煙していると，紫外線にあたる機会が少なくても紫外線に当たる機会の多い人と同程度にメラニン量が増加している状態であるとも読み取れると結論づけ，改めて禁煙および紫外線予防の重要性を報告している．

その一方で，2013年にはファイザー株式会社が4,700人の喫煙・非喫煙者の女性を対象に喫煙に対する全国意識調査として，喫煙と美容に対する姿勢についてインターネット調査を行った[4]．その結果，喫煙者・非喫煙者とも約70％が美容に関心をもっており，喫煙者の80％で，喫煙が美容に影響することを認識していた．さらに，月々の美容にかける費用も喫煙者のほうが非喫煙者より高いという結果が得られた．喫煙者は，美容に関する意識が高く，喫煙が美容に及ぼす影響を認識しているにもかかわらず，喫煙を中止できない実態が明らかになった．

さらに，岐阜大学が，939人の日本人女性を対象に喫煙状況およびメグザメーターを使用してメラニン量指数の調査を行った[5]．その結果，喫煙者において非喫煙者と比べてメラニン量指数が有意に高く，1日当たりの喫煙本数，喫煙年数と相関性があることが報告されている．

このようなくすんだ肌の改善には，禁煙に加えて，紫外線予防，ビタミンCの摂取が有効である．

2　関連する皮膚疾患

　喫煙が発症や増悪にかかわる皮膚疾患は，炎症性角化症として，慢性局面状乾癬，関節症性乾癬，掌蹠膿疱症などの疾患があげられる．さらに，異汗症，慢性型の化膿性アポクリン汗腺炎，尋常性ざ瘡，酒さ，円板状エリテマトーデスでは，喫煙との関連性が示唆されている．

　喫煙で皮膚角層のバリア機能が低下し，角層の重層剥離量が多くなることが報告されている．その結果として，肌のかさつきを感じやすくなる．皮膚の乾燥を防ぐことが重要であるアトピー性皮膚炎や敏感肌のリスクを低減させるためには，禁煙が有効である．

　喫煙による微小血液循環の血流量低下により，創傷治癒が遅れることがある．皮膚外科・形成外科的手術の皮弁手術や皮膚移植手術においては，組織の微小血管循環の血流量が重要となる．喫煙は組織壊死率を高め，組織生着率を低下させる可能性がある．術前・術後の禁煙が必須である．

　主に四肢（特に下肢）の大動脈に炎症を起こす病気であるバージャー病は，指趾の冷感・しびれ・疼痛・皮膚の蒼白化・皮膚潰瘍といったさまざまな症状をきたす．この疾患自体の原因は不明であるが，ほぼすべての患者は喫煙者であり，何かしらの関連が示唆されている．そのため，治療には，禁煙が必須となる．

3　副流煙による皮膚障害

　副流煙は，主流煙に比べて含まれる化学物質の濃度が高いことが明らかにされている．そのため，そのばく露を受ける受動喫煙の問題は大きい．そのうち，ベンゾピレンは，紫外線のうち UVA（紫外線 A 波）を照射することで，強い刺激物質に変化して肌に炎症を引き起こすことが知られている．さらに，前述の皮膚自体に与える影響とともに関連する皮膚疾患において，症状の悪化因子としての二次的影響についても理解が必要である．小児・妊婦においては，アトピー性皮膚炎などのアレルギー疾患に対しても危険因子と考えられているため注意が必要である．

4　口唇の黒ずみ（smoker's lip, black lip）

　喫煙者は口唇が黒ずんでいき，ヘビースモーカーと知ることができる．受動喫煙によっても程度は軽いが黒ずんでいく（口絵 **7**）．これはニコチンによる影響である．

▶文献

1) 薗　はじめ：スモーカーズフェイス．禁煙学　改訂 2 版，日本禁煙学会　編，p.63-65, 南山堂, 2010.

2) Model D：Smoker's face：an underrated clinical skin? Br Med J (Clin Res Ed), 291 (6511)：1760-1762, 1985.

3) 株式会社ポーラ News Release：タバコを喫う人は要注意？　喫煙とメラニンの関係（NO17R91/2005 年 9 月 14 日, http：//www.pola.co.jp/company/home/back/17r091.pdf）.

4) ファイザー株式会社プレスリリース：喫煙に関するインターネット調査（2013 年 5 月 29 日, http：//www.pfizer.co.jp/pfizer/company/press/2013/2013_05_29.html#9032063582753326）.

5) Tamai Y, et al：Association of cigarette smoking with skin colour in Japanese women. Tob Control. 23 (3)：253-256, 2014.

〔陳　貴史〕

I 喫煙の医学

 耳鼻咽喉科疾患

> **Check!**
> 1. 喫煙・受動喫煙は，頭頸部がん発症の主な原因である．
> 2. 喫煙・受動喫煙は，感音難聴の発症要因となり，受動喫煙は小児における反復性中耳炎の危険因子となる．
> 3. 喫煙は，嗄声・ポリープ様声帯の原因となる．
> 4. 喫煙は重篤な頭頸部感染症発症の危険因子となり，頭頸部外科手術後の合併症発生率を有意に上昇させる．

1　喫煙・受動喫煙と頭頸部がん

　頭頸部がんは，頭部，顔面，頸部に生じる悪性腫瘍の総称であり，全がんの5％を占める．部位別の頻度は口腔がん（舌＞歯肉＞口腔底＞頬粘膜）が多く，次いで咽頭がん（下咽頭＞中咽頭＞上咽頭），喉頭がんが主であり，他臓器のがんに比較して，難治性疼痛，摂食嚥下障害，呼吸困難，皮膚浸潤（出血・悪臭・body imageの変化），音声言語機能障害，感覚器障害（聴覚・嗅覚・味覚障害）の出現率が高い．

　進行した頭頸部がんは呼吸困難・摂食困難を生じ，その半数は治癒せず死に至るため発がん原因を広く啓発し予防することが大切である．

　2012年，櫛橋らは頭頸部がん患者283例を検討し，喫煙のみならず受動喫煙が発がんに関連することを報告している[1]．2018年に新たな症例を加えた524例の頭頸部がん症例を調査したところ，発生部位別の喫煙・受動喫煙率は，図I-2-20の結果となった．特に中咽頭がん，下咽頭がん，喉頭がんの症例における喫煙率は，それぞれ82％，91％，96％と高値であり，これらに受動喫煙率を合算した喫煙・受動喫煙率については，それぞれ94％，99％，99％と異常高値であった．全頭頸部がん524例中の喫煙・受動喫煙率は94％となり，非喫煙非受動喫煙者が頭頸部がんを発症することは極めてまれであることがわかる．すでに，わが国における男性喫煙率の低下に伴って喉頭がん患者数は減少傾向となり，頭頸部がんの多くは，無煙環境により発症が予防可能と推定できる．

2　喫煙・受動喫煙と難聴・中耳炎

　難聴は耳鼻咽喉科診療で最も多く遭遇する疾患の1つである．喫煙者では，内耳への血流障害を生じやすく感音難聴発症の危険因子となっている．

　受動喫煙と難聴発症の関連性について，2011年Lalwaniは12〜19歳の非喫煙者1553例を検討し，受動喫煙にばく露された場合に，ばく露されなかった群に比較し感音難聴の発症率が2倍高かったと報告し，そのメカニズムについては，微小循環障害，酸化ストレ

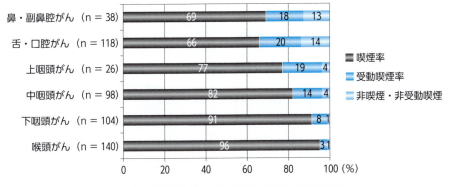

図 I-2-20　頭頸部がん部位別の喫煙率・受動喫煙率

ス，ニコチンなどの化学物質の内耳への直接障害の影響をあげている．2013年 Weitzman は，12～15 歳の 964 例に対して出生前のタバコ煙へのばく露について，ばく露されなかった群に比べてばく露された群は感音難聴の発症率が 2.6 倍高かったと報告している．これらの報告は，若年層の感音難聴発症の一因として受動喫煙が関与することを証明した重要なデータである[2,3]．

　小児が罹患する代表的な感染症として急性中耳炎があげられる．急性中耳炎は 3 歳までに 50～70 % の小児が罹患するとされている．治療する際に問題となるのが，反復する中耳炎である．反復性中耳炎について小児急性中耳炎診療ガイドラインでは「過去 6 ヵ月以内に 3 回以上，12 ヵ月以内に 4 回以上の急性中耳炎に罹患するもの」と定義している．反復性中耳炎のリスク因子として，低年齢，起炎菌の耐性化，免疫能，生活・環境要因が証明されているが，この中で環境要因としての受動喫煙が指摘されており，中耳炎診療を行う際に受動喫煙環境の有無を確認し家庭内を無煙環境にすることが求められている．

3　嗄声・ポリープ様声帯

　喫煙者における声質は，非喫煙者に比較し低音，塑造（そぞう）となる傾向にある．

　タバコ煙の声帯粘膜刺激によって声帯左右全体が浮腫状に腫脹することがあり，この疾患はポリープ様声帯と呼ばれる．声帯へのタバコ煙刺激が継続されポリープ様声帯が進行すると声帯振動は障害され声質が低音化し発声困難，呼吸困難を生じる．浮腫が軽度の症例は禁煙後に軽快することも多いが，進行した高度浮腫症例では声帯の浮腫状変化は不可逆性となり，根本治療目的で手術が必要となる（図 I-2-21）．良好な声質を保つためには声帯粘膜面は常に柔らかく振動しやすい状態が好ましく，声帯粘膜面を強く障害するタバコ煙を吸引してはならない．

4　喫煙と頭頸部感染症・術後合併症

　耳鼻咽喉科領域の重篤な感染症として，扁桃周囲膿瘍，喉頭蓋炎，深頸部膿瘍があげられる．抗菌薬投与や外科処置などで全身管理を行うが，進行した場合に気道閉塞や敗血症を生じ死亡例も報告されている．発症危険因子として男性，肥満，糖尿病などが報告され

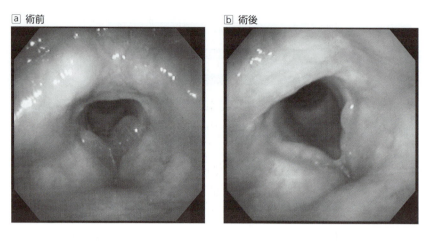

図 I-2-21　ポリープ様声帯

てきたが，喫煙は最も重要な危険因子の1つである．上条らは扁桃周囲膿瘍において，喫煙が発症に関与する理由として，①局所酸素分圧を低下させて嫌気性菌増殖を促す②局所循環を悪化させる③局所免疫状態を変化させる，と報告している[4]．

術後合併症に関して久利らは，頭頸部がん治療において再建手術を要した188例を調査し，創傷治癒合併症を減少させるためには，少なくとも術前3週前からの禁煙期間が必要であったと報告している[5]．

▶文献

1) Kushihashi Y, et al：Association between head-and-neck cancers and active and passive cigarette smoking. Health, 4 (9)：619-624, 2012.
2) Lalwani AK, et al：Secondhand smoke and sensorineural hearing loss in adolescents. Arch Otolaryngol Head Neck Surg, 137 (7)：655-662, 2011.
3) Weitzman M, et al：Maternal prenatal smoking and hearing loss among adolescents. JAMA Otolaryngol Head Neck Surg, 139 (7)：669-677, 2013.
4) 上条　篤, 他：喫煙習慣と扁桃周囲膿瘍. 耳鼻咽喉科臨床 99, (11)：951-954, 2006.
5) Kuri M, et al：Determination of the duration of preoperative smoking cessation to improve wound healing after head and neck surgery. Anesthesiology, 102 (5)：892-896, 2005.

〔門倉　義幸〕

Q 歯周疾患

Check!

1 喫煙は歯周疾患の発症・進行の主要因子である.

2 喫煙が歯周疾患を進行させるメカニズムについては,細菌の感染・侵襲,宿主の免疫・炎症反応,結合組織と骨の代謝,遺伝子多型による影響などで説明される.

3 禁煙により,歯周疾患のリスクは低下する.

1 喫煙と歯周疾患

喫煙が多くの口腔疾患と関連する(表I-2-9)[1].とりわけ歯周疾患と,質的には口腔がんがその代表例である.近年,喫煙が,歯周疾患の発症・進行に強い悪影響を及ぼしていることが明らかにされ,最大の原因の1つといわれている.喫煙者では歯周疾患治療や抜歯後の創傷治癒などは予後が不良で,治療後に期待した結果が得られないことが多いこともよく知られている.

歯周疾患に対する喫煙のリスクの程度については,疫学研究も多くあり,示されたオッズ比のほとんどは2~3以上,なかには10以上を示す研究もある(図I-2-21).

2 喫煙が歯周疾患に影響を与えるメカニズム

歯周疾患とは,プラーク中に存在する歯周疾患細菌の産生物質により,歯周組織(歯を支える結合組織や歯槽骨)に炎症が起き,重度化すると,歯を支える歯槽骨が吸収され,歯を支持できなくなる疾患である.

表I-2-9 喫煙と関連のある口腔疾患および症状

	部　位	口腔疾患および症状
能動喫煙	口腔粘膜 (歯肉を含む)	歯肉メラニン沈着症,白板症,口腔がん(特に口底,舌,頰粘膜),カタル性口内炎,扁平紅色苔癬,慢性肥厚性(過形成)カンジダ症
	歯周組織	歯周炎,慢性壊死性潰瘍性歯肉炎
	歯	タバコ色素沈着,歯石沈着,根面う蝕
	舌	正中菱形舌炎,黒毛舌,舌白色浮腫,味覚の減退
	口　唇	角化症,口唇炎,口唇がん
	その他	口臭,唾液性状の変化,壊死性唾液腺化生
受動喫煙	歯周組織	歯肉メラニン沈着症,歯周炎
	乳　歯	う蝕
妊婦喫煙	胎　児	口唇裂,口蓋裂

I 喫煙の医学

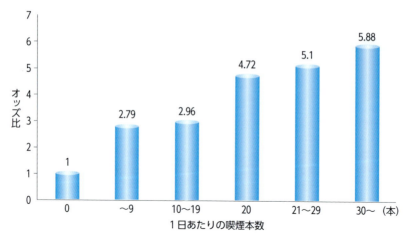

図I-2-21 喫煙量と歯周疾患との関連

　喫煙が歯周疾患を進行させるメカニズムについては，①細菌の感染・侵襲，②宿主の免疫・炎症反応，③結合組織と骨の代謝，④遺伝子多型による影響などから説明がなされ，明らかになってきた．

　歯周病細菌の感染・侵襲については，喫煙量と *Tannerella forsythia* との間に量依存的な関連がみられることや，現在喫煙者では，過去喫煙者または非喫煙者よりも *Aggreatibacter actinomycetemcomitans* が多く検出されることが報告されている．また，喫煙者からは，非喫煙者に比べて BANA 分解性歯周病細菌が検出される率が 11 倍も高いといわれている．さらに，歯周疾患治療を行うと，非喫煙者では歯周疾患細菌が減少するが，喫煙者ではあまり減少しない．喫煙者の歯周ポケット（歯槽骨が吸収すると深くなる）には歯周疾患細菌が多く定着し，特に浅い歯周ポケットに多くみられることから，喫煙者では初期の歯周病変がさらに進行すると考えられる．また，歯周疾患細菌の 1 つである *Porphyromonas gingivivalis* は，タバコ成分の刺激を受けると，毒性の強い繊毛を増やし病原性を強めるのみならず，バイオフィルムを厚さで 5 倍，容積で 3 倍に増やすといわれている．

　さらに，歯周疾患細菌のもつリポ多糖体とニコチンを線維芽細胞に作用させると，細胞傷害性が増強され，サイトカインの産生が上昇することから，喫煙者では歯周疾患細菌の病原性をより強く受けることが示唆されている．

　宿主の免疫・炎症反応に対しては，主に煙のなかのニコチンが作用する．喫煙者の好中球では貪食能や走化性が低下し，マクロファージによる抗原提示能も抑制する．また，喫煙によりTリンパ球に対する免疫抑制効果の強化，血清中のIgG量の減少，歯周疾患細菌に特異的な IgG_2 や唾液 IgA のレベル低下がみられる．これら免疫系に及ぼす影響は，歯周組織での防御能力の低下をもたらしていると考えられている．

　喫煙による末梢血管の収縮や血流の低下は，歯周組織でも同様に起きていると考えられ，喫煙者は非喫煙者に比べて歯肉の酸素飽和度が慢性的に低下し，低酸素状態となっている．また，喫煙者では，歯周ポケットの深さに関係なく，非喫煙者よりも歯周ポケット

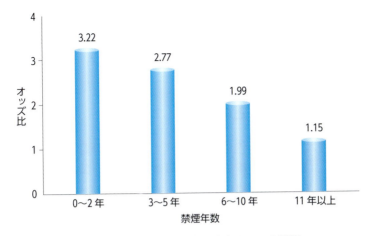

図 I-2-22　禁煙による歯周疾患リスクの低下

内の酸素分圧も低下することが示され，このことが歯周疾患細菌の歯周ポケットでの定着・増殖を促進する可能性が示されている．

　歯周組織を修復する線維芽細胞は，ニコチンなどの影響を受け，増殖能や付着能，コラーゲンの産生能などの機能が低下したり，細胞骨格が障害されたりするといわれている．また，歯周炎に罹患した抜去歯に付着する線維芽細胞数を比べると，喫煙者のほうが非喫煙者に比べ非常に少ないことが報告されており，ニコチンが根面に沈着することにより，歯周組織の再生・修復に障害を及ぼしていると考えられる．

　また，遺伝子多型については，喫煙由来物質の代謝に関連するチトクローム P4501A1（CYP1A1）やグルタチオン S 転位酵素の遺伝子多型が歯周疾患のリスクと関連することが報告されていることから，歯周疾患発症・進行に関連する遺伝子型をもつ喫煙者は特に歯周疾患のリスクが高くなると推測される．

3　禁煙と歯周疾患治療

　禁煙すると，数週間という短期間のうちに歯肉血流量や歯肉溝滲出液量が非喫煙者のレベルまで上昇し回復する．しかし，歯周疾患に対する喫煙のリスクが低下するには年月が必要である．禁煙期間が長くなると，リスクが低下し，禁煙後 2 年以内ではオッズ比は 3.22 であるが，11 年以上禁煙するとオッズ比は 1.15 まで下がり，非喫煙者とほぼ同じレベルになると報告されている（図 I-2-22）．また，20〜49 歳と 50 歳以上とに分けてみると，集団寄与危険割合は，20〜49 歳では 6 年以上禁煙すると 5 ％以下であるのに対して，50 歳以上では 13 年以上の禁煙でも約 10 ％までしか低下しない．これから，若い年齢のうちに禁煙を開始し，禁煙期間が長いほど，歯周疾患治療や予防に効果的であるといえる．以上のように，喫煙者への歯周疾患治療は，ある程度の改善はみられるが，非喫煙者に比べると十分な結果が得られにくい．禁煙することにより，歯周疾患のリスクは低下し，歯周疾患治療の効果も非喫煙者と変わらなくなる．したがって，歯周疾患治療を行う場合には，禁煙をすると価値があることを詳しく説明し，禁煙を勧める必要がある．

Ⅰ　喫煙の医学

また，インプラントは外科手術であることから，喫煙により歯周組織の毛細血管が収縮し血行不良となり，創傷治癒が遅れたり，インプラントと骨の結合に支障をきたすこともある．前述のように白血球の機能が低下するために，炎症も起きやすくなり，うまくいかないこともある．

4　喫煙とう蝕（むし歯）との関連

7万人以上の幼児を対象とした調査において，「非喫煙家庭」の幼児のう蝕有病率と比較したオッズ比は，「喫煙者はいるが受動喫煙は確認されていない」が 1.46（95 % CI：1.40～1.52，p＜0.01）で，「受動喫煙」では 2.14（95 % CI：1.99～2.29，p＜0.01）であったと報告されており，受動喫煙のばく露と乳歯う蝕との関連が示された．

これは，受動喫煙により，エナメル質の形成期にタバコ煙中の金属（カドミウムなど）が入り込み，歯の表面が粗造となり，“う蝕病原菌”が定着しやすくなるとともに，唾液の緩衝能の低下，う蝕病原菌の増加および歯面への定着能増大，糖類の口内への停留，歯面の再石灰化減少などが生じるためと考えられている．この他に，受動喫煙に伴う鼻閉により，小児が口呼吸を行うことが多くなり，その結果，小児の口腔が受動喫煙にばく露される．また，喫煙する母親の母乳からのタバコ煙中の有害物質に小児の口腔がばく露され，う蝕病原菌が早期に定着し，う蝕感受性が高まるとも説明されており，受動喫煙と乳歯う蝕の因果関係が推定されている．

5　歯肉メラニン色素沈着症（喫煙者メラニン沈着症）

歯肉におけるメラニン色素の沈着である．これは，非喫煙者にも 30 %程度みられるが，喫煙者では 80 %程度みられるといわれ，重度のもの（歯肉が全体に黒ずむ）は，喫煙者の 10 %程度に発生するといわれている．歯肉メラニン色素沈着症は，タバコ煙が接触する口の内側でなく外側におこる．また，下顎の歯肉に起きるために，紫外線による日焼けとは考えにくい．これは，タバコ煙に含まれるタールなどにより，口腔粘膜や歯肉のメラニン産生細胞が刺激され，色素沈着を起こしやすくなるといわれている．

前歯部唇側に著明であり，喫煙本数が多いほど色素沈着が強い傾向にある．歯周疾患の罹患が低い 20～30 歳代に多い色素沈着は審美的な問題であるが，他の口腔粘膜の疾患のリスクか否かは不明である．若い女性には審美は大きな問題であるために，禁煙のきっかけになることもある．色素沈着の濃さ・広がりは，個人差が大きいものの，禁煙で色素沈着の程度は薄くなり，範囲も狭くなる．

近年，家族の喫煙による副流煙が原因と考えられる乳幼児の歯肉メラニン色素沈着の症例が多く報告されるようになってきている．これは，家庭での室内環境下での受動喫煙が原因とされている．しかし，家族の喫煙と関連がなくてもメラニン沈着はみられることもある．

▶文献

1) Grossi SG, et al：Assessment of risk for periodontal disease. Ⅱ.Risk indicators for alveolar bone loss. J Periodontol, 66（1）23-29, 1995.

2) Tomar SL, et al：Smoking-attributable periodontitis in the United States. findings from NHANES Ⅲ. National Health and Nutrition Examination Survey, J Periodontol, 71（5）：743-751, 2000.

3) Morozumi T, et al：Smoking cessation increases gingival blood flow and gingival crevicular fluid. J Clin Periodontol, 31（4）：267-272, 2004.

4) Hyman JJ, et al：Epidemiologic risk factors for periodontal attachment loss among adults in the United States. J Clin Periodontol, 30（3）：230-237. 2003.

5) Tanaka S, et al：Secondhand smoke and incidence of dental caries in eciduous teeth among children in Japan：population based retrospective cohort study. BMJ 2015；351 doi：https：//doi.org/10.1136/bmj. h5397（Published 21 October 2015）

〔尾﨑 哲則〕

R スポーツとタバコ

Check!

1 IOC と WHO は「タバコのないオリンピック」を推進している.

2 健康増進のための運動とスポーツの推進には競技場，宿泊施設，飲食店などの公共施設を禁煙化する法整備が必要である．W 杯などのメガスポーツイベントでも同様のタバコ対策が講じられている.

3 日本では 2019 年ラグビー W 杯，2020 年東京五輪に向けて，タバコ対策の法律と条例が制定され，2020 年 4 月から施行される予定である.

4 新型タバコは 2018 サッカーロシア W 杯ではタバコとして規制対象となった.

1 国際オリンピック委員会（IOC）の方針と取り組み

　世界最大のスポーツ組織は IOC である．4 年毎に開催される夏と冬の競技会は参加国・競技種目・参加者が最大規模であり，世界中に放送され視聴者も多い．一方で，障害者スポーツであるパラリンピックやドーピング規制やタバコ規制などについても厳しく・熱心に活動している．ここでは，スポーツとタバコを取り上げる.

　1964 年の東京五輪では，日本人男性の喫煙率が 80 ％を超える時代で，五輪マークや競技イラスト入りのタバコや寄付金付きのタバコが発売されていた．タバコ関係で 3 億 2 千万円の寄付金が集まった．高度経済成長期の日本国内の競技会場では喫煙が可能であった.

　1988 年に IOC は「タバコのない五輪」の禁煙方針を採択し，会場の禁煙化の推進とタバコ関連産業からのスポンサーシップ拒否の方針を打ち出した[1]．その結果 1988 年カルガリー大会以後，競技会場の内外が禁煙化されている．WHO と IOC が共同してオリンピックでの禁煙を推進している[2]．両者は 2010 年 7 月には「タバコのないオリンピック」の合意文書に調印した．すべての人々に運動とスポーツを奨励し，タバコのないオリン

I 喫煙の医学

ピックを実現し，子どもの肥満を予防するために健康的なライフスタイルを奨励するとした．競技会場だけでなく，レストランや宿泊施設を含む屋内施設を全面禁煙にする法律や条例のある国や都市で開催されるようになった．

2 オリンピック以外のメガスポーツイベント

2002 年サッカー日韓 W 杯はタバコのない最初の W 杯となった．タバコ対策では日韓に違いがみられた．韓国はスタジアム内完全禁煙を実現し，記念タバコの発売に大反対が起こった．日本では，スタジアム内に喫煙所が設置され，受動喫煙の被害が発生し，日本のタバコ対策が遅れていることが明らかとなった．2010 年に WHO がメガスポーツイベントを禁煙化するガイドブックを作成し，多くのメガスポーツイベントでのタバコ対策が進められた[3]．2018 年サッカー W 杯が開催されたロシアでは，スタジアム内は完全禁煙であり，新型タバコも禁止された．禁煙である会場内で葉巻を喫煙したマラドーナが謝罪した．

3 日本の現状

2003 年に罰則規定のない健康増進法が制定されてから，禁煙政策が少しずつ推進されてきたが，2019 年ラグビー W 杯 2020 年東京五輪開催までに，罰則規定のある受動喫煙防止法（禁煙法）の成立が必要となった．日本はタバコ対策後進国であり，スポーツ選手・指導者や観光客が受動喫煙被害を受けることが軽視されてきた．この背景には，タバコ議員の存在，メガスポーツイベントを担当する会社とタバコ会社の関係，日本国民へのタバコの有害性を周知させて来なかった無策がある．

しかしながら，2017 年の夏から，受動喫煙による死亡が年間 15,000 人に上ることが明らかとなり，2019 年ラグビー W 杯に向けての禁煙法の成立が進められた．2019 年には法的整備は間に合わなかった．2020 年東京オリンピックの開催を前に，ようやく東京都の受動喫煙防止条例[4]とわが国の新しい健康増進法[5]が成立した．

4 2019 年ラグビー W 杯と 2020 年東京五輪に向けた準備

東京都の受動喫煙防止条例が 2018 年 6 月に成立した[4]．条例の完全施行は 2020 年 4 月 1 日であるが，部分的施行を徐々に進めていく方針が出されている．教育機関や医療施設は敷地内禁煙が求められている．飲食店は従業員の有無や規模で規制が変わるが 84 ％の飲食店が禁煙化されると予想されている．

日本の改正健康増進法が 2018 年 7 月に成立した[5]．2020 年 4 月から完全実施となる予定である．教育機関や医療施設は屋内禁煙でよいとされ，東京都条例よりも緩い．また，飲食店の禁煙化率は 45 ％と予想され，これも東京都条例よりも緩い．受動喫煙には，安全域がなく，世界標準の受動喫煙対策は，公共の場の 100 ％屋内完全禁煙であり，不十分な法律・条例といわざるを得ない．すでに受動喫煙防止条例を作った神奈川県や兵庫県でも条例を見直す時期でもある．ラグビーワールドカップ杯の試合会場は，札幌市，釜石市，横浜市，調布市，豊田市，磐田市，東大阪市，神戸市，大分市，熊本市であり，試合直前

92

の合宿は日本各地で行われる．2020年の東京五輪の会場も東京都だけでなく福島県と関東一円が予定されている．直前合宿は多くの競技団体とチームが来るためラグビーワールドカップを上回る広い地域での対応が不可避となる．試合会場や合宿予定の地方自治体以外でも受動喫煙防止条例や禁煙条例を作成するため，今後の法的整備が地域的にも拡大し，内容も適正となることを期待したい．

5　新型タバコについて

新型タバコには，タバコとして販売されている加熱式タバコ（アイコス，プルーム・テックなど，）と電子タバコがある．禁煙の場所ではニコチンなどの有害物質を排出する加熱式タバコも電子タバコも使用禁止とすることが必要である．

6　屋外喫煙について

日本のタバコ規制が世界に先んじていることは路上喫煙防止である．多くの自治体では罰則規定のある路上喫煙防止条例が制定されている．屋内での喫煙規制が強化される2020年以後，屋外での喫煙規制についても一層の徹底化対策が望まれる．

▶文献

1) WHO：Tobacco free initiative（TFI）Tobacco Free Olympics（https：//www.who.int/tobacco/free_sports/olympics/en/）.

2) WHO：健康なライフスタイル推進に関する世界保健機関と国際オリンピック委員会の合意. 2010（http：//www.nosmoke55.jp/action/1202olympic.pdf）.

3) 世界保健機構西太平洋事務所：メガ・イベントをタバコフリーにするためのガイド　A Guide to Tobacco Free Mega Event. 2010（http：//www.nosmoke55.jp/action/megaevent_jp.pdf）.

4) 東京都福祉保健局：東京都受動喫煙防止条例（http：//www.fukushihoken.metro.tokyo.jp/kensui/tokyo/kangaekata_public.html）.

5) 厚生労働省：受動喫煙対策　健康増進法の一部を改正する法律（https：//www.mhlw.go.jp/stf/seisakunitsuite/bunya/0000189195.html）.

〔髙橋　正行〕

I 喫煙の医学

Chapter 3 受動喫煙による疾患と対策

A 受動喫煙の影響

Check!

1. がん，心臓病，脳卒中など 25 の疾患が受動喫煙と関連する．受動喫煙との関連が証明された疾患は年々増加している．

2. 日常の受動喫煙により，総死亡，がん・心臓病・脳卒中による死亡リスクが 20 %増加する．

3. 周産期および乳幼児，小児に対する受動喫煙が次世代の健康に大きく影響する．

4. 飲食サービス施設を除外した受動喫煙禁止法では，受動喫煙関連疾患低減が十分に実現できない．

5. 飲食サービス施設も完全禁煙とする包括的受動喫煙防止法の実施が受動喫煙関連疾患を減らすうえで決定的に重要である．

　国立がんセンター研究所疫学部長をつとめた平山雄氏が世界に先駆けて受動喫煙により肺がんリスクが増加することを発表して以来 40 年近くが経過した現在，受動喫煙が非喫煙者に多大な健康影響をもたらすことは医学常識として確立された．能動喫煙で引き起こされる病気は，受動喫煙でも引き起こされる可能性があり，疫学的研究の進展により受動喫煙と因果関係がある，あるいは因果関係を示唆する疾患の数は年を追って増加しつつある．

1 受動喫煙と総死亡・心血管疾患死亡・がん死亡

　受動喫煙が，中～高所得国の主要な死因である心臓病，脳卒中，がんによる死亡を 20～30 %有意に増やすことは数多くの疫学調査で証明されている．

　生涯非喫煙者の総死亡および心血管疾患死に対する受動喫煙の影響を検討した前向き調査 23 件と，症例対照調査 17 件のメタアナリシスの結果，受動喫煙により非喫煙者の総死亡，冠状動脈疾患死，脳卒中死リスクが有意に増加していた[1]．受動喫煙による総死亡リスクは，米国（1.09 倍）よりも中国（1.65 倍）で有意に高くなっており，受動喫煙の程度の違いを反映していると考えられた．受動喫煙ばく露について客観的指標を用いた調査の方において，主観的な自己申告による調査よりも心血管死リスクが大きく算出されていたことは，受動喫煙が健康を損なう証拠をさらに強固なものとしている．

　受動喫煙と非喫煙者のがんリスクを調査した 2014 年 6 月までの 40 論文（症例対照研究

3. 受動喫煙による疾患と対策

表 I-3-1 受動喫煙による非喫煙者の死亡リスク増加率（95% CI）

総死亡	18%（10〜27）
冠状動脈疾患死	23%（14〜32）
心血管疾患死	23%（16〜31）
脳卒中死	29%（15〜45）
全がん死亡	16%（ 6〜27）
肺がん	25%（ 3〜51）
乳がん	23%（10〜39）

(Lv X, et al：Risk of all-cause mortality and cardiovascular disease associated with secondhand smoke exposure：a systematic review and meta-analysis. Int J Cardiol, 15 (199)：106-115, 2015)
(Kim AS, et al：Exposure to secondhand smoke and risk of cancer in never smokers: A meta-analysis of epidemiologic studies. Int J Environ Res Public Health, 15 (9)：1981, 2018)

27，コホート研究 13) を解析した結果，受動喫煙あり群の全がんリスクは，なし群より有意に 16％増加していた．特に肺がん（25％増），乳がん（23％増）における増加が著明だった（表 I-3-1）[2]．

2 日本における受動喫煙の健康影響

厚生労働省は 2016 年にいわゆるタバコ白書の最新版といえる「喫煙の健康影響に関する検討会報告書」を発表した．従来のタバコ白書は主に海外データに基づいたエビデンスにより構成されていたが，今回の報告書は国内の研究論文に基づいて日本人における受動喫煙の健康影響を包括的に分析している点に大きな意義がある．今回の報告書で証拠レベルが「十分」および「示唆的」と判定された疾患は 25 にのぼる．日本人の三大死因であるがん，心臓病，脳卒中のすべてが受動喫煙関連疾患に含まれている．さらに妊娠中と出生後の親の喫煙が胎児，乳幼児に大きな健康影響をもたらしていることを解明しており，わが国の現在と将来世代の健康にとり受動喫煙対策が極めて重要であることを示している（表 I-3-2）．

3 受動喫煙による死亡者数

国立がん研究センターの推計では，わが国で毎年 1 万 5 千人が受動喫煙により死亡している．これは，交通事故，アスベスト汚染，労災，他殺など予防に努力すべき原因による死者数を一桁から二桁上回る数である．他の項目と同様に，受動喫煙による死亡も本来あってはならない死亡であり，受動喫煙防止のために抜本的な法的規制を急ぐ必要がある．

受動喫煙により非喫煙者の全死亡リスクがおよそ 20 ％増加するが，この死亡リスク増加度は，収縮期血圧が 10 mmHg の上昇あるいは BMI が 25 から 30 に増加したとき（身長 170 センチの場合体重が 72 kg から 86 kg への増加）の死亡リスク上昇に匹敵する．しかしながら，自らのライフスタイルの修正によりある程度リスクの軽減が可能な体重や血圧と異なり，受動喫煙は，外からもたらされた健康危険因子であり，本来はあってはなら

I 喫煙の医学

表 I-3-2　受動喫煙の健康影響

疾患	証拠レベル*	主な所見
肺がん	1	コホート研究 4 件，症例・対照研究 5 件のメタ解析で受動喫煙による非喫煙者の肺がんリスクが 28 ％上昇（RR = 1.28，95 ％ CI = 1.10-1.48）
鼻腔・副鼻腔ガン	2	副鼻腔がん：夫が喫煙者（20 本以上/日）2.55 倍；上顎洞がん 5.43 倍
乳がん	2	夫の喫煙で閉経前乳がん 1.97〜2.18 倍，全乳がん 1.67〜1.98 倍
虚血性心疾患	1	夫の喫煙で 1.30 倍（1.06〜1.60）
脳卒中	1	夫の喫煙で全脳卒中　1.24 倍
臭気・鼻への刺激感	1	受動喫煙時，小学生の 78 ％，中学生の 67 ％，高校生の 59 ％，成人の 74.6 ％が目の刺激に引き続いて起きる咳，鼻の症状，咽頭痛などの不快な症状を訴えた
急性呼吸器症状	2	喘息患児 62 人と，その家族 112 人へアンケート調査を実施．患児，親はともに，受動喫煙で喘息症状が引きおこされることを半数以上が認識していた
急性呼吸機能低下（喘息）	2	長期入院喘息患児に副流煙 30 分ばく露テストを実施．FRC（機能的残気量），TGV（胸部ガス量）低下，気道抵抗上昇（6 時間後も継続），SGaw（気道コンダクタンス）低下を観察した．7 人（46.7 ％）に喘鳴出現，うち 3 人は翌日まで喘息発作が継続．喘鳴が出現した 7 人のうち 2 人に一秒率とピークフロー低下を認めた
慢性呼吸器症状	2	受動喫煙濃厚ばく露群は，他群に比較して 1 秒率，$\dot{V}_{25}$，$\dot{V}_{50}$ が有意に低下していた．受動喫煙歴なし群に比べて，受動喫煙歴あり群と現在軽度ばく露群では $\dot{V}_{25}$ が有意に低下
呼吸機能低下	2	
喘息発症・悪化	2	
慢性閉塞性肺疾患	2	夫の喫煙が 20 本以上の場合に妻の COPD 死亡率が 49 ％増加．［国外データ］受動喫煙による COPD 発症リスクは 1.66 倍
妊婦の受動喫煙と低体重児出生・胎児発育遅延	2	非喫煙者と比較して，妊婦が非喫煙者で夫が喫煙者の場合，低出生体重児の RR1.5，妊婦が過去喫煙者で夫が喫煙者の場合の低出生体重児の RR1.8．非喫煙夫婦に比べ，夫のみの喫煙で出生体重が− 1.5SD 以下となる small for date（SFD）児が有意に増加し，出生体重も 33.4 g 減少
小児の喘息発症	1	母親の室内での喫煙が 4.5 歳までの喘息発症と有意に関連していた（HR 1.24）
小児の喘息悪化	2	両親が屋外，屋内で喫煙していることは，4.5 歳から 8 歳までの喘息による入院とそれぞれ OR1.70（95 ％ CI：1.02〜2.83），OR1.72（95 ％ CI：1.22〜2.43）
小児の呼吸機能低下	2	［国外データ］子どもの受動喫煙が与える影響として，学童期の咳，痰，喘鳴，息切れ，幼児期における喘鳴の発症，学童期の喘息の既往については，因果関係あり，小児喘息の発症については，因果関係を示唆．急性中耳炎を含む中耳疾患には因果関係あり（米国 Surgeon General Report）
学童期の咳，痰，喘鳴，息切れ	2	
小児の中耳炎	2	
妊婦の能動喫煙と SIDS（乳幼児突然死症候群）	1	妊娠後，両親の喫煙によるオッズ比は 4.67（95 ％ CI：2.14〜12.54）［国外データ］SIDS は妊娠中の喫煙により 3 倍に上昇．喫煙本数との間で量反応関係が存在する．児の出生後の父親喫煙で SIDS のリスクが 1.5 倍
出生後の受動喫煙と SIDS	1	
小児の受動喫煙とう蝕	2	76,920 人の生後 4 か月の受動喫煙の有無とう蝕との関連を検討．受動喫煙のハザード比は，家庭内喫煙者で 1.46，こどもの前での喫煙で 2.14 と有意に増加

＊証拠レベル：因果関係十分(1)，因果関係示唆(2)．

（喫煙の健康影響に関する検討会報告書．2016 年 9 月．喫煙の健康影響に関する検討会編）

3. 受動喫煙による疾患と対策

表I-3-3　日本における予防に努力すべき原因による年間死者数の比較

死亡原因	年間死者数	調査年
受動喫煙	約1万5千人	2016
交通事故	3,694人	2017
アスベスト（中皮腫）	1,555人	2017
労働災害	978人	2017
他　殺	895件	2016
食中毒	3人	2017

（厚生労働省などの報告をもとに作成）

ない死亡原因であるこという認識に基づいて，受動喫煙ゼロを目指す対策を実行する必要がある（表I-3-3）.

4　次世代への影響

妊娠中および出生後の母親喫煙は出生時低体重，乳幼児突然死，小児の呼吸器系疾患のリスクをもたらす．最近の研究では，妊娠中の母親喫煙は，DNAメチル化を介して，2,500 g未満の低体重児が生まれるリスクの4倍以上の増加と子宮内胎児発育抑制に関連していた．さらにBDNF-6遺伝子の発現量低下と眼窩前頭皮質の薄化（思春期の薬物使用行動と関連）をもたらすことも見出された．妊娠中母親喫煙は児の18歳時点での肥満リスクを1.41～2.36倍と有意に増加させていた．妊娠中受動喫煙のあった母親の児では自閉症リスクが3.5倍増加していた．妊婦の能動喫煙はADHD（注意欠陥・多動性障害）リスク増加と有意に関連していた．周産期と出生後の喫煙が次世代の心身の健康に大きな影響をもたらすことを認識する必要がある.

日本では妊娠女性の40％以上が妊娠前に喫煙をしている．これは一般女性の喫煙率の3～4倍であり，同年代の男性喫煙率に匹敵する．妊娠第一期で禁煙しても，胎児への影響は回避できないという報告も多い．次世代の肥満，糖尿病，高血圧，メンタルの不調を減らすには，妊娠中の母親喫煙と受動喫煙の防止が重要であるとともに，成人前の男女に対して，いかなるタバコ製品にも手を出さないようしっかりと働きかけることが必要である.

5　受動喫煙防止法令の効果

受動喫煙防止法施行が胎児と小児の健康状態にもたらした効果を約40件の研究調査論文に基づいて分析した結果，受動喫煙防止法施行後，早産が3.77 ％，小児の気管支喘息悪化による入院が9.83 ％，小児の呼吸器感染症による入院が3.45 ％，小児の肺炎による入院が18.48 ％といずれも有意に減少していた[3].

受動喫煙防止法施行により，飲食サービス施設を含む公共の場が禁煙とされたことにより，呼吸器疾患の入院と心臓病発症がおよそ20 ％減少するという大きな効果がもたらされた．目鼻喉の刺激症状と呼吸器疾患も，受動喫煙防止法施行後有意に減少あるいは減少の傾向がみられた（表I-3-4）[4].

I 喫煙の医学

表I-3-4 受動喫煙防止法施行による健康状態改善効果

疾　患	効　果
周産期・小児疾患	
早産	3.77％減少
小児気管支喘息入院	9.83％減少
小児呼吸器感染症入院	3.45％減少
小児肺炎入院	18.48％減少
呼吸器疾患	
目鼻喉の刺激症状	34％減少
呼吸器症状	19％減少
一秒量	10％減少
努力肺活量	19％減少
気管支喘息入院（全年齢）	13％減少
気管支喘息入院（小児）	15％減少
気管支喘息入院（成人）	15％減少
COPD 入院	20％減少
肺炎・気管支炎入院	14％減少
心臓病	
急性冠症候群	12％減少

（Faber T, et al：Effect of tobacco control policies on perinatal and child health：A systematic review and meta-analysis. Lancet Public Health, 2 (9)：e420-e437, 2017）
（Rando-Matos Y, et al：Smokefree legislation effects on respiratory and sensory disorders: A systematic review and meta-analysis. PLoS One, 12 (7)：e0181035, 2017）

　受動喫煙防止法が部分的（飲食サービス施設以外は完全禁煙）であるか包括的（飲食サービス施設も完全禁煙）であるかにより健康影響に差があるかを検討したところ，受動喫煙防止法が飲食サービス施設の禁煙を含む包括的内容であるほど，各種疾患の発生率と入院率の減少が大きかった．飲食サービス施設の禁煙を含まない受動喫煙防止法施行後早産は5％増加したが，飲食サービス施設まで完全禁煙とした受動喫煙防止法施行後早産率は5％低下していた．小児喘息入院率を検討した調査によれば，レストラン・バーの禁煙を除外した受動喫煙防止法施行中，小児喘息入院率は25％増加したが，レストラン・バーも完全禁煙とした受動喫煙防止法施行後小児喘息入院率は11％低下した．飲食サービス施設を完全禁煙にすることにより，中高所得国の主要な死因である心臓病の発作の減少率が倍増した（表I-3-5)[5]．

　国内において受動喫煙防止条例の疾病減少効果に関する研究調査が発表されている[6]．兵庫県受動喫煙防止条例施行後，条例施行前895例だった神戸市における急性冠症候群発生数が，施行後1年後830例（-7.3％），2年後792例（-11.5％）と有意に減少していた．神戸市では県内他地域と比較して条例の認知度と実施度が高かったことが，急性冠症候群減少に寄与したと考えられる．

表I-3-5 飲食サービス施設禁煙の有無別受動喫煙防止法の効果

健康影響	飲食サービス施設 喫煙可	飲食サービス施設 禁煙
早産	5％増加	5％減少
目鼻喉の刺激症状	30％減少	34％減少
小児喘息入院	25％増加	11％減少
急性冠症候群発症	8％減少	14％減少

(Jones MR, et al：Cardiovascular events following smoke-free legislations: An updates systematic review and meta-analysis. Curr Environ Health Rep, 1（3）：239-249, 2014)

▶文献

1) Lv X, et al：Risk of all-cause mortality and cardiovascular disease associated with secondhand smoke exposure：a systematic review and meta-analysis. Int J Cardiol, 15（199）：106-115, 2015.

2) Kim AS, et al：Exposure to secondhand smoke and risk of cancer in never smokers: A meta-analysis of epidemiologic studies. Int J Environ Res Public Health, 15（9）：1981, 2018.

3) Faber T, et al：Effect of tobacco control policies on perinatal and child health：A systematic review and meta-analysis. Lancet Public Health, 2（9）：e420-e437, 2017.

4) Rando-Matos Y, et al：Smokefree legislation effects on respiratory and sensory disorders: A systematic review and meta-analysis. PLoS One, 12（7）：e0181035, 2017.

5) Jones MR, et al：Cardiovascular events following smoke-free legislations: An updated systematic review and meta-analysis. Curr Environ Health Rep, 1（3）：239-249, 2014.

6) Sato Y, et al：Results of a prospective study of acute coronary syndrome hospitalization after enactment of a smoking ban in public places in Hyogo prefecture—Comparison with Gifu, a prefecture without a public smoking ban. Circ J, 80（12）：2528-2532, 2016.)

〔松崎 道幸〕

サードハンドスモーキング（三次喫煙）

Check!

1. 喫煙により排出されたタバコ煙が屋内設置物の表面に付着，あるいは再気化して空気中に拡散したものがサードハンドスモークであり，それらに経皮，経口，経気道的にばく露されることをサードハンドスモーキング（THS＝三次喫煙）と呼ぶ．

2. サードハンドスモークはいわゆるタバコ臭として感知され，ニコチン由来の発がん物質とシックハウス症候群を引き起こすベンゼン，トルエン，アセトンなど多くの有害化学物質を含む．

3. サードハンドスモークは，喘息発作，頭痛，めまい，体調不良などの急性症状を引き起こす．

4. サードハンドスモークへの慢性ばく露が，DNA損傷，糖尿病，脂質異常症，脂肪肝，創傷治癒遅延，多動症などを引き起こすことが動物実験で明らかにされている．

1　サードハンドスモーキングとは

　屋内や車内での能動喫煙（firsthand smoking）で排出されたタバコ煙は非喫煙者に吸い込まれる（secondhand smoking）だけでなく，内装と家具などの表面に付着したのち再び気化する．物の表面に付着したタバコ煙成分が経皮的経口的に，また再気化したタバコ煙成分が経気道的に非喫煙者の体内に入ることを thirdhand smoking という．この用語は2009年に Winickoff らが提唱した[1]．経皮・経口的ばく露は smoking ではないが，smoking 由来の有毒物質にばく露されるという意味で smoking と表現している．現在健康への影響が精力的に研究されている．本項では，物の表面に付着あるいは再気化したタバコ煙成分の両方をサードハンドスモークと呼ぶ．

2　サードハンドスモークの成分

　サードハンドスモークには，ニコチンに由来する発がん物質と多種類の有害化学物質が含まれている．タバコ臭として感知されるサードハンドスモークを分析すると，副流煙のガス状成分とほぼ同一のベンゼン，トルエン，アセトン，スチレン，ニコチンなどの化学物質が検出される（図Ⅰ-3-1）[2]．これらは目，鼻，のどの粘膜刺激症状，頭痛，めまい，吐

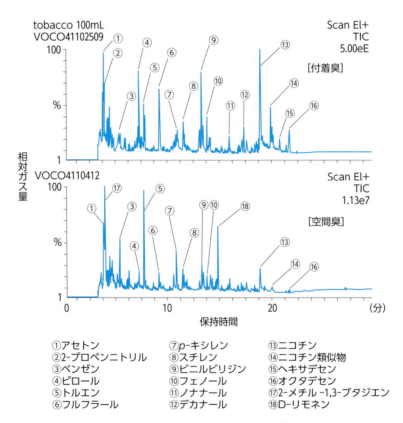

図Ⅰ-3-1　サードハンドスモーク（付着臭）と環境タバコ煙（空間臭）の成分

（Morikita H：A simplified method for estimating intensity of the lingering cigarette odor. J. Japan Association on Odor Environment 38（4）：280-286, 2007）

3. 受動喫煙による疾患と対策

表I-3-6 NNAL（タバコ特異ニトロサミンの
尿中代謝産物）レベル

対　象	NNAL（pg/ml）
サードハンドスモークばく露マウス	35
喫煙者のいる家庭の乳幼児（0.5〜4歳）	44
受動喫煙あり非喫煙者	2〜20
喫煙者	400〜600

（Martins-Green M, et al：Cigarette smoke toxins deposited on surfaces：
implications for human health. PLoS One, 9（1）：e86391, 2004）

き気，倦怠感などの身体症状，喘息発作や化学物質過敏症の発病・悪化を引き起こす．タ
バコ臭ばく露によって非喫煙者に体調不良がもたらされるのはこのためである．

　喫煙の行われていた室内の家具，カーテン，カーペット，日用品などの表面に付着した
サードハンドスモークのニコチンは，環境中の亜硝酸との光化学反応により発がん物質
（タバコ特異ニトロソアミン）に変化する．タバコ特異ニトロソアミンの尿中代謝産物
NNALはサードハンドスモークばく露の生体マーカーである．サードハンドスモークの
付着した玩具や家具をなめたり触ったりする乳幼児のNNALレベルは同じ環境に同居す
る大人よりも高くなっており，乳幼児はサードハンドスモークにより大きな健康影響を受
けることを示している（表I-3-6）[3]．

　過去に喫煙の行われていた車両を禁煙としても，内装やエアコン回路内に付着したサー
ドハンドスモークの再気化によりサードハンドスモーク汚染が続く．喫煙者の住んでいた
住宅をクリーニングし，カーペット交換，内装再塗装の2〜3か月後でも，室内の表面・ほ
こり・非喫煙者手指のニコチン量は，非喫煙住宅の5〜7倍となっており，喫煙停止6か月
後もサードハンドスモークは存在し続ける[4]．

3　サードハンドスモークの生体影響

　サードハンドスモークには遺伝毒性がある．サードハンドスモークに含まれるNNAL
はDNAストランド切断をもたらすことが証明されている[5]．

　さらに，喫煙者のいる家庭と同じレベルのサードハンドスモークばく露を受けたカーテ
ン・カーペット小片を飼育ケージに挿入してマウスを観察したところ，肝硬変，肝臓がん
の素地となる非アルコール性脂肪肝が発生していた．またHDL低下，LDL増加，空腹時
血糖増加，インスリン感受性低下が観察され，動脈硬化と糖尿病を促進することが明らか
となった．肺組織コラーゲンと炎症サイトカインの高度の増加がみられ，肺線維症，慢性
閉塞性肺疾患，気管支喘息などの呼吸器疾患発病リスクが高まることも示された．サード
ハンドスモークにさらされたマウスでは，喫煙者の創傷治癒過程にみられるものと同様の
治癒遅延が観察された．サードハンドスモークばく露マウスは非ばく露マウスでは観察さ
れない多動性がみられた．これは小児が受動喫煙によりADHDなどの行動異常が増加す
るという臨床知見と合致しており，サードハンドスモークばく露が脳神経系への影響がも

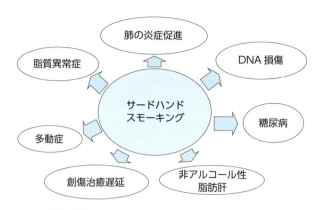

図 I-3-2 サードハンドスモークの生体影響

(Martins-Green M, et al：Cigarette smoke toxins deposited on surfaces：implication for human health. PLos One, 9 (1)：e86391, 2014)
(Hang B, et al：Thirdhand smoke causes DNA damage in human cells. Mutagenesis, 28 (4)：381-391, 2013)

たらすおそれがあることを示唆している（図 I-3-2）[3]．

4　サードハンドスモークの対策

　サードハンドスモーク問題を解決するために必要な対策の第一は受動喫煙をなくすことである．喫煙によって屋内気が汚染されなければ，サードハンドスモークも発生しない．このためには，包括的受動喫煙防止法を作り実行することが重要である．

　第二に，過去に喫煙の行われていた施設や車両内への立ち入りを避けることである．サードハンドスモークは屋内や車内の禁煙後数か月を経ても検出される．また，住宅や車両を禁煙としても，喫煙者によるサードハンドスモークの持ち込みによって，同居者，同乗者に慢性のサードハンドスモークが発生する．特に大人より大きな影響を受ける乳幼児や小児をサードハンドスモークの存在する車両に乗せるべきでない．

　第三に，タバコ臭に影響を受けやすい方，気管支喘息や化学物質過敏症の方に大きな体調不良をもたらす恐れがある急性のサードハンドスモークばく露を予防する対策を講ずる必要がある．急性サードハンドスモークはタバコ臭を発散する喫煙者に接近遭遇するあるいは喫煙施設内での業務，滞在を余儀なくされる場合に生ずる．急性サードハンドスモークをなくすためには，休憩時間を含む業務中はタバコ使用を行わないというルールを作ること，未成年者，若年女性，中高年者などタバコ煙による影響を受けやすい人々が喫煙区域で業務を行うことを禁止する法的措置が必要である．

　サードハンドスモーク問題は，マナーやエチケットの問題でなく，有害化学物質と発がん物質へのばく露を是とするか否かの問題である．無煙タバコ使用者の住宅内に沈着した粉じんのニコチンレベルが喫煙者のいる家庭と有意差がないこと[6]，加熱式タバコのニコチンイールドがシガレットと同じかそれ以上である事実をみると，タバコ使用に由来する有害物質へのばく露をなくするためには，紙巻タバコだけにとどまらず，いかなる形のタバコ製品使用もできる限り規制する必要がある．

3. 受動喫煙による疾患と対策

▶文献

1) Winickoff JP, et al：Beliefs about the health effects of "thirdhand" smoke and home smoking bans. Pediatrics, 123（1）：e74-79, 2009.
2) Morikita H, et al：A simplified method for estimating intensity of the lingering cigarette odor. J. Japan Association on Odor Environment, 38（4）, 280-286, 2007.
3) Martins-Green M, et al：Cigarette smoke toxins deposited on surfaces: implications for human health. PLoS One, 9（1）：e86391, 2014.
4) Matt GE, et al：When smokers quit: exposure to nicotine and carcinogens persists from thirdhand smoke pollution. Tob Control, 26（5）：548-556, 2016.
5) Hang B, et al：Thirdhand smoke causes DNA damage in human cells. Mutagenesis, 28（4）:381-391, 2013.
6) Whitehead TP, et al：Levels of nicotine in dust from homes of smokeless tobacco users. Nicotine Tob Res, 15（12）：2045-2052, 2013.

〔松崎 道幸〕

化学物質過敏症

Check!

1. 化学物質過敏症とは，ホルムアルデヒドなどの化学物質に大量もしくは長期間ばく露後，ごく少量の化学物質に敏感に反応して，頭痛，筋肉痛，倦怠感などの非特異的な多臓器症状を呈する疾患である．

2. 本疾患の原因の1つとしてタバコ煙に含まれているさまざまな化学物質があり，受動喫煙症としても注目されている．特に，近年，急増する加熱式タバコによる本疾患への影響が懸念されている．

3. 本疾患は他覚的所見に乏しく，その名称，疾患概念，病態，診断，治療についていまだ統一された見解が得られていないため，充分な理解が得られていない．

4. 一方，受動喫煙により本疾患を発症して，苦しんでいる多くの患者が存在するのも事実である．

　紙巻タバコの先端から立ち上る副流煙と喫煙者が吐き出す呼出煙の混合物を環境タバコ煙（environmental tobacco smoke：ETS）と呼ぶ．ETSには化学物質過敏症の原因となるホルムアルデヒド，ベンゼン，トルエン，フェノールなどの化学物質が5,300種類以上含まれており，かつ，低温で燃焼しているため，単位重量あたりの有害物質の含有量は喫煙者が吸引する主流煙よりも高い．たとえばホルムアルデヒドの含有量は，副流煙では主流煙のおよそ50倍多い．他人のタバコの煙が目にしみたり，喉がいがらっぽくなったり，せき込んだりすることは，誰もが経験していることである．まして，微量の化学物質に敏感に反応する化学物質過敏症患者にとっては，受動喫煙により日常生活を送ることすら困難となる．すなわち，本疾患の予防・治療のためには，タバコ煙にばく露されることのないタバコのない社会の実現が重要である．

Ⅰ　喫煙の医学

1　疾患概念

　化学物質過敏症とは，慢性に，または大量の化学物質の急性ばく露後に，きわめて微量の化学物質（特に空気汚染物質）に敏感に反応し，自律神経系の機能異常を中心とした多彩な症状を呈する，中毒やアレルギーとは異なる概念の疾患である．1987年，Cullen[1]は「過去にかなり大量の化学物質に一度接触し，急性中毒症状が発現した後や，有害化学物質に長期にわたり接触した場合，次の機会にかなり少量の同種または同系統の化学物質に再接触した場合にみられる不快な臨床症状」を多種化学物質過敏症（multiple chemical sensitivity：MCS）と呼んだ．わが国では，石川らが提唱した化学物質過敏症（chemical sensitivity）の名称が一般に用いられている．化学物質過敏症の原因物質として，タバコ煙（ETS）の他に，食品添加物，揮発性有機化合物，殺虫剤，防腐剤，農薬などが知られている．1999年，本疾患の病態解明および治療法の開発のために，わが国で初めての化学物質過敏症患者を対象とした臨床環境医学センターが北里大学北里研究所病院に設立された[2]．

　化学物質過敏症は，疾患概念や名称の使用などをめぐってシックハウス症候群と混同されがちである．シックハウス症候群とは，シックビル症候群に由来する和製英語であり，単一の疾病を示す用語ではなく，「住まい（sick house）に由来する頭痛，めまい，吐き気，皮膚障害，鼻炎，呼吸器障害などさまざまな健康障害の総称」とされる．すなわち，シックハウス症候群では特定の建築物・場所で症状が現れ，その場所を離れると軽快し，そのような場所では多くの人に主として皮膚・粘膜症状が現れる．一方，化学物質過敏症では建築物とは必ずしも関係がなく，ごく少数の人に多彩な症状が現れる．化学物質過敏症はシックハウス居住者以外にも，職場でのタバコ煙（ETS）にばく露した会社員やタクシー運転手，美容師や化学製品の製造業などの職業的に高濃度の化学物質に触れる人にもみられる．このように，化学物質過敏症は健康な人ならば問題がない低濃度の化学物質でも症状が出ることから，住居の改善をしただけでは解決せず，周囲の理解や医学的支援が重要である．なお，医療保険病名としてシックハウス症候群は2002年に，化学物質過敏症は2009年に認められ，各疾患の対策を進めるうえで大きな一歩となった．

2　発症機序

　本症の発症機序にはリンパ球機能異常，ビタミンB欠乏，薬物代謝酵素異常，神経原性炎症などの諸説があり，統一された見解は得られていない．大量の化学物質の急性ばく露や低濃度の化学物質の慢性反復性ばく露により，総量（総身体負荷量：total body load）が各個人の適応能力を超えると発症すると考えられている．

3　臨床症状

　自律神経の失調症状が主体であり，頭痛，筋肉痛，倦怠感，疲労感，微熱，めまい，まぶしさ，目のかすみ，不眠，集中力の低下など多彩である[3]．また，眼，鼻，耳，皮膚，呼吸器，循環器，消化器，神経など広範囲に及ぶ症状が出現する．本疾患は女性に多く，不

定愁訴といわれるさまざまな症状を訴えるため，自律神経失調症，更年期障害，ノイロー
ゼ，神経過敏症，アレルギーなどと診断されていることが多い．一般的な血液検査は診断
の手がかりとならない．本疾患患者の血液中の好酸球数やIgE値は正常であることが多
いことからも，本疾患が非アレルギー性疾患であることがうかがえる．

本疾患の臨床的特徴として，①刺激を繰り返し受けると症状が消失したり（適応現象），
②逆にその刺激から離れると新たな症状が出現することがある（離脱現象），③同じ刺激を
受けているとその刺激物に近づいただけで症状が出たり，当初の原因物質以外の化学物質
にも敏感に反応するようになり（拡散現象：spreading phenomenon），MCSへと至るこ
とがある，④同じ刺激で別の症状が出る（switch現象）などがある．

4 診断基準

化学物質過敏症の主訴は多臓器にわたる自覚症状であり，特異的な他覚所見や検査所見
に乏しいため，診断に苦慮することが多い．現在，わが国で用いられている化学物質過敏
症の診断基準を表I-3-7に示す[4]．化学物質のばく露歴の有無と症状の再現性，他の慢性
疾患の除外が重要である．検査所見については神経眼科的検査が主体であり，一般の医療
機関で実施しにくいのが本診断基準の難点である．

化学物質過敏症は，受動喫煙症として，慢性受動喫煙症（レベル4）に分類されている[5]．
急性受動喫煙症の診断には，非喫煙者がタバコの煙にばく露した事実があればよく，①症
状の出現が受動喫煙ばく露開始後に始まり，②その症状が受動喫煙の停止とともに消失す

（I）主症状
　① 持続あるいは反復する頭痛
　② 筋肉痛あるいは筋肉の不快感
　③ 持続する倦怠感，疲労感
　④ 関節痛
（II）副症状
　① 咽頭痛
　② 微熱
　③ 下痢・腹痛，便秘
　④ 羞明，一過性の暗点
　⑤ 集中力・思考力の低下，健忘
　⑥ 興奮，精神不安定，不眠
　⑦ 皮膚のかゆみ，感覚異常
　⑧ 月経過多などの異常
（III）検査所見
　① 副交感神経刺激型の瞳孔異常
　② 視覚空間周波数特性の明らかな閾値低下
　③ 眼球運動の典型的な異常
　④ SPECTによる大脳皮質の明らかな機能低下
　⑤ 誘発試験の陽性反応

◎化学物質過敏症と診断：他の慢性疾患の除外が前提
　　① 主症状2項目＋副症状4項目
あるいは
　　② 主症状1項目＋副症状6項目＋検査所見2項目

表I-3-7　化学物質過敏症の診断基準

（石川　哲，他：化学物質過敏症の診断基準について．日本医事新報，3857：25-29, 1998）

る，③タバコ煙以外の有害物質のばく露歴がない，の３点があれば可能性が高い．また，慢性受動喫煙症の診断には，急性受動喫煙症を繰り返しているうちに，受動喫煙ばく露期間を越えて症状が持続するようになれば，慢性受動喫煙症（レベル４）と診断できる．

5 鑑別診断

慢性疲労症候群，不安神経症，心身症，うつ病，更年期障害などがあげられる．これらの疾患と化学物質過敏症との最大の相違点は，微量な化学物質のばく露により症状の悪化が認められる点である．

6 治療

治療の基本は環境の改善であり，現在，根本的な治療法はない．化学物質の体内への侵入の減少をはかることと，化学物質の体外への排出をはかることである．すなわち，敷地内や建物内禁煙など可能な限り受動喫煙を回避し，①日用品を含め有害化学物質の使用を避け，建材の交換，換気効率の改善に努め，原因物質から遠ざかる（総身体負荷量の軽減），②ビタミン C，E などの抗酸化剤やタウリン，コエンザイム Q_{10}，グルタチオンなどの解毒剤などにより，化学物質の代謝を促進する，③軽い運動や入浴により新陳代謝を盛んにして発汗を促し，化学物質を体外へ排出する，などの対症療法が中心となる．

化学物質過敏症の診断には患者の訴える多彩な愁訴に耳を傾け，「他人のタバコの煙を吸ったり，浴びたりすることがありますか」など，患者の生活環境に注目する姿勢が診断の第一歩となる．近年，急増している加熱式タバコ[6]は，従来の紙巻タバコに比べて臭いが少ないため受動喫煙からの回避が難しく，今後，化学物質過敏症患者が増えることが予想される．したがって，わが国全体の禁煙を推進すると同時に，われわれ医療者側も化学物質過敏症の病態や対処法を十分に理解しておく必要がある．

▶文献

1) Cullen MR：The worker with multiple chemical sensitivities: an overview. Occup Med, 2 (4)：655-661, 1987.
2) 土本寛二, 他：化学物質過敏症に対する専門機関の設立 —当院における臨床環境医学センターの概要について—. 臨床環境, 8 (1)：35-37, 1999.
3) 鈴木幸男, 他：化学物質過敏症の３症例 —診断および治療—. アレルギーの臨床, 25 (1)：49-52, 2005.
4) 石川 哲, 他：化学物質過敏症の診断基準について. 日本医事新報, 3857：25-29, 1998.
5) 日本禁煙学会：(http://www.jstc.or.jp/uploads/uplloads/files/%20%20E5%8F%97E5%8B%95%E5%96%AB%E7%85%99%E7%97%87%E8%A8%BA%E6%96%AD%E5%9F%BA%E6%BA%96version2%20.xlsx281%29.pdf)
6) 鈴木幸男：わが国における電子タバコの現状と問題点. 臨床環境医学, 26 (1)：24-30, 2017.

〔鈴木 幸男〕

3. 受動喫煙による疾患と対策

D PM2.5 と受動喫煙

Check!

1 PM2.5 が 10 μg/m³ 増加すると，急性死亡が 1 %，年間死亡が 6 %増加する．

2 PM2.5 は 35 μg/m³ 以下が望ましい．完全禁煙でない飲食サービス施設の PM2.5 は数百 μg/m³ に達する．

3 屋外の飲食施設でも無視できないレベルの PM2.5 ばく露が発生している．

4 加熱式タバコからも紙巻タバコの 25 %のサブミクロン微粒子が発生しており，ばく露者の半数に気分不良と粘膜刺激症状が引き起こされる．

1 PM2.5 と死亡率

大気汚染と，さまざまな疾患の死亡率の関連を表す指標の 1 つが PM2.5 である．これは 1 m³ 中の直径 2.5 ミクロン以下の微粒子重量（μg/m³）である．年間の PM2.5 レベルが 10 μg/m³ 増加するごとに，全死亡率が 6 %，心肺疾患死亡率が 9 %，肺がん死亡率が 14 %増加する．急性短時間ばく露（24 時間以内）の場合の死亡リスクは各々となる．WHO は PM2.5 の許容限度を，年間平均で 10 μg/m³，24 時間あたり 25 μg/m³ としている（表 I-3-8）[1]．

表 I-3-8　PM2.5 10 μg/m³ 増加毎の死亡率増加

疾患	急性ばく露（24 時間）	慢性ばく露（1 年間）
全死亡	1 %	6 %
心肺疾患死	1.5 %	9 %
肺ガン死	2.3 %	14 %

（WHO：WHO Air quality guideline for particulate matter, ozone, nitrogen dioxide and sulfur dioxide.Global update 2005. Summary of risk assessment）

アメリカ環境保護局[2]は屋外大気の質を PM2.5 について分類して，対応する注意と警告を述べている（表 I-3-9）[2]．

2 屋内の PM2.5

非喫煙家庭の PM2.5 は 20 μg/m³ 前後だが，喫煙あり家庭ではおよそ 50 μg/m³ である．これは小児，高齢者および疾患を抱える人々の健康を脅かすおそれのある「有害」レベルである．完全禁煙とされていない日本の飲食サービス施設内の PM2.5 はけた違いに高い（図 I-3-3）．「分煙」店の禁煙席では，数百 μg/m³ に達し，「きわめて危険」という最

107

I 喫煙の医学

表 I-3-9　アメリカ環境保護局の屋外空気の質分類と注意警告

空気の質レベル	PM$_{2.5}$ ($\mu g/m^3$)	影響の説明	注意警告
Hazardous 極めて危険	250〜500	心肺疾患患者と高齢者に深刻な病状悪化と死亡率増加が引き起こされる．健常人にも深刻な呼吸器疾患の増加が引き起こされる	すべての人々：すべての屋外での運動を中止すること 影響を受けやすい人々：屋内にとどまり，運動も控えること．屋内の汚染を減らす対策を行うこと
Very Unhealthy 極めて有害	150〜250	心肺疾患患者と高齢者の病状悪化と死亡率増加が著明に増加する．健常人の呼吸器疾患が著明に増加する	影響を受けやすい人々：すべての屋外運動を中止し，屋内にとどまること 健康な人々：長時間の運動を中止すること．屋内あるいは汚染の少ない場所での運動を考慮する
Unhealthy 有害	55〜150	心肺疾患患者と高齢者で，さらに病状が悪化し死亡率が増加する．健常人で呼吸器疾患が増加する	影響を受けやすい人々：長時間の屋外運動を中止し，屋内にとどまること 健康な人々：長時間の屋外運動を減らし，休息を多くとること
Unhealthy for Sensitive Groups 弱者に有害	35〜55	病弱な者に呼吸器症状が発生するおそれが増す．心肺疾患患者と高齢者で病状の悪化と死亡率の増加が引き起こされる	影響を受けやすい人々（心肺疾患患者，高齢者，小児，10代の若者など）：長時間の屋外運動を減らすこと．休憩を多くとり，軽い活動とする 喘息患者：発作時すぐに吸入などを行うこと 心臓病患者：動悸，息切れ，呼吸困難発生時はすぐに病院に行くこと
Moderate おおむね良好	12〜35	特に病弱な者に呼吸器症状が発生するおそれあり	特に影響を受けやすい人々：長時間の屋外運動を減らすことが望ましい．咳や息切れに注意
Good 良好	0〜12	健康影響はほとんどない	なし

（Air Now：Air quality guide for particle pollution）

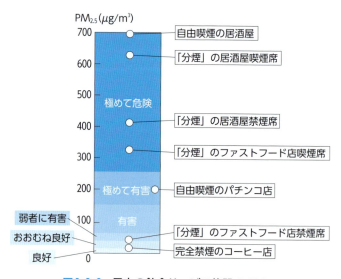

図 I-3-3　日本の飲食サービス施設のPM$_{2.5}$

悪レベルの空気の質となっており,「分煙」がまったく安全と健康を保証する対策となっていないことは明らかである.

3 　自動車内の $PM_{2.5}$

　狭い車内で喫煙が行われた場合,タバコ煙濃度は極めて高くなる.時速50キロで走行中車内で1時間に3本喫煙が行われた場合の車内 $PM_{2.5}$ は,全窓閉鎖＋エアコンオフで $490\,\mu g/m^3$,全窓閉鎖＋エアコン最大で $303\,\mu g/m^3$,助手席窓開放＋エアコン停止で $97\,\mu g/m^3$ となった.前方窓開放＋後方窓閉鎖の場合,後部座席の非喫煙者の血中コチニンは4倍,尿中コチニン6倍以上,タバコ煙由来発がん物質の指標である尿中NNAL濃度は27倍となった[3].健康に有害な $PM_{2.5}$ ばく露を防ぐには自動車内を完全禁煙にする必要がある.

4 　屋外飲食施設の $PM_{2.5}$

　屋外の飲食施設で,常に1人以上が喫煙している屋外の飲食施設で8時間勤務した従業員は約 $60\,\mu g/m^3$ の $PM_{2.5}$ にばく露され,勤務時間中の全死亡リスクは6％増加する.年間平均超過 $PM_{2.5}$ は $12\,\mu g/m^3$ となり,通年の死亡リスクも6％増となる[4].したがって,屋外の飲食施設においても,屋内で働く従業員と等しく受動喫煙からの保護を保証する必要がある.受動喫煙防止対策を屋外施設に拡大することにより,若い世代のタバコ使用予防と大人のタバコ消費の抑制も期待できる.

5 　加熱式タバコ

　加熱式タバコからも有害な微粒子が発生する.アイコス使用者から2メートル離れた場所でも,シガレット使用時の25％の濃度でサブミクロン微粒子が検出された.加熱式タバコのエアロゾルにさらされた者の半数が,目やのどの痛みと気分不良を訴えていた[5].禁煙の施設では加熱式タバコ使用も禁止すべきである.

▶文献

1) WHO：WHO Air quality guidelines for particulate matter, ozone, nitrogen dioxide and sulfur dioxide Global update 2005. Summary of risk assessment（http://whqlibdoc.who.int/hq/2006/WHO_SDE_PHE_OEH_06.02_eng.pdf）.

2) Air Now：Air quality guide for particle pollution（https://www.airnow.gov/index.cfm?action＝pubs.aqguidepart）.

3) Raoof SA, et al：A systematic review of secondhand smoke exposure in a car: Attributable changes in atmospheric and biological markers. Chron Respir Dis, 12（2）：120-131, 2015.

4) Licht AS, et al：Secondhand smoke exposure levels in outdoor hospitality venues: a qualitative and quantitative review of the research literature. Tob Control, 22（3）：172-179, 2013.

5) Protano C, et al：Second-hand smoke exposure generated by new electronic devices（IQOS® and e-cigs）and traditional cigarettes: submicron particle behaviour in human respiratory system. Ann Ig, 28（2）：109-112, 2016.

〔松崎　道幸〕

I 喫煙の医学

 E 受動喫煙症の診断・治療・予防

> *Check!*
>
> **1** 受動喫煙症とは，タバコ煙の混じった空気を吸い込むことを余儀なくされた非喫煙者に生じる急性，慢性の体調不良および受動喫煙関連疾患の総称である．
>
> **2** タバコ煙にさらされた者なら誰にでも起こる危険がある．
>
> **3** 加熱式タバコのエアロゾルおよびサードハンドスモークへのばく露によっても受動喫煙症が発症する．
>
> **4** 詳細な病歴聴取が本症診断の基本である．
>
> **5** わが国では化学物質過敏症に該当する病状を呈する者が少なくない．
>
> **6** 受動喫煙を続けたままで，受動喫煙症を治すあるいは軽くする薬はない．100％完全禁煙だけが唯一の「治療法」である．

　タバコの煙にさらされた非喫煙者には，直ちに不快感，悪臭ストレス，頭痛，めまい，目・鼻・喉・気管支の刺激症状が生じる．これは，タバコの煙に，悪臭防止法が規制する特定悪臭物質22種のうち9種類（アンモニア，アセトアルデヒド，ノルマルブチルアルデヒド，イソブチルアルデヒド，ノルマルバレルアルデヒド，イソバレルアルデヒド，トルエン，スチレン，キシレン），厚生労働省が濃度指針値を定めているシックハウス症候群関連物質13種のうち5種類（ホルムアルデヒド，アセトアルデヒド，トルエン，キシレン，スチレン）をはじめ多種類の化学物質が含まれているためである．受動喫煙の感覚器官経由の急性症状は，これらをはじめとする5,300種以上の化学物質へのばく露によって生じる．

　受動喫煙が長期化すると，動脈硬化，呼吸器官のリモデリング，発がんのプロセスが進行し，さまざまな慢性受動喫煙症が引き起こされる．

　最終的に非喫煙者の大半に，受動喫煙によってさまざまな体調不良が生じる．図I-3-4 に主な受動喫煙関連疾患を示す．

　繰り返す受動喫煙を我慢しているうちに，通常の就労や家庭生活が不可能になる化学物質過敏症（chemical sensitivity：CS）あるいは，悪性腫瘍・循環器疾患などの生命にかかわる病気が発病することも少なくない．日常生活の受動喫煙は，非喫煙者の全死亡リスクを十数％から最大75％高めることが明らかにされている（『受動喫煙の影響』の項，p.94参照）．多くの国では，受動喫煙を法律で厳しく禁止しているが，わが国でも，これほど死亡リスクの高まる健康危険因子である受動喫煙を，強制力のある法律で規制することが喫緊の課題となっている．

　受動喫煙症の分類と診断基準を表I-3-10 に示した．

3. 受動喫煙による疾患と対策

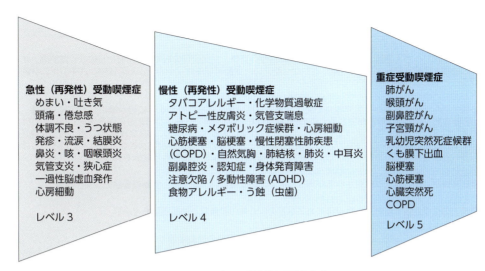

図 I-3-4 主な受動喫煙関連疾患

表 I-3-10 受動喫煙症の分類と診断基準

前提条件：非喫煙者であること．受動喫煙にはサードハンドスモーキングを含む．受動喫煙はタバコ煙あるいはタバコ臭を嗅ぐことでおこる．電子タバコ，加熱式タバコなどの新型タバコによって起こる病態も，受動喫煙症に含まれる．また，もともと特定の疾患を有している患者が受動喫煙ばく露によって症状増悪・再燃・再発した場合も，受動喫煙症に含まれる．「受動喫煙症の分類と診断基準」については，2005年に日本禁煙学会，禁煙医師連盟・診断基準委員会で策定したものを2016年10月に日本禁煙学会で全面改訂したもの．

	診　断	症状・疾患
レベル0 正　常	非喫煙者で受動喫煙の機会がない．	なし
レベル1 無症候性急性受動喫煙症	タバコ煙に急性ばく露の病歴があるが症状はない．	なし
レベル2 無症候性慢性受動喫煙症	タバコ煙に慢性的にばく露しているが症状はない．	なし
レベル3 急性（再発性）受動喫煙症	①症状の出現（増悪）が受動喫煙ばく露開始（増大）後にはじまった． ②疾患の症状が受動喫煙の停止（軽減）とともに消失（改善）し，受動喫煙がなければいつまでも無症状（安定）．	めまい，吐き気，倦怠感，流涙，結膜炎・鼻炎・咳・咽喉頭炎・気管支炎，発疹，頭痛，狭心症，心房細動，一過性脳虚血発作，体調不良，うつ症状など
レベル4 慢性（再発性）受動喫煙症	急性受動喫煙症を繰り返しているうちに，受動喫煙ばく露期間を超えて症状または疾患が持続するようになったもの．	タバコアレルギー，化学物質過敏症，アトピー性皮膚炎，気管支喘息，糖尿病，メタボリック症候群，心房細動，心筋梗塞，脳梗塞，COPD，自然気胸，肺結核，アルツハイマー病，小児の肺炎・中耳炎・副鼻腔炎，喘息，身体発育障害，注意欠陥/多動性障害（ADHD），乳幼児の食物アレルギー，肺炎など
レベル5 重症受動喫煙症	急性・慢性受動喫煙症の経過中に，致死的な病態または重篤な後遺障害の合併に至ったもの．	悪性腫瘍（特に肺がん，喉頭がん，副鼻腔がん，子宮頸がんなど），乳幼児突然死症候群，くも膜下出血，脳梗塞，心筋梗塞，心臓突然死，COPDなど

1 診断のポイントとプロセス

　職場などで受動喫煙があり，体調が悪くなった，あるいは悪くなりそうだと予測された場合，まず，一刻も早く医療機関を受診し，受動喫煙症の診断を受けることが最も大事である．

I　喫煙の医学

表I-3-11　受動喫煙症診断のポイントとプロセス

1. **受動喫煙の場所・期間・頻度・程度を詳しく聞く**
   職場，飲食サービス施設，家庭，屋外での受動喫煙の有無．受動喫煙の程度（1日あたりのばく露時間，オフィスの面積，喫煙者数など）．図に描くとわかりやすい．受動喫煙生体マーカーとして尿中・血中コチニン測定を行うこともあるが必須ではない．
2. **受動喫煙によってどのような体調不良・疾患が発生したか**
   多種多彩な症状と疾患が受動喫煙症で発生する．タバコ煙にさらされてすぐに目や喉の刺激症状・頭痛・めまい・吐き気・気分不快などが生じる．この急性症状は，タバコ煙にさらされるたびに再発増悪し，ついにはごくわずかなタバコ煙ばく露によっても，重い体調不良が出現するようになり，タバコ煙以外の煙，ガス，臭気に対しても，さまざまな不快な症状が出て日常生活に大きな支障が出る化学物質過敏症に移行することもしばしばみられる．目立った愁訴がなくとも，長期間の受動喫煙の末にがんや循環器疾患を発症することも少なくない．
3. **受動喫煙ばく露と症状の時間的関連があるか**
   受動喫煙がないと症状が緩和されるが再ばく露で増悪するという関連が，受動喫煙症の診断上重要．
4. **受動喫煙以外の有害因子ばく露の有無**
   業務上の化学物質・粉塵，自動車排気ガスなどのばく露の有無などは鑑別診断上必要．
5. **既往歴（アレルギー・精神疾患など）**
   患者さん自身の喫煙歴，小児期の受動喫煙歴．今回発病以前の受動喫煙での体調不良の有無．メンタルヘルス上の問題の有無などをチェックする．なお受動喫煙症に特定の病歴や「体質」が関連するという知見はない．
6. **重症度診断・鑑別診断**
   気管支喘息：スパイログラム（一秒率など），狭心症：心電図・胸部X線写真など．CS：厚生省長期慢性疾患総合研究事業アレルギー研究班の化学物質過敏症診断基準

　　その理由は，第一に，受動喫煙症が重症化してからでは治癒が非常に難しいこと，第二に，受動喫煙症が発症あるいは重症化した場合，管理者（雇用主など）に対して法的措置が必要となる場合があり，その際に，医師の診断書を呈示して管理者に受動喫煙症（あるいは発症のおそれ）であることを明確に通告しておくことがカギとなるからである．

　　表I-3-11に受動喫煙症診断のポイントとプロセスを示した．

　　実際に多くの人が悩まされている職場の受動喫煙問題では，「能動喫煙者や他の多くの非喫煙者が受動喫煙で体調不良になっていない，あなただけが特異体質だ」といわれることが多い．しかし実際には，大部分の非喫煙者は受動喫煙に不快を感じ，体調不良となっているが，それを我慢して表に出さないことが多い．

　　受動喫煙症の受診者に対しては，自己の症状を日記，メモ，メールの形でできるだけ詳しく記録しておくことが本症の確定診断上，重要であることを説明しておく必要がある．

診断書（職場の受動喫煙の場合）

患者　○○氏（生年月日）
病名　受動喫煙症（受動喫煙による気管支喘息および頭痛などの体調不良）
上記疾患のために，職場の完全禁煙が必要であり，それが実施されるまで休業治療が必要である．
診断理由
① （喫煙歴・既往歴）○○氏は非喫煙者である．これまでに特段の持病や病歴はなかった．
② （病状経過）貴社入社直後（年月日）から，職場でタバコの煙にさらされると，頭痛，動悸，吐き気，めまい，咳，喘鳴などが出現するようになった．
③ （ばく露と症状の関連）平日勤務の翌朝や，休日には体調が回復するが，再出勤後タバコ煙にさらされると症状が再発する．
④ （鑑別診断）職場の受動喫煙以外に ○○氏の症状を説明できる原因が見当たらない．
⑤ （休業と完全禁煙の必要性）喫煙室からのわずかなタバコ煙の漏れ，あるいは残留タバコ臭にばく露されても体調が悪化するおそれがある．対策が遅れると，受動喫煙症が重症化慢性化する危険がある．厚労省通達・労働安全衛生法・健康増進法に沿い，可及的速やかに貴職場の完全禁煙化が必要である．

診断年月日　医療機関名　診断医師名

図I-3-5　受動喫煙症診断書の例

受動喫煙症の診断書の一例を図 I-3-5 に示す．受動喫煙と症状の消長に時間的関連があることが診断のカギとなる．

とりわけ重要なことは，受動喫煙症の治療と再発防止のためには，「分煙」でなく「100％完全禁煙」が必須であることを明示することである．

本症の診断にあたっては，日本禁煙学会ホームページ（http://www.nosmoke55.jp/）掲載の「受動喫煙症の診断可能な医療機関」受診をお勧めする．

2 受動喫煙による化学物質過敏症

わが国では，職場の受動喫煙によって化学物質過敏症が発症する例があり，多くの裁判が行われてきた．筆者の把握している化学物質過敏症を発症した受動喫煙症患者 6 人の臨床的特徴をまとめると次のようになる[1]．

- ・年齢性別：すべて 30 代の男性 3 人，女性 3 人．
- ・受動喫煙場所：事務室（4），公用車（1），作業室（1）．5 名が長期間反復ばく露で発症．1 人が公用車内の高濃度のタバコ煙単回ばく露をきっかけに発症．
- ・6 人全員に共通する病歴・症状：発病前のアレルギー疾患，うつ病などの精神疾患，能動喫煙歴がない．発病以前に散発的に受動喫煙を受けたときの体調悪化歴がない．就労時受動喫煙を受けると体調が悪化し，休業日には症状が軽快，消失するが，休み明けに再ばく露すると症状が発生悪化する．受動喫煙症を発症してから，極低濃度のタバコ煙ばく露によっても症状が悪化し，さらにタバコ煙以外の煙，臭気でも体調不良が出現するようになった．

慢性ばく露だけでなく，一回の高濃度ばく露で発症する例があることに注意すべきである．

化学物質過敏症の存在そのものに疑問をもつ人もいると思うが，受動喫煙によって，きわめて体調が悪くなる非喫煙者が多いこと，そうした人々の臨床症状が厚生省研究班の化学物質過敏症診断基準[2]（『化学物質過敏症』の項，p.103 を参照）に列挙されたものと共通していること，受動喫煙の完全回避により症状が大きく緩和することなどが観察されており，受動喫煙により化学物質過敏症が発症したと診断できる症例に対して，受動喫煙の完全回避措置を含む迅速適切な措置が必要である．

3 サードハンドスモーキング

喫煙により排出されたタバコ煙が屋内設置物の表面に付着，あるいは再気化して空気中に拡散したものがサードハンドスモークであり，それらに経皮，経口，経気道的にばく露されることをサードハンドスモーキングと呼ぶ．

サードハンドスモークはいわゆるタバコ臭として感知され，ニコチン由来の発がん物質とシックハウス症候群を引き起こすベンゼン，トルエン，アセトンなど多くの有害化学物質を含む．

サードハンドスモーキングは喘息発作，頭痛，めまい，体調不良など急性症状を引き起

I　喫煙の医学

こす．サードハンドスモーキングへの慢性ばく露が，DNA 損傷，糖尿病，脂質異常症，脂肪肝，創傷治癒遅延，多動症などを引き起こすことが動物実験で明らかにされている．

屋内・車内が禁煙となってもサードハンドスモークは長期間残留するため，過去に喫煙の行われていた施設や車両の使用，滞在はできるだけ避ける必要がある．

4　受動喫煙症の治療

受動喫煙の完全停止，すなわち職場などの完全禁煙化（100 ％スモークフリー）のみが受動喫煙症の唯一の治療法である．「分煙」では，タバコ煙の漏れが防げず，受動喫煙症防止にはまったく役立たない．

受動喫煙をなくさずに，薬物あるいは心理療法などで受動喫煙症を緩和ないし治癒させることは不可能である．また「受動喫煙に慣れる」ことも不可能である．

受動喫煙完全除去を前提として，それぞれの病態に合った治療（例：気管支喘息なら吸入ステロイド）を行う．化学物質過敏症を発症した場合には，個別症状に適応のある薬剤投与が行われることもある．

5　受動喫煙症の予防

国レベルの受動喫煙防止法が実施された翌年から，心疾患や呼吸器疾患発症が著明に減少した国が数多くある（『受動喫煙の影響』の項 p.94 参照）．これはとりもなおさず，受動喫煙によって実に多くの非喫煙者が心臓病などで急死していることを意味している．したがって，働く者は，業務上出入りしなければならない場所にタバコ煙汚染があると判明した時点で，その施設の完全禁煙を雇用主に速やかに要請する必要がある．また，雇用主は，受動喫煙被害を申告する者がいない段階でも，屋内の受動喫煙を完全に除去する対策を速やかに講ずるべきである．受動喫煙による急死や体調不良が発生してからでは，医学的にも社会的にも「手遅れ」であることを肝に銘じて，受動喫煙問題に向き合う必要がある．禁煙の場所では，加熱式タバコの使用も禁止する必要がある．また，サードハンドスモークの残留する施設，車両の利用は避けるべきである．

▶文献

1) 松崎道幸：Multiple chemical sensitivity due to passive smoking: a unique Japanese syndrome?　第 10 回アジア太平洋タバコ対策会議．2013.

2) 厚生省長期慢性疾患総合研究事業アレルギー研究班：化学物質過敏症パンフレット．

3) 石上真由：柔軟剤（洗濯仕上げ剤）による防臭効果．におい・かおり環境学会誌，36（2）：90-95,2005（https://www.jstage.jst.go.jp/article/jao/36/2/36_2_90/_pdf）.

〔松崎　道幸〕

受動喫煙防止法による効果

> **Check!**
>
> 1. 欧米の研究では，受動喫煙防止法は受動喫煙の減少を介して施行直後より非喫煙者，過去喫煙者ならびに喫煙者の急性冠症候群（急性心筋梗塞および不安定狭心症）発症を減少させる[1〜5]．受動喫煙による健康被害のメタ解析によれば，受動喫煙の法的規制は狭心症，心臓突然死のみならず，脳卒中，喘息，肺感染症による入院も減少させ，かつその効果は規制に例外を設ける"部分的かつ分煙可"より，レストラン，バーなどを含めた全地域を対象とする罰則付きの例外なき建物内全面的禁煙という法的規制で明確になる[4]．
>
> 2. わが国においてはこれまでデータがなかったが，兵庫県受動喫煙防止条例（国の法的規制は法，自治体の場合は条例）前後で実施された研究では以下のように欧米と同様の結果であった[6,7]．
>   ① "部分的かつ分煙可"という兵庫県受動喫煙防止条例は心臓病の予防効果を全体では示さなかった[6]．しかし，神戸市のように明らかに減少（11.5 %）した地域があった[6]．
>   ② 減少した地域（神戸市）では，そうでない地域（尼崎市）と比較し，条例の認識率も全面禁煙率も有意に高値であった[7]．従って，"部分的かつ分煙可"という条例でも啓発活動などで一般市民に徹底すれば予防効果が期待できるが，明らかな予防のためには，飲食店・バー・居酒屋などに至るまで例外なきかつ罰則付きの建物内完全禁煙という国際的にスタンダードな法的規制が必要と思われる[7]．

1 海外での受動喫煙防止法の衝撃

受動喫煙は能動喫煙と同様に，肺がん，COPD（慢性閉塞性肺疾患），心筋梗塞などさまざまな疾患のリスクファクターであることがいわれてきた．能動喫煙では能動喫煙の量ならびに期間の長さと各種疾患のリスクの程度が正の相関を示すのみならず，能動喫煙の禁止すなわち禁煙はその期間の長さとともにリスクの程度が減少し，能動喫煙がリスクファクターであることは疑う余地がない．しかし受動喫煙は，有意差があるとはいえ，能動喫煙よりリスクの程度が低く，かつ量的関係や期間の長さが能動喫煙と比較し，検証しにくい．さらに，受動喫煙を防止した場合，各種疾患を本当に減少させるかというデータがこれまで十分ではなかった．

しかし近年，欧米から，公共の場ならびに職場の受動喫煙の法的な全面的規制により急性冠症候群（心筋梗塞ならびに不安定狭心症），心臓突然死，脳卒中，呼吸器疾患による入院，さらに救急車の出動回数が減少することが次々と報告されている[1〜5]．今や，受動喫煙が各種疾患の主要なリスクファクターのひとつであり，受動喫煙の法的規制が国民の健康被害予防に必須であることが明らかとなっている．

2 受動喫煙防止法施行後の急性冠症候群，心臓発作などによる入院の減少 —後ろ向き研究—

図I-3-6 に示すように，米国モンタナ州ヘレナからの報告[1]では，人口 68,140 人の地理

I　喫煙の医学

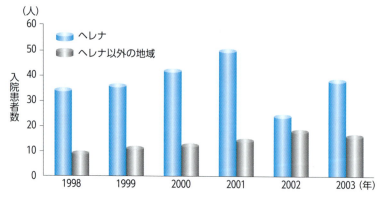

図 I-3-6　受動喫煙防止法による急性心筋梗塞による入院の減少
受動喫煙防止法は2002年に施行されたが，2003年には施行されず．また，ヘレナ以外の地域では法的規制は施行されなかった．
(Sargent RP, et al：Reduced incidence of admissions or myocardial infarction associated with public smoking ban：before and after study. BMJ, 328（7446）：977-980, 2004 を改変)

的に孤立したヘレナで，受動喫煙防止法が2002年6月に施行された．施行後，6か月間の急性心筋梗塞の入院は40％減少した．その後，裁判所の判断で受動喫煙防止法が中止されると入院患者は増大した．

以後，多くの追試が全世界で行われ，コロラド州プエブロにおいても2002年の受動喫煙防止法施行後，北イタリアのピエモンテ州では2005年の受動喫煙防止法施行後，以前と比較し，急性心筋梗塞の減少が確認された[2]．同様に米国オハイオ州ボーリンググリーンでも受動喫煙防止法は冠動脈疾患患者を施行1年後で39％減少，3年後で47％減少させた[2]．米国ニューヨーク州でも2003年に公共の場の全面禁煙が開始されたが，2004年には，全面禁煙になっていない場合の予測数より，急性心筋梗塞入院患者は15％低下し，さらに心臓発作による入院は32％低下した[2]．これにより2004年には推計5,600万米ドルの医療費削減できたことが報告されている．アイルランドでも2004年の受動喫煙防止法導入後，心臓発作による入院患者は11％減少した[2]．

3　受動喫煙防止法による急性冠症候群の減少 ―前向き研究―

最近，決定的な前向き研究結果が英国スコットランドから報告された[3]．公共の場の全面禁煙を行う受動喫煙防止法が2006年3月より実施．約300万人の医療を担当する9病院で10か月間，急性冠症候群による入院患者について前向きに調査を行なった．全面禁煙が導入される前の10年間は，心臓発作で入院する患者の数が年平均3％のペースで減少していたが，導入の1年後には前年に比較し17％も減少した（図I-3-7）．また，前年と比較し，非喫煙者で21％，過去喫煙者で19％の減少し，喫煙者でも14％減少しているという興味深い変化がみられた（図I-3-8）．聞き取り調査や，血中・尿中ニコチンレベルで計測した受動喫煙の程度も減少していることが確認された．

3. 受動喫煙による疾患と対策

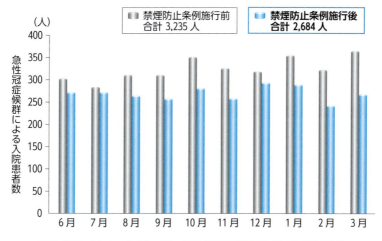

図 I-3-7　スコットランドにおける受動喫煙防止法施行前後の月別の急性冠症候群の入院数

(Pell JP, et al：Smoke-free legislation and hospitalization for acute coronary syndrome. N Engl J Med, 359（5）：482-491, 2008 より改変)

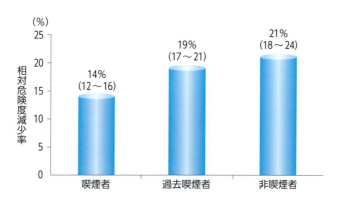

図 I-3-8　スコットランドにおける受動喫煙防止法による非喫煙者, 過去喫煙者および喫煙者の急性冠症候群の減少率（95 % CI）

(Pell JP, et al：Smoke-free legislation and hospitalization for acute coronary syndrome. N Engl J Med, 359（5）：482-491, 2008 より改変)

4 急性冠症候群・心臓突然死減少のメカニズムからみた受動喫煙防止法の意義

　冠動脈プラークは, 繊維成分が多く厚い皮膜に覆われた安定プラークと, 脂質の多く薄い皮膜に覆われた不安定プラークに分かれる. 急性冠症候群発症のメカニズムは不安定プラークが血圧の変動などの何らかの要因で破裂し血液にさらされ, 血栓形成が生じ, 急激な内腔狭窄・閉塞となり, 支配冠流域の心筋組織に虚血が生ずることである.

　さて, 重要なことは, 前述の報告のいずれでも急性冠症候群や心臓発作の減少効果が受動喫煙防止法実施直後からみられることである. このことは, 発作の減少効果が動脈硬化の慢性障害であるプラークそのものを改善するというのではなく, むしろ急性増悪の原因である不安定プラークの破裂とそれに伴う血栓形成による急激な内腔狭窄・閉塞の予防であることを意味する. 能動・受動喫煙では血圧上昇, 心拍数増加, スーパーオキサイドラ

117

ジカルの産生亢進などが起こり，冠動脈の血管内皮細胞障害と冠動脈のけいれんが誘発される事が知られている．さらに血圧上昇と心拍数上昇は心筋仕事量を増やし，安定・不安定狭心症に対しても虚血を増悪させる．以上を考慮すればなぜ受動喫煙防止がその直後より，急性冠症候群や心臓突然死を予防するかが納得できる．

5　メタ解析による効果 —心疾患，脳卒中，呼吸器疾患による入院の減少—

受動喫煙防止法が心血管疾患などの発症率にもたらす効果についてのメタ解析は3つ報告されている．2009年の報告では，急性心筋梗塞が受動喫煙防止法施行後に以前と比較して，17％程度減少したとしている．もう1つの報告でも同様である．

2012年のメタ解析は33の受動喫煙防止法にこれまでの研究，45の論文（平均24か月のフォローアップ）の総まとめである[4]．図I-3-9に示すように急性冠症候群，狭心症，心臓突然死，脳卒中，喘息，肺感染症による入院が以前と比較し有意に減少した．減少の程度は禁煙施行レベルが職場，職場＋レストラン，職場＋レストラン＋バーの順に増強した．このことは受動喫煙防止法の適応範囲は職場のみでは不十分で，レストランやバーを含む必要があることを示している．

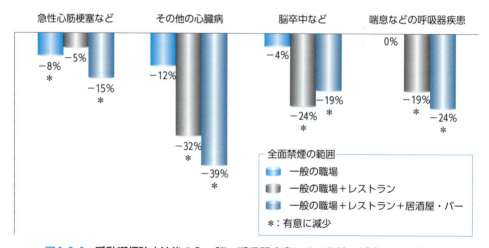

図I-3-9　受動喫煙防止法後の心・脳・呼吸器疾患による入院の減少－メタ解析－
(Tan CE, et al：Association between smoke-free legislation and hospitalization for cardiac, cerebrovascular, and respiratory diseases：a meta-analysis. Circ, 126（8）：2177-2183, 2012 を改変)

6　カジノでの救急車出動回数の減少

最近，コロラド州のジルピンカウンティーという大きなカジノがある地域で受動喫煙防止法の施行後，カジノ以外の他地域ならびにカジノでの救急車の出動回数がともに減少した（それぞれ23％と19％の低下）ことが報告されている[5]．

7　わが国の受動喫煙防止条例の施行とその効果

わが国には2003年に施行された健康増進法第二十五条に受動喫煙防止の条文がある．

しかし，これは罰則がなく，分煙可（喫煙室を認め，かつその設置のために補助金を出す）であり，受動喫煙防止の国際的水準から大きく劣っていた．2020年の東京五輪に合わせて，わが国でも受動喫煙防止法が2018年7月に公布，2020年4月施行されることになった．しかし依然として例外規定のある"部分的かつ分煙可"の法的規制である．

わが国で，部分的かつ分煙可ではあるが，罰則規定をもつ受動喫煙の法的規制は神奈川県が初（2010年）で，兵庫県は2番目である（2013年，表I-3-12）．これまでの受動喫煙の法的規制の根拠となるデータはすべて海外のデータであり，われわれは兵庫県受動喫煙防止条例（国の法的規制は法，自治体は条例）の施行に伴い，急性冠症候群が減少するか否かの検討を行った[6,7]．

a. 兵庫県受動喫煙防止条例前後での急性冠症候群（急性心筋梗塞＆不安定狭心症）の発生についての大規模前向き研究[6]

欧米のデータからは効果がないか少ないと予想されるが，日本人の冠動脈疾患に対するリスクファクターは欧米人以上に喫煙が重要であり，表I-3-12に示すように"部分的かつ分煙可"という兵庫県受動喫煙防止条例でも予防効果がある可能性を考えて研究を開始した．

条例は2013年4月に施行されたため，前年の2012年4月から2015年3月までの兵庫県（神戸市，尼崎市，芦屋市，西宮市，川西市，伊丹市，宝塚市，淡路市，洲本市，南淡路市の33病院）における急性冠症候群の発生数を検討した．対照群は，受動喫煙防止条例のない岐阜県下の主要20病院の合計発生数とした（表I-3-13）．

その結果，急性冠症候群の発生数は，兵庫県（条例施行前1,774例，施行1年目1,784例，2年目1,720例），岐阜県（条例施行前1,226例，施行1年目1,174例，2年目1,206例）全体では観察期間中に発生数の有意な変化は認めなかった（表I-3-13）．

しかし，兵庫県を神戸市とその他の都市に分けて検討すると，神戸市では有意に急性冠症候群数が減少していた（神戸市における条例施行前，施行1年目，2年目の急性冠症候群総数はそれぞれ895例，830例（−7.3％），792例（−11.5％），（図I-3-10））．一方，他の地域では増加傾向であった．

すなわち，①急性冠症候群に対する発生予防効果は全体としてはみられなかった．②し

表I-3-12　兵庫県受動喫煙防止条例

- 学校：敷地内完全禁煙，
  病院・児童福祉施設・官公庁：建物内完全禁煙
- 飲食店・宿泊施設・物品販売店・老人福祉施設：
  公共的空間の禁煙または厳格な分煙
  特例：客室面積・フロントロビー100平米以下飲食店・宿泊施設：
  喫煙選択可
- パチンコ店等の風俗営業：努力義務
- 事務所・職場：規制対象外
- すべての対象施設で喫煙環境の表示義務
- 喫煙室設置の補助……現在は中止！
- 罰則：過料・刑事罰あり

2013年4月1日一部，2014年4月から全面施行．

I 喫煙の医学

表 I-3-13 兵庫県受動喫煙防止条例の急性冠症候群
（急性心筋梗塞塞＆不安定狭心症）に対する効果とその成因

	前年	1年目	2年目
兵庫県	1,774 例	1,784 例	1,720 例
岐阜県	1,226 例	1,174 例	1,206 例
神戸市	895 例	830 例（−7.3%）	792 例（−11.5%：低減リスク−13.6〜9.4）

条例前後の急性冠症候群の発生数：全体としては予防できないが，神戸市のように明らかに減少した地域（11.5%の減少）があった．

	神戸市	尼崎市
兵庫県受動喫煙防止条例の認識率	58.1 %	45.5 %, p = 0.0027
全面禁煙率	31.7 %	13.4 %, p < 0.0001）

地域差と認識率等の関係：地域差は条例施行に対する対応の違いと思われる．

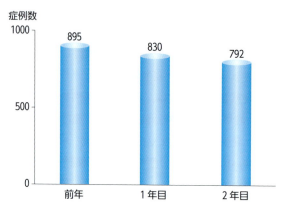

図 I-3-10 神戸市では兵庫県受動喫煙防止条例施行前後で急性冠症候群
（急性心筋梗塞塞＆不安定狭心症）2年目に11.5%（有意）減少した
(Sato Y, et al：Results of a prospective study of acute coronary syndrome hospitalization after enactment of a smoking ban in public places in Hyogo prefecture. Circ J, 80（12）：2528-2532, 2016 を改変)

かし地域差があり，明らかに予防効果がみられた地域と逆に増加傾向のあった地域が混在していた．この地域差については条例に対する対応の違いの可能性が示唆された（神戸市は県庁所在地であり，対応が徹底していた可能性など）．

b. 兵庫県受動喫煙防止条例前後での急性冠症候群発生の地域差は条例施行に対する対応の地域差によるかの研究[7]

予防効果がみられた神戸市と全くみられなかった尼崎市について兵庫県，神戸市，尼崎市の協力を得て，条例についての対応の差があるか否かを検討するために，2017年に両市の飲食店に対してアンケート調査を行った．

その結果，条例の認識率（神戸市 58.1 % vs. 尼崎市 45.5 %，p = 0.0027），全面禁煙率（神戸市 31.7 % vs. 尼崎市 13.4 %，p < 0.0001）ともに神戸市が有意に高値だった（表 I-3-13）．従って，神戸市において急性冠症候群数が減少したのは，条例が徹底された結果と思われる．この結果は欧米における過去の論文のメタ解析すなわち罰則付きで，飲食店などまで含めた例外なき全面禁煙という法的規制を行った場合，予防効果は明確となるという報告と同様であった．

▶文献

1) Sargent RP, et al：Reduced incidence of admissions or myocardial infarction associated with public smoking ban: before and after study. BMJ, 328（7446）：977-980, 2004.

2) 藤原久義，他：公共の場・職場の法的喫煙規制は心臓病を減少させる —わが国でも法的に全面的受動喫煙禁止地区を制定し，疾患発生が減少するかを調査する時期ではないか—．日本禁煙学会雑誌，2（8），2007.

3) Pell JP, et al：Smoke-free legislation and hospitalizations for acute coronary syndrome. N Engl J Med, 359（5）：482-491, 2008.

4) Tan CE, et al：Association between smoke-free legislation and hospitalizations for cardiac, cerebrovascular, and respiratory diseases: a meta- analysis. Circ, 126（18）：2177-2183, 2012.

5) Glantz SA, et al：Changes in ambulance calls after implementation of a smoke-free law and its extension to casinos. Circ, 128（8）：811-813, 2013.

6) Sato Y, et al：Results of a prospective study of acute coronary syndrome hospitalization after enactment of a smoking ban in public places in Hyogo prefecture Circ J, 80（12）：2528-2532, 2016.

7) Sato Y, et al：Survey on the status of smoking inside eating establishments in the cities of Kobe and Amagasaki. Circ J, 82（7）：1852-1857, 2018.

〔藤原 久義〕

II

禁煙の医学

1. 総　論
2. 禁煙の心理学
3. 薬局・薬店での禁煙指導・支援
4. 医療機関での禁煙指導・支援

Chapter 1 総論

A 喫煙率の推移

Check!

1. 喫煙率はタバコ対策の重要なアウトカム指標である．
2. 2017年の日本人の喫煙率は17.7 %（男性喫煙率29.4 %，女性喫煙率7.2 %）であり，毎年低下している．
3. 喫煙率には地域差があり，北海道・東北・北関東で喫煙率が高い．
4. 喫煙率は寿命，健康寿命と逆相関関係がある．
5. 世界の2016年の喫煙率は男性33.7 %女性6.2 %である．
6. 東ヨーロッパ，ロシア，中央アジア，中国，東南アジアで喫煙率が高い．

1 日本人の喫煙率

　喫煙率はタバコ対策や禁煙政策のアウトカム指標として重要であり，喫煙対策として喫煙率5 %以下になれば十分であると評価できる．喫煙率は厚生労働省の国民健康・栄養調査[1]や日本たばこ産業の喫煙者率で毎年更新されている．数値はおおむね同じであるが，厚生労働省（国民健康・栄養調査）の報告を図Ⅱ-1-1に示す．2017年の日本人の喫煙率は17.7 %（男性喫煙率29.4 %，女性喫煙率7.2 %）であり，毎年低下している．2003年に施行された健康増進法，タバコの値上げ，教育機関の禁煙，職場の禁煙，タクシーの禁煙，禁煙教育の推進など多くの要因が喫煙率の低下に関与している．なお，日本たばこ産業は喫煙率の公表を2019年から行わなくなった．

2 都道府県別喫煙率

　国の政策としての健康日本21では，喫煙対策が改善した．都道府県別の喫煙率が毎年発表されているが，国民生活基盤調査[2]の結果から，表Ⅱ-1-1に2016年の都道府県別の喫煙率の上位と下位を示す．順位は変動するが，北海道・東北・北関東の喫煙率が高く，関西・四国の喫煙率が低い．受動喫煙防止条例を含む喫煙対策の成果の1つとしての喫煙率の推移が注目される．

1. 総論

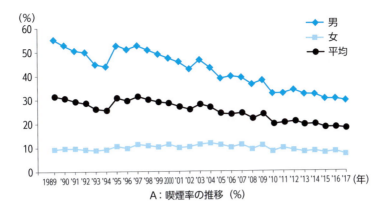

A：喫煙率の推移（％）

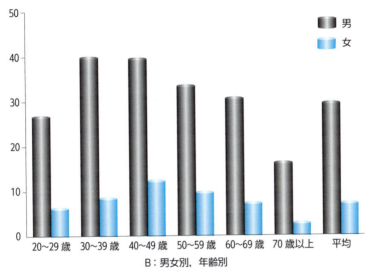

B：男女別，年齢別

図Ⅱ-1-1　日本人の喫煙率

（厚生労働省：平成29年　国民健康・栄養調査の概要）

表Ⅱ-1-1　都道府県別喫煙率（2016年）

	男女合計	喫煙率	男性	喫煙率	女性	喫煙率
1位	北海道	24.7 %	佐賀	37.5 %	北海道	16.1 %
2位	青森	23.8 %	青森	36.5 %	青森	12.2 %
3位	岩手	22.6 %	岩手	36.2 %	群馬	10.9 %
4位	福島	22.4 %	北海道	34.6 %	神奈川	10.9 %
5位	群馬	22.0 %	福島	34.4 %	千葉	10.8 %
全国平均		19.8 %		31.1 %		9.5 %
43位	京都	17.5 %	香川	28.3 %	岐阜	6.0 %
44位	鹿児島	17.4 %	徳島	28.2 %	福井	6.0 %
45位	徳島	17.4 %	東京	28.2 %	鳥取	5.5 %
46位	香川	17.4 %	奈良	27.6 %	鹿児島	5.5 %
47位	奈良	17.1 %	京都	27.0 %	島根	5.0 %

（厚生労働省：平成28年度　国民生活基盤調査）

II 禁煙の医学

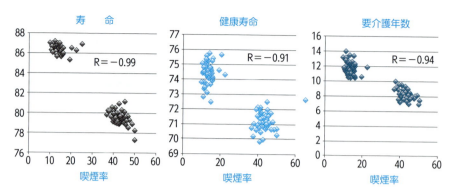

図II-1-2 都道府県別（男女別）の喫煙率と寿命，健康寿命，要介護年数の関係

表II-1-2 世界の国別喫煙率（2016年）

男性喫煙率			女性喫煙率		
順位	国名	喫煙率	順位	国名	喫煙率
1	東テイモール	78.1 %	1	モンテネグロ	44.0 %
2	インドネシア	76.1 %	2	ナウル	43.0 %
3	ボリビア	67.3 %	3	セルビア	37.7 %
4	チュニジア	65.8 %	4	キリバス	35.9 %
5	キリバス	58.9 %	5	ギリシア	35.3 %
6	ロシア	58.3 %	6	クロアチア	34.3 %
7	ジョージア	55.5 %	7	チリ	34.2 %
8	モルデイブ	55.0 %	8	チェコ	30.5 %
9	レソト	53.9 %	9	ボスニア・ヘルツエコビナ	30.2 %
10	キューバ	53.3 %	10	ブルガリア	30.1 %
70	日本	33.7 %	55	日本	11.2 %
最小	パナマ	9.9 %	最小	エジプト	0.2 %

（WHO：Global Health Obserbvatory（GHO）data．Prevalence of tabacco smoking）

　喫煙対策の成果としての喫煙率が，健康アウトカムであると寿命や健康寿命と関係するのかについて調べると，図II-1-2のように喫煙率と寿命，健康寿命，要介護年数には有意な逆相関関係が認められる（文献[4]のデータから解析）．

3　世界の国別喫煙率

　WHOは世界の2016年の喫煙率が男性33.7％女性6.2％と報告している（表II-1-2）[3]．男性喫煙率は50％を超える国が19，40〜50％の国が25，30〜40％が39，20〜30％が35，20％未満が28とまだまだ多い．女性喫煙率は40％以上が2か国，30〜40％が8，20〜30

1. 総論

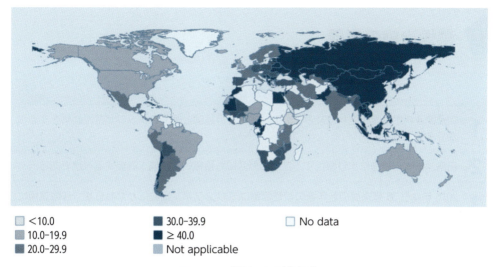

図Ⅱ-1-3 世界の国別喫煙率
濃い色ほど喫煙率が高いことを示す．東ヨーロッパ，ロシア，中央アジア，中国，東南アジア，チリ，キューバで喫煙率が高いことがわかる．
（WHO：Global Health Obserbvatory（GHO）data. Prevalence of tabacco smoking）

%が23，20%未満が113（5%未満が60）である．WHOのタバコ対策はFCTCとCOP会議の開催で国レベルでの政策・対策が重要となっている．喫煙率はタバコ売り上げ本数と並んでタバコ規制の成果を示す指標である．

喫煙率の男女差については，文化的・宗教的・経済的な要因が大きい．イスラム教が多い国では女性の喫煙率が低い．東ヨーロッパでは女性の喫煙率が高い．図Ⅱ-1-3に国別喫煙率を示すが，東ヨーロッパ，ロシア，中央アジア，中国，東南アジア，チリ，キューバで喫煙率の高いことがわかる．

▶文献

1) 厚生労働省：平成29年 国民健康・栄養調査の概要（https://www.mhlw.go.jp/content/10904750/000351576.pdf）．
2) 厚生労働省：平成28年 国民生活基盤調査（https：//www.mhlw.go.jp/toukei/list/20-21.html）．
3) WHO：Global Health Obserbvatory（GHO）data Prevalence of tobacco smoking（https：//www.who.int/gho/tobacco/use/en/）．
4) Nomura S, et al：Population health and regional variations of disease burden in Japan, 1990-2015：a systematic subnational analysis for the Global Burden of Disease Study 2015. The Lancet, 390（10101）：1521-1538, 2017. DOI：10.1016/S0140-6736（17）31544-1

〔髙橋 正行〕

Ⅱ　禁煙の医学

 禁煙治療の意義

> ## Check!
>
> **1** 喫煙関連疾患は臨床全科に及ぶために，すべての医師と医療スタッフが禁煙勧奨をするべきである．
>
> **2** 日常診療で，喫煙により悪化する疾患の場合にも積極的に禁煙を勧奨するべきである．
>
> **3** 2016年から35歳未満の若年者の禁煙治療はブリンクマン指数にかかわらず，保険適用になっているので，若年者にも禁煙を勧めやすくなっている．
>
> **4** 健診において，指導するべき順位の第一は禁煙である．
>
> **5** 健診では喫煙者に禁煙の動機づけをすることが重要である．

1　一般診療における禁煙勧奨

　喫煙者が多くの疾患にかかりやすいことは知られている．治療する医師，看護師，歯科医師，薬剤師やその他の医療スタッフは，患者に禁煙を最も勧め易い立場にいる．禁煙を勧めるにはタイミングが重要であるが，病気で受診した際に禁煙を勧めることは最もよいタイミングと言える．そのためには，患者が喫煙していることを見のがさないように，喫煙歴を聞くことが大切である．長く喫煙をしていると顔貌はスモーカーズフェイス（『皮膚科および形成外科的疾患（p.81）』参照）になり，年齢よりはるかに老化している．また衣服もタバコ臭がする．喫煙者は自ら喫煙していることを告げないことが多い．「禁煙したほうがいいですよ」のようなあいまいな言い方では，禁煙しなくてもいいと考えるだけである．喫煙と疾患の関係をはっきりとに説明し，または喫煙により悪化することも伝えて，強く，きっぱり禁煙が必要であることを伝えなければならない．

　喫煙が原因で発症する喫煙関連疾患は広範囲に及ぶ（『能動喫煙による疾患（p.26）』および『受動喫煙による疾患と対策（p.94）』参照）．喫煙関連疾患を発症している場合，その原因である喫煙をやめることが，治療の基本であることを伝えてから，治療を開始することである．喫煙を続けていれば治療はできないと伝えることもよいと思われる．最近では，肺，血管，消化器などの外科やインプラントを行う歯科医から，禁煙しなければ手術できないとして，禁煙外来に紹介する医師が増えてきており，よい傾向と思われる．

　日常診療における慢性疾患では，高血圧，消化器疾患や糖尿病が多い．タバコ煙に含まれるニコチンはカテコールアミン（ノルエピネフリンやエピネフリン）を分泌するために，血管の収縮が起こり，血圧が上がる．心臓が刺激されて不整脈の原因となる．さらに，ステロイドホルモンや成長ホルモンも増やすために，インスリン抵抗性が増し[1]，喫煙によって糖尿病を発症し，治療にも悪い影響を及ぼす．喫煙はLDL-コレステロールを増加

させ，動脈硬化を引き起こす最大の原因であるために，特に高血圧症や糖尿病では，喫煙により心筋梗塞，脳梗塞，閉塞性動脈硬化症および大動脈瘤などの心血管合併症が増える．また，消化器疾患に関しては，タバコ煙に含まれる一酸化炭素による酸素欠乏と血管収縮による血流低下により，胃潰瘍の治癒が遅れる．

喫煙者は免疫力が低下し，感冒，気管支炎やインフルエンザなどの急性呼吸器疾患にかりやすく重症化しやすいため[2]，医療機関を受診することが多い．この機会を逃さずに禁煙を勧めることができる．また，慢性的な呼吸器疾患では，喘息やCOPDにもかかわらず喫煙している患者は少なくない．禁煙することで必ず症状が改善し，特にCOPDでは進行が止まることを話さなければならない．

さらに，タバコ煙の多環芳香族炭化水素とニコチンによって，多くの治療薬の血中濃度が減少し，効果が減ずることが知られている（『薬の種類，副作用，相互作用（p.152）』参照）．そのことを患者に伝えることも禁煙の動機になると思われる．

2 健康診断での禁煙勧奨

平成26年度の厚生労働白書〜健康・予防元年〜　わが国におけるリスク要因別関連死亡者数[3]によれば，2007年1年間で喫煙による死亡者数が最も多く約13万人を占めており，2位は高血圧の10万人，3位は運動不足が5万人，4位は高血糖が3万4千人，5位が塩分の高摂取が3万4千人，6位がアルコールで3万2千人である．これらの結果からは健康維持に有効なのは，禁煙＞減塩＞運動＞節食＞節酒，の順位となる．健診は生活習慣病を予防する目的で行われるのであるから，この順位に従って，指導していくことが必要である．高血圧症，高脂血症や糖尿病などの指導は熱心に行われているにもかかわらず，日本においては最も必要であるはずの禁煙指導があまり行われてこなかった．

1つには指導をする立場の医師や保健師が，自分自身は非喫煙者であるにもかかわらず，禁煙はむずかしいとの考えに支配されていて，あきらめていることが多い．指導者側がこのような考えでは，禁煙指導はできるはずもない．健診担当者は禁煙指導や禁煙治療を学び，禁煙はできることを学んでほしい．

喫煙者が禁煙外来を受診する理由としては，健診において保健師に勧められたや肺年齢を測定したら，暦年齢よりもあまりに年を取っていてショックを受けたなどがみられる．

血液検査における喫煙による影響については，白血球の増加に注目してほしい．タバコ煙を異物ととらえて，白血球が増加する．また，赤血球増加，ヘモグロビンやヘマトクリットの増加もみられる．これはタバコ煙の一酸化炭素の増加により酸欠になるために，酸素の運び屋である赤血球を増やして，酸素を運ぼうとする生体の適応反応である．これらの結果から禁煙指導をしないで，単に再検査と判定するのは意味のないことである．簡単な指導でもよいので，タバコの害のパンフレットを渡し，禁煙治療について禁煙外来の情報を伝えるだけでも効果はある．

健診においては，従来の運動，食事などと共に禁煙勧奨を指導に加えるべきであり，どんなに運動や食事の注意を行っても喫煙していれば効果は相殺されることを啓発すべきである．

Ⅱ 禁煙の医学

▶文献
1) Kapoor D, et al：Smoking and hormones in health and endocrine disorders. Eur J Endocrinol, 152（4）：491-499, 2005.
2) Arcavi L, et al：Cigarette smoking and infection. Arch Inter Med, 164（20）：2306-2216, 2004.
3) 厚生労働省：平成26年版厚生労働白書～健康・予防元年～（https://www.mhlw.go.jp/wp/hakusyo/kousei/14/backdata/1-2-2-01.html）

〔山本 蒔子〕

やめ方の基本原則

Check!

1 タバコは大麻や覚醒剤よりも強力な依存性薬物である．
2 自ら禁煙を決意することが何よりも大切である．
3 薬物療法とカウンセリングが両輪となる．
4 3か月が経過すれば，ニコチン離脱症状は消失する．
5 1本吸えば，ニコチンへの渇望が起こり，再発する．

1　タバコは依存性（嗜癖形成性）薬物であり，大麻や覚醒剤，アルコールよりも強い

依存性スコアを比較すると，ヘロイン（3.00），コカイン（2.39），タバコ（2.21），アルコール（1.93），ベンゾジアゼピン（1.83），覚醒剤（1.67），大麻（1.51）である[1]．タバコをやめるのはコーヒーやチョコレートなどの嗜好性物質をやめるのとは異なり，医学的介入が必要になる．

2　タバコをやめるきっかけ，動機

自分あるいは身近な人にとって喫煙はやめなければならない悪習と，自ら理解することが禁煙には何よりも大切である．たとえば自分の健康が心配，タバコ代が高い，喫煙所が減ってきた，口臭や煙の臭いが気になる，妊娠・子どもが生まれたなどさまざまなきっかけがある．タバコを憎む気持ちがあれば止めやすいが，タバコはよい友達と思っているうちは止めにくいものである．

3　禁煙するつもりのない喫煙者に対して（ハードコア層）

禁煙するつもりのない喫煙者に意識を変えさせるには，診察のたびに喫煙状況について尋ね（Ask），状況に応じて禁煙のアドバイスをする（Advise）ことが大切である（図Ⅱ-1-4）．

1. 総論

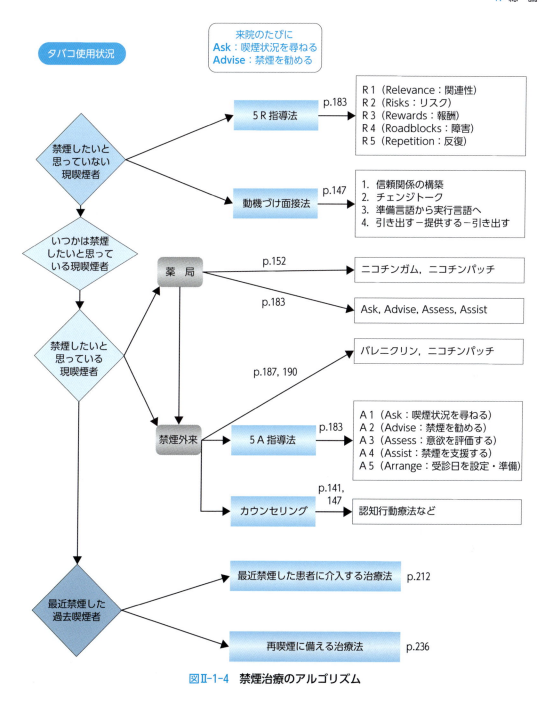

図II-1-4 禁煙治療のアルゴリズム

「5R」と動機づけ面接を患者に寄り添って話すことが有用である[2].このようにして,一般外来を受診した,まったくタバコをやめる気のなかった患者でも,自分自身の病気や病態と関連づけることによって,その日から禁煙をする気になることは珍しいことではない."鳴かぬなら鳴くまで待とう"ではなく,"鳴かぬなら鳴かせてみよう"という考えが患者を救うことにつながるのである.しかし,あくまでも強制するのではなく,「決めるのはあなたです」と決定権は患者にあることを告げる.

131

Ⅱ　禁煙の医学

4　いつかはタバコをやめたいと思っている人に対して（ソフトターゲット層）

　この人たちには，テレビ・ラジオ・講演などで正確な知識を与えることが大切である．なぜやめられないのか，やめる方法にはどういうものがあるか，やめるとどういうよいことがあるのかなどを伝える．

5　タバコをやめようとする人に対して

　「5A」が大切である[2]．すなわち喫煙歴をかならず問診し，どうして吸うことになったのか，どうしてやめられないのかをたずねる（Ask）．その場で助言を開始し（Advise），禁煙する気持ちを確認し（Assess），離脱症状の緩和策を図り（Assist），再喫煙に至らないよう工夫をこらす（Arrange）．そして同時に認知行動療法を試みる．すなわちニコチンのトリックにより，いかに自身の認知がゆがんでいたかなどを理解していただく[3]．その際，自ら考え，自ら書きだすことが本質的に大切である．

　また，積極的に薬物療法を導入する．なぜなら，自分だけの努力でやめようとしても1年後には5〜8％程度しか成功せず，失敗するごとにタバコの本数が増えていくからである．薬局ではニコチンガムとニコチンパッチが購入でき，それぞれに特徴がある．また，禁煙外来であればより用量の大きいニコチンパッチあるいは経口薬のバレニクリンが処方でき，医師と患者の話し合いで決めることになる．そして，ちょっとしたことでも認めて，褒めまくることがよい．たとえば，一本吸ってしまったことを叱るのではなく，禁煙の過程や努力をしていることをしっかりと褒めるのである．

　禁煙方法による12か月後の禁煙率（Cochrane review）は下記の通りである[4]．

＊プラセボ1に対して		95 % CI
ニコチン置換療法全般	1.77	1.66〜1.88
ガム	1.66	1.52〜1.81
パッチ	1.81	1.63〜2.02
ノルトリプチリン	2.34	1.61〜3.41
バレニクリン	3.22	2.43〜4.27

6　ニコチン離脱症状とその経過

　ニコチン依存症から離脱する際には，すべてではないにせよ，表Ⅱ-1-3 のようにイライラ感，集中力の低下，疲れやすさ，眠気あるいは不眠といった症状が現れる．この離脱症状は薬を使わないで一度に禁煙をしたとき（cold turkey という）には，最初の3日間が最も強く，以後は少しずつ薄れていき，3週後には弱くなり，3か月後には消失する．禁煙補助薬を使えばニコチン離脱症状は弱いか，まったく出ない場合もある（図Ⅱ-1-5）．

7　タバコへの渇望に対して

　タバコへの渇望は禁煙後の3日間はいつでも起こり，その時間も3分間程度である．次

1. 総論

表Ⅱ-1-3 ニコチン離脱症状

症　状	発症・持続時間	頻　度	対　策
めまい	禁煙後 1～2 日	10 %	姿勢変換をゆっくりと
タバコを欲しがる	2～3 日がピーク	70 %	3 週でほとんど消える
眠気，不眠	7 日以内	25 %	徹底的に眠る，睡眠薬を使用
便秘，上腹部痛	1～3 週	15 %	水を多く飲み，繊維分の多い食事
イライラ感	1～2 週	50 %	深呼吸やリラックスする方法を考える
性格の変化	2～3 週	50 %	怒りっぽくなる，人付き合いに注意
集中力の低下	2～3 週	60 %	無理をしない
疲れやすさ	2～3 週	60 %	運動をしてよく眠る
食欲の増加	数　週	70 %	食べ過ぎない，野菜を多くとる
うつ症状の悪化	数　週	うつ病患者の 60 %	最初の 1 週が過ぎれば和らぐ

（日本禁煙学会　編：きんえんポケットブック．2012）

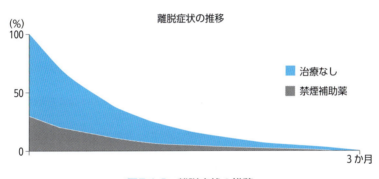

図Ⅱ-1-5　離脱症状の推移

の 3 週間は徐々に頻度も減り，その時間も少しずつ短くなっていく．さらに 3 か月を過ぎれば，ほとんど起こらなくなるが，タバコを吸う習慣と密接に結びついている場面に遭遇すると突然起こることがある．

　この渇望を抑える方法として，禁煙に成功した人の多くが水あるいは冷水をがぶがぶ飲んで抑えたという．これに対して酒やコーヒーを飲むと，渇望が起こることが多い．ニコチンを渇望する波が押し寄せたら，深呼吸をする，歯を磨く，あるいは線香の香りを嗅ぐなどの方法がある．大切なことは，最大で 3 分間で収まることである．どうしても吸いたくなったら，いつもとは違う側の手でタバコをつかみ，すぐに火をつけずに，じっと見つめることも有効で，しばらくすると吸いたくなくなることが多い．つまり，喫煙欲求と喫煙行動を分離して，ゆっくり考える時間をはさむわけである．

　タバコの香りがかぐわしいものから，臭くて嫌な臭いに変われば禁煙が成功した証拠となる．

Ⅱ 禁煙の医学

8 再喫煙を防止する

　禁煙成功後，何か月経っても再喫煙は起こりうる．このときに吸うタバコの味は実にまずいものである．まずい味だからやめられたと思ったら，大変な誤解である．それはタバコを吸いたいという渇望は，その直前に吸ったタバコで起こるからだ．1本を吸えば，30分後には猛烈なニコチン渇望が起こる（再喫煙の予防については，p.236を参照）．
　禁煙できてからは体重管理も大切である（体重増加の予防は，p.212を参照）．

9 タバコをやめて変わること

　ニコチンから離脱して変わることは，味覚が鋭くなり，また自然の緑と花の香りがわかる．体が臭くならない，ストレスがなくなった，火を消したかどうかが気にならない，喫煙場所を探し回らなくて良い，経済的に楽になった，などは皆が一様にいうことである．心臓の不整脈，妙な咳，痰，吐き気，喉の痛みも自然に軽快していく．毎日一箱500円のタバコを50年間吸えば，およそ1,000万円になる．喫煙者は貧しい人々に多いが，むべなるかなである．

▶文献

1）Nutt D, et al：Development of a rational scale to assess the harm of drugs of potential misuse. Lancet, 369 (9566)：1047-1053, 2007.

2）Fiore MC, et al：Clinical Practice Guideline. Treating Tobacco Use and Dependence 2008 Update. Rockville, U.S. Department of Health and Human Services. 2008

3）Ivings K, 著, 作田　学　監修, 福地厚子　訳：喫煙の心理学 — 最新の認知行動療法で無理なくやめられる. 産調出版, 2007.

4）Lancaster T, et al：An update on therapeutics for tobacco dependence. Expert Opin Pharmacother. 9 (1)：15-22, 2008.

〔作田　学〕

Chapter 2 禁煙の心理学

A タバコの依存性

Check!

1. 喫煙者は，ニコチン依存症に罹患している．「意志が弱いだけの問題」でもないし，「吸いすぎの問題」でもない．病気という視点が必要である．
2. 依存症の特徴は，身体的依存と精神的依存の2つがある．
3. 依存症は，回復しても治癒しない．再発予防の取り組みが重要である．

　2018年6月24日，一般社団法人日本禁煙学会は，「タバコは薬物である」依存性はコカイン・ヘロインにつぎ，アルコール・覚醒剤を上回る：毎年10数万人の命を奪う最大の健康危険因子という声明を発表した．本項では依存性について紹介したい．

　タバコを吸うのは，なぜか？　有害であることを知っていても，喫煙を続ける人が多い．どうしてやめられないのか？　意志が弱いのか？　それなら，意志が強ければ，禁煙できるのか？　2004年まで，タバコのパッケージには「吸いすぎに注意しましょう」と記載されていた．「吸いすぎ」にならないようにするには，どうしたらよいですか，本数を減らす方法を教えてくださいと頼まれることがある．しかし，喫煙は「意志が弱いだけの問題」でもないし，「吸いすぎの問題」でもない．たとえ本数が減っても，ゼロ本にならないと禁煙の効果は期待できない．習慣的に喫煙しているということは，ニコチン依存症であり，これは精神疾患である．依存症の特徴は，身体的依存と精神的依存の2つがあげられる．このことは，タバコに限らず，アルコール依存症や，その他の違法薬物依存症でも共通している．

1 身体的依存

a. 離脱症状

　繰り返し摂取していた物質が身体からなくなると，不快な症状が出現することを離脱症状という．これが依存物質をやめにくくする1つの原因である．タバコの場合は，不安，気分が沈む，イライラする，落ち着かないなどの症状が出現する．離脱症状を解決するために，再び喫煙する．喫煙者のなかでは，この悪循環（負のスパイラル）が続いている．不快な症状というと，喫煙者本人しか体験できず，他者にはわかりにくい．そこで，脳活動を検査する方法に脳波がある．健常者の安静閉眼時に基礎波として出現する正常α波

Ⅱ 禁煙の医学

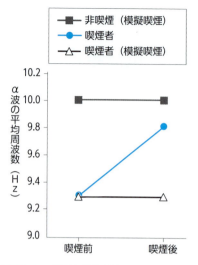

図Ⅱ-2-1 喫煙と模擬喫煙による脳波の変化
(Knott. VJ, et al: EEG alpha correlates of non-smoker, smokers, and smoking deprivation. psychophysiology, 14 (2): 150-156, 1977.)

は，8〜13 Hzとされているが，8〜9 Hzの比較的遅いα波はslow α波と呼ばれ，脳機能低下やストレス状態，気分が落ち込んだときに大量に出現する．

健常者の平均α波は，10 Hzである．喫煙者の平均α波は，喫煙前は 9.3 Hzと徐波化している．つまり喫煙者は，慢性的にストレスを受けている状態である．喫煙者がタバコを吸うと 9.8 Hz 程度まで回復する（図Ⅱ-2-1）[1]．

このことから，喫煙者の脳は，喫煙していないときは機能低下状態にあり，喫煙でニコチンが入ると，一時的に非喫煙者と同等となる．しかし，喫煙者には「タバコで頭が冴えた」，「集中できる」，「タバコで元気になった」，「ストレス解消できた」と認識されてしまう．これは，認知の歪みである．もともと喫煙していなければ，α波の徐波化はない．タバコでストレスが解消できたのではなく，一時的に離脱症状がとれただけである．離脱症状は，後述する精神的依存を強化させる．

b. 耐性上昇と脳内報酬系

耐性上昇とは，依存物質の摂取量が次第に増えることである．アルコールなら飲酒量が増えることである．タバコなら，本数が増えることである．なぜ，本数を増やさないと満足できないのだろうか？

中脳の腹側被蓋野 A10 細胞群から大脳辺縁系側坐核などへ投射される中脳辺縁系ドパミン作動神経は，脳内報酬系と呼ばれている．この経路が賦活されると，満足感・多幸感・気分高揚・覚醒・緊張緩和などが起こる．ニコチンは，このドパミン作動神経のニコチン性アセチルコリン受容体に直接作用して，ドパミン放出を促進させる．喫煙することで脳内報酬系を賦活し，快感を得る仕組みがある．一方，覚醒剤，コカインは，ドパミン再吸収を阻害し脳内報酬系を賦活させる．オピオイド（モルヒネ，ヘロイン，コデインなど）は，中脳の腹側被蓋野 A10 細胞群を抑制的に働いている GABA 作動神経を抑制し，間接的に脳内報酬系を賦活させる．ニコチンも他の違法薬物も，脳内報酬系を賦活させること

2. 禁煙の心理学

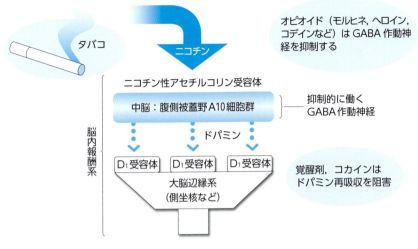

図Ⅱ-2-2　依存薬物と脳内報酬系

では同じである．むしろ，ニコチンのほうが，直接的といえる（図Ⅱ-2-2）．

中脳辺縁系ドパミン作動神経は，喫煙時に大量のドパミンにさらされて過剰興奮する．喫煙を繰り返すと，過剰興奮を抑えるために中脳辺縁系ドパミン作動神経は，ドパミン受容体（D_1）を減らしてしまう．すると，この神経の反応が鈍くなり，ニコチンのない状態では脳内報酬系が機能不全になる．結果として不安，気分の落ち込みなどの離脱症状が起きる．また，ドパミン受容体の減少は，より多くのニコチンを求めるようになってしまう．これが，耐性上昇の原因と考えられる．脳内の仕組みを踏まえると，反復して喫煙，大量に喫煙（受動喫煙も含めて）を続けていると，誰もがニコチン依存症になってしまう．意志の問題ではない．

c. 依存症と島皮質との関係

依存症と島皮質との関係が注目されている．脳卒中などで島皮質に損傷を受けると，禁煙しやすい傾向があるという報告[2]や，アンフェタミン依存症モデル（ネズミ）に島皮質不活処置を行うと，薬物欲求がなくなるという報告がある[3]．

2　精神的依存（心理学的依存，行動的依存）

a. コントロール喪失（抑制喪失）を具体的な事例を通して

私たちは，自分が望んでいない行動をとっていると気づいたとき，きわめて不快に感じる．これは認知的不協和として知られており，することについて矛盾する考え方をもっている状態のことである．

「タバコは体に悪いと知っていても，やめられない」などの心の働きを精神的依存という．精神的依存は，心理学的依存，あるいは行動的依存とよばれることもある．

ニコチン依存症に罹患すると，大切なことを差し置いて，喫煙するようになってしまう．結果として，喫煙者の周囲でさまざまな問題が起こる．具体的な事例を示す（表Ⅱ-2-1）．

137

Ⅱ　禁煙の医学

表Ⅱ-2-1　コントロール喪失（抑制喪失）の具体的な事例

> 【事例】
> これは，ニコチン依存症の父と息子との会話である.
> 父が，息子のそばで喫煙している状況である.
> 子：「パパ，息がタバコ臭い」
> 父：「そんなことないよ．いい香りじゃないか」①
> 子：「もう今日は 20 本以上吸っているよ」
> 父：「そんなにタバコ吸わないよ．1 日に 5 本だけだよ」②
> 子：「家にいるときは，いつもタバコばっかり．もうタバコやめてよ」
> 父：「お前にそんなことを言われる筋合いはない．大人に口ごたえしてないで勉強し
> 　　ろ．カネを稼げないくせに生意気だぞ．この前の試験で成績が悪かったじゃな
> 　　いか．そんなことでは，いい会社に就職できないぞ」③

　事例では，①では，子供に指摘されたタバコ臭さを，「香り」であると認知が歪んでいる．②では，大量に吸った事実を否認している．③では，喫煙することを正当化し，大切な子供との人間関係を損なっても，喫煙を優先していることがわかる．この状況は，依存物質を摂取する時と場合，摂取量を選べなくなっているということから，コントロール喪失（抑制喪失）と呼ばれる．これが，精神的依存の特徴である.

b.「1 本だけならいいですか？」

　この発言そのものが，精神的依存の症状である．「たとえ 1 本でも，なんとしても，どうしても吸いたい」という気持ちの表れだ．1 本吸い終わったときから，離脱症状が出現する．このため 1 本にとどまらず，2 本になり，数十本になるのである（コントロール喪失）．ゼロ本にしないと，よい効果はない.

c.　コントロール喪失（抑制喪失）は，なぜおこるのか？

　喫煙者は，ニコチン離脱症状，健康への不安，周囲から嫌がられること，タバコ代の捻出，火の始末など，ストレスを抱えている．これに耐えるために心の防衛機制が働く．防衛機制とは，嫌なことに遭遇したとき，心が傷つかないようにするためのものである．依存症では，特に否認と合理化という心像歪曲を伴う防衛機制（認知の歪み）が起こる.

ⅰ．否認

タバコによる健康被害，周囲が嫌がっている現実を拒否する.

例）「タバコを吸うのは，個人の自由だし，権利だ」

　　「分煙すれば，迷惑がかからないので，何ら問題はない」

　　「タバコを吸っていても長生きする人はいるし，タバコを吸わなくてもがんになる人もいる」

ⅱ．合理化

喫煙するために，都合のよい理由を付けて自分を正当化すること.

例）「タバコで，ストレスを解消できる」

　　「タバコは体に悪いが，やめるとストレスがたまるから，禁煙は健康に悪い」

　　「タバコがなければ，やっていけなくなる」

　　「タバコをやめても，いいことは何もない」

　　「タバコ税を払っているのだ．悪いことじゃない」

　　「タバコは，プラスマイナス両方の特徴があり，禁煙ということで 1 つの方向にまとめ

るのはよくない」

これらの防衛機制（否認・合理化）で，現実をねじ曲げて考えさせ（認知の歪み），タバコを吸い続ける行為に歯止めがかからなくなり，コントロール喪失に至る．

d. 認知の歪み

　ニコチン離脱症状は非常につらいもので，現実を直視する心の余裕がなくなってしまう．離脱症状から逃れるために喫煙するしかない状態に追い込まれている．結果として，本人が気づくことがないまま喫煙→離脱症状→再喫煙の悪循環が起こり，情緒不安定になる．それでも何とか葛藤を調整するために，不健康な防衛機制（否認・合理化）を使う．

　認知の歪みは，喫煙によるストレスが著しく大きいことと，ストレスの原因がタバコである現実を喫煙者が自覚していない結果である．

　また，社会的背景として，タバコの有害性が十分に認識されていないことがある．その裏側には，タバコ会社の巧妙な戦略（後述），タバコが法律（たばこ事業法）で認められていることなど，認知の歪みに拍車をかける社会環境がある．

　タバコを含め，依存症には，親が薬物・ギャンブル依存症の家庭で育ったケースが多い．子供時代に一貫性のある親の態度をみることなく，模範となる大人の存在もなく，ストレスが続く家庭環境であったため，人格的に成長をする機会に恵まれず，防衛機制をうまく使いこなせないことも考えられる．結果として，依存症は世代を超えて，連鎖していくおそれがある．

e. 依存症は，回復しても，治癒しない

　数週間〜数か月の禁煙ができても，ちょっとしたきっかけで，再喫煙してしまうケースが多い．これは，なぜだろうか．

　依存症は，精神作用物質を再び使用してしまう危険が，生涯つきまとう．今日は禁煙できても，明日は再喫煙してしまうおそれがある．生涯，再喫煙の危険と戦い続けなければならない．つまり，不治の病である．

　喫煙者が禁煙している状態を，WHO の ICD-10 では，タバコ依存症候群（現在中断しているもの：コード F17.20）と診断する．また米国の DSM-Ⅴでは，「寛解」と表記されている．禁煙を持続すれば依存症からの「回復」につながるのだが，治癒することではない．やめ続けている状態を維持しているにすぎないのである．

　寛解を維持するためには，過食や飲酒，ギャンブルなどの他の依存行動に陥ることを防ぎ，メンタルヘルスが改善できるような新たな習慣を身につけることが効果的である．望ましいものは，本人が楽しめる健康的な趣味やスポーツなどであろう．生活を立て直し，「回復」するには，本人の相当の努力と，周囲の支援，時間が必要になる．

f. 共依存

　共依存とは，ある特定の人間関係に過剰に依存し，人間関係に囚われすぎて，身体的・精神的な苦痛や，疾患の悪化，社会的な不利益があっても，そこから脱却できないことといわれている．ニコチン依存症はもちろん，他の薬物依存症，家庭内暴力，虐待などに多くみられる．

　喫煙所などで，多数の喫煙者が集まり，楽しそうに会話をしていることをみたことはな

いだろうか．あたかも，喫煙コミュニティができている．

　多くの喫煙者はタバコをやめたいが，その依存性のため禁煙できず，自信を失っている．この状態に対処する方法として「たくさんの人が喫煙しているのだから，大丈夫」と問題を否認・合理化して考える．周囲の人が，禁煙外来を受診したり，禁煙できたりすると，「自分だけ時代に取り残された」，「他の人は禁煙できたのに，自分は禁煙できないダメな人間だ」などの強い不安感におそわれる．このため，周囲の人を喫煙に引きずり込もうとする．

　禁煙外来に通院しているサラリーマン患者が，仲間意識の強い会社の上司，同僚，後輩などから「1本くらい大丈夫」と勧められて，再喫煙してしまうケースは多い．再喫煙した本人は「雰囲気を悪くしたくなかった」，「会社の仲間意識を壊したくなかった」と考えたのだが，これは共依存に巻き込まれてしまった状況である．本当の仲間ならば，ともにタバコを吸わず，ともに健康的な生活・仕事をしていくことを選ぶはずだ．

　禁煙外来では，周囲からタバコを勧められたときに，断ることができるように，ロールプレイ（断る練習）をしておくとよい．喫煙所に近づかないように助言することも効果的である．

> 【例】
> 喫煙している同僚「○○さん，タバコどうぞ」
> 禁煙中の○○さん「ありがとう．でも，僕はタバコやめたんですよ．せっかくだけれど，いらないんだ」
> ※まず感謝を伝え，そのうえで，はっきり断ることが，角が立たず，効果的である．

3　タバコ会社の巧妙な戦略

　精神的依存を深刻化させる問題として，タバコ会社の巧妙な戦略がある．タバコ会社による喫煙マナーキャンペーンは，「喫煙は社会に受容された習慣であるということを定着させる」ために企画されたものであるという[4]．禁煙表示があるところのそばに，タバコ会社の寄付で，灰皿が設置されている．公衆トイレや，コンビニ店舗前，駅前などに灰皿があり，多くの喫煙者が集まり，おびただしい煙のため，子どもや妊婦を問わず，周囲の人に受動喫煙ばく露がおきている光景をみたことはないだろうか？　効果的な対処法は灰皿の撤去，喫煙所の設置を禁止することである．

　そして，携帯灰皿は「吸殻ポイ捨て防止マナー」というイメージを利用して，「灰皿がないところでも喫煙させる」ことに成功した．さらに，加熱式タバコは，ライターなしでも喫煙できるようにしたのである．タバコ会社の巧妙な戦略は，とどまるところを知らない．ニコチン依存症という精神疾患を防止するには，タバコ規制条約（FCTC）の完全実施を追及する必要があるだろう．

▶文献

1) Knott VJ, et al：EEG alpha correlates of non-smokers, smokers, smoking, and smoking deprivation. psychophysiology, 14 (2)：150-156. 1977.

2) Naqvi NH, et al：Damage to the insula disrupts addiction to cigarette smoking. Science, 315 (26)：531-534, 2007.

3) Contreras M, et al：Inactivation of the interoceptive insula disrupts drug craving and malaise induced by lithium. Science, 318 (26)：655-658, 2007.

4) Iida K, et al：Learning from Philip Morris：Japan Tobacco's strategies regarding evidence of tobacco health harms as revealed in internal documents from the American tobacco industry. Lancet, 363 (9423)：1820-1824, 2004.

〔臼井 洋介〕

B 禁煙の心理学（1）認知行動療法

Check!

1 依存症の精神・心理療法では，信頼関係が極めて重要である．

2 認知行動療法は，禁煙する強い意志がある人に向いている．

3 認知行動療法は，プロセスが重要である．

1 ニコチン依存症の精神・心理療法について

　依存症の精神・心理療法は，治療者と患者との信頼関係が極めて重要である．これは，不良少年が，信頼できる生活指導の先生に出会い，立ち直っていく過程で生じる関係と類似している．そもそも患者も治療者も感情がある人間で，お互いに影響を与えうる存在である．つまり，人と人との「相性」も大切である．治療者は，必ずしも病院・診療所とは限らない．地域保健センターの保健師，福祉事務所の職員かもしれないし，会社の産業医・総務部かもしれない．

　また，人生において禁煙するタイミング（時期）も重要である．「適切な治療者と，適切な時期」が大切である．つまり，A病院で禁煙できなくても，指導内容が記憶に残っていて，1年後に受診したB病院で禁煙できる可能性はある．

　信頼関係とは，なれ合いではない．医療従事者は，禁煙指導を行うときに，治療者－患者関係が悪化することを恐れてはならない．時に，嫌な気分を抱いてもよい．禁煙治療は，「何が，医療なのか」を治療者と患者の両方に問いかけることでもある．ニコチン依存症の真実を伝えてこそ，信頼に基づく医療である．ここでは，最近，非薬物療法として注目されている認知行動療法を紹介する．

Ⅱ　禁煙の医学

2　認知行動療法

　禁煙する強い希望がある患者に向いている．禁煙治療意欲が問題解決の原動力である．よって，治療意欲のないケースには，適応とならない．禁煙意欲のないケースの場合は，動機付け面接法が適している．

以下の3つのプロセスが，認知行動療法の本質である．

> 思考・感情・行動を分けて見つめ直す
> 目標の設定
> 目標達成のための方法を模索する

　患者自身に自己を見つめ直してもらい，患者自身が主体的に解決を模索する．過去の失敗経験から学び，将来に生かすことの重要性はよくいわれているが，それを治療法として構造的（システム化）にしたものともいえるだろう．

　治療者は，あくまで支援者であり支配者ではない．野球でいうならば，ピッチャーが患者で，キャッチャーが治療者といった具合だ．

　認知行動療法は，書籍[1]など，よいものが多数，出版されている．禁煙支援に有効で認知行動療法から見出された具体的な知識・技法は，書籍「喫煙の心理学」[2]などを参照されたい．

a. 思考・感情・行動を分けて自分を見つめ直す

　認知行動療法の第一歩は，思考・感情・行動の3つをそれぞれ分けて見直すことである．そして周囲の状況である．たとえば，表Ⅱ-2-2のような表を使用する．「なぜ禁煙に失敗してしまったのか」，「再喫煙したときの状況はどうだったのか」がテーマになることだろう．

　あくまで患者が主役であり，治療者は助言を行い，表の作成を支援する．患者が，物事をどの欄に記載すべきは，重要ではない．禁煙と直接関係のない事柄でも，患者の情緒を安定させ，結果的に禁煙に結び付くことならば，記載してもらう．表を作ることで，患者

表Ⅱ-2-2　認知行動療法として記入してもらう表の例

再喫煙 そのとき	言葉でも，絵でも結構です．
状況は？（時間，場所，誰がいたかなど）	
どんな考え（思考）をしましたか？	
どんな行動をされましたか？	
どんな気持ち（感情）でしたか？	

が自分自身のことを整理し，問題を顕在化し，悪循環に気づくことが重要である．

b. 目標の設定

表の活用などによって患者自身の問題を整理・顕在化，タバコの悪循環に気づくことができたら，この悪循環を断ち切るためにどうすればよいかを話題にし，目標を設定する．目標設定も，主役は患者である．

c. 目標達成のための方法を模索する

目標が設定されたら，具体的にどんな方法でそれを達成するかを話題にしてみる．これも，主役は患者である．

3 認知行動療法の基礎となる仮説

認知行動療法の基本となる仮説を紹介する．思考，感情，行動がどのように関係しているかについて，図Ⅱ-2-3 のような仮説がある[1]．

中核信念とは，幼いときの体験に基づくと考えられているもので，その人の性格的特徴ともいえる．完璧でないと嫌だと思う人，とにかく他人の面倒をみたがる人，効率ばかり気にする人，自分は特別な人材だと思っている人，知識を求める人，とにかく安全を重視する人，楽しいことばかり求める人，強さを求める人，余計なことは何もしたくないと思う人など，さまざまである．

これに過去の経験（こうしたら成功した，失敗した）などが加わり，ものごとに対する先入観ができあがる．この先入観は，自動思考（物事に対して素早く自動的に浮かび上がってくる評価的な考え）を導きだす．自動思考は，感情（怒り－冷静，緊張－安心，妬

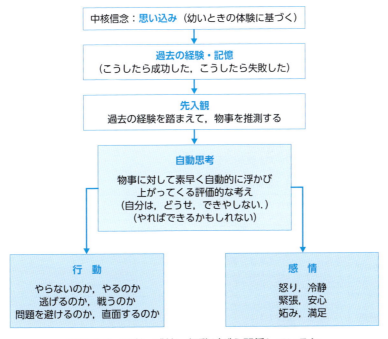

図Ⅱ-2-3　思考，感情，行動がどう関係しているか

II　禁煙の医学

み−満足など）と行動（やらない−やる，逃げる−戦う，回避−直面など）に影響をあたえるというものである．この仮説に基づいて，患者自身に自己を見つめ直してもらい，患者自身が主体的に解決を模索するというのが認知行動療法である．

4　認知行動療法の実践例

【事　例】　Aさん，35歳，男性，ITソフト開発技術者

喫煙歴15年，禁煙にチャレンジするが，1～2か月で，いつも失敗してしまう．今度こそ，失敗したくないということで相談に来た．

第1回面接

患　者「1か月やめていたのですが，また吸っていたんです．1本吸うと，どんどん吸い続けてしまいます」

治療者「なるほど．禁煙に再チャレンジしたいのですね」

患　者「はい．今度こそ，やめたいのです．でも，どうして再喫煙してしまうのでしょうか？」①

治療者「人によって，いろいろ原因が異なります．ご自分でもわからない方が多いのです．そこで，認知行動療法というものを通して，ご自分を知り，再喫煙防止のために役立ててみませんか？」

患　者「それは，どんなものですか？」

治療者「心理療法の1つです．プロセスを通して，認識と行動を改善するものです．有効性は確認されていますが，私が適任かどうか，やってみないとわかりません．しかし，私は最善の努力をいたします．来週まで，少し考えてみてください．最初は，このような表をつくります」（表II-2-3）．②

患　者「考えてみます」

第2回面接

表II-2-3　記入例

再喫煙 そのとき	言葉でも，絵でも結構です．
状況は？（時間，場所，誰がいたかなど）	赤ちょうちんの飲み屋さん 久々に会社の仲間と飲みに行った． お酒を飲んでいた． 後輩からタバコをすすめられた．
どんな考え（思考）をしましたか？	苦労して作ったコンピューターソフトが納期に間に合った． 取引先も喜んでくれた．酒もうまいし，料理もいい． 達成感に浸っていた．他のことは，どうでもいい． タバコは，1本くらい大丈夫．また，すぐにやめられる．
どんな行動をされましたか？	後輩にすすめらるまま，喫煙した． お酒も飲み，料理も食べていった． 本数は，どんどん増えていった．
どんな気持ち（感情）でしたか？	達成感で，気分はよかった． ハイテンション↑↑↑ 酔っていて最高でした． でも，翌日もなかなかタバコが止まらないので，自己嫌悪に．へこみました……

144

次週，来院され，始めることになった.

思考・感情・行動を分けて見つめ直す

治療者「まず，再喫煙のときの周囲の状況，感情，行動，思考を分けて記載してみましょうか」

※なかなか進まない場合は，治療者が質問してみることも重要である.

治療者「再喫煙された場所は，どちらでしたか？」

患　者「飲み屋です」

治療者「誰と一緒でしたか？」

患　者「会社の仲間です」

治療者「飲みに行ったのは，どんなきっかけでしたか？」

患　者「会社のソフト開発プロジェクトで，納期に間に合ったんです．お疲れ様会で，赤ちょうちんの飲み屋に行きました．そしたら，喫煙してしまいました」

治療者「飲み屋さんでは，あなたの他にタバコを吸う人がいたのですか？」

患　者「ええ．私の後輩です．後輩から，タバコをもらってしまいました．私は，酔っていましたから，勢いがついていました」

治療者「そのときは，どんな気分でしたか？」

患　者「ソフトが無事に動いたので，気分がよくて，他のことはどうでもよくなってしまいました．翌日は酒が醒めてきましたが，タバコが止まらないのです．へこみましたね」

治療者「なるほど，表をつくってみましょうか.」

表Ⅱ-2-3 をみながら振り返る.

治療者「表をみて，どうでしょうか」

患　者「仕事がうまく行ったので，ハイになってました．自分を管理できていなかった」
　　　　「以前にも宴会で喫煙してしまい，また禁煙することを繰り返しています」

目標の設定

治療者「禁煙しても，宴会で再喫煙という悪循環を断ち切るために，どうすればよいでしょうか？」
　　　　「飲みに行かなければいいんでしょうが，それはできないなあ」
　　　　「飲みに行っても，タバコを吸わないことが目標ですね」

治療者「なるほど．では，目標を達成するために，どうしたらいいか，次回，模索しましょう」③

第3回面接

目標達成のための方法を模索する

患　者「作った表をみると，後輩にタバコを勧められて喫煙したのがきっかけになっています」
　　　　「私も酒をのんでいて，判断力が鈍っていて，すぐに禁煙できるから1本くらい大丈夫だと甘い認識でタバコを吸っています」④

治療者「よく気づかれました．お酒をのんでいる状態で，タバコを勧められたら，断るこ

Ⅱ　禁煙の医学

とはできますか？」

患　者「断れないですね．雰囲気を悪くしてしまうのも嫌です．でも，自分からは吸わないので，他の人が喫煙しなければ大丈夫です」

治療者「となると，他の人が喫煙しないようにする方法ですね」
　　　「他の視点について見直してみましょう．たとえば，場所です．今回は，赤ちょうちんの飲み屋さんですが，ここは頻繁に利用する行きつけですか？」

患　者「いいえ，だいたいその日の気分で適当なところに行きます」

治療者「せっかく，お疲れ様会をするのに，お店を選んでないのですか？」⑤

患　者「選んでないですね．繁華街を適当に歩いて，お店をみつけたら入りますね」

治療者「飲食店が禁煙になっているかどうかは，考えないで，そのお店に入るのですね」

患　者「ああ！禁煙のお店を選べばよさそうです．そうすれば，誰も吸わないだろうから」

治療者「それは，いい考えですね．禁煙のお店を選んでみましょう」

第4回面接

患　者「禁煙レストランを事前に探しました．誰もタバコを吸わなかったから，私も吸いませんでした．今後も，禁煙になっている飲食店を選びます」

と，その成果を教えてくださった．⑥

解説

第1回面接の①では，患者が禁煙したい，再喫煙してしまう原因を知りたいという意志が伺える．認知行動療法には適している．②で認知行動療法を提案するが，これを使うかどうかも，患者に考えてもらう過程が重要である．

第2回面接では，表をつくるのだが，始めてみると，気が引けてしまい，患者1人で作ることが難しいものである．治療者が質問することで，記載をサポートする．

③のところで，治療者は，「飲みに行かなければいい」という感情も出てくるだろう．しかし，本人の決めた目標を尊重した方が良い．『目標達成のための方法を模索する』という次のプロセスで，改善方法を見出すことがあるからだ．

④で「1本くらい大丈夫」という認知が誤りであることに気づくことができた．

⑤では，今まで飲食店を選ばないで出かけていたことを指摘している．

⑥で，禁煙の飲食店を選ぶという新たな行動を確認できた．

2018年夏に健康増進法の改正案，および東京都受動喫煙防止条例案がそれぞれ可決された．不十分な点も多くみられるのだが，今後，全面禁煙の飲食店は増え，禁煙成功を促進する環境がさらに整うことが予想される．

▶文献

1) ポール・スタラード　著，下山晴彦　監訳：子どもと若者のための認知行動療法ワークブック，金剛出版，2006.
2) クリスティーナ・イヴィングス　著，作田　学　監修，福地厚子　訳：喫煙の心理学，産調出版，2007.

〔臼井　洋介〕

禁煙の心理学（2）動機づけ面接法

Check!

1 臨床家は患者への間違い指摘反射を抑え，患者の自律を尊重するようにかかわる．

2 臨床家は，患者自身が行動変容へ向かう言語（チェンジトーク）を識別し，禁煙への動機を充分に引き出してから具体的に計画を立てる．

3 Elicit-Provide-Elicit（引き出し─提供し─引き出す）を活用して協働的に情報を交換する．

　動機づけ面接（motivational intervening：MI）は，その誕生が理論的背景をもたず，また治療技法やモデルの組み合わせではなく，臨床現場における臨床家による実践を基礎に発展してきたコミュニケーションスタイルである．飲酒に問題を抱える来談者への面接技法を研究するプロセスにおいて，治療成績のよかった治療者の面談スタイルを実証的に解析することから徐々に体系化されてきた．ここでは，禁煙支援や禁煙治療の現場においてMIをどのように活用できるのか，という点について紹介する．

1　患者との信頼関係を構築し面談の土台をつくる[1, 2]

　臨床家の多くは，禁煙への動機が十分に引き出されていない患者（禁煙するかどうか迷っている）を目の前にすると，「説得」，「議論」，「命令」，「警告」，「許可のない情報提供」などで，患者の「喫煙行動」を正そうとしたくなるときがあるだろう．たとえば，禁煙支援や治療の現場において，次のような話をしたこと（あるいは現在進行形）があるかもしれない．「このままタバコを吸い続けると○○になります」，「お子さんの喘息の原因は……」，「今，やめないと……」，「タバコをやめるのは実は簡単なんですよ……たとえば」，「今，あなたがタバコをやめると……」，「禁煙して体重が増えたとしてもそれは……」など．このような，瞬間的に発せられる患者の言動を正そうとする臨床家の言語は「間違い指摘反射」と呼ばれる．間違い指摘反射は，患者の感情を害し，心理的な抵抗を生み，面談を膠着させ，患者は行動変容へ向かわないことがこれまでの研究で明らかになっている．患者からの抵抗のサインとしては，急に無口になったり，臨床家の話に興味を示さなくなったり，治療を拒否したり，治療方法について議論をしかけてきたり，唐突にタバコをやめます，といって会話を打ち切るというものである．

　禁煙に限らず，多くの人は自分自身の行動や考えについてなんらかの迷いをもっていることが多い．たとえば，「やせたいけど食べたい」，「タバコをやめたいけど吸いたい」，「運動をしたいけど休みたい」のように，「変わりたい，でもそのままでいたい」という状態である．この例のように，相反する2つの気持ちを同時にもつ状態を「アンビバレント：両価性」と呼ぶ．この状態は，行動変容の過程において誰しも経験するものであり特別なこ

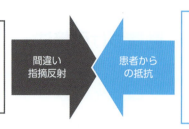

図II-2-4　臨床家の間違い指摘反射に対する患者の反応

とではない．しかし，臨床家からの間違い指摘反射（早くタバコをやめるべき）を含む言動は，患者の自己決定を促すという言動からは程遠いばかりか，患者自身の行動変容にかかわる感情や価値観なども引き出されない（自己探索が促進されない）ため，患者からの心理的な抵抗は強くなる．

MIでは，行動変容ができないのは患者の意思や性格ではなく解消されていない両価性の存在があり「動機のない患者はいない」としている．臨床家は，面談を通じて変化する方向に向けて患者の両価性の解消を目指す．臨床家や医療従事者が患者のためによかれ，と思って行っている言動が，実は患者の行動変容を妨げている場合がある．患者が安心して自分の迷い（両価性）と向き合うためにも臨床家は，しばしば相手の言動を正そうとする「間違い指摘反射」を抑え，患者からの抵抗を最小限に（可能であれば回避）し，患者と協働的に課題に取り組むという面談の土台をつくることが先決である（図II-2-4）．

2　会話のなかで行動変容へ向かう言語（チェンジトーク）に気付く[1, 2]

MIでは，臨床家が患者へ間違い指摘反射を抑えて患者の発話に耳を傾け「聞き返し」というスキルを活用しながら，患者自身の大事にしている価値観や感情を言語化する支援をする．この聞き返しは相手への共感を示すスキルである．患者は，臨床家との会話を通してタバコを吸っている自分と本来，目指している理想の自分について自己探索を始める．たとえば，家族や健康が大事だと考えているにもかかわらず，喫煙し病気のリスクにさらされていることや，時間やお金が大切なのに，喫煙するための時間やお金を消耗していることなどに気がつくことがある．このような自己矛盾を抱えて迷っている自分に気づくと，喫煙について多少なりともどうにかしたい，と思い始める．

臨床家の聞き返しを伴う共感レベルの高い面談は，患者からの現状維持に留まる発話が減り（喫煙継続の話題），行動変容へ向かう発話（禁煙へ向かう話題）が増える．このとき，注意深く聞き分けてほしい言語が行動変容へ向かう言語（チェンジトーク）である（図II-2-5）．チェンジトークは，願望（D），能力（A），理由（R），必要性（N）の頭文字を取ってDARN（ダーン）と呼ばれる．これらは，行動変容への動機が引き出され具体的な計画へ移行する前の「準備言語」といわれている．簡単な例をあげると，タバコを今度こそやめたい（願望：D），1か月は禁煙できたんだよ（能力：A），もし，タバコがやめられると咳が減って喉の痛みも和らぐかな（理由：R），血圧を下げるためにもタバコはダメだな（必要性：N）という類の発話である．これらの言語が十分に引き出されてくると，徐々に

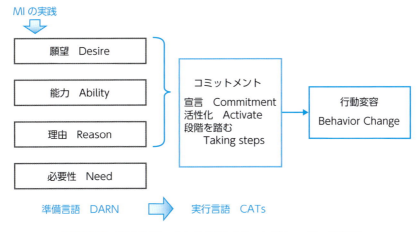

図Ⅱ-2-5　行動変容へ向かう言語（チェンジトーク）の種類

タバコを吸い続ける理由を述べる発話（維持トーク）が減ってくる．これが，コミットメント言語を引き出すチャンスである（図Ⅱ-2-5）．

　コミットメント言語は，準備言語からさらに具体的な計画へ移行できるサインとなる言語である．「明日，禁煙外来へ行きます」，「明日からやめます」というコミットメント（C：意思，決断，約束），「まずは，午前中だけ我慢してみます，灰皿やライターを捨てて準備したいと思います」などの活性化（A：～したい，用意，準備），行動を段階に分けて述べる（Ts）の3種類があり，それぞれの頭文字をとってCATs（キャッツ）と呼ぶ．これまでの筆者の経験から，患者が自分の現在の取り組みを段階に分けて述べているTsは，意外と臨床家が気づかないことが多いように感じる．Tsの例には，「私はタバコを午前中は吸いませんでした」，「食後の喫煙はやめています」，「私はカウンセリングを予約しました」，「私は禁煙外来の資料をもらいました」，「職場の保健師に相談しました」などである．段階を踏むTsに限らず，準備言語のチェンジトークを聞いたら，まずは「もう少し，教えてください」，「次に何をする予定でしょう？」などと尋ねてみるとよいだろう．そして，禁煙に向かう動機をさらに強化したうえで，いつから，どのタイミングで，何からはじめるのか，具体的に計画を立てると行動変容への弾みがつく．チェンジトークを引き出す理由は，禁煙への動機が十分に引き出されない状態で計画段階へいくと「やっぱりやめます」というように行動変容へつながらないからである．「なぜ禁煙したいのか？」という動機を引き出すのは，動機づけ面接において最も重要なプロセスである．

3　患者と協働的に情報を交換する方法[1, 2]：elicit-provide-elicit（引き出し—提供し—引き出す）

　さて，患者からの禁煙への意欲を引き出すことに成功してくると，最後は具体的な計画を立てる段階に入る．面談のプロセスのどの部分においても，臨床家は専門家としてどうしても患者に伝えたい情報が出てくることがある．特に計画段階に来ると，相手のプランに同意できないこともあり，できれば臨床家である自分の提案する方法を選択して欲しいと思うこともあるだろう．しかし，相手を強く説得しようすると患者から抵抗は強くなる．それではどのように専門家として情報を提供すると患者からの抵抗が少なく協働的に

II 禁煙の医学

面談を進めることができるのだろうか．以下に MI における患者との情報交換のスキルを紹介する．

a. Elicit　引き出す：相手への許可を求め，情報のニーズギャップを確認する

> ○○の情報についてお伝えしてもよろしいですか？
> ○○についてお話したいのですが，いかがでしょうか？
> ○○について知っていることを教えていただけますか？
> 私がお伝えできる情報で，あなたに役立ちそうなことがあれば教えていただけますか？　など

　ここで重要なのは，情報提供する前に患者の考えや意見，患者自身がすでにもっている情報を引き出すことである．あなたが情報や助言を提供する際，いくら事前に許可を得ても警戒する患者もいるだろう．そのようなときは，以下のように懸念を表明したり，相手に選択権があることを伝えたりしてから情報提供をはじめる方法もある．

> ～について少し心配なので，○○についてお話してもよいでしょうか？
> あなたが○○を選ぶかどうかは，最終的にはあなたが決めていただいてよいのです．△△についてお話してもよいですか？

b.　Provide 提供する：情報や助言，アドバイスなどを伝える

　情報やアドバイスを伝えるとき，相手からの許可が得られたからといって大量の情報を一気に伝えると，患者はその情報を消化できなくなる．そのため臨床家は，患者がもっとも知りたいことや望んでいることを明確にし，優先順位をつけて情報を提供する．さらに，専門用語を避けて日常用語を使うようにする．提供する情報量を少なめにし，情報を提供しながら，相手の反応を確認することが望ましい．たとえば，ここまでの私の説明でわからないことや不安に思うことはありませんか？　などと小まめに確認をするのである．そして，あなたが提供する情報に対して患者がどのような反応をしようが，それはそのまま認めるようにする．あなたの提供する情報に反論し，無視する患者もいるかもしれない．

c. Elicit 引き出す：提供したアドバイスや情報についての意見や感想を尋ねる

　最後に，あなたが提供した情報やアドバイス，助言についてどのように感じたのか患者に感想を尋ねてみる．すると，患者がどのようにあなたの提供した情報を理解したのか，どの部分が合意できたのかなどがわかる．また，患者自身も自分の考えを言語化することで情報を整理することができる．

> ○○について，私のお話を伺ってみて，どのように思いましたか？
> ○○について，今，どのように考えていますか？
> 率直にお伺いすると，今，どんなお気持ちですか？　など

以上のように，ここでは禁煙支援や禁煙治療の現場において患者の禁煙動機を引き出すためのMIの活用について紹介した．具体的には，患者との信頼関係を築き，禁煙に向かう言語に気付き，専門家として伝えたい情報を相手に届けるポイントなどである．

MIは面接・会話のスタイルであり，面接の手順でない。そのため，楽器やスポーツのように練習をくり返す必要がある．関心をもたれた方は，関連書籍などで実際の会話例などを参考に学習をされたい[1~3]．

▶文献

1) 北田雅子，磯村毅　著：医療スタッフのための動機づけ面接法-逆引きMI学習帳－医歯薬出版，2016.

2) Miller WR, et al：Motivational Interviewing：Helping People Change 3rd ed. Guilford press, 2012.

3) 加濃正人　著, 神奈川県内科医学会　監修：今日からできるミニマム禁煙医療　第2巻　「禁煙の動機づけ面接法，中和印刷，2015.

〔北田　雅子〕

Ⅱ 禁煙の医学

Chapter 3 薬局・薬店での禁煙指導・支援

A 薬の種類，副作用・相互作用

Check!

1. 禁煙治療における薬物療法は，ニコチン製剤（ニコチンガム，ニコチンパッチ）と非ニコチン製剤（バレニクリン）がある．

2. 処方箋が必要な医療用医薬品として経口薬のバレニクリンとニコチネル®TTS®が，処方箋が不要な一般用医薬品としてニコチンガムとニコチネル®パッチがある．

3. 禁煙補助薬の製剤学的特徴やニコチンの薬理作用を理解して禁煙指導を行う．

1 禁煙治療における薬物療法

タバコがやめられない理由は，精神的依存と身体的依存による．精神的依存に対しては行動科学に基づくカウンセリング，身体的依存に対しては薬物療法が行なわれる．ニコチンには依存性があり，タバコをやめるとニコチンが摂取できなくなるため，さまざまな不快症状が現れる．この症状を離脱症状といい，禁煙後2～3日後に最も強くなり，5～7日後には弱くなる．

a．ニコチン製剤

ニコチン置換療法（代替療法）は，ガム，パッチに含有させたニコチンを体内に吸収させることにより，禁煙による離脱症状を軽減し禁煙に導く方法である．ニコチンパッチ投与後のニコチン血中濃度上昇は，喫煙に比べると緩徐であるため依存にならない（図Ⅱ-3-1）．

b．非ニコチン製剤

非ニコチン製剤であるバレニクリン（チャンピックス®）は，$\alpha_4\beta_2$ニコチン受容体に選択的に作用する経口薬である．バレニクリンが$\alpha_4\beta_2$ニコチン受容体に結合すると，ニコチンの結合を遮断して喫煙から得られる満足感を抑制する．同時に，喫煙によるニコチンの作用で放出されるドパミン量よりも少量のドパミン（動物実験で40～60%）を放出させるため，禁煙に伴う離脱症状を緩和する．

2 禁煙補助薬の種類

わが国で販売されている禁煙補助薬は，ニコチン製剤のニコチンガムとニコチンパッ

3. 薬局・薬店での禁煙指導・支援

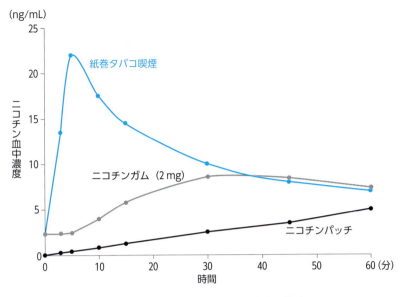

図Ⅱ-3-1　剤形別ニコチン血中濃度の推移

表Ⅱ-3-1　一般用医薬品としてのニコチン製剤の区分

リスク区分	定義	成分	ニコチン製剤	販売名	対応する専門家	対面による情報提供
第1類	一般用医薬品としての安全性評価が確立していない成分または一般用医薬品として危険性が特に高いと考えられる成分を含む医薬品	H₂ブロッカー, 発毛剤, スイッチOTCなど	ニコチンパッチ	ニコチネル®パッチ	薬剤師	文書による情報提供義務
第2類	第1類の成分を含まないもので, 副作用等により日常生活に支障をきたすような健康被害を生じるおそれのある成分を含む医薬品	総合かぜ薬, 解熱鎮痛薬, 漢方処方製剤など	ニコチンガム（指定第2類*）	ニコレット® ニコレット®クールミント ニコレット®フルーティーミント ニコレット®アイスミント ニコチネル®ミント ニコチネル®マンゴー ニコチネル®スペアミント	薬剤師または登録販売者	努力義務
第3類	日常生活に支障をきたす程度ではないが, 身体の変調・不調が起こるおそれがある成分を含む医薬品	整腸剤, うがい薬, ビタミン剤など	―	―	薬剤師または登録販売者	薬機法上規定なし

＊指定第2類医薬品：第2類医薬品の中で, 相互作用または患者背景において特に注意すべき禁忌項目が添付文書に含まれていて誤って使用した場合に健康被害を招く危険性が高いものや依存性・習慣性があると判断される成分が含まれているもの

II 禁煙の医学

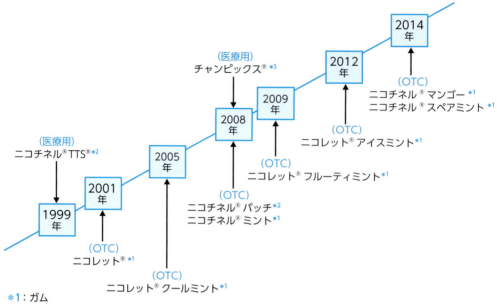

*1：ガム
*2：パッチ
*3：経口薬

図II-3-2　販売されている禁煙補助薬の承認経緯

表II-3-2　ニコチンパッチの種類と特徴

	医療用医薬品	一般用医薬品(OTC)
販売名	ニコチネル®TTS®	ニコチネル®パッチ
販売元	アルフレッサファーマ	
製造販売元	グラクソ・スミスクライン・コンシューマー・ヘルスケア・ジャパン	
1枚あたりのニコチン含有量	TTS®30：52.5 mg/枚	—
	TTS®20：35 mg/枚	パッチ20：35 mg/枚
	TTS®10：17.5 mg/枚	パッチ10：17.5 mg/枚
時間に対するニコチン放出量	TTS®30：21 mg/24時間	—
	TTS®20：14 mg/24時間	パッチ20：14 mg/24時間
	TTS®10：7 mg/24時間	パッチ10：7 mg/24時間
1cm²あたりのニコチン含有量	1.75 mg/cm²	
ニコチン放出率	48 %/24時間	
最高血中濃度到達時間	6-12時間	
標準的な用量	① TTS®30を4週間 ② TTS®20を2週間 ③ TTS®10を2週間	①パッチ20を6週間 ②パッチ10を2週間
基本的な使用方法	上腕部、腹部、腰背部	
	24時間貼付	起床時から就寝時まで貼付

チ，非ニコチン製剤のバレニクリンである．現在，ニコチンガムは一般用医薬品（処方箋不要）のみであり，ニコチンパッチは医療用医薬品（処方箋必要）と一般用医薬品が販売されている．一般用医薬品としてのニコチンパッチ，ニコチンガムはそれぞれ第1類医薬品と第2類医薬品に分類されており，販売方法も異なる（表II-3-1）．バレニクリン（チャンピックス®）は医療用医薬品のみである（図II-3-2）．販売されているニコチンパッチの種類と特徴を（表II-3-2）に示す．

3　副作用

　ニコチンガムの副作用には喉の不快感，嘔気，口内炎などがあるため，唾液を飲み込まないようにする．ニコチンパッチは貼付部位の皮膚症状（紅斑，丘疹，小水疱など）が多いので，貼付部位を毎日変える．皮膚症状が現れた場合は，はがした後に抗ヒスタミン軟膏やステロイド軟膏を使用する．不眠，悪夢が現れた場合は，夜間の貼付を中止する．ニコチネル®TTS®の添付文書には，5％以上に発現する副作用として一次刺激性の接触皮膚炎（紅斑，瘙痒）と不眠，頻度不明であるが重大なものとしてアナフィラキシー様症状が記載されている．

表II-3-3　タバコと薬の相互作用

薬	薬効	相互作用	効果
イミプラミン	抗うつ薬		血中濃度低下
インスリン	糖尿病治療薬	皮下吸収遅延	喫煙者ではインスリン必要量が増える可能性あり
エストラジオール		水酸化体増加	抗エストロゲン作用
エタノール		胃排出能遅延	吸収率と最高血中濃度低下
オランザピン	抗精神病薬	CYP1A2 誘導	クリアランス増加（98％）
カフェイン	強心薬	CYP1A2 誘導	クリアランス増加（56％）
クロルプロマジン	抗精神病薬		AUC 減少（32％），血中濃度低下（24％）
コデイン	鎮咳薬	グルクロン酸抱合促進	半減期，血中濃度に影響なし
テオフィリン	気管支拡張薬	CYP1A2 誘導	クリアランス増加（58～100％），半減期減少（63％）
ハロペリドール	抗精神病薬		クリアランス増加（44％），血中濃度低下（70％），臨床的意義は不明
フルボキサミン	抗うつ薬	CYP1A2 誘導	血中濃度低下（47％），クリアランス増加
フレカイニド	抗不整脈薬		クリアランス増加（61％），トラフ血中濃度低下（25％），投与量増量（17％）
プロプラノロール	抗不整脈薬	グルクロン酸抱合促進	クリアランス増加（77％）
ヘパリン	抗血栓薬	機序不明	クリアランス増加，半減期減少
メキシレチン	抗不整脈薬	グルクロン酸抱合促進	クリアランス増加（25％），半減期減少（36％）
リドカイン	抗不整脈薬	バイオアベイラビリティ低下	AUC 減少（200％）
ワルファリン	抗血栓薬	機序不明	クリアランス増加（13％），血中濃度低下（13％）

（Zevin S, et al：Drug interactions with tobacco smoking. An update. Clin Pharmacokinet, 36（6）：425-438, 1999 より改変）

バレニクリンの添付文書によると，発現頻度5％以上の副作用として，嘔気28.5％，不眠症16.3％，異常な夢13.0％，頭痛11.6％，鼓腸8.3％があり，頻度不明であるが重大な副作用として，皮膚粘膜眼症候群（Stevens-Johnson症候群），多形紅斑，血管浮腫，意識障害，肝機能障害，黄疸が報告されている（承認時までの調査の集計）．

バレニクリンの副作用の嘔気には，空腹時を避けて内服する，制吐薬を併用するなどの対症療法を行ない，症状軽減が得られなければ減量を考慮する．精神疾患のない患者においてもバレニクリン使用後の自殺念慮などの報告があるため，神経精神疾患症状（挙動変化，落ち着きのなさ，うつ症状，自殺願望/行動）に変化がないか注意深い観察を続ける必要がある（バレニクリンの項を参照 p.170）．

4 タバコと薬の相互作用

タバコはそれ自身で体に有害な作用を引き起こし，一部の薬の効果にも影響を及ぼす．喫煙によって薬効が変化する要因には，ニコチンによる作用と多環芳香族炭化水素による作用（CYP1A2酵素誘導，グルクロン酸トランスフェラーゼ誘導）がある．多環芳香族炭化水素はタバコのヤニに含まれており，肝臓の薬物代謝酵素の1つであるCYP1A2の量を増やす．この酵素で代謝される薬を喫煙者に投与すると薬の代謝が促進され薬効が弱くなるので，薬効を得るために喫煙者では非喫煙者に比べて投与量の増量が必要な場合がある．禁煙補助薬のニコチンガムやニコチンパッチは，ニコチンのみを含有し多環芳香族炭化水素を含有していないので，これらを使用して喫煙者が禁煙したときは薬の効果が強く現れる可能性がある（表Ⅱ-3-3）．

〔相澤 政明〕

薬局・薬店での禁煙指導

Check!

1. ニコチンパッチ製剤のOTC（over the counter：一般用医薬品）化は，薬局が患者指導を行うにふさわしい環境に整っていることから，「かかりつけ薬剤師」に禁煙指導を実践させたいという行政側の期待の表れといえる．

2. 一般用医薬品としてニコチンパッチ製剤とニコチンガム製剤，医療用医薬品としてニコチンパッチ製剤と$\alpha_4\beta_2$ニコチン受容体部分作動薬のバレニクリンがあり，薬局薬剤師にとって禁煙支援活動に用いる医薬品の選択肢が広がっている．

1 薬局・薬店での禁煙支援の意義

日本薬剤師会は2003年4月に，薬剤師は国民の健康を守る専門職として禁煙の推進や

3. 薬局・薬店での禁煙指導・支援

表II-3-4　薬局における禁煙までの支援の流れ

1. 啓発と情報提供（喫煙の害，禁煙のメリットなどについての情報提供）
2. 禁煙の勧め，動機づけ（声かけ，カウンセリング）
3. 禁煙への決意（禁煙の意志の確認）→基本情報の収集（疾病，併用薬，ブリンクマン指数・TDS スコア，ファガストローム指数など）
4. 禁煙方法の選択（自力での禁煙，ニコチンガム製剤，ニコチンパッチ製剤，禁煙外来の受診勧奨）
5. 禁煙開始と経過観察

受動喫煙の防止に積極的に貢献することが重要との観点から，「禁煙運動宣言」を採択した．薬剤師による禁煙支援は，禁煙補助薬の服薬指導にとどまらない．①予防教育，②禁煙誘導（動機づけ），③禁煙補助薬の供給，④禁煙指導，⑤経過観察と介入といったさまざまな過程において，専門性を活かしてかかわることができる．

2　薬局薬剤師による禁煙啓発活動

　喫煙者に対する薬剤師の禁煙啓発活動として，タバコが及ぼす病気や健康への影響，タバコと薬の相互作用，禁煙方法などの情報提供を通して，禁煙への動機づけを行い，禁煙へ導くことがあげられる．また，タバコを吸っていないすべての国民の健康を守るために，受動喫煙防止への取り組みや未成年者への喫煙防止活動など，「禁煙支援薬剤師」としての活動の場は多岐にわたる．

　特に「学校薬剤師」や「スポーツファーマシスト」には，喫煙防止だけでなく，禁煙の相談や指導，支援を求められる機会が増えている．また，日本薬剤師会による「認定禁煙支援薬剤師」の養成，認定が全国で進んでおり，また，日本禁煙学会認定の「禁煙サポーター」，「禁煙認定指導薬剤師」，「禁煙専門薬剤師」も禁煙推進に重要な役割を果たしている．

3　薬局での禁煙支援の方法

　薬局は一般用医薬品（OTC）を販売する機能と，調剤の機能を併せもつ．薬局で取り扱う禁煙補助薬として，一般用医薬品ではニコチンガム製剤とニコチンパッチ製剤，医療用医薬品ではニコチンパッチ製剤とニコチン受容体に作用するバレニクリンがある．

　禁煙の方法は，大きく3つに分けることができる．

①禁煙補助薬を使わずに自力で禁煙する．

②一般用医薬品のニコチンガムやニコチンパッチを利用して禁煙する．

③医療機関の禁煙外来を受診して禁煙治療を受ける．

　どの方法においても，禁煙支援薬剤師として禁煙のサポートをしていくことが必要である．薬局における禁煙までの支援の流れを示した（表II-3-4）．

4　禁煙希望者からの基礎情報の収集

　禁煙のための基礎情報を記録するためのチェック表の例を示す（図II-3-3）．

　聞き取りの時間がない場合，ニコチン依存度のチェックとともに事前にアンケート形式

Ⅱ 禁煙の医学

氏名	男・女	住所	
生年月日　　　年　　月　　日（　　歳）		電話	
現在の喫煙本数　　　　本／日		喫煙開始年齢　　　歳	喫煙年数　　　　年

禁煙したい理由：	
家族（同居）の喫煙	無・有（配偶者，子，父，母，兄弟姉妹，その他）
必ず吸いたくなるのは どんな時か（複数可）	・起床時　・食後　・仕事中　・会議中　・コーヒーを飲んだとき ・お酒を飲んだとき　・仕事が一段落したとき ・その他（　　　　　　　　）
禁煙歴	無・有（回数　　　回） 直近の禁煙期間（　　　　　　～　　　　　　）

今までの禁煙失敗の理由：	
現在治療中の病気	服用中の薬やサプリメントなど
次の項目に該当する場合○印 （ニコチン製剤を使用できな い場合があります）	・妊娠中　・授乳中　・心臓病　・脳梗塞　・脳出血 ・うつ病またはうつ病の既往　・腎肝機能障害　・てんかん

ブリンクマン指数（　　　　　） （1日本数×喫煙年数） 35歳以上ではスコア200以上は保険適用	ファガストローム指数（　　点） 依存度（ 低 ・ 中 ・ 高 ）	TDSスコア（　　点） TDSスコア5点以上保険適用

図Ⅱ-3-3　禁煙のための基礎情報チェック票

で記入してもらうとよい．現在の喫煙本数や禁煙したい理由，同居家族の喫煙者の有無により禁煙の環境が整っているかを確認する．また，どんな時にタバコを吸いたくなるのか，喫煙習慣の特徴を把握する．今までの禁煙歴や禁煙を失敗した理由などもわかれば，失敗を防ぐための対応を具体的に考えることができる．また，現在治療している病気や服用中の薬などを確認し，禁煙することで影響を与える病気や薬剤などがないかをチェックする．最後に，1日の喫煙本数と喫煙年数をかけたブリンクマン指数と，ファガストローム指数，TDSスコアなどのニコチン依存度の結果を薬剤師が記入する．ブリンクマン指数200以上（2016年4月から35歳未満にはこの要件は撤廃されている）かつニコチン依存症のスクリーニングテスト（TDS）スコア5点以上の場合はニコチン依存度が高いと推定され，保険適用の禁煙治療が受けられるので禁煙外来受診を考慮する．

5　一般用医薬品によるニコチン置換療法

　一般用医薬品として取り扱う禁煙補助薬には，ニコチンガム製剤とニコチンパッチ製剤の2種類がある．「ニコチン置換療法」とはタバコに含まれるニコチンを喫煙以外の方法で置換し，イライラと集中困難，不安，だるい，眠いなどのニコチン離脱症状を軽減させながら禁煙を支援する療法である（『ニコチン置換療法を使った指導法（p.187）』の項を参照）．

a. 一般用医薬品の禁煙補助薬を選ぶ目安

　一般用医薬品の禁煙補助薬を選ぶ目安としては，以下の人が考えられる．

・喫煙本数が1日20本以下で喫煙年数の比較的少ない人

3. 薬局・薬店での禁煙指導・支援

表II-3-5　禁煙補助用ニコチン製剤の比較

	ニコチンガム	ニコチンパッチ
長所	1. 短時間で効果が発現	1. 使用法が簡単（貼り薬）
	2. ニコチン摂取量の自己調節が可能	2. 安定した血中濃度の維持が可能
	3. 口寂しさを補うことが可能	3. 歯の状態に関係なく使用できる
	4. 食欲抑制効果により体重増加の軽減が期待できる	4. 食欲抑制効果により体重増加の軽減が期待できる
	5. かぶれなどの問題がない	5. 禁煙していることを他人に気づかれにくい
短所	1. かみ方の指導が必要	1. 突然の喫煙要求に対処できない
	2. のどの痛み，胸焼けや胃の不快感	2. 皮膚の発赤，かぶれや睡眠障害
	3. 歯の状態や，職業によっては使用しにくい場合がある	3. 汗をかく，スポーツをする人には使いにくい
	4. ニコチンガム依存症になることがある	4. 依存症にはなりにくい

```
★　1つでも該当する場合は使用できない

□　禁煙する意志がない
□　現在，他のニコチン含有製剤を使っている
□　重い心臓病である
 　・過去3か月以内に心筋梗塞の発作を起こした
 　・重い狭心症または不整脈と診断された
□　急性期脳血管障害（脳梗塞，脳出血）と診断された
□　うつ病と医師に診断されたことがある
□　妊婦または妊娠の可能性がある
□　授乳中である
□　ニコチン過敏症（発疹，発赤，かゆみ，浮腫など）がある
□　あごの関節障害がある，歯科治療中，口内炎，咽頭炎，食道炎がある
 　（ガム製剤の場合）
□　スポーツや仕事で汗をたくさんかくことが多い（パッチ製剤の場合）
```

図II-3-4　一般用医薬品禁煙補助薬の適用可否チェック票

・忙しくて医療機関を受診できない人
・保険診療による禁煙治療の条件を満たさない人
　　ニコチンガム製剤とニコチンパッチ製剤の比較を表II-3-5に示す．

b. 一般用医薬品の禁煙補助薬の適用可否のチェック票

　　図II-3-4に一般用医薬品の禁煙補助薬を使用できるか否かのチェック票を示した．1つでも該当する場合は，一般用医薬品の禁煙補助薬は使用できない．禁煙希望者がうつ病患者の場合は，禁煙により精神的に不安定になる可能性があり，薬局のみでの対応は不適切である．また，妊婦にはニコチン製剤は禁忌である．これらの場合には禁煙外来の受診勧奨を行う．

　　禁煙外来の受診を勧める際には，禁煙外来を行っている医師を紹介したり，保険が適用される要件を相談者に説明したり，医師と連携しながら禁煙を支援することが必要である．

c. ニコチンガム使用法の注意

・特徴としては，短時間でニコチン離脱症状（禁断症状）が抑えられる．

159

Ⅱ 禁煙の医学

- ・ゆっくりかんで，ほほと歯茎の間に1分間以上置くことを繰り返し，約30〜60分で捨てるよう指導する．
- ・唾液を飲みこむなどの誤ったかみ方をすると胃の不快感が出やすいことがあげられる．
- ・炭酸飲料などの酸性飲料を使用直前や同時に口に入れると，ニコチンの吸収量が減り，効果が減少する場合がある．
- ・はじめは個人差があるので，使用個数にこだわらず，タバコが吸いたくなったらガムを1個ずつ断続的にゆっくり噛むように指導する．
- ・噛み方や使用量を誤ると効果が十分に得られないことや，逆にガムの量を減らせずにニコチンガム依存を起こすことも報告されている．使い方の指導をより丁寧にわかりやすく行う必要がある．
- ・最初の1か月間は，禁煙に慣れる期間と考え無理に減量せず，その後1週間ごとに1日1〜2個ずつ減らしていく．
- ・1日1〜2個になったら，ニコチンガムを中止できるように指導して，3か月をめどに禁煙を達成させるよう支援する．使用期間は長くても6か月を限度とする．
- ・ニコチン製剤は，保管・廃棄に十分な注意が必要となる．特にガムは，子供の手の届かない場所に保管するよう注意し，また，噛んだあとは紙に包んで捨てるよう指導する．

d. ニコチンパッチ使用法の注意

- ・喫煙本数や依存度による使用量の目安は具体的に示されていないが，一般用医薬品の場合，喫煙本数が1日10〜20本程度で依存度が中等度であれば容量の大きいサイズから開始する．
- ・吐き気やめまい・動悸など，過量による症状があれば小さいサイズに変更するなどの対処をする．
- ・かぶれを防ぐため，貼る場所を毎日変えるように指導する．
- ・禁煙が上手く続いていれば，ガムと同様に同じサイズを1〜1か月半ほど使用し，その後，小さいサイズを2週間使用し中止する．
- ・かぶれなどがあれば他のパッチ製品に変えるか，ガムの使用に切り替えることも考える．
- ・使用後のパッチは粘着面を内側に2つ折りにして捨てるように指導する．

6 処方箋医薬品

a. 医療機関での禁煙治療を推奨する目安

医療機関での禁煙治療を推奨する目安としては，以下のような人が考えられる．

- ・過去に禁煙してニコチン離脱症状が強かった人
- ・精神疾患など禁煙が難しい特性を有する人
- ・既往歴，現在の病気，服用中の薬剤など禁煙にあたって医師の診断が必要な人
- ・バレニクリン製剤で禁煙を希望する人

このような人には，医療機関での禁煙治療を勧めたほうがよい．禁煙外来のある医療機関をあらかじめ調べておき，紹介できる体制を整えておく必要がある．処方箋で取り扱う医療用の禁煙補助薬にはバレニクリン製剤とニコチンパッチ製剤の2種類がある．

表II-3-6　医療用禁煙補助薬の比較

	ニコチンパッチ製剤	バレニクリン製剤
長所	1. 使用法が簡単（貼り薬）	1. 使用方法が簡単（のみ薬）
	2. 食欲抑制効果により体重増加の軽減が期待できる	2. 離脱症状だけでなく，喫煙による満足感も抑制する
		3. 循環器疾患患者に使いやすい
		4. 皮膚の発赤，かぶれの問題がない
短所	1. 狭心症，不整脈などの循環器疾患患者に使用できない	1. 突然の喫煙要求に対処できない
	2. 皮膚の発赤，かぶれや睡眠障害が起こる	2. 車の運転など危険な作業は禁止（めまい，意識障害）
	3. 汗をかく，スポーツをする人には使いにくい	3. 嘔気などの消化器症状が起こる
	4. 妊婦に禁忌	

b. バレニクリン製剤

　詳細については『バレニクリンを使った指導法（p.190）』の項を参照.

　バレニクリンで特に注意すべき副作用のめまい，ふらつきにより自動車事故に至ったとされる例が報告されている. 本剤の添付文書には，2012年7月に「自動車の運転等……に従事させないように注意する」旨の文言が記載された. ニコチン製剤との違いとして，禁煙開始の1週間前から服用を開始すること，循環器疾患患者にも使用が可能であることなどの特徴がある（表II-3-6）.

c. パッチ製剤

　一般用医薬品と使用方法はほぼ同じである. ただし，一般用医薬品のニコチンパッチ製剤は基本的に夜間は剥がしておくが，医療用の場合は夜間は貼ったままである（朝の喫煙欲求が軽減できる）. この違いは製剤の違いによるものではなく，一般用医薬品が医師の指導下にないということから，夜間のニコチン血中濃度維持による副作用の防止を意図したものである.

i）パッチ製剤の副作用

　医療用のニコチン製剤であるニコチネル®TTS®30の血漿中ニコチン濃度推移は，1時間ごとにタバコを1本喫煙したときの濃度推移と同様である. 急性ニコチン中毒の症状としては，蒼白，発汗，嘔気，流涎，嘔吐，腹部けいれん，下痢，頭痛，めまい感などがあげられるが，ニコチン置換療法によって喫煙よりも悪い影響が出ることは考えにくい. ニコチネル®TTS®の副作用としては，2,793例中，貼付部位の紅斑（かぶれ，発赤など）6.9%，瘙痒感5.8%，不眠5.9%であり，パッチを貼った部位の副作用が上位を占めている（ニコチネル®TTS®添付文書，2017年12月改訂（第15版））.

7　禁煙補助薬と併用薬との相互作用

a. 禁煙することで作用が増強される医薬品

　詳細については，『薬の種類，副作用・相互作用』の項（表II-3-3，p.155）を参照.

Ⅱ 禁煙の医学

表Ⅱ-3-7 喫煙（ニコチン）により副作用が増強する医薬品

成分（製品名の例）	薬効分類	機 序
女性ホルモン配合剤（ボンゾール®，プラノバール®，ソフィア®，オーソ®，トリキュラー®，ヤーズ®配合錠，ルナベル®配合錠など）	月経困難治療薬，経口避妊薬など	喫煙は女性ホルモン配合剤による重篤な副作用（血栓症など）の危険性を増大させ，また，この危険性は年齢及び喫煙量により増大する
エルゴタミン製剤（ジヒデルゴット®，クリアミン）	起立性低血圧治療薬，頭痛治療薬	喫煙がエルゴタミンの血管収縮作用を増強するおそれがある
アドレナリン作動薬	低血圧治療薬	ニコチンにより，カテコラミン分泌が促進し，作用増強

b. 喫煙（ニコチン）により作用（副作用）が増強する医薬品（表Ⅱ-3-7）

ニコチンは血管収縮作用，血圧上昇作用，血栓形成を助長する作用があるので，注意が必要である.

c. バレニクリンの作用を増強させる医薬品

バレニクリンは主として腎排泄される. H_2ブロッカーのシメチジン（タガメット®など）との併用により，バレニクリンの腎クリアランスが低下しバレニクリンの血中濃度上昇をきたすおそれがあるので，重度の腎機能障害のある患者で併用する場合は注意する.

8 禁煙期間中に確認すべき事項

①禁煙がスタートできているかどうか，②その後は禁煙が続いているかを確認する.もしできていない場合は，スタートできなかった理由や中断してしまった理由を尋ね，再度スタートできるよう支援する. その他，以下の事項を確認する.

・離脱症状はあるか？
・吸いたい気持ちはまだあるか？
・禁煙補助薬を適切に使用できているか？
・かぶれや過量症状などの副作用は起きていないか？
・併用薬との相互作用はないか？

喫煙（行動）の本質はニコチン依存症であり，本人の意志だけで喫煙行動を中止することは容易ではない. 禁煙の啓発活動，薬局，薬店へ来院する生活者へのアプローチ，禁煙補助薬の適正使用など，薬剤師をはじめとする医療者の支援が大きな助けとなるであろう.

▶文献

1) 厚生労働省健康局がん対策・健康増進課：禁煙支援マニュアル 第二版. 2018.

2) 日本薬剤師会・国立がん研究センターがん対策情報センターたばこ政策研究部：薬剤師のための禁煙支援実践ガイド，2013.

3) 戸田紘子 監修：OTC禁煙補助薬「ニコチンパッチ」を用いた禁煙指導－実践マニュアル. ふぁるま・ねっと・みやぎ 禁煙支援グループ，2008.

〔齋藤 百枝美・下平 秀夫〕

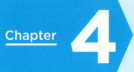

Chapter 4 医療機関での禁煙指導・支援

  これから始める禁煙外来

> **Check!**
> 1. 禁煙外来開設の意義をしっかり理解して外来に臨もう．
> 2. 禁煙外来の施設基準を守り，必要物品を揃え届け出をしよう．
> 3. 禁煙補助薬を理解し，治療を開始しよう．
> 4. 禁煙外来はまず標準化された内容で医療者が患者をリードし，開始後の状況や経過に合わせて一体感を保ちながら柔軟に対応していくことで治療効果が高くなる．

1 禁煙外来を新たに開設する意義を理解する

　禁煙外来は，2006年に「ニコチン依存症管理料」が新設されたことから保険診療がスタートした．その後治療機関，患者とも増加し今や保険診療によって禁煙外来が行える施設は全国で2018年には16,600施設を超え，年間では2016年度推計およそ28万人が治療を受けたと考えられる．しかしいまだに能動喫煙により13万人，加えて受動喫煙により1万5千人が毎年命を落とし，それに伴う2015年度の逸失利益は2兆円以上に及ぶとされており，これは喫煙者ばかりでなく国民全体に及ぶ社会問題として捉える必要がある．

　能動，受動喫煙による身体への影響は乳児から高齢者まで非常に多くの疾病に深く関与し，一般外来診療における禁煙外来の重要性はますます高くなっている．問題背景の詳細は本書の他項を参考に治療意義に対する理解を深め禁煙外来を開設して欲しい．

2 保険適用で禁煙外来を行うためにすべきこと

a．特掲診察料施設基準を満たす

ⅰ）禁煙治療を行なっている旨を医療機関内に掲示していること．
ⅱ）禁煙治療の経験を有する医師が1人以上在籍していること．
ⅲ）禁煙治療に係る専任の看護職員を1人以上配置していること．

　看護職員は院内の他の業務と兼務可能であるが，同時来院した禁煙希望者に対応が可能となること，また，院内の他業務との兼ね合いからも同等のスキルを備えた看護職員が複数いることが望ましい．

Ⅱ　禁煙の医学

表Ⅱ-4-1　呼気一酸化炭素濃度測定器の機種一覧

機種	ピコプラススモーカーライザー	マイクロ CO モニター	呼気 CO モニター BC-711M ※現在本体の販売を停止中※
測定範囲	0〜99 ppm	0〜500 ppm	0〜100 ppm
表示	1 ppm 区切り	1 ppm 区切り	1 ppm 区切り
呼吸停止	15 秒	20 秒	10 秒
マウスピースなど ※1	4,500 円/250 個 D-サンプリングコネクター (4,000 円/12 個)	4,000 円/250 個	5,200 円/200 個
校正（費用 ※1）	年 1 回（7,500 円）	年 1 回（8,000〜10,000 円）	年 1 回（7,500 円）
保守（費用 ※1）	センサ・基盤交換一式 (35,000 円前後)	センサ交換　2〜5 年ごと (35,000 円 ※2)	センサ交換　3 年に 1 回 (25,000 円)
特徴・精度	・CO ppm と CHO b % 自動換算 ・ガス検知方式　エレクトロケミカルセンサー ・小型，軽量，乾電池作動，場所問わず使用可 ・15 秒のカウントダウンタイマー ・年に 1 回のキャリブレーション推奨．原田産業に送付． ・Windows 対応専用ソフトウエアCOdata＋で測定結果の保存，印刷可能	・専用ソフト（30,000 円）あり ・ガス検知方式　エレクトロケミカルセンサー ・既知濃度の±10 %以内もしくは，1 ppm のいずれか大きい方，かつ CV %以下 ・小型・軽量で携帯に便利は約 180 g ・単一スイッチ ・一酸化炭素（CO）を瞬時にデジタル表示 ・ノンスモーカー，ライトスモーカー，ヘビースモーカーに幅広く対応 ・マイクロ CO モニター専用のソフトウエア COROBA で測定結果の保存，印刷可能（Windows 7 まで対応）	・水素交差性＜ 2 %・呼気中に含まれる数種類のガスのうち，一酸化炭素のみ測定 ・高性能 CO センサ搭載 ・小型・軽量・スイッチ 1 つの簡単　操作 ・測定のタイミングを画面，ブザーでお知らせ ・細いマウスピースで女性も抵抗なく使える ・ブロアーで喚起すれば，連続使用も安心 ・センサからモニターまで一貫生産 ・マウスピースは個別包装で衛生的
定価 ※1	118,000 円	148,000 円	94,500 円
医療用具承認番号	22200BZX00121000	21300BZY00425000	22000BZX00575000
製造元	Bedfont 社	CareFusion 社	ネモト・センサエンジニアリング
販売元	原田産業	セティ社	ネモト・センサエンジニアリング
連絡先（電話番号）	06-6244-0978	03-5510-2653	03-3333-2760

※1：2018 年 8 月現在（税抜価格）　※2：買換価格設定あり

　〈参考サイト〉
　　・スモーカーライザー（http://medical.haradacorp.co.jp/products/kokyuuki/smokerlyzer.html）
　　・マイクロ CO モニター（http://www.sceti.co.jp/medical/micro_co/monitor.htm）
　　・呼気 CO モニター BC-771M（http://www.nemoto.co.jp/jp/products/sensor/co/index.html）

ⅳ）医療機器申請で認められた呼気一酸化炭素濃度測定器を備えていること（表Ⅱ-4-1）．

　喫煙状況を即座に知るひとつの指標として呼気中の一酸化炭素（CO）濃度を測定する機器が必要である．通常喫煙者の呼気 CO 濃度は 8 ppm 以上で，一日の喫煙本数に近い数値となることが多いとされており，禁煙治療開始前の動機づけに役立つ．また呼気 CO の半減期は数時間とされており禁煙治療開始早期に正常範囲に入るため，結果をフィードバックすることによって禁煙継続の励みとなる．一方 CO は木材，紙類，ポリエチレン，プロパンガス，ガソリン，灯油，などの焼却時の不完全燃焼で発生し，自動車の排気ガス

を含め身近な社会生活のなかに存在している．また，微量ながら体内でも発生しているため治療開始後に予想される値よりも異常に高くなることがあり，その解釈をめぐっては困惑することもあり注意が必要である．この際には以下のような多くの状況を考慮しなければならないが，異常高値の原因が判然としないことも時にある．これらの機種間の差はほとんど認められないが，それぞれの特徴があるため各医療機関においては自ら試用し，使い勝手を含め充分検討のうえ選択する必要がある．

①息を強く吐き過ぎていないか．（息は細く長く吐き出すとよい）．

②呼気 CO 濃度の高い人のあとで連続して測定していないか．（いったん非喫煙者の息を吹き込むとよい）．

③アルコールの影響を受けるため，本体，サンプルコネクターをアルコール消毒していないか，測定機器の周辺に消毒用アルコールがないか，検査前に飲酒したアルコールの影響はないか．

④水素の影響を受けるため，腸内で発生した水素が呼気に出ることがある乳糖不耐症では注意を要する．

⑤検査する直前数時間受動喫煙の状況になかったか．

ⅴ）医療機関の敷地内が禁煙であること．なお保険医療機関が建造物の一部を用いて開設されている場合は，当該保険医療機関の保有，または借用している部分が禁煙であること．

b. 各地方厚生局に下記の書類を提出し認可されること

ⅰ）治療に従事する医師および看護師の名簿．

ⅱ）ニコチン依存管理料にかかわる提出書類．

呼気一酸化炭素濃度測定器の申請を含む．日本禁煙学会ホームページよりダウンロード可能である．

c. 診療に必要な帳票類を備える

「禁煙治療のための標準手順書[1]（以下標準手順書）」（日本循環器学会，日本肺癌学会，日本癌学会及び日本呼吸器学会の承認を得たもの）に付随している帳票は各医療機関の使い勝手に併せて適宜改変し使用するとよい．手順書はこの四学会のホームページからPDF 版としてダウンロード可能である．

ⅰ）禁煙治療の概要説明資料

禁煙治療の流れを説明するもの．

ⅱ）禁煙治療に関する問診票

患者の同意書を兼ね，ニコチン依存症のスクリーニングテスト（tobacco dependence screener：TDS）を含んでいる．5 点以上でニコチン依存症と判定された場合，下記の 3 の項 a．ⅱ）②，③の要件を満たしていれば禁煙治療に健康保険などを適用することができる．

ⅲ）喫煙状況に関する問診票

ニコチン依存度を知るための主要項目や過去の禁煙経験，今回の禁煙治療に臨む自信度などの質問項目が含まれる．

Ⅱ　禁煙の医学

ⅳ）呼気一酸化炭素濃度検査について

　測定数値の説明に使用する．動機付けには重要なものであり，患者にとってわかりやすく医療機関側が説明しやすい内容に改変して使用するとよい．

ⅴ）禁煙宣言書

　患者自ら署名し，気持ちを新たに禁煙治療を開始するための宣言書である．

ⅵ）禁煙日記

　初診から治療終了までの外来診療日時，喫煙本数，体重，呼気CO濃度の数値などを記入し治療状況を共有するためのものである．

ⅶ）クリニカルパス

　『クリニカルパス（p.227）』の項を参照．

d. 禁煙補助薬を知る

　禁煙補助薬（表Ⅱ-4-2）はカウンセリングとともに現在の禁煙外来に必須の薬物であり，ニコチン置換療法（NRT）におけるニコチン製剤（ニコチネル®TTS®グラクソ・スミスクライン）と$\alpha_4\beta_2$受容体拮抗薬である経口治療薬（チャンピックス®ファイザー）がある．2006年ニコチネル®TTS®はニコチン依存症管理料新設に伴い保険診療での使用が可能になった．安定した有効性が認められたが，ニコチンによる血管収縮作用とその後の麻痺性血管拡張作用による頭痛，めまいが生じやすいこと，不整脈や虚血性心疾患，脳血管障害回復期の患者には使用できないこと，貼付製剤ならではの肌トラブルが起こりやすいことなどの問題点が指摘されて，2008年チャンピックス®がニコチン依存症の治療薬として保険適用が認められた．チャンピックス®は「重要な基本的注意」のなかで「自動車運転等危険を伴う機械の操作に従事させないよう注意すること」とされているが自動車運転関連事象等は内服2週間以降指数関数的に減少する[2]ことや，眠気やめまいなどはニコチン離脱症状として禁煙外来開始初期にみられることがあり，日本禁煙学会はチャンピックス®に関する前述の注意を緩和すべきとの要請を繰り返し行っている．また過去にチャンピックス®の副作用として，うつ病の発症・増悪，自殺が増えるとの報告があり問題視されたことがあったが，その後海外の大規模臨床試験で否定されている[3]．チャンピックス®とニコチン製剤の併用治療に関しては，チャンピックス®単独群と比べて治療中，外来終了6か

表Ⅱ-4-2　保険で使用できる禁煙補助薬

【医療用】

分類	薬価基準収載名	規格単位	製造・販売元	単位価格（円）
経口薬	チャンピックス®錠	0.5 mg/錠	ファイザー	136.4
	チャンピックス®錠	1 mg/錠		244.2
ニコチンパッチ	ニコチネル®TTS®30	30 cm² （52.5 mg）/枚	グラクソ・スミスクライン	393.8
	ニコチネル®TTS®20	20 cm² （35 mg）/枚		368.1
	ニコチネル®TTS®10	10 cm² （17.5 mg）/枚		349.4

〈参考サイト〉
チャンピックス（http://sugu-kinen.jp/），ニコチネル（http://www.nicotinell.jp/）

4. 医療機関での禁煙指導・支援

月後いずれの時点でもチャンピックス®とニコチン製剤併用群の禁煙率が高い結果となった示唆に富む海外の報告がある[4]が，日本国内においては保険診療上チャンピックス®とニコチン製剤などの他の禁煙治療薬の併用は認められていない．治療開始後の悪心，眠気，不安などの訴えに合わせ，減量，休薬の対応を速やかに行うことも治療継続，禁煙成功のため必要である．治療薬の作用機序，詳細は他項をご参照いただきたい．

3 さあ禁煙外来を始めよう

a. ニコチン依存症管理料算定要件に従う

ⅰ）標準手順書に則った禁煙治療を行うこと．

ⅱ）ニコチン依存症管理料の算定対象患者であること（前述 2 の項 c. ⅱ）参照）．

①ニコチン依存症に関するスクリーニングテストでニコチン依存症と診断されている．

②35 歳以上の場合はブリンクマン指数（1 日の喫煙本数×喫煙年数）が 200 以上．（35 歳以下ではニコチン依存症と診断された者はブリンクマン指数にかかわりなく保険診療可能．未成年でも保護者の承諾を前提として可）．

③ただちに禁煙することを希望し，標準手順書に則った治療プログラムの説明を受け，文書で同意している者．

ⅲ）本管理料を算定した患者のうち，喫煙を止めたものの割合などを，地方厚生（支）局長に報告していること．

前年度 4 月から翌年 3 月までの初診患者全員の成功率を規定の報告書に記載したうえで提出する．12 週間の治療期間であるため 3 月に開始した患者の結果の出た後，毎年 7 月に報告する．

ⅳ）2017 年度から，別に厚生労働大臣が定める基準を満たさない場合には，それぞれの所定点数の 70/100 に相当する点数を算定する．

別に厚生労働大臣が定める基準とは，当該保険医療機関における過去 1 年のニコチン依存症管理料の平均継続回数が 2 回以上であること．ただし，過去 1 年にわたりニコチン依存症管理料の算定の実績がない場合は，基準を満たしているものとみなす（経過措置あり）．

ⅴ）治療管理の要点を診療録に記載していること．

ⅵ）ニコチン依存症管理料は，初回算定日より起算して 1 年を超えた日からでなければ，再度算定することはできない．

b. 禁煙外来の実際の流れ

禁煙治療プログラム（図Ⅱ-4-1）の内容は 12 週間にわたり，①初診，初診の② 2 週間後，③ 4 週間後，④ 8 週間後，⑤ 12 週間後の合計 5 回の治療（ニコチン依存症管理料算定）を行う．

治療薬や禁煙支援方法についての詳細については標準手順書を精読していただきたい．この手順書には，具体的な禁煙治療手法の他，必要な帳票類，さらにさまざまな治療場面での患者との問答集，禁煙補助薬の使い方が示されており，実際に禁煙治療を行ううえで有用である．しかし患者の都合で，特に禁煙外来診察の曜日日時が決まっている場合など

II 禁煙の医学

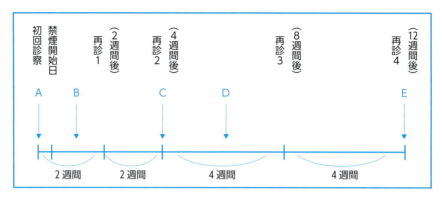

図II-4-1 標準禁煙治療のスケジュール

クリニカルパスを使用しても予定通りの来院がなされないクリニカルパス バリアンス（クリニカルパスから逸脱する）となることもある．以下の項6のⅰ）を念頭に柔軟に対応することが肝要である．

4 禁煙外来を行う医療機関の基本姿勢

ⅰ）禁煙外来は喫煙者が禁煙する意思をもつことが必要であることから，本人がタバコをやめたいと思ったときに医療者側が対応できる体制であることが望ましい．しかし，各医療機関の実際の状況に合わせた予約診療，あるいはあらかじめ外来診療の日時を決めて行うこともよくある．

ⅱ）基本的には保険適用での外来準備，対応が必要である．しかし，算定要件を満たさない場合も禁煙のメリット，かかる治療費用を充分に説明し同意を得て自由診療として対応し禁煙を目指すことが望まれる．

ⅲ）各施設間での禁煙成功率，さらに禁煙外来終了後の禁煙継続期間には差があるのも実状である．禁煙治療の実効性を高めるためには，標準化された内容をさらに医療者自らがモチベーションを高く禁煙希望者をリードし，その状況に即した柔軟性のある禁煙外来である事が望まれる．

ⅳ）日常一般診療のなかでは，急性疾患，慢性疾患を問わずすべての来院者に喫煙の有無を確認する．喫煙している場合禁煙することが，①今の治療に対して，②これからの健康寿命維持にとって，③さらに自分の家族を含めた周囲の人に対する受動喫煙の問題が非常に大きいことをしっかり伝える．その患者にそのとき直ちに禁煙する意志がなくともすべての医療者が繰り返し禁煙の重要性，意義を伝えることで禁煙実行に向けた動機づけがし易くなると考えられる．

5 加熱式タバコに対する対応

近年の加熱式タバコの使用者の急増から禁煙外来でも当然この対応は避けることはできない．他項の如く，加熱式タバコには紙巻タバコとなんら変わらない量のニコチンが含まれることは明らかになっており，依存症からの離脱には禁煙補助薬を使用した禁煙外来は

有効である．しかしながら加熱式タバコはその構造，加熱温度の違いから，発生する大量の化学物質を含むエアロゾル内に一酸化炭素がほとんど存在しない．現時点では外来開始の際に備えるべき呼気一酸化炭素濃度測定器が加熱式タバコの喫煙の有無の判定に用いることができないが，その都度，測定し，記録を残しておくことは必要である．また診療録には加熱式タバコを併用，あるいは加熱式タバコのみ使用などの記載を残しておく．また必要というわけではないが，尿中ニコチン（尿中半減期11時間），その代謝物であるコチニン（尿中半減期24時間）検出キット NicChek® が多く使用されている（NicChek® I TEST STRIPS 27,000円/50枚 セティ）．唾液中コチニンを測定するキットもある（NicAlert Saliva Test®16,000円/10枚 セティ）．これらの試薬は色の濃淡で判定するもので禁煙外来開始時点（図Ⅱ-4-1，↓A），開始後4週間（図Ⅱ-4-1，↓C），終了時点（図Ⅱ-4-1，↓E）の少なくとも3回使用することによって加熱式タバコの喫煙指標となり得るものである．

6 禁煙成功率，禁煙継続率を上昇させるには

ⅰ）禁煙外来は12週間以内での短期決戦である．禁煙外来を初めて開設し，早期から各来院時において患者の特性を理解した質の高い介入をするには，クリニカルパスが大変有効である．本書クリニカルパスの項を参考に各医療機関の環境，実状にあわせたいくつかのクリニカルパスを作り是非活用してほしい．しかしクリニカルパス バリアンスの発生は禁煙外来の特性から避けることはできない．この間，予約日に受診できない，再喫煙してしまったなどの場合は外来担当看護師に連絡するようあらかじめ説明し，その場合の患者中心の柔軟な対処法をあらかじめ想定しておくことも大切である．禁煙外来開始後に予定通りに進まないときほどそこに学ぶべきことが隠されている．

ⅱ）治療途中での脱落を防ぐためには，毎回受診時に外来治療途中のちょっとした変化をその都度誉めて，身体や周辺によいことが起きていることを患者，医療者間で共有し一体感をもつことが大事になる．

ⅲ）その一体感を維持するには医療機関側からの電話などによる連絡も有効である．初回治療から1週間経過して喫煙本数が0になる時期（図Ⅱ-4-1，↓B），4週目から1か月投薬になった間の6週間目（図Ⅱ-4-1，↓D）などあらかじめ連絡することを伝えておき体調や状況確認をするとよい．

ⅳ）喫煙欲求が強いときに患者自らが行うべき代償行動にはさまざまなものがあるが，単純に水を飲む，ガムを噛むなどをはじめとした，個々の生活の背景に合わせて取るべき適切な代償行動を一緒に考え提案することが重要である．

ⅴ）禁煙が成功した場合，最終受診日にその場にいるより多くのスタッフが集まって拍手で賞賛する，表彰状（ファイザー株式会社ホームページよりダウンロード可能）やささやかな記念品（手作りでも）を手渡すなど各医療機関で禁煙成功者の心に届く工夫をして欲しい．それによって再喫煙は減ると考えられる．

ⅵ）過去のいくつかの検討報告からも，禁煙外来終了後3~6か月を過ぎると再喫煙が増えるため，この時期に電話連絡を入れると禁煙継続の励みになる．

タバコが日本に伝わってから500年余とされるが，東京オリンピック・パラリンピック開催を契機とする健康増進法改正をめぐって，国民のタバコに対する問題意識の世論は急速に変わりつつある．国際社会の一員として受動喫煙をさらに減らすことが求められている今，加熱式タバコの爆発的流行，強固な禁煙困難者の存在，喫煙者の80％は10代から喫煙を開始する現状を考えるとこれからの禁煙外来のあり方にも変化が求められる．しかし，禁煙外来の意義を理解し，喫煙者とともに歩み，非喫煙者を守り，禁煙治療の実効性向上を求める努力の継続が必要である．

▶文献

1) 日本循環器学会・日本肺癌学会・日本癌学会・日本呼吸器学会　編：禁煙治療のための標準手順書，第6版，2014（https://www.haigan.gr.jp/uploads/files/photos/849.pdf）．
2) 厚生労働省：第12回薬事・食品衛生審議会（医薬品等安全対策部会安全対策調査会）資料2, バレニクリン酒石酸塩製剤の安全対策について，2018．
3) Anthenelli RM, et al：Neuropsychiatric safety and efficacy of varenicline, bupropion, and nicotine patch in smokers with and without psychiatric disorders（EAGLES）: a double-blind, randomised, placebo-controlled clinical trial. Lancet, 387（10037）: 2507-2520, 2016.
4) Koegelenberg CF, et al：Efficacy of varenicline combined with nicotine replacement therapy vs varenicline alone for smoking cessation a randomized clinical trial, JAMA, 312（2）: 155-161, 2014.

〔齊藤　道也〕

B 経口治療薬バレニクリンの効果と副作用

> **Check!**
>
> 1. バレニクリンはニコチンパッチに比べて禁煙成功率が1.5倍高く，有効性に優れた禁煙補助薬である．
> 2. 大規模臨床試験の結果，バレニクリンはプラセボやニコチンパッチに比べて精神症状の出現や悪化を引き起こさないことが示されている．
> 3. バレニクリンと自動車交通事故との関連について因果関係は認められないが，添付文書の記載から処方の際の十分な説明と必要に応じてニコチンパッチの処方などの対応が必要である．

バレニクリンは2008年1月に承認された日本初の経口禁煙補助薬である．作用機序は脳内のニコチン依存形成にかかわる$\alpha_4\beta_2$ニコチン受容体に高い結合親和性をもつ部分作動薬として禁煙効果を発揮する．部分作動薬として禁煙に伴う離脱症状を軽減する他，部分拮抗薬として同受容体にニコチンが結合するのを阻害し，喫煙から得られる満足感を抑制する[1]．後者はニコチン製剤にないバレニクリンに特徴的な作用である．その結果，バレニクリン服薬中に喫煙しても，これまで喫煙したときと同じような満足感が得られなくなり，喫煙への逆戻りを防ぐ効果が期待できる．

1 バレニクリンの有効性

バレニクリンを12週間投与した場合の有効性については，コクランレビューにおいて，少なくとも6か月後の禁煙率がプラセボに比較して2.2倍，ニコチン製剤に比べてネットワークメタ解析では1.6倍高まることが報告されている[2]．後述のバレニクリンとブプロピオンの安全性を確認することを主目的に実施された大規模臨床試験（evaluating adverse events in a global smoking cessation study：EAGLES試験）[3]の結果，ニコチンパッチとの直接比較によるバレニクリンの有効性が明らかになり，ニコチンパッチに比べて9～12週および9～24週の継続禁煙率をともに1.5倍高めることが示された（図Ⅱ-4-2）．精神疾患の既往の有無別にみると，既往なしではそれぞれ1.7倍，1.5倍，既往あり1.6倍，1.5倍でいずれも有意に高かった．なお，プラセボに比較した同継続禁煙率はそれぞれ3.6倍，2.7倍であった．

バレニクリンを12週間投与した臨床試験は一般喫煙者（日本，韓国・台湾，中国，シンガポール・タイ，アメリカ，南米・アフリカ・中東）の他，統合失調症，うつ病，心血管疾患，COPDを有する患者に対しても実施されており，その有効性が確認されている．

12週間のバレニクリン治療を受けた患者において，治療期間中の禁煙期間が短いと治療終了後に喫煙を再開しやすいことが報告されている（表Ⅱ-4-3）[4]．禁煙期間が6週以下と短い場合は，10～11週に比べて3.3倍喫煙を再開しやすい．その他，喫煙再開しやすい要因には，年齢が若い，治療終了時点のニコチン離脱症状が強い，過去の禁煙試行経験あり，がある．このような要因が該当する場合は，健康保険の適用外となるが，12週間の追加治療を勧めるのがよい．

追加治療の有効性については，精神障害者では12週間の標準治療後に追加治療を行う

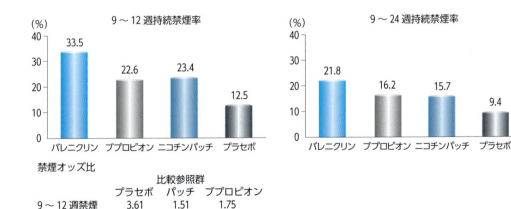

図Ⅱ-4-2　バレニクリンの有効性―大規模臨床試験（EAGLES）の結果
(Anthenelli RM, et al：Neuropsychiatric safety and efficacy of varenicline, bupropion, and nicotine patch in smokers with and without psychiatric disorders（EAGLES）：A double-blind, randomised, placebo-controlled clinical trial. Lancet, 387（10037）：2507-2520, 2016)

Ⅱ　禁煙の医学

表Ⅱ-4-3　バレニクリン標準治療後の喫煙再開に関わる要因

要　因		オッズ比（95 % CI）	
		Lapse（一時的再開）	Relapse（7日以上の再開）
最長禁煙期間（週）	4 − 6	4.649（2.071，10.434）	3.337（1.538，7.239）
	7 − 9	2.342（1.269，4.320）	2.474（1.315，4.654）
	10 − 11	1.00	1.00
年齢（歳）	21 − 34	3.453（1.851，6.441）	3.442（1.795，6.597）
	35 − 46	1.553（0.828，2.913）	1.845（0.943，3.609）
	47 − 72	1.00	1.00
ニコチン離脱症状スケール(MNWS)	0	−	1.00
	1	−	1.975（1.097，3.556）
	2 − 4	−	3.175（1.166，8.644）
過去の禁煙試行経験	なし	−	1.00
	あり	−	2.108（1.168，3.805）

Lapse：治療終了期間中（第13-52週）における一時的な喫煙再開（来所時の呼気 CO 濃度増加または自己申告）
Relapse：治療終了期間中（第13-52週）における7日以上の喫煙再開（来所時の自己申告に基づく）
（Nakamura M, et al：Predictors of lapse and relapse to smoking in successful quitters in a varenicline post hoc analysis in Japanese smokers. Clin Ther, 36（6）：918-927, 2014）

　ことにより，1年後の7日間断面禁煙率が6.2倍，12〜64週の継続禁煙率が4.6倍高まることが報告されている[5]．一般の喫煙者では追加治療の効果は1.3〜2.5倍にとどまるが[5]，上述の喫煙を再開しやすい特性を有する喫煙者に限れば，その効果が高まると考えられる．

　すぐに禁煙せずに本数を減らしながら禁煙したいと考えている患者には，バレニクリンを標準治療の期間の2倍にあたる24週間処方して，最初の12週間は段階的減煙，その後12週間は禁煙するという治療方法が開発され，その有効性が確認されている．減煙治療を行うことにより，プラセボと比較して15〜24週の継続禁煙率が日本人では14.7倍，10か国全体で4.6倍，21〜52週の継続禁煙率が各々5.4倍，2.7倍高まることが報告されている[5]．これらの治療方法は現在のところ健康保険では認められていないが，保険者による保健事業として実施することが可能である．

　筆者らは，病院の喫煙職員を対象として，禁煙補助薬の新しいエビデンスに基づいて，12週間の標準治療に加えて，保険診療と健康保険組合の保健事業（自由診療）を組み合わせて，上述の追加治療と段階的禁煙の24週間の治療を提供し，その実行可能性と有効性を検討するためのパイロット事業を実施した[5]．充実した治療の自己負担額を軽減するため，禁煙成功を条件として健康保険組合から治療費を補助した．その結果，本研究事業における禁煙治療への参加率は22 %，治療終了時の禁煙率および治療終了後3か月間の継続禁煙率はともに89 %であった．本研究事業で得られた参加率と禁煙率は先行研究や既存の調査結果と比べて高く，その理由の1つとして，治療メニューの充実が考えられた．

4. 医療機関での禁煙指導・支援

わが国でも喫煙率が減少するなかで，ニコチンの高度依存や精神疾患を有する禁煙困難例が相対的に増加することが予想される．これらの充実した治療方法は，禁煙により一時的に精神症状が悪化する可能性がある精神疾患患者には特に有効であることが示唆される．今後，保険適用の拡大や保険者の事業として広く利用が可能となることが望まれる．

2 バレニクリンの副作用

a. 一般にみられる副作用

バレニクリンの主な副作用には嘔気，便秘，鼓腸，頭痛，異常な夢，不眠症がある（国内外の主な臨床試験を統合した成績で，5 ％以上の発現率がみられた症状）[1]．国内臨床試験における主な副作用は嘔気 24.4 ％，頭痛 10.3 ％，便秘 7.7 ％，上腹部痛 7.7 ％であり，重症度はいずれも軽度または中等度であった[6]．嘔気の初回発現率が最も高かったのは，第 1～2 週であり，その後の発現率は経時的に低下し，発現した嘔気の多くは一過性で服用を続けるうちに処置を必要とすることなく回復した．本剤の忍容性は良好で，因果関係を問わない有害事象による投与中止率は 3.2 ％（5/156 例）であった．上記の副作用の他，国外の臨床試験で 5 ％以上の頻度がみられた副作用としては，鼓腸，異常な夢，不眠症がある．

b. その他の副作用の可能性

禁煙は治療の有無を問わずさまざまな症状（不快，抑うつ気分，不眠，いらだたしさ，欲求不満，怒り，不安，集中困難，落ち着きのなさ，心拍数の減少，食欲増加，体重増加など）を伴うことが報告されており，基礎疾患として有している精神疾患の悪化を伴うことがある．バレニクリン服用者において抑うつ気分，不安，焦燥，興奮，行動の変化，自殺念慮および自殺などの報告があり，国際的にバレニクリンが禁煙に伴う精神症状の悪化を助長するのかどうかが国際的な関心事であった．

この臨床的な疑問に対して，大規模臨床試験（EAGLES 試験）[3] が実施された．本試験は非精神疾患患者 4,028 名，精神疾患患者 4,116 名を対象として，バレニクリン，ブプロピオン，ニコチンパッチ，プラセボの 4 群に割り付け，これまで精神症状の悪化の可能性が示唆されてきたバレニクリンとブプロピオン（日本未発売の内服薬）の精神神経系の安全性がプラセボとニコチンパッチを対照として検討された．その結果，プラセボおよびニコチンパッチと比較し，精神疾患既往の有無にかかわらず，バレニクリンにおいて精神神経系の有害事象の有意な増加は認められなかった（図II-4-3）．なお，ブプロピオンについても同様の結果であった．

本試験の結果を受けて，国内外でバレニクリンの添付文書の冒頭に警告として記載されていた精神神経系に関する注意喚起が削除された．しかし，禁煙に伴って精神症状の出現や悪化の可能性があるので，本剤を投与する際には患者の状態を十分観察することが必要である．

バレニクリンと意識障害との関連については，服用患者に頻度は少ないものの，意識消失などの意識障害がみられ自動車事故に至った例も報告されたため，2011 年 7 月に添付文書の改訂がなされた．その結果，服薬中に自動車の運転など危険を伴う機械の操作につい

Ⅱ　禁煙の医学

複合評価基準に基づいた精神神経系の有害事象の発現割合

	治療群（発現例数/評価例数，%）			
	チャンピックス®	ブプロピオン	ニコチンパッチ	プラセボ
精神疾患なし	13/990 **1.3%**	22/989 **2.2%**	25/1006 **2.5%**	24/999 **2.4%**
精神疾患あり	67/1026 **6.5%**	68/1017 **6.7%**	53/1016 **5.2%**	50/1015 **4.9%**

精神神経系の有害事象の出現割合の差の比較において，バレニクリンはプラセボまたはニコチンパッチと比べて有意な増加は認められなかった

複合評価基準に基づいた精神神経系の有害事象
　治療中および最終投与後30日以内に，以下の精神神経系の中等度または重度の有害事象が1回以上報告された被験者の割合
　　重度と診断されたもの：
　　　不安，抑うつ，異常感，敵意
　　重度または中等度と診断されたもの：
　　　興奮，パニック，攻撃性，パラノイア，妄想，精神病，幻覚，殺人念慮，躁状態，
　　　自殺念慮，自殺行動，自殺既遂

図Ⅱ-4-3　バレニクリンの安全性―大規模臨床試験（EAGLES）の結果
（Anthenelli RM, et al: Neuropsychiatric safety and efficacy of varenicline, bupropion, and nicotine patch in smokers with and without psychiatric disorders（EAGLES）：A double-blind, randomised, placebo-controlled clinical trial. Lancet, 387（10037）: 2507-2520, 2016）

ては，改訂前の「操作する際には注意させること」から「従事させないよう注意すること」と変更された．しかし，これまでのバレニクリンの国内外の18臨床試験のメタ解析やスウェーデンにおける全人口のデータベースを用いた検討では，バレニクリンと自動車事故との関連を示唆する結果は得られていない[2, 7]．しかし，バレニクリンを使用して，めまい，傾眠，意識障害などがあらわれ，自動車事故に至った例も報告されているので，処方の際の十分な説明と服薬中も自動車運転を中止することができない患者に対してはニコチンパッチの処方などの対応が必要である．

▶**文献**

1) 日本循環器学会, 日本肺癌学会, 日本癌学会, 日本呼吸器学会：禁煙治療のための標準手順書 第6版. 2014（https://www.haigan.gr.jp/uploads/files/photos/849.pdf）.

2) 中村正和：患者の禁煙向上につながるエビデンスと日常診療への応用. 月刊地域医学, 30（12）：1032-1037, 2016.

3) Anthenelli RM, et al：Neuropsychiatric safety and efficacy of varenicline, bupropion, and nicotine patch in smokers with and without psychiatric disorders（EAGLES）：A double-blind, randomised, placebo-controlled clinical trial. Lancet, 387（10037）：2507-2520, 2016.

4) Nakamura M, et al：Predictors of lapse and relapse to smoking in successful quitters in a varenicline post hoc analysis in Japanese smokers. Clin Ther, 36（6）：918-927, 2014.

5) 中村正和, 他：病院職員を対象とした禁煙補助薬の新しいエビデンスに基づいた治療の試み―健康保険組合とコラボした充実した禁煙治療メニューの提供とその効果の検討―. 月刊地域医学, 32（8）：687-695, 2018.

6) Nakamura M, et al：Efficacy and tolerability of varenicline, an $\alpha 4 \beta 2$ nicotinic acetylcholine receptor partial agonist, in a 12-week, randomized, placebo-controlled, dose-response study with 40-week follow-up for smoking cessation in Japanese smokers. Clin Ther, 29（6）：1040-1056, 2007.

7) Monárrez-Espino J, et al：Treatment with bupropion and varenicline for smoking cessation and the risk of acute cardiovascular events and injuries：a Swedish case-crossover study. Nicotine Tob Res，20（5）：606-613, 2018.

〔中村 正和〕

C 保険適用と治療のガイドライン

Check!

1. ニコチン依存症に対する禁煙治療は条件付の保険適用であり，「ニコチン依存症管理料」が設定されている．
2. 「ニコチン依存症管理料」は，対象患者や施設基準などの条件がある．
3. 保険診療による禁煙治療は，「禁煙治療のための標準手順書」に則った治療を行う．
4. 「ニコチン依存症管理料」の効果については，中央社会保険医療協議会の診療報酬改定結果検証部会による検証の対象である．
5. 禁煙ガイドラインの基本的考えは「喫煙は病気，喫煙者は患者」である．
6. 他の診療ガイドラインにおいても，喫煙や受動喫煙に関する記載がある．

　2006年度の診療報酬の改定において，ニコチン依存症が治療の対象となる病気として認識され，「ニコチン依存症管理料」が新設された．この背景には，2005年12月に発表された「禁煙ガイドライン」[1]で「喫煙を病気」と捉え，喫煙者を「積極的な禁煙治療が必要な対象」とするとともに，「喫煙の有害性の認識と禁煙治療」が不十分としたうえで，禁煙治療に対する保険適用を緊急に解決すべき問題点として位置づけたことが重要な根拠の1つとなったものと考えられる．

　「ニコチン依存症管理料」は，対象患者や施設基準などの条件がある．この禁煙治療の保険適用制度を積極的かつ有効に利用することによって多くの禁煙者を生み出すことが，わが国における喫煙関連疾患の罹患，死亡を大きく減らすことにつながることが期待できる．本項では，保険適用による禁煙治療の実際と，その手順書である「禁煙治療のための標準手順書」[1]の基本的なポイントを押さえるとともに，日本の他の疾患ガイドラインやリスク管理チャートにおける喫煙，禁煙の記載についても触れる．

1 禁煙治療の保険適用の背景

　ニコチンには，精神依存性だけでなく身体依存性があることも明らかになっており，禁煙の困難性はヘロインやコカインと同等である．国民健康・栄養調査によると，タバコを吸わずに1日過ごすことが「とても難しい，または，難しい」と答えた割合は，男87％，女81％である．英国，米国，オーストラリア，ニュージーランドなどではニコチン依存症

Ⅱ　禁煙の医学

を「再発しやすいが，繰り返し治療することにより完治し得る慢性疾患」と捉え，エビデンスに基づいた禁煙治療のガイドラインを作成し，高血圧や糖尿病などの疾患と同様，医療のなかでその治療に取り組めるよう保険適用などの制度化を進めている．

2　禁煙治療の保険適用の実際

「ニコチン依存症管理料」は，ニコチン依存症と診断された患者のうち禁煙希望がある者に対する一定期間の禁煙指導について保険給付が行われるものである．「ニコチン依存症管理料」の対象患者や施設基準などの条件は表Ⅱ-4-4のとおり定められている（2019 年 4月の時点．35 歳未満者にはブリンクマン指数のしばりがない）．

TDS は 10 項目の質問で構成されており，5 点以上をニコチン依存症と診断する（表Ⅱ-4-5）．このテストは日本人を対象に信頼性と妥当性の検討がなされており，WHO の統合国際診断面接（WHO-CIDI）を用いた ICD-10 の診断結果を gold standard とした場合の TDS の感度は 95 ％，特異度は 81 ％と報告されている[2]．

禁煙治療プログラムの内容は，12 週間にわたり，①初診，② 2 週間後，③ 4 週間後，④8 週間後，⑤ 12 週間後の合計 5 回の治療を行う．その具体的な内容は，1）喫煙状況，ニコチン依存度，禁煙関心度の把握，2）喫煙状況とニコチン摂取量の客観的評価と結果説明（呼気中一酸化炭素濃度測定），3）禁煙開始日の設定，4）禁煙の実行・継続にあたっての

表Ⅱ-4-4　禁煙治療の保険診療の方法

> 1．基本的考え方
> 　ニコチン依存症について，疾病であるとの位置づけが確立されたことを踏まえ，ニコチン依存症と診断された患者のうち禁煙の希望がある者に対する一定期間の禁煙指導について，新たに診療報酬上の評価を行う．
>
> 2．具体的内容
> 　初回　　　　　　　　　　　　　　　　　　　　　　　230 点
> 　2 回目，3 回目及び 4 回目（2 週間，4 週目および 8 週目）184 点
> 　5 回目（最終回）（12 週目）　　　　　　　　　　　　180 点
>
> <対象患者>
> ・ニコチン依存症に係るスクリーニングテスト（TDS）で，ニコチン依存症と診断されたもの
> ・35 歳以上のものは，ブリンクマン指数（＝ 1 日の喫煙本数×喫煙年数）が 200 以上のもの
> ・直ちに禁煙することを希望し，「禁煙治療のための標準手順書」（日本循環器学会，日本肺癌学会，日本癌学会及び日本呼吸器学会により作成）に則った禁煙治療について説明を受け，当該治療を受けることを文書により同意しているもの
>
> <施設基準>
> ・禁煙治療を行っている旨を医療機関内のみやすい場所に掲示していること
> ・禁煙治療の経験を有する医師（診療科は問わない）が 1 名以上勤務していること
> ・禁煙治療にかかる専任の看護師または准看護師を 1 名以上配置していること
> ・禁煙治療を行うための呼気一酸化炭素濃度測定器を備えていること
> ・保険医療機関の敷地内が禁煙であること
> ・ニコチン依存症管理料を算定した患者のうち，喫煙を止めたものの割合などを，地方厚生（支）局長に報告していること
>
> <算定要件>
> ・入院中の患者以外の患者に対し，「禁煙治療のための標準手順書」に沿って，初回の当該管理料を算定した日から起算して 12 週間にわたり計 5 回の禁煙治療を行った場合
> ・初回算定日より 1 年を超えた日からでなければ，再度算定することはできない
> ・治療管理の要点を診療録に記載する
> ・当該保険医療機関における過去一年のニコチン依存症管理料の平均継続回数が 2 回以上でない場合は，所定点数の 70/100 に相当する点数を算定する．

4. 医療機関での禁煙指導・支援

表Ⅱ-4-5　ニコチン依存症のスクリーニングテスト（TDS）

設問内容	はい 1点	いいえ 0点
問 1.　自分が吸うつもりよりも，ずっと多くタバコを吸ってしまうことがありましたか？		
問 2.　禁煙や本数を減らそうと試みて，できなかったことがありましたか？		
問 3.　禁煙したり本数を減らそうとしたときに，タバコがほしくてほしくてたまらなくなることがありましたか？		
問 4.　禁煙したり本数を減らしたときに，次のどれかがありましたか？（イライラ，神経質，落ちつかない，集中しにくい，ゆううつ，頭痛，眠気，胃のむかつき，脈が遅い，手のふるえ，食欲または体重増加）		
問 5.　問 4 でうかがった症状を消すために，またタバコを吸い始めることがありましたか？		
問 6.　重い病気にかかったときに，タバコはよくないとわかっているのに吸うことがありましたか？		
問 7.　タバコのために自分に健康問題が起きているとわかっていても，吸うことがありましたか？		
問 8.　タバコのために自分に精神的問題*が起きているとわかっていても，吸うことがありましたか？		
問 9.　自分はタバコに依存していると感じることがありましたか？		
問 10.　タバコが吸えないような仕事やつきあいを避けることが何度かありましたか？		
合　計		

＊禁煙や本数を減らしたときに出現する離脱症状（いわゆる禁断症状）ではなく，喫煙することによって神経質になったり，不安や抑うつなどの症状が出現している状態.
（日本循環器学会・日本肺癌学会・日本癌学会・日本呼吸器学会：禁煙治療のための標準手順書第 6 版, 2014）

問題点の把握とアドバイス, 5）禁煙治療方法の選択と説明などである．禁煙治療の手順と方法の詳細については「禁煙治療のための標準手順書」[1]（最新版，更新予定）（日本循環器学会，日本肺癌学会，日本癌学会，日本呼吸器学会のホームページからダウンロード可）を参照されたい．この手順書には，外来での対象患者のスクリーニング方法や計 5 回の禁煙治療の方法が具体的に述べられている他，禁煙治療に関する問診表や禁煙宣言書などの禁煙治療に役立つ 6 種類の帳票，禁煙治療場面での患者との問答集，治療薬（ニコチンガム，ニコチン貼付薬，バレニクリン）の使い方などが具体的に示されていて，禁煙治療を実施するうえでの基本的な知識と手技を押さえることができ有用である.

施設基準を満たし，実際の禁煙治療を保険適用で行うためには，特掲診察料の施設基準に係る届出書を治療管理に従事する医師および看護師または准看護師の名簿，ニコチン依存症管理料にかかる届出書添付書類（呼気一酸化炭素濃度測定器の機種の申請を含む）とともに地方厚生局に提出し認められることが必要である．認定された禁煙治療保険適用医療機関は日本禁煙学会のホームページに「禁煙治療に保険が使える医療機関情報」が都道府県別に掲載され随時更新されており，禁煙希望者は有効な情報を得ることができる[3].

この保険適用は，① 12 週間を超えて治療ができないこと，②再治療がすぐにできないこと（1 年経過後に可能），③入院中から開始する禁煙治療が保険診療で開始できないことなどの問題点が現場から指摘されている．ニコチン依存症管理料の効果については，中央社

Ⅱ　禁煙の医学

会保険医療協議会の診療報酬改定結果検証部会による検証の対象となったため，禁煙成功率を地方厚生局へ報告することが必要とされている．また，12週間にわたる5回の受診回数が多いほど，禁煙成功率が高まる結果が出ており，2018年の診療報酬改定で，過去一年のニコチン依存症管理料の平均継続回数が2回以上でない場合は診療報酬が減点されることになった．

3　わが国の禁煙に関するガイドライン，指針，チャート

禁煙に関するガイドラインなどと，他の疾患診療ガイドラインにおける禁煙の位置づけについて下記にまとめる．詳細は原本を確認いただきたい．

a. 禁煙ガイドライン（2005年，2010年改訂版）[4]

日本口腔衛生学会，日本口腔外科学会，日本公衆衛生学会，日本呼吸器学会，日本産科婦人科学会，日本循環器学会，日本小児科学会，日本心臓病学会，日本肺癌学会の9学会が合同の研究班を組織して取り組んだ「禁煙ガイドライン」[1]は2005年12月に発表され，2010年に改訂された．全く異なる領域の9つの医学・歯学系学会が，「医師ならびに歯科医師が専門性を越えてタバコによる健康被害を防止し，タバコを吸わない社会習慣の定着を目指し，禁煙治療と喫煙防止に関わるべきである」との考えの下，協力して策定したものである．

禁煙ガイドラインは日本循環器学会のweb siteからダウンロードできる．

b. 周術期禁煙ガイドライン（2015年），追補版（2018年）[5]

日本麻酔科学会が2015年3月策定したガイドラインであり，麻酔科医が喫煙習慣のある患者において呼吸・循環機能をはじめとしてさまざまな内容で周術期管理に苦慮することを経験してきたことから，周術期禁煙に対する姿勢を明確に外科系各科に働きかけるためにこのガイドラインが策定された．2018年には新型タバコについての追補版が出ている．日本麻酔科学会web siteからダウンロードできる．

c. 若年者の禁煙治療指針（2016年）[6]

2016年4月の診療報酬改定で新たにニコチン依存症管理料の算定が可能となった35歳未満の若年者の禁煙治療について指針がまとめられている．日本禁煙学会のweb siteからダウンロードできる．

d. わが国におけるその他の疾患ガイドライン

わが国における各種疾患のガイドライン，指針において，喫煙に関するエビデンスに基づいた記載があり，把握しておく必要がある．表Ⅱ-4-6に抜粋して記す．能動喫煙だけでなく，受動喫煙に関するステートメントもあることも特筆すべきである．

わが国の成人男性の喫煙率は減少しつつあるものの，まだ欧米先進国の約1.5倍である．禁煙治療に対する保険適用がわが国で実現したことは，世界的にも画期的なことであり，この保険適用が成果をあげることが世界的にも注目されている．禁煙治療の実施機関を増やすとともに，指導者教育の充実を図ることが重要である．

4. 医療機関での禁煙指導・支援

表II-4-6　各種疾患のガイドライン，指針における喫煙・禁煙に関する記載

1) 脳心血管病の包括的リスク管理チャート（2019年）
　日本内科学会，日本動脈硬化学会などが中心となって策定されたリスク管理チャートであり，喫煙受動喫煙の問診だけでなく，加熱式タバコの問診も追加されている．

2) 動脈硬化性疾患予防ガイドライン2017年版
　第3章　包括的リスク評価　1危険因子の評価　2. 喫煙
　ステートメント
　・喫煙は，冠動脈疾患，脳卒中，腹部大動脈瘤，末梢動脈疾患（PAD）の危険因子である（エビデンスレベル：E-1a）．
　・受動喫煙は冠動脈疾患，脳卒中の危険因子である（エビデンスレベル：E-1a）．
　第4章　包括的リスク管理　2生活習慣の改善　2. 禁煙
　・動脈硬化性疾患の一次予防・二次予防のためには禁煙し受動喫煙を回避する（エビデンスレベル2，推奨レベル：A）．

3) 脳卒中治療ガイドライン2015（追補2017）
Ⅰ. 脳卒中一般
　3. 脳卒中一般の発症予防　1. 脳卒中一般の危険因子の管理
　　(5) 喫煙
　　推奨　1. 喫煙は脳梗塞・クモ膜下出血の危険因子であり，喫煙者には禁煙が推奨される（グレードA）．
　　　　　2. 受動喫煙も脳卒中の危険因子になりうるので，受動喫煙を回避する必要がある（グレードC1）．
　　　　　3. 喫煙者には禁煙教育，ニコチン置換療法，経口禁煙薬が推奨される（グレードB）．
Ⅱ. 脳梗塞・TIA
　4. 脳梗塞慢性期
　　1. 脳梗塞再発予防（抗血小板療法，無症候性脳梗塞を除く）
　　　(4) 飲酒・喫煙
　　推奨　2. 禁煙は脳梗塞発症率を低下させるが（グレードA），再発率を低下させるか否かに関しては十分なデータは存在しない（グレードC1）．
Ⅳ. クモ膜下出血
　1. クモ膜下出血の発症予防
　　2. クモ膜下出血をきたす危険因子としては喫煙習慣，高血圧保有，過度の飲酒があげられ，これらの危険因子を持ち合わせる人では，その改善が望ましい（グレードA）．

4) 高血圧治療ガイドライン2014
　第4章　生活習慣の修正
　　1. 生活習慣の修正は高血圧予防や降圧薬開始前のみならず，降圧薬開始後においても重要である．グレードA　コンセンサス
　　7. 禁煙：禁煙の推進と受動喫煙の防止に努める．グレードA コンセンサス［エビデンスレベルⅣa］

5) エビデンスに基づくCKD診療ガイドライン2018
　第2章　生活習慣
　　CQ 1　CKD患者に禁煙は推奨されるか？
　　推奨　CKD進行やCVD発症および死亡リスクを抑制するためにCKD患者に禁煙は推奨されるB

▶文献

1) 日本循環器学会, 日本肺癌学会, 日本癌学会, 日本呼吸器学会：禁煙治療のための標準手順書 第6版. 2014 (https://www.haigan.gr.jp/uploads/files/photos/849.pdf).

2) Kawakami N, et al：Development of a screening questionnaire for tobacco/nicotine dependence according to ICD-10, DSM-Ⅲ-R and DSM-Ⅳ. Addict Behav, 24 (2)：155-166, 1999.

3) 日本禁煙学会：禁煙治療に保険が使える医療機関情報最新版 (http://www.nosmoke55.jp/nicotine/clinic.html).

4) 禁煙ガイドライン. Circulation Journal, 69 (Suppl.Ⅳ)：1005-1103, 2005 (2010年改訂版, http://www.j-circ.or.jp/guideline/pdf/JCS2010murohara.h.pdf).

5) 日本麻酔科学会：周術期禁煙ガイドライン (https://www.anesth.or.jp/files/pdf/20150409-1guidelin.pdf) (https://www.anesth.or.jp/files/pdf/20180403-guideline.pdf（追補版）).

6) 日本禁煙学会禁煙治療と支援委員会：若年者の禁煙治療指針. 日本禁煙学会雑誌, 11 (6)：145-151, 2016.

〔飯田　真美〕

D 若年者（35歳未満）の禁煙治療

Check!

1. 若年成人（35歳未満）は，基本的に禁煙治療のための標準手順書に則った治療を行う．
2. 未成年者の禁煙治療のエビデンスはいまだ不十分である．
3. 成人も含め，若年者においては，心理社会的治療の重要度が高い．行動変容モデルのステージに沿うこと，動機づけ強化療法や認知行動療法を用いることなど複合的なアプローチは有効である．
4. 未成年者における薬物治療の長期有効性を示すエビデンスはほとんどない．

　2016年4月の診療報酬改定で禁煙保険診療の患者要件のうち，35歳未満の若年者ではブリンクマン指数（1日喫煙本数×喫煙年数）200以上という要件が削除された．これによって未成年者でも依存状態などの医学的判断に加え，本人の禁煙の意志，保護者の同意の下，保険診療による禁煙治療が可能となった．成人においては若年であろうとなかろうと「禁煙治療のための標準手順書」[1]に則った治療が基本であるが，若年成人また，未成年者においては，その特徴を踏まえて禁煙サポートをする必要があり，心理社会的治療の重要度が高い．

　日本禁煙学会禁煙治療と支援委員会はこの保険診療の要件変更を受けて2016年「若年者の禁煙治療指針」[2]を発表した．この若年者の禁煙治療指針は，わが国において唯一の若年者対応の指針である．本項では，この指針の内容を引用しつつ，これ以後のコクランレビューの内容を更新追加して，医療機関での若年者の禁煙治療について整理したい．

1　若年者の喫煙の動向

　数年前，若い女性の喫煙率上昇が懸念されていたが，図Ⅱ-4-4に示すように20歳代の喫煙率は男女ともに減少傾向を示しており，特に男性において著しい．喫煙防止教育が広まり，社会の環境が受動喫煙防止の方向で動くとともに，若年者の意識に変化が生じている結果である可能性がある．しかし，一度ニコチン依存になると，禁煙することは容易ではないため，毎日喫煙者になる前に禁煙治療へ結びつけることが重要である．

2　若年者の禁煙治療のエビデンス

　AHRQ（Agency for Healthcare Research and Quality）ガイドライン（2008年）[3]では，未成年喫煙者への薬物治療について7つの研究のメタ解析が行われ，ニコチン置換療法（nicotine replacement therapy：NRT）は安全だが，長期効果の証明はほとんどなく，心理社会的治療が主体となるとされている．コクランレビュー（2017年）[4]では2013年のレビュー[5]のアップデートとして41研究の解析が行われている．未成年者への禁

4. 医療機関での禁煙指導・支援

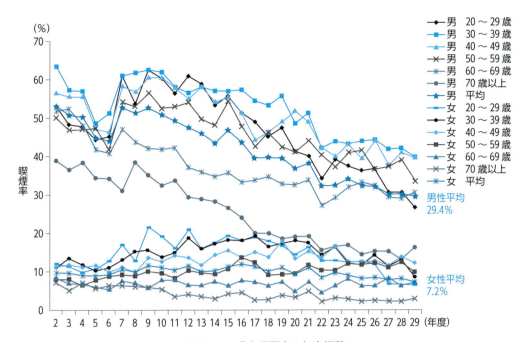

図Ⅱ-4-4 成人喫煙率の年次推移

現在習慣的に喫煙している者の割合は，17.7％であり，男女別にみると男性29.4％，女性7.2％である．この10年間でみると，いずれも有意に減少している．特に男性高齢者だけでなく，20～30歳代の男性，20歳代の女性の減少が著しい．

（厚生労働省：国民健康栄養調査）

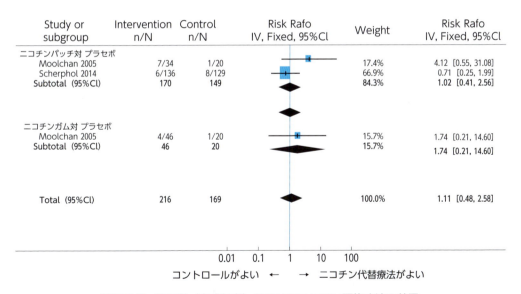

図Ⅱ-4-5 若年者（未成年者）におけるニコチン置換療法の効果

支援について，行動変容モデルのステージに沿うこと，動機づけ強化療法や認知行動療法を用いることなど複合的なアプローチは有効であった（n=9, RR：1.40, 95% CI：1.14-1.74）．グループでのカウンセリングは有効であった（n=9, RR：1.35, 95% CI：1.03-1.77）が，個別のカウンセリング（n=7, RR：1.07, 95% CI：0.83-1.39），コンピューター

181

Ⅱ　禁煙の医学

表Ⅱ-4-7　禁煙治療の実際

年　　齢	心理的治療	薬物療法		社会的治療
		NRT	バレニクリン	
15 歳未満	カウンセリングが基本 ・動機づけ面接法 ・認知行動療法など	心理的治療 だけでは困 難な場合に 併用	○	不可	・20 歳未満においては 家族などの治療同意 が必要 ・他の年齢においても 必要に応じて家族等 への対応と学校関係 者との連携を行う
15 歳以上 18 歳未満		○	△	
18 歳以上 20 歳未満		○	○	
20 歳以上 35 歳未満	若年者の特徴や注意点を 念頭に置いた対応	「禁煙治療のための標準手順書」に沿って 処方		

○：添付文書では若年層の使用に対して特別な注意記載はないが，使用可能と考えられる．
△：添付文書では「小児等に対する安全性は確立されていない」とあり，使用には慎重な対応が必要である．
（日本禁煙学会「若年者の禁煙治療指針」より引用）

表Ⅱ-4-8　若年者において重要な薬物療法以外の治療

Ⅰ）心理的治療
（1）若年者（未成年者）への対応の原則
　　A）家族に対する守秘のルールを説明する
　　B）治療目標の合意形成を十分に行う
　　C）客観的認知能力，表現能力の未成熟さを考慮する
　　D）合理的行動を取るロールモデルとなる
（2）動機づけ面接法（Motivational Interviewing；MI）
　　「行動変容への動機と決心を強化するための協同的な会話スタイル」であり，意欲が不十分な
　患者に行動変容を動機づける方法として多種の領域で用いられており，若年喫煙者への介入にお
　ける禁煙導入の効果は，一般的な短期介入に対して RR1.60（95 % CI：1.28-2.01）であることが
　12 編の RCT のメタ解析によって示されている[5]
（2）認知行動療法（Cognitive Behavior Therapy）
　　個人の抱える身体－心理－社会的問題を，認知（頭に浮かぶ考えやイメージ）と行動（客観的
　な把握が可能な動作や行為）の側面から解決しようとする体系的な心理療法である．若年者への
　禁煙治療においては，動機づけ面接法介入の 12 のメタ解析のうち 2 つのメタ解析において有効
　性（RR：1.72, 95 % CI：1.03-2.86）が示されている[5]
Ⅱ）社会的治療
（1）家族等への対応に注意点がある
（2）学校関係者との連携が重要である

でのメッセージによる介入（n=9）は有効ではなかったことが報告されている．薬物治療
（NRT，ブプロピオン）の有効性については結果の幅が広くさまざまであり，確実な有効
性を示すエビデンスは現在のところほとんどなかったとしている（図Ⅱ-4-5）．いずれにせ
よ，薬物治療は副作用も報告されたが，行動療法は副作用がなかったことが報告されてい
る．
　これらを踏まえて，「若年者の禁煙治療指針」[2] では，若年者禁煙治療の基本的考え方を
まとめて，表Ⅱ-4-7 に示すように年齢別に，治療の指針を提示している．

3　若年者禁煙治療における心理的治療，社会的治療

　中年以後の禁煙の動機となる健康影響については若年者では実感として感じられること
が少ないため，健康影響に関する説明は必要ではあるが，それだけでは禁煙に踏み切る動
機にはなりにくい．前述のエビデンスに示されている若年者における特に重要な心理的治

4. 医療機関での禁煙指導・支援

療, 社会的治療 (表Ⅱ-4-8) については, 「若年者の禁煙治療指針」に詳細に記載されているので, 原著[2]を参照されたい.

若年者における禁煙治療が保険適用され, これまで, 介入できなかった未成年者を含む若年者への禁煙アプローチがしやすくなった. 若年者の特徴をとらえて, サポートすることがより禁煙率をあげ, 将来的に日本全体の喫煙率の低下につながると考えられる.

▶文献

1) 日本循環器学会, 日本肺癌学会, 日本癌学会, 日本呼吸器学会：禁煙治療のための標準手順書 第6版. 2014 (https://www.haigan.gr.jp/uploads/files/photos/849.pdf).

2) 日本禁煙学会禁煙治療と支援委員会：若年者の禁煙治療指針. 日本禁煙学会誌, 11 (6)：145-161, 2016 (www.jstc.or.jp/uploads/uploads/files/gakkaisi_161226_145.pdf).

3) Fiore MC, et al：Treating Tobacco Use and Dependence：2008 Update. Clinical Practice Guideline. Rockville, MD：U.S. Department of Health and Human Services. Public Health Service, 159-161, 2008.

4) Fanshawe TR, et al：Tobacco cessation interventions for young people. Cochrane Database Syst Rev. 17；11：CD003289. doi：10.1002/14651858. CD003289. pub6. 2017.

5) Stanton A, et al：Tobacco cessation interventions for young people. Cochrane Database Syst Rev, Issue 8. Art.No.：CD003289. DOI：10.1002/14651858. CD003289. pub5. 2013.

〔飯田 真美〕

E 5A, 5R などの指導法

Check!

1 禁煙治療はエビデンスに基づいた米国禁煙ガイドラインが基本となっている.

2 5A または 5R を用いた短時間禁煙指導の重要性を示している.

3 動機づけ面接法は 5R をさらに強力にしたものといえる.

4 支援にはカウンセリング, ソーシャルサポートも大切である.

1 動機づけ面接法と 5R：やめようとしない患者に対して

米国禁煙ガイドラインは 2000 年に Clinical Practice Guideline として US Department of Health and Human Services より出版され, さらに 2008 年に改訂版が出された 1). その改訂版においても 5A または 5R (表Ⅱ-4-9) が指導の中心となっている. さらに動機づけ面接法の有用性が強調された.

患者が喫煙習慣をすぐにやめようとしないのは, タバコの害とやめることの利点を知らないからかもしれないし, 禁煙治療は経済的に無理と判断しているのかもしれないし, 禁煙することに対しておそれや懸念を抱いているからかもしれないし, 過去の禁煙の失敗で

Ⅱ 禁煙の医学

表Ⅱ-4-9 禁煙の動機づけを強化するための5R

関連性（Relevance）	なぜ禁煙が患者に関係しているのかを説明し，できる限り個別に励ます．もし，患者の病気の状態もしくは危険性，家族や社会的な立場（子どもが生まれるなど），健康への心配，年齢，性，その他，患者の大切な特徴（以前の禁煙の経験，個人的な禁煙への障害）などと関連があれば動機づけの情報は大変大きなインパクトを与えるだろう．
リスク（Risks）	患者が喫煙の及ぼすマイナスの面をどう捉えているかを必ず聞かねばならない．そのなかから患者にとって一番関係があると思われることに焦点をあてる．低タールや低ニコチンまたはその他のタバコ（加熱式タバコや葉巻，パイプなど）は，これらのリスクをなくすことはできないことを強調する．リスクとは，たとえば以下のようである． 【急性のリスク】息切れ，喘息の悪化，呼吸器感染症のリスクの増大，妊娠への悪影響，インポテンス，不妊症 【長期のリスク】心疾患，脳卒中，肺がんや他のがん（喉頭，口腔，咽頭，食道，胃，膵臓，腎，膀胱，子宮頸部，急性骨髄性白血病），COPD（慢性閉塞性肺疾患），骨粗鬆症，長期の身体障害，ケアが必要になること 【環境リスク】受動喫煙によって肺がんや心疾患が配偶者に起こるリスクの増大．低体重出生児，乳幼児突然死症候群（SIDS），喘息，中耳炎，小児の呼吸器感染症のリスクの増大
報酬（Rewards）	禁煙した場合，どういう利点があるかを尋ねる．その患者に最も関連のありそうなことに焦点をあてる．以下のような例がある． 　健康の増進，食べ物がおいしくなる，臭いの感覚が鋭敏になる，貯蓄，自分自身をよく思える，家・自動車・衣服・息の臭いの改善，子どもたちによいお手本を示し彼らがタバコを吸う可能性を減らす，健康な赤ん坊・子どもをもつ，運動能力や体力の回復，しわや皮膚の老化が減り白い歯など見かけの改善
障害（Roadblocks）	患者の禁煙を妨げる障害は何かを尋ね，それを解決するための治療法（問題解決のカウンセリング，治療薬）を助言する．典型的な障害には以下のようなものがある． 　禁断症状，失敗へのおそれ，体重増加，不十分な支援体制，うつ状態，喫煙の楽しみ，喫煙者に囲まれている，効果的な治療法について知識がない
反復（Repetition）	禁煙の動機づけを強化するための働きかけは，患者の来院ごとに繰り返し行うべきである．過去に禁煙の失敗を経験した患者には，何度も禁煙に挑戦し，その結果成功した患者が多いことを伝える．

（U.S. Department of Health and Human Services：Clinical Practice Guideline. Treating Tobacco Use and Dependence：2008 Update.（http://www.ahrq.gov/professionals/clinicians-providers/guidelines-recommendations/tobacco/clinicians/update/treating_tobacco_use08.pdf）を改変）

意気消沈しているからかもしれない．このような患者は，動機づけ面接法の原理を用いた動機づけの介入によく反応する可能性がある（動機づけ面接法については，p.147参照）．

　動機づけ面接法は特別の技法なので，これの専門的なトレーニングを受けた人をメンバーに持つことはよいことである．動機づけ面接法の内容は5Rで代用することもできよう．すなわち，Relevance（関連性），Risks（リスク），Rewards（報酬），Roadblocks（障害），Repetition（反復）である．研究によれば5Rは将来の禁煙の動機づけを強化するという．

2　5A：禁煙したいと思う患者に対して

　医科・歯科を問わず，どんな科でも，喫煙の状況について尋ね（Ask），患者が吸っている場合には禁煙することを勧め（Advise），患者の禁煙に対する意欲を評価する（Assess）ことが大切である．さらに禁煙の意志があれば支援し（Assist），禁煙予定日の1週間以内に受診日を設定・準備する（Arrange）（表Ⅱ-4-10）．これに要する時間は3分間程度か，それ以内である．また，硬直した方法ではなく，患者の状態に合わせた個人的なものが望ましい．

4. 医療機関での禁煙指導・支援

表II-4-10　5A の説明

行　動	実行の方法
尋ねる（Ask） （診察のたびに，すべての喫煙者を系統的に同定する）	診察のたびに，すべてのクリニックで，すべての来院時に喫煙状態を尋ね，記録するシステムをつくる．血圧，脈拍，体重，体温，呼吸数のバイタルサインの欄に喫煙状況の欄を追加する． （ただし，喫煙したことがないか，何年も喫煙していない成人で，それがはっきりと記載されている場合には尋ねる必要はない．喫煙状況を示すステッカーをすべての患者のカルテに貼るか，電子カルテで喫煙状況を示したり，電子カレンダーにチェックするシステムでもよい）
忠告する（Advise） （すべての喫煙者にやめるようにはっきりと，強く，個別に忠告する）	忠告は 1. はっきりと：あなたにとって今禁煙することが重要です．私もお手伝いしましょう．病気のときに本数を減らすだけでは十分でありません．たまに吸う，あるいは本数を減らすことはまだ危険なのです． 2. 強く：あなたの主治医として，禁煙があなたの健康を守るために最も重要であることを知ってほしい．私やスタッフがお手伝いします． 3. 個別に：タバコ使用と，現在の症状・健康への心配，社会的・経済的なコスト，禁煙への動機づけ・関心レベル，子どもや家庭へのインパクトなどと関連づける（「タバコを続けるとあなたの喘息が悪くなり，やめると劇的にあなたの健康が改善します」，「禁煙すると子どもの耳の感染症を減らすでしょう」）．
評価する（Assess） （その時点での禁煙したいという願望を評価する）	患者に禁煙したいか聞く（「あなたは禁煙したいですか」）． 1. もし患者がそのときに禁煙したいという場合 　禁煙の支援を行う→支援する（Assist） 　a. もし患者が集中治療を受けたいという場合はそのような治療を与えるか，集中的介入を行っている禁煙外来を紹介する． 　b. もし患者が特別な患者群である場合（たとえば子ども，女性，妊婦，精神疾患患者など）は，特別の情報を与える（p.195，199，203，207 参照）． 2. もし患者がその時点では禁煙したくないとはっきりと言う場合 　将来の禁煙機会を増やす介入をする→動機づけ面接法（p.147 参照）
支援する（Assist） （患者が禁煙を計画するのを支援する）	1. 禁煙開始日を設定する．2 週間以内であること． 2. 家族や友人や同僚に禁煙について話し，理解とサポートを求める． 3. 禁煙するうえでの問題点，特に大切な禁煙後 2〜3 週間に備える．ニコチン離脱症状を含む． 4. 自分のまわりからタバコ製品を処分する．禁煙する前に，長い時間を過ごす場所（仕事場，家，車）での喫煙を避ける．家の中を禁煙とする．
認可された薬剤を勧める （ただし，禁忌である場合と，特別な群で十分なエビデンスが得られていない場合を除く）	効果があると認められた薬剤を推薦する．これらの薬剤がどうして効果があるのか，どのようにして離脱症状を軽くできるのか，説明する． 　第一選択薬：ニコチンガム，ニコチンパッチ，バレニクリン 　第二選択薬：ノルトリプチリン（日本未承認） ある群の中には薬剤を勧めるには不十分なエビデンスしか得られていないものがある（たとえば，妊婦，無煙タバコ，軽度の喫煙者，未成年者など）．
カウンセリングを行う （問題解決のスキルトレーニング）	1. 禁煙：1 本も吸わないことが重要．禁煙開始日以降は一服（ふかし）もだめ． 2. 過去の禁煙経験：過去の禁煙の際，何が役に立ち，何が障害になったかを振り返る．過去の成功を足場にする． 3. 今回の試みの成功要因と失敗要因を予測：成功要因と失敗要因をあげ，患者がいかに成功裡にそれらを乗り越えられるかを議論する．失敗要因を避け，行動のルーチンを変えるなど． 4. アルコール：アルコールは喫煙再開の原因となるので，禁煙中は節酒あるいは禁酒すべきである（アルコール依存症の場合，節酒は離脱症状を悪化させる）． 5. 家庭内の喫煙者：家庭内に喫煙者がいると，禁煙は困難になる．一緒に禁煙するように誘うか，自分のいるところでタバコを吸わないように言う． （カウンセリングは表II-4-11 参照）
診療活動の中で，ソーシャルサポートを提供する	禁煙の試みを励ます中で，支援の臨床環境を提供する． 「私と私のスタッフはいつでもお手伝いしますよ」 「私は支援し続ける治療法を推薦します」 （これ以上の治療中のソーシャルサポートについては表II-4-12 参照）
補助教材を提供する	政府機関や非営利団体などが発行する教材の中から，患者の特性に合った教材を提供する．
準備する（Arrange） （患者に直接伝えるか，あるいは電話でフォローアップの診察の予定を決める）	1. タイミング：最初のフォローアップの診察は，禁煙開始日の直後，できれば 1 週間以内に行うべきである．第 2 回目のフォローアップは 1 か月以内がよい．その後のフォローアップの予定も立てる． 2. フォローアップの診察ですべきこと：すべての患者についてすでに起こった問題を確認し，すぐに直面する問題を予測する．薬物療法の使用と問題点を評価する．次の外来受診でタバコ使用の問題に取り組む（喫煙を慢性疾患と捉える）．禁煙している患者に対し，成功を祝い，おめでとうと言う．もし再喫煙が起こったら，その状況を調べて，再度完全禁煙するように働きかける．さらに強力な治療の使用や紹介を検討する．

（U.S. Department of Health and Human Services：Clinical Practice Guideline. Treating Tobacco Use and Dependence：2008 Update.（http://www.ahrq.gov/professionals/clinicians-providers/guidelines-recommendations/tobacco/clinicians/update/treating_tobacco_use08.pdf））

Ⅱ　禁煙の医学

3　カウンセリングと行動療法

　カウンセリングと治療中のソーシャルサポート（表Ⅱ-4-11，12）について，2008年の米国禁煙ガイドラインの推薦レベルはAから格下げされた．

表Ⅱ-4-11　カウンセリング・問題解決のスキルトレーニング

カウンセリング・問題解決スキルトレーニングの治療内容	例
危険な状態を認識する （事件・心の状態・喫煙や再喫煙の危険性が増すことを明らかにする）	・マイナスの感情，ストレス ・他の喫煙者のなかにいる ・アルコールを飲む ・喫煙渇望の経験 ・喫煙のきっかけとタバコが手に入ること
うまく対処するスキルを開発する （同定し，対処するあるいは問題解決のスキルを実行する．典型的には，これらのスキルは危険な状況に対処する戦略とする）	・予測することを学び，誘惑と引き金となる状況を避ける ・マイナスの感情を少なくする認知療法を学ぶ ・ストレスを減らし，生活の質を向上し，喫煙のきっかけを減らす生活スタイルの変化を達成する ・喫煙の衝動に対処する認知行動療法を学ぶ（たとえば，別のことで気を紛らわす，日課を変える）
基本的な情報を提供する （喫煙と，成功する禁煙についての情報を与える）	・どんな喫煙も，一服ですらも，完全に喫煙に戻る可能性を増やす ・禁断症状は典型的には禁煙後1〜2週間にピークがくるが，何か月も続くことがある．この症状にはマイナスの感情，喫煙の欲求と集中できないことを含む ・喫煙の依存症的側面

（U.S. Department of Health and Human Services：Clinical Practice Guideline. Treating Tobacco Use and Dependence：2008 Update.（http://www.ahrq.gov/professionals/clinicians-providers/guidelines-recommendations/tobacco/clinicians/update/treating_tobacco_use08.pdf））

表Ⅱ-4-12　治療中の支援的な介入

支援的な介入の構成要素	例
禁煙を頑張っている患者を励ます	・効果的なタバコ依存症の治療法があることを教える ・過去に吸っていた人の半数が今や禁煙していることを教える ・患者が禁煙できると信じていることを伝える
思いやりと気遣いを伝える	・患者が禁煙についてどう感じているかを聞く ・援助する気遣いと意欲を必要な場合に直接伝える ・患者の禁煙に対する恐怖感と葛藤を尋ねる
禁煙の経過を話すことで患者を励ます	以下のことを尋ねる ・患者が禁煙したい理由 ・禁煙についての不安と心配 ・患者が勝ちえた成功 ・禁煙しているときに直面した困難

（U.S. Department of Health and Human Services：Clinical Practice Guideline. Treating Tobacco Use and Dependence：2008 Update.（http://www.ahrq.gov/professionals/clinicians-providers/guidelines-recommendations/tobacco/clinicians/update/treating_tobacco_use08.pdf））

▶文献

1) U.S. Department of Health and Human Services：Clinical Practice Guideline. Treating Tobacco Use and Dependence：2008 Update.（http://www.ahrq.gov/professionals/clinicians-providers/guidelines-recommendations/tobacco/clinicians/update/treating_tobacco_use08.pdf）［2014年9月30日閲覧］.

〔作田　学〕

F ニコチン置換療法（NRT）を使った指導法

Check!

1. 剤型によらずNRTは禁煙成功率を上げる．
2. NRTは心臓発作のリスクを上昇させない．長期間のNRTも，おおむね安全に行える．
3. 米国FDAは，喫煙の継続を理由にNRT開始を延期したり，再喫煙を理由にNRTを中止したりする必要性はないと報告している．
4. 長時間作用型と短時間作用型のNRT製剤（パッチとガム）の併用：combination NRTは，単独使用よりも効果的である．

1 海外と日本におけるNRTの歴史

　海外ではニコチン置換療法（nicotine replacement therapy：NRT）製剤として，点鼻スプレーや舌下錠などもあるが，わが国で使用できるNRT製剤は，現在のところニコチンガムとニコチンパッチの2剤型のみである．

　ニコチンガムは，1967年スウェーデン海軍の潜水艦乗組員がニコチン離脱症状のために任務への集中力を欠くことがないようにする目的で，オベ・フェルノ博士により考案された．1978年に同国ファルマシア社（現ファイザー社）で商品化され，同年スイスにて販売が開始された．日本では1994年に医療用医薬品（処方箋薬）として発売されたが，2001年9月にOTC（一般用医薬品）化されたことでガムが保険適用となることは結局なかった．

　ニコチンパッチは，1986年にドイツで開発された後，1989年1月にスイスで商品化され，1990年5月からスイスで販売が開始された．日本でも1998年12月に承認され，1999年5月から医療用医薬品として発売された．2006年度から禁煙外来が保険適用を獲得したことを受け，同年6月からパッチが保険で処方できるようになったことで，日本の禁煙治療は大きく前進した．2008年5月にはOTC薬としても購入が可能となり，禁煙治療はさらに身近なものとなった．

2 NRTの有効性と安全性

　NRTには前述のような長い歴史があり，世界各国の禁煙治療に貢献してきた．その有効性と安全性，および医療経済に対する費用対効果が評価され，2009年4月からWHOのエッセンシャル・ドラッグ（必須医薬品）リストに掲載された．

　NRTの有効性や安全性に関しては，2012年のコクランレビューや，2013年に米国FDAから出された報告でも言及された．

　2012年のコクランレビューでは，150の臨床研究で合計5万人以上の患者データから，「① NRTは禁煙成功率を50〜70％上昇させる．② どの剤型のNRTでも，有効性に大差

はない．③禁煙開始日より少し前からパッチを開始したほうが，成功率が上がるかもしれ
ない．④NRT が心臓発作のリスクを増加させるというエビデンスはなかった．⑤また，
長時間作用型と短時間作用型の NRT 製剤（パッチとガム）の併用：combination NRT
は，単独使用よりも効果的である」としている[1]．

　一方，①FDA は「NRT 製剤は複数を同時に用いても，タバコを含めた他のニコチン製
品と同時に用いても，安全上大きな問題はない．②NRT 製剤を使用中に，タバコを吸っ
てしまった場合も，NRT 製剤の使用を中止せず，引き続き禁煙を試みるべきだ．③禁煙
開始日を決め，その日に禁煙ができていなくても，NRT 製剤の使用を開始すべきだ．禁
煙するために，添付文書の推奨期間よりも長く NRT 製剤を用いても，おおむね安全であ
る．」とした[2]．

　以上より，今後は combination NRT が NRT の標準治療となってくる可能性が高い．

3　各種 NRT 製剤による違い

　いずれの NRT 製剤も，ニコチンの離脱症状を緩和し，禁煙を成功へと導くための補助
薬である．パッチ（経皮），ガム・舌下，あるいは喫煙といった，ニコチン投与経路の違い
は，ニコチン依存の形成・解除に深く関与している．

　「喫煙」という形で吸収されたニコチンは酸素と同様，肺から体循環（左心系）に直接流
入するため約 7 秒で脳に到達する．ニコチンの半減期は 2 時間程度と短く，このように急
激な血中濃度の上昇と下降を反復する投与法では依存が形成されやすい[3]．

　ガムや点鼻，舌下錠は，粘膜下の毛細血管から静脈に吸収され，一度肺循環（右心系）
を経てから体循環に流入するため，喫煙と比べると脳に到達するまでの時間はかかるが，
静脈内投与と同様の即効性を期待することができる．

　一方，パッチは角質で覆われた皮膚から吸収されるため即効性は期待できないが，持続
的に貼付することで，ニコチン血中濃度を一定に保ち，離脱症状を抑えることができる．
また，パッチではニコチン血中濃度の急激な変動がないため，ニコチンへの依存が形成さ
れづらく，依存の解除に役立つ．

4　NRT の利点と欠点（局所的副作用を中心に）

　前述のとおり，現在わが国で使用することができる NRT 製剤は，ガムとパッチである．
ガムは口寂しさを紛らわすことにも役立つ反面，仕事中はマナーが悪いと誤解を受けた
り，歯やアゴが弱いと使用しづらいこと，保険適用はないことなどが難点である．また酸
性環境下では吸収が落ちるため，コーヒーやアルコール，果汁や炭酸飲料を飲みながらの
ガム使用は効果が減弱する可能性がある．さらにニコチンの粘膜刺激作用から咽頭痛や口
内炎を生じたり，唾液を飲み込むと嘔気・胃痛の原因となるため，なるべく唾液は飲まな
いよう指導をする必要がある．

　パッチは口寂しさを紛らわすことはできないものの，他人に気付かれることもなく 1 日
1 回の交換で治療可能だが，皮膚のかぶれや汗で剥がれるなどの問題がある．皮膚のかぶ
れは治療中止・脱落の原因にもなるため，必ず毎日違う場所に貼るよう指示し，必要に応

じ抗ヒスタミン剤やステロイド外用薬併用を検討する．皮膚のかぶれが激しい場合には，予防的にパッチを貼る部位に外用薬を塗布することも試してみる．

　貼付部位によって吸収が多少異なるため，推奨されている部位に貼ることが基本である．ニコチネル®TTS®とニコチネル®パッチでは上腕，腹部，腰背部となっているが，シガノン®CQ は胸，背中，腕となっている．一方，サウナや入浴，運動や発熱による皮下の血流増加は，ニコチンの経皮吸収量や吸収速度を増大させ，何らかの副作用が出る可能性もあり，若干の注意が必要である．

　またパッチ自体にアルミが使用されていることから，MRI 検査や高周波治療，除細動を行う際は熱傷予防のために，あらかじめ必ずパッチを剥がす必要がある．

　ガムとパッチの比較については，『薬局・薬店での禁煙指導・支援（p.152）』を参照されたい．

5　NRT の注意点（全身的副作用を中心に）

　ニコチン自体が，有害物質であることに相違はない．本項では詳細には言及しないが，ニコチンには強力な血管収縮作用があり，心血管・脳血管イベントの発症リスクが増すことや，糖代謝，脂質代謝，骨代謝にも悪影響を及ぼすことが確認されている他，最近ではニコチンが COPD を誘発する可能性も示唆されている．

　しかし，NRT では加熱式タバコなどの新型タバコとは異なり，ニコチン以外の有害成分を摂取せずに済み，またニコチン血中濃度の上昇も新型タバコほどではないため，禁煙のために一時的に NRT を行うことを躊躇すべきではない．英国の国立医療技術評価機構（National Institute for Health and Care Excellence：NICE）の手引書のなかでも，健康被害を軽減する目的で，喫煙の継続よりは NRT を選択する措置 harm-reduction approaches to smoking を推奨している[4]．

　もちろん NRT においても，ニコチンの血管収縮作用から，血圧は上昇し，組織への血流は低下する．したがって血圧や血流の変動が問題となるような心疾患・脳疾患や大動脈瘤などを有する患者では，若干の注意が必要である．

　しかし，NRT ではガムの場合でも，喫煙や他のタバコ製品の使用と比較して，ニコチン血中濃度の急激な上昇はきたさず，最大血中濃度もさほどではないため，喫煙を継続するよりは安全であると思われる（図II-3-1，p.153）．

　NRT の禁忌対象は，不安定狭心症，急性期の心筋梗塞（発症後 3 か月以内），重篤な不整脈，経皮的冠動脈形成術直後，冠動脈バイパス術直後，脳血管障害回復初期の患者，妊婦または妊娠している可能性のある婦人，授乳婦，非喫煙者，本剤の成分に対し過敏症の既往歴がある患者などとされているが，極論をすれば NRT が禁忌とされる患者でも，喫煙を継続するよりは安全な選択であるという考えもある．

　一方，ニコチンによる腸の蠕動運動亢進作用から消化器症状を訴えたり，逆に禁煙に伴い便秘を訴える患者も少なくない．多くは一過性であるが，便秘がひどい場合には緩下剤が必要なこともある．

　さらにニコチンの覚醒作用から不眠や悪夢を訴える場合もあるが，夜間パッチを剥がす

ことで通常は対処可能である．

　NRT製剤は，各々の特性を把握し使い分ける必要があるが，ニコチンガムはパッチと比較すると喫煙に似た血中濃度推移をとるため，衝動的な欲求に速やかに対処できる反面，依存からの離脱が困難となる可能性もあり，ガムの過量摂取には注意が必要である[5]．

▶ 文献

1) Stead LF, et al：Nicotine replacement therapy for smoking cessation. Cochrane Database Syst Rev, 14；11：CD000146, 2012.
2) FDA（Food and Drug Administration, USA）：Nicotine Replacement Therapy Labels May Change. Published Online. April 1, 2013（https://www.integration.samhsa.gov/health-wellness/NRT_Label_Change_0413.pdf）.
3) 神奈川県内科医学会　編：禁煙医療のための基礎知識．中和印刷，2006.
4) NICE（National Institute for Health and Care Excellence）：Tobacco：harm-reduction approaches to smoking. NICE public health guidance 45（UK）. June 2013（http://www.nice.org.uk/guidance/ph45）.
5) Hughes JR：Dependence potential and abuse liability of nicotine replacement therapies. Biomed. & Pharmacother.；43（1）：11-17, 1989.

〔村松　弘康〕

G　バレニクリンを使った指導法

Check!

1. バレニクリンは，喫煙による満足感を抑制し，禁煙に伴う離脱症状やタバコへの切望感（渇望）を軽減する．

2. 副作用の嘔気について，多くは食後の服用や水分摂取を増やすことで対処できるが，対処できない場合は，制吐剤の使用や，減薬も考慮する．

3. 現時点では，バレニクリン内服と意識障害の因果関係は必ずしも明らかとはいえない．交通事故の発生リスクは増えないという報告もあるが，添付文書に「自動車の運転等危険を伴う機械の操作に従事させないよう注意すること」の記載もあり，ニコチンパッチを使用するなどの対処も必要となることもある．

4. 長期投与（24週）やニコチン置換療法との併用など，新たな治療の選択肢があるが，現時点では，標準的治療ではない．

1　バレニクリンの特徴

　バレニクリン酒石酸塩（商品名：チャンピックス®，以下，バレニクリンと称す）は2008年1月に承認され，5月から発売された「ニコチンを含まない」，わが国では唯一の「飲む禁煙補助薬」である．

　$\alpha_4\beta_2$ニコチン性アセチルコリン受容体（以下，ニコチン受容体と称す）部分作動薬として，2つの作用機序をもつ．

1つ目はニコチン受容体に結合して，拮抗薬（アンタゴニスト）としてニコチンが結合するのを阻害する．ニコチンが脳内報酬系を刺激するのを遮断することで，喫煙による満足感を抑制する．これは，ニコチンパッチにはない作用である．患者は，吸ってもスカスカした満足できない感じと表現されることがある．

2つ目は，ニコチン受容体を選択的に刺激し（アゴニスト），少量のドパミンを放出することで，禁煙に伴う離脱症状やタバコへの切望感（渇望）を軽減する．

特記すべき特徴は，最初の1週間は，タバコを吸ってもよいことである．いきなり本数をゼロにするというのは患者にとって大きな心理的負担があり，「タバコを吸いながら禁煙治療が開始できる」というのはその負担の軽減に役立ち，禁煙治療の敷居を下げたといえる．

禁煙治療は，バレニクリンとニコチン製剤をうまく使い分けることが大事であるが，積極的にバレニクリンを使いたい場合がある．以下に述べたい．

①以前の禁煙治療でニコチン製剤の副作用があった場合．具体的には，貼付部位のかぶれなどである．

②ニコチン製剤で以前禁煙に失敗した場合やまた失敗するのではないかという不安がある場合，薬を変えることで対処できる．

③循環器・脳血管疾患急性期の患者の場合，ニコチンには血管収縮作用があり，ニコチンパッチは不安定狭心症，急性期の心筋梗塞（発症後3か月以内），脳血管障害回復初期の患者などには禁忌となっており，バレニクリンのよい適応となる．

2　標準的使用法

保険診療においては「禁煙治療のための標準手順書」に添って使用される．バレニクリンは禁煙補助薬の1つとして，ニコチン依存症管理料を加算された外来患者に処方できる．標準手順書では，バレニクリンを用いた場合の完全禁煙開始日を服薬開始日から8日後に設定している．

禁忌は「本剤の成分に対し過敏症の既往歴のある患者」である．

投与期間は原則12週である．錠剤は白色の0.5 mg錠と淡青色の1 mg錠がある．投与開始第1〜3日目は0.5 mg錠1錠を1日1回食後に，第4〜7日目は0.5 mg錠1錠を1日2回朝夕食後，第8日目以降は1 mg錠1錠を1日2回朝夕食後に服用するという漸増法が行われる．これは嘔気などの副作用軽減のためである．初回処方時の漸増を間違いなく行うためには，スタートパックがあるのでそれを利用するとよい．スタートパックは服薬開始から14日目までの各日の服薬分がシートにセットされている．重度の腎機能障害患者（CCr推定値：30 mL/分未満）の場合，0.5 mg 1日1回で投与を開始し，その後必要に応じて，最大0.5 mg 1日2回に増量する．

3　投薬のコツ

第2回目の受診日である2週間後に禁煙ができていなかったり，禁煙予定日（内服8日目）に禁煙が開始できなかったりした場合の対処を考えてみたい．医療者側の態度として

II 禁煙の医学

は，ついつい，うまくいっていないことを叱責しがちであるが，そのような態度はよくない．また，うまくいかないため，禁煙治療を医療者側からやめましょうというのは論外である．また患者にも自分自身を責めることのないように指導することが大事である．

そのうえで再度，禁煙開始日を設定し，維持量のバレニクリンを投与し治療の継続を奨励し続けることが肝要である．海外14か国で行われた臨床試験では，禁煙開始日を「服薬開始から8～35日」と幅をもたせた場合でもプラセボと比較して統計学的に有意な有効性が認められた．開始が遅れても再スタートするのが大事である[1]．

バレニクリン12週間の禁煙治療により禁煙に成功した患者に対して，長期間の禁煙をより確実にするためには，さらに延長して自費診療として12週間投与することも選択肢のひとつである．プラセボまたはバレニクリンを12週間追加投与した比較試験では，24週までの持続禁煙率がそれぞれ49.8％と70.6％とバレニクリン群が有意に高かった[2]．これは，治療期間中の実質禁煙期間が短い場合や精神病を罹患している場合などには，特に効果が期待できそうである．

再治療について述べたい．禁煙外来受診終了後に再喫煙した場合，再治療に健康保険を用いる場合は，直近の禁煙治療の開始日から1年以上たっている必要がある．バレニクリンの投与歴のある患者に対する再投与は有効性が二重盲検試験で証明されており，本人の希望があれば，積極的に投与すべきであろう．

バレニクリンの効果は，治療12週の時点では，禁煙成功率が65.4％であるものの1年（52週間）禁煙率は34.6％である．一般的に，禁煙補助薬を使って短期的には禁煙ができても，長期的には脱落者がどうしても出てくる．

筆者は，その原因として，心理的依存（行動的症状＋認知的症状）があると考えている．バレニクリンに限らず，禁煙補助薬は主として，身体的依存に対する薬であり，習慣（行動的症状）や心理的依存（認知的症状）に対しては効かないことに留意する必要がある．

以前から禁煙外来で行われている習慣に対する行動療法の重要性はそこにある．3か月間の禁煙外来通院は，禁煙補助薬を使用して離脱症状を緩和しつつ，タバコを吸う習慣・生活から吸わない新しい習慣・生活に変えていくための訓練期間と考えるべきであろう．実際，心理学の領域では，習慣形成には平均66日必要であったとの報告もあり，禁煙外来での3か月の期間というのは習慣形成の点でも適切と考えられる．バレニクリンは，吸ってもおいしく感じないという経験から，心理学でいういわゆる条件づけを弱め，喫煙習慣を断ち切るのにも役立っている．

また，タバコはストレスに効果があるなどの思い込みや誤解（認知的症状）などを解くための認知（行動）療法などの心理療法の導入もさらなる成功率アップのためには必要であろう．単にバレニクリンだけを処方しておけばよいという考えでなく，カウンセリングの技術もつけていくことができれば，さらなる成功率のアップも可能となるであろう（『認知行動療法（p.141）』，『動機づけ面接法（p.147）』を参照）．

4. 医療機関での禁煙指導・支援

4 嘔気について

「嘔気」の副作用は添付文書では 28.5 ％，わが国での市販後の使用成績調査では，12.2 ％に認めた．特に飲み始めの 1〜2 週間に出現することが多い．嘔気の程度によっては，対処が必要なこともある．

投与開始に少量から漸増するのも嘔気の回避のためである．さらに，空腹時を避け，必ず食後に服用すること，水分を多く摂取するなどが行われている．それでも対処できない場合は制吐剤の使用や，減薬（0.5 mg 錠，1 日 2 回投与）も考慮する．なお，本剤には割線はないが，長円形の錠剤なので，1 mg 錠を分割して 0.5 mg として使用することはできる．制吐剤としては，ドンペリドン（ナウゼリン®など），メトクロプラミド（プリンペラン®など），モサプリド（ガスモチン®など）などが使用されている．それらの薬を初診時にあらかじめ処方しておくのも 1 つの方法である．嘔気は服用初期の発現が多く，服用継続により減弱・消失することもある．

5 精神症状への対応

市販後に主に海外で自殺念慮や自殺などの精神神経系事象の報告を認めたため，添付文書には 2009 年 8 月改訂から「禁煙は治療の有無を問わず様々な症状を伴うことが報告されており，基礎疾患として有している精神疾患の悪化を伴うことがある．本剤との因果関係は明らかではないが，抑うつ気分，不安，焦燥，興奮，行動又は思考の変化，精神障害，気分変動，攻撃的行動，敵意，自殺念慮及び自殺が報告されているため，本剤を投与する際には患者の状態を十分に観察すること」との警告が掲載された．この警告のため長い間，精神疾患をもつ患者へのバレニクリンの投与が行いにくい状況にあった．

2016 年に精神疾患がある患者（n＝4,116）とない患者（n＝4,028）を組み入れた大規模無作為化比較試験（EAGLES 試験）の結果が発表された．バレニクリン群はニコチンパッチ群またはプラセボ群と比較して，精神神経系事象の有意な増加は認められなかった[3]．その結果を受けて，2017 年 7 月改訂から前記警告は削除された．しかし，重要な基本的注意の項には「抑うつ気分，不安，焦燥，興奮，行動又は思考の変化，精神障害，気分変動，攻撃的行動，敵意，自殺念慮及び自殺が報告されている．本剤との因果関係は明らかではないが，これらの症状があらわれることがあるので，本剤を投与する際には患者の状態を十分に観察すること」との記載は残っている．

また，「統合失調症，双極性障害，うつ病等の精神疾患のある患者」については「慎重投与」とされており，そのような患者にバレニクリンを投与することに躊躇する向きもあるように思われる．しかし，精神疾患をもつ患者の喫煙率は高いこともあり，呼吸器疾患，心血管疾患の罹患率・死亡率が高い．つまり，禁煙することの必要性・重要性はむしろ高い．したがって，精神疾患のある方にこそ積極的に禁煙治療を勧めていただきたいと考える．

禁煙すること自体も長期的には抑うつ症状の改善に寄与する可能性がある．日本うつ病学会のガイドライン「うつ病（DSM-5）/大うつ病性障害 2016」でも「禁煙なども抑うつ症状の改善に寄与する可能性」と言及されている．

Ⅱ　禁煙の医学

しかし，禁煙治療の初期には，離脱症状としてのいわゆる「禁煙うつ」，さらにはうつ病に罹患している患者の症状が一時的に悪化する危険性はあり，そのことには常に注意を向けることが大事である．かかりつけの精神科・心療内科がある場合は連携を心がけることも大事であろう．

6　自動車運転時の意識障害問題

2011 年 7 月に添付文書の改訂が行われ，重要な基本的注意の項に「めまい，傾眠，意識障害等があらわれ，自動車事故に至った例も報告されているので，自動車の運転等危険を伴う機械の操作に従事させないよう注意すること」との記載が追記された．これも，バレニクリン投与に関しての大きなバリアとなっている．ちなみに欧米の添付文書では「薬剤の影響が分かるまで運転等をしないよう指導する」という表現であり，わが国の添付文書との相違が認められる．

交通事故の発生リスクは増えないという報告もあり，日本禁煙学会などが，「チャンピックス®警告文改訂のお願い」を厚生労働大臣に複数回提出しているが，現時点（2019 年 7 月）では，改訂はされていない．

しかし，意識障害との関連の可能性を完全に否定することはできないため，処方の際には，すべての患者にその内容を伝え，診療録に記載することが必要であろう．また，添付文書の変更がない現状においては，服薬中も自動車運転を中止することができない患者に対しては，ニコチンパッチを使用するなどの対処も必要となる．

7　今後の展望

現在，禁煙成功率の向上のために色々な試みがなされている．

1 つ目は，ニコチン置換療法との併用である．併用とバレニクリン単剤との比較試験を統合したメタ解析によると，バレニクリンとニコチン置換療法の組み合わせは安全かつ有効であった[4]．

ただし，現時点では，添付文書に「本剤は原則として，他の禁煙補助薬と併用しないこと」との記載があるため，標準的治療とはいえないことには注意が必要である．

2 つ目は，最初の 12 週間は段階的減煙，その後 12 週間は禁煙するという治療法である．24 週間のバレニクリンとプラセボの比較で，有意にバレニクリンの成功率が高かった[5]．すぐやめようとは思っていない，あるいは，喫煙本数をすぐにはゼロにできない患者に対する治療の選択肢として，今後の検討課題となろう．

添付文書にも記載されている 12 週追加投与法も含め，さらなる禁煙率の向上を目指して，色々な試み・研究が今後もなされていくであろう．

自動車運転時の意識障害についての問題も添付文書の改訂により，より使いやすくなることを期待したい．

▶文献

1) Rennard S, et al：A randomized placebo-controlled trial of varenicline for smoking cessation allowing flexible quit dates. Nicotine Tob Res, 14（3）：343-350, 2012.

2) Tonstad S, et al：Effect of maintenance therapy with varenicline on smoking cessation：a randomized controlled trial. JAMA, 296（1）：64-71, 2006.
3) Anthenelli RM, et al：Neuropsychiatric safety and efficacy of varenicline, bupropion, and nicotine patch in smokers with and without psychiatric disorders（EAGLES）：a double-blind, randomised, placebo-controlled clinical trial. Lancet, 387（10037）：2507-2520, 2016.
4) Chang PH, et al：Combination therapy of varenicline with nicotine replacement therapy is better than varenicline alone：a systematic review and meta-analysis of randomized controlled trials. BMC Public Health, 15：689, 2015.
5) Ebbert JO, et al：Effect of varenicline on smoking cessation through smoking reduction：a randomized clinical trial. JAMA, 313（7）：687-694, 2015.

〔川井 治之〕

H 子どもに対する禁煙支援

Check!

1 子どもが喫煙すると短期間でニコチン依存性が形成され，禁煙しても再喫煙率が高い．

2 薬物療法としてニコチン置換療法を用いる．

3 医療機関のみでなく家族，友だち，学校関係者との連携と継続的な支援が必要である．

1 子どもの喫煙による健康問題

全喫煙者の90％が10代のうちに喫煙を開始している．子どもが喫煙すると短期間でニコチン依存性が形成される．素因のある小児の気管支喘息の発症，肺機能の低下，腹部大動脈の動脈硬化，などの健康への影響が喫煙を開始して間もない未成年期にはじまることが示されている（米国 Surgeon General Report 2012 因果関係が十分とされる科学的証拠あり）．子どもの場合，将来おこるであろう慢性的な健康被害を実感しにくい，喫煙開始年齢が早いほどヘビースモーカーになりやすい，再喫煙率が高く長期成績は不良，などの特徴がある．また，タバコは覚醒剤や麻薬へと連なる入門薬物であるので，子どもの喫煙開始予防と禁煙はこれらの社会問題の発生を抑制するためにも必要である．しかし，ひとたび喫煙を開始した子どもの禁煙維持は厳しいのが実状である．

2 喫煙する子どものタイプ

子どもはすべて周囲のまねをして成長する．同世代のなかで真っ先に吸い始める子どもを「核となる子ども」と呼ぶ．この核となる子どもは一種の特徴的な心理傾向を有している．それは反抗的な態度，性的に早熟，正直でウソをつかない，衝動的，他人の意見に耳を貸さない，人騒がせであるなどである．この子どもは映画俳優，テレビ俳優，あるいは父母を含む上の世代をみて最初に吸い始める．禁煙支援が難しく，再喫煙率は高い．次に

II 禁煙の医学

は多くの仲間の子どもたち（ふつうの子ども）に吸い始めさせる．そこには，仲間はずれにされたくないとかいじめに遭いたくないなどの動機が働く．

3 禁煙支援の具体的方法（表II-4-13）

喫煙児は禁煙を希望する保護者によって半強制的に連れられて来院することが多い．対応は成人と同様に非薬物療法と薬物療法に大別される．

a. 問診

問診で可能な限り多くの情報を収集する．いったん受け入れて，喫煙に対する叱責や非難を避ける．

b. 非薬物療法

どれかひとつの介入方法が他の方法より優れているとはいえず，認知行動療法，動機づけ支援，社会的支援などのさまざまな組み合わせが試みられている[1]．最初に，そして最も強調すべき喫煙の害はニコチン依存症であり，タバコをやめられない原因はニコチン依存症という病気のためであることを伝える．「集中力が落ちるので試験の点数が下がる」，「運動すると息切れする」，「背が伸びにくくなる」，「タバコを吸うと早く老ける（特に女子）」などと子どもの価値観に合わせて説明すると受け入れられやすい．タバコをやめた後の生活を「もっと勉強できるようになる」，「運動会でもっと速く走ることができる」，

表II-4-13 子どもへの禁煙支援の実際

```
1. 問診
  ・本人の禁煙希望度，禁煙ステージの評価
  ・タバコを吸いはじめた年齢ときっかけ
  ・喫煙する場所
  ・喫煙本数
  ・一緒にタバコを吸う相手の喫煙状況
  ・喫煙しない仲のよい友達の有無
  ・周囲の喫煙者（友達，家族）と学校における禁煙のキーパーソン
  ・タバコの入手方法
  ・タバコの種類
  ・平均的な日常生活
  ・保護者の喫煙状況
  ・学校関係者の喫煙状況，学校敷地内禁煙実施の有無
  ・本人がタバコを吸っているときの気持ち
2. 診察
  ・ニコチン依存の程度の評価
  ・呼気中 CO 濃度の測定
  ・歯肉のタール沈着の有無と程度
3. タバコの害の説明
  ・喫煙行為に対する叱責を避ける
  ・ニコチン依存症という病気の説明
  ・病気に対して治療が必要であることの説明
  ・能動喫煙の有害性
  ・自分の喫煙が他人におよぼす影響
4. ニコチン置換療法の説明
  ・子どものみでなく，家族全員が禁煙
  ・ニコチンパッチの使用説明と購入先の紹介
  ・ニコチンの急性中毒症状が出現したときの対処方法
  ・再喫煙，再治療，再処方の可能性
5. 受診後のフォロー
  ・1 週間後の再受診，原則として家族同伴
  ・医療施設，家族，友達，学校関係者が連絡し合っての精神的支援
  ・子ども本人とメール，携帯電話による定期的な連絡
```

4. 医療機関での禁煙指導・支援

「タバコを吸う場所をみつけなくていい」,「もっときれいになる」と具体的にイメージさせることにより禁煙する動機づくりを試みる.

「ふつうの子ども型」の多くは禁断症状を自覚しており,このままではまずいと感じている.成人喫煙者の場合,タバコをやめようとしない患者に対して5R（関連性 Relevance,リスク Risks,報酬 Rewards,障害 Roadblocks,反復 Repetition）で動機づけを試み,禁煙を望む患者に対して5A（尋ねる Ask,助言する Advice,禁煙の意志を確認する Assess,離脱症状の軽減を図る Assist,再喫煙を防ぐ工夫をする Arrange）を行う.「ふつうの子ども型」に対しては,成人の方法で子どもでも利用できる部分を改変して用いることにより支援と禁煙実現が可能である.一方,「核となる子ども」は自力で解決しにくい家庭や学校で問題をもっていることが多い.結果を少しでも早急に求めようとすると無言になり対応が難しくなる.罪悪感や有害性の認識をもっておらず,あっても漠然と「タバコは体に悪いらしい」と思う程度の認識しかないので禁煙への意欲は強くはない.自分が家庭で,学校で,社会で受け入れられていないことに不満,不安,いらだちがあり,問題行動のひとつとして喫煙がある.安易な同意,共感をせず,禁煙を強制しないように注意するが上記方法の応用で禁煙のみを目指しても成功は難しい.よりそって,動機づけ面接法を試みることが基本である.

c. 薬物療法

ⅰ）ニコチン置換療法（Nicotine Replacement Therapy：NRT）

薬物療法の長期有効性を示すエビデンスはほとんどないが,子どもの喫煙者に対するニコチン置換療法は安全と考えられ,成人と同様にニコチンパッチかニコチンガムを用いる.35歳未満の喫煙者に対してはブリングマン指数200以上という適応要件が不要になった.ただし,受診が1回だけだとニコチン依存症管理料が減算されることがある.ニコチンパッチはニコチネル®TTS®の場合,体重が30 kg 未満でニコチン含有量17.5 mg,30.0～39.9 kg で17.5 mg か35 mg,40 kg 以上で35 mg か場合により52.5mgを使用する.ニコチン含有量が少ないパッチでも有効なことが多い.タバコ渇望,条件反射,心理依存が濃厚に加わる成人と異なり,子どもの場合は劇的に有効であることが多い.成人と異なりわずか1枚でニコチン依存から離脱できる子どももいる.一度に多くの枚数を処方すると来院しなくなる確率が高まる.逆に,相当の枚数でも効果が不十分なことがあり,パッチの必要枚数は個人差が大きい.貼りながらの入浴も睡眠も可能である.重苦しい夢を見るときは就寝前にはがす.ニコチンパッチによる頭痛,嘔気,動悸,発汗などのニコチン急性中毒症状が出現したら,パッチの端を少しはがし,パッチ中央部に約2 cm のセロハンテープを貼り付けてニコチン放出部の面積を減らす（ハサミによる裁断は不可）,パッチを全部はがして貼付部位を水で洗い流す,ニコチン含有量の少ないパッチに変更する,などの方法で対処する.接触皮膚炎は貼る場所を毎日変更して予防するが,起きたときはステロイド軟膏を塗布する.ニコチンガムは喫煙本数が多くない,1日の特定の時間帯に吸いたくなるというときに便利である.即効性があり,数回噛んで頬粘膜と歯茎の間に押し当てると数分以内に喫煙欲求が減少してくる.効果の持続時間は短く,破棄して数分後に効果は消失する.効いてほしいときにパッと使える利点があるので,ポケットに常備させ

197

吸いたくなったら使うように指導する．ニコチンパッチと異なりハサミで 1/4 の大きさまで裁断可能なので使用量を調節できる．普通のガムのように噛みすぎないようにして噛む回数は通常 3 回，多くて 10 回までとする．ピリッと刺激を感じたら刺激がなくなるまで 5 分ほど止めて再び繰り返す．唾液は吐き出し，飲み込まない．ニコチン血中濃度のピークがニコチンパッチよりやや高いためニコチンガム依存の報告がみられる．

ⅱ）バレニクリン（チャンピックス®）：ニコチン受容体拮抗薬

　未成年の使用報告は少なく効果は不明であるが，喫煙本数が減少したという報告がある．添付文書には「小児等に対する安全性は確立されていない」と記載されている．15 歳未満は不可，15 歳以上 18 歳未満は使用に慎重に対応，18 歳以上は使用可能と考えられる．

4　新型タバコ

　電子タバコ，加熱式タバコなどのいわゆる新型タバコは害が少ない，というイメージは誤りであり，WHO は電子タバコの有害性を指摘している．また，電子タバコの使用は禁煙の意欲が減退し，将来タバコを吸う確率を増加させることが報告されている[2]．

5　子どもの禁煙を成功に導く対策

　喫煙は，自分のしたいこと，なりたい状態から自分を遠ざける不利な行為だと気づくように子どもの価値観に合わせて話すと行動を変容させるきっかけになり得る．自分が打ち込む何かをもっている，基礎知識として学校で禁煙教育を受けている，他人のタバコ煙を吸わされやすい場所を避ける，禁煙ではない店舗をアルバイト先に選ばない，喫煙する仲間以外の交友関係があり自分とタバコを吸わない友だちや学校関係者などとつながっていることを実感できる，などの条件がそろうと禁煙を維持しやすい．仲間や上級生からの喫煙の誘いを断る技術を身につけるトレーニングが必要である．自分達の禁煙を拒否し，子どもにのみ禁煙を要求する保護者と学校関係者の存在は再喫煙率を増加させる．子どもの場合，禁煙できてもできなくても途中で来院しなくなることが多い．1〜2 週ごとにメールか携帯電話で様子を聞き励ますことは禁煙維持のための大切な作業である．医療機関による対応だけでは子どもの禁煙維持は困難であり，家族，友だち，学校関係者，その他の職種の人たちとの連携と継続的な支援が子どもの禁煙というニコチン依存症の寛解維持を可能にする．

▶文献

1) National Health Service：The Smoking, drinking, and drug use among young people in England in 2012 report（SDD 2011）.

2) Soneji S1, et al：Association between initial use of e-cigarettes and subsequent cigarette smoking among adolescents and young adults：A systematic review and meta-analysis. JAMA Pediatr, 171（8）：788-797, 2017.

〔遠藤　明〕

女性に対する禁煙支援

> **Check!**
> 1 性差のなかでセックスとジェンダーを使い分けることが大切.
> 2 禁煙における性差が認められる.
> 3 女性のライフステージと喫煙の関係を知る必要がある.
> 4 禁煙開始は卵胞期に開始するのが好ましい.
> 5 体重コントロール指導は禁煙の妨げにはならない.

1 性差医療と女性の禁煙治療

　明確に性差のある産婦人科疾患や泌尿器科疾患などの生殖器疾患以外にも，非生殖臓器疾患においても発症率や病状・経過が男女で異なる疾患が存在する．たとえば関節リウマチやバセドウ病などがそうである．従来，男性・女性が同じデータに基づき医療が行われていたものが，女性と男性は違うデータに基づく医療が必要であるという考え方が1990年代よりアメリカで警告・提唱され，「性差医療」の観念が生まれた．全米各地に女性に特化した医療センターが設立され，主に女性医師が診察・相談に応じる女性専門の外来が発展してきた．遅れること10年余り，日本でも各地に女性の患者を専門に女性医師が担当する「女性外来」が多く開設されるようになった．

　性差を決定する因子として染色体，内外性器，性腺（性ホルモン）があるが，最近では社会的文化的側面からみた役割の違いによる社会的性差として，「ジェンダー」という観念が認識されるようになってきた．米国国立アカデミーの性差に関する委員会は，すべての医学や健康関連の研究に性差の観点を含めること，また性差のなかでセックスとジェンダーを使い分けることを提言している．ジェンダーとは男性・女性としての個人の自己表現，またはその表現に基づいた性が社会的慣例によりどのように受け止められるかということであり，染色体の構成に由来したセックスとは区別することが求められている．今後，医療においては生物学的な性差のみならず，ジェンダーをも考えて個別の治療にあたる必要があるであろう．

　禁煙治療における性差を考えるうえでもジェンダーの概念は重要である．セックスとジェンダーの性別が異なる場合には，生物学的な性とは思考回路が異なる場合があることに留意すべきである．前述を踏まえ，女性の禁煙治療をするうえで考慮したい点としては，女性の特徴としての，「月経周期（性周期）の存在」，「精神疾患の頻度の高さ」，「体重増加の懸念」，「女性特有の思考（男女の思考の違い）」などがある（4. 女性特有の関連因子についてを参照）．

II 禁煙の医学

2 禁煙における性差

　限定的な調査結果に基づくデータであるが，ニコチン依存症の発症頻度の男女比について検討した．2016年度の厚生労働省国民健康・栄養調査報告から，一定期間内にニコチン依存症管理料の算定をした人数，男性873人，女性400人をそれぞれ当該期間の日本の男女の総人口と同調査による当該期間の男女の喫煙率（男性30.2％，女性8.2％）から計算した男女の実喫煙者数（男性1,865万人，女性534万人）で除した数の割合を比較すると，男性：女性＝4.7：7.5となり，ニコチン依存症の発症頻度は女性の方が高い可能性が示された．

　性差と喫煙行動についての1985年の総説においては，禁煙の成功を予測させる4つの因子のうち第一にあげられるのは性別であり，自力で禁煙を試みた対象者のうち，1年後の禁煙率は男性で9％，女性で0％であり，女性は男性に比べ禁煙しにくいと結論づけている[1]．他にも女性のニコチン依存が男性に比べ高いとの報告は複数ある．一方で，日本人の中年喫煙者9,000人を対処としたコホート調査においては，性差による違いは認められなかったとしている[2]．

　禁煙の成功率や禁煙補助薬の効果の性差について検討した欧米4か国の大規模調査の結果によれば[3]，過去2か月間の禁煙率は男性23％，女性17％（p＜0.05）であり，また女性は禁煙補助薬を使用していないと，男性よりも禁煙成功率が低く，禁煙補助薬を使用すると有意差はなかった．また，無投薬に比べニコチンパッチを使用した女性は禁煙率が高かったが，男性では無投薬と有意差がなかった．バレニクリンに関しても同様に女性において禁煙率が上がり，男性では無投薬と差がなかった．ただし，薬剤ごとの禁煙成功と性別との関係を正しく解析するには症例数が不十分であったとしている．

　このように男女差が出る背景には，ひとつには女性ホルモン分泌が影響する可能性がある．性周期と禁煙治療の関係については後述する．また，性ホルモン以外にも，脳内のニコチン性アセチルコリン受容体（nAChR）の数が禁煙直後に女性で著しく増加していたり，禁煙直後のドパミンとセロトニンの脳内レベルに性差を認めるなどの報告もあり，禁煙成功率の性差に関与している可能性がある．

　また女性においては体重増加の懸念（後述）や，家族構成（同居の喫煙者の存在），外来受診についての時間的・経済的制約，パッチを貼ることを見られたくない，または貼りたくないなどの美容上の問題などの，女性特有の問題が影響している可能性もある．

3 女性のライフステージと喫煙

　女性は年齢とともに内分泌環境の変化により，思春期，成熟期，更年期，老年期の4つのライフステージを経ていくが，そのライフステージの変化に最も関係するのは性ホルモン，特にエストロゲン分泌の変化である．

　思春期には卵巣からのエストロゲンの分泌が徐々に始まり，初潮や乳房の発育などの体型の変化が起こってくる．この時期は卵巣の働きが未熟であるために月経周期も不安定で，月経痛などの症状も起こりやすく，心身のバランスを崩しやすい．若年喫煙者の大部

分はこの時期に初回の喫煙をする．未成年者の禁煙治療に関しては，薬物治療について有効性を示唆するエビデンスはなく，心理的治療が中心となる．未成年者は周囲の家族への依存が大きく，治療介入にあたってはさまざまな配慮が必要となる．詳しくは『子どもに対する禁煙支援（p.195）』を参照されたい．

成熟期にはエストロゲンの分泌が順調となることで月経周期が安定し，心身ともに安定する時期となる．妊娠・出産を経験し，仕事や家事の負担もあるため，精神的には負担が多くなる時期でもある．後述するが，月経周期を考慮した禁煙治療が必要となる．また妊娠中の禁煙支援については，『妊婦に対する禁煙支援（p.203）』を参照されたい．

更年期には卵巣の機能が低下しエストロゲンの分泌量が急激に減少する．体内のホルモンバランスの乱れが生じ，ホットフラッシュ（のぼせやほてり）やめまい，倦怠感および不安やうつなど，さまざまな不調が起こってくる．精神状態が不安定になれば，禁煙治療にも影響する可能性がある．うつ病があると女性のほうが男性よりも禁煙しにくいとの報告がある（女性特有の関連因子の項で後述）．また明確なエビデンスはないものの，喫煙が更年期症状の悪化に関連する可能性も示唆されており，今後の研究成果が待たれる．

老年期にはエストロゲンの分泌がなくなり，老化による生理機能の低下が起こってくる．エストロゲンには心臓血管保護作用があるため，閉経後にはエストロゲンの消失のため喫煙によるリスクはさらに増加すると考えられる．また，精神障害や認知症の発症なども問題となる．喫煙は認知症発症の明らかな危険因子とされている．

4　女性特有の関連因子

a. 性周期

女性は，思春期になると初経を迎え，以後約50歳前後で更年期を迎え閉経するまでの間，通常25～38日の周期で月経を繰り返す．月経周期は大きく3つに分けられ，卵胞が発育を開始して成熟卵胞になるまでの期間を「卵胞期」，卵巣から卵子が排出される時期を「排卵期」，排卵後の卵胞が黄体となる期間を「黄体期」と呼ぶ．卵胞期にはエストロゲンの分泌が増加し，また黄体期にはエストロゲン・プロゲステロンともに分泌が増加するが，プロゲステロン分泌の方が優位となる．エストロゲンには卵胞成熟作用以外に抗うつ作用があり，またプロゲステロンには逆にうつ作用がある．また黄体期にはプロゲステロン分泌の影響により，体が貯水傾向となりむくみやすく，体重が増えやすくなる．

月経前になるとさらに，月経前緊張症と呼ばれる下腹部痛や抑うつ，不安，いらいらなどの症状が起ることもある．

性周期別の禁煙治療の是非については諸説ある．エストロゲンは喫煙継続・再喫煙を促し，プロゲステロンはその反対の作用ももつとされるが，卵胞期にはエストロゲンレベルが高くなるために離脱症状がより強くなり，再喫煙が多くなるとの報告がある．一方で，プロゲステロンはうつ作用を有し，喫煙中の女性においてはプロゲステロンの多い黄体期に喫煙衝動が高まるとの報告が多いが，一方でプロゲステロンが喫煙衝動を減少させるとの報告もあり，今後の研究が待たれる．

これらを踏まえると有経期の女性に禁煙治療を開始する時期としては，一般に精神的，

身体的に不安定であり，ニコチン離脱症状の多いとされる黄体期よりは，卵胞期の開始の方がよいのではないかと考えられる．

b. 精神疾患

有病率が男性よりも女性の方が高い精神疾患には，うつ病や摂食障害，PTSDなどがある．また，月経前緊張症やマタニティ・ブルーズ（産後うつ）は女性特有の精神疾患である．

うつ病は精神疾患のなかでも高頻度であり，近年増加傾向である．その罹患率は女性が男性の約2倍とされており，性差の原因は思春期における女性ホルモンの増加，妊娠・出産など女性に特有の危険因子や男女の社会的役割の格差などとされる．抑うつが禁煙におよぼす影響についてCooperらは，うつ病があると女性の方が男性よりも禁煙しにくいと報告している[4]．喫煙状態別のうつ症状の頻度は，非喫煙者に比べて喫煙者において高いとされている．よって禁煙が望ましいが，禁煙した場合にはうつ病などの悪化についてフォローする必要がある．精神疾患がある場合の薬物治療については，『精神疾患患者に対する禁煙支援（p.207）』の項を参照されたい．

月経前緊張症は女性特有の疾患であり，月経前に毎月あるイライラや抑うつ，もしくは頭痛，腹痛，胸の張りなどの心身の不調のことで，精神症状が強い場合には精神科や心療内科における加療が必要となる．月経前緊張症の感じるストレス症状は，非喫煙者に比べ喫煙者の方がより大きく，月経前症状にも影響するとの報告もある．

c. 体重増加の懸念

体重のコントロールはすべての女性の大きな関心事である．特に若年女性にとっては体重や体型に対するこだわりが強く，禁煙支援において体重管理への配慮が不可欠であると考えられる．

喫煙すると痩せるのではとの理由でタバコを吸い始める女性もいるかもしれないが，世界的に"喫煙が体重減少をもたらす"というエビデンスは存在しない．

一方，禁煙による体重増加に関しては多くの臨床研究は肯定的であり，禁煙後1〜6年の間に2〜3kgの体重増加が禁煙者の約80％にみられ，多くは最初の半年間に増加するとされる．

禁煙時の体重コントロール指導の是非についてのメタ解析では，禁煙と体重コントロールの同時治療は禁煙率を1.29倍に高めさらに直後の体重増加量を減少させるとし，同時治療に害があるとはいえず，少なくとも短期的には有用であると結論している[5]．この問題については，研究方法の違いにより得られる結論も異なる場合があるが，少なくとも「体重コントロール指導は禁煙の妨げになる」との根拠は乏しいため，状況に応じた過食防止と身体活動を促すことは有用であると考えられる．

▶文献

1) Tunstall CD, et al：Quitting Smoking. Int J Addict, 20（6-7）：1089-1112, 1985.

2) Honjo K, et al：Smoking cessation：predictive factors among middle-aged Japanese. Nicotine Tob Res, 12（10）：1050-1054, 2010.

3) Smith PH, et al：Gender differences in medication use and cigarette smoking cessation：results from the

4. 医療機関での禁煙指導・支援

International Tobacco Control Four Country Survay. Nic Tob Res, 17（4）：463-472, 2015.
4) Cooper J, et al：Depression motivates quit attempts but predicts relapse：differential findings for gender from the International Tobacco Control Study. Addiction, 111（8）：1438-1447, 2016.
5) Spring B et al：Behavioral intervention to promote smoking cessation and prevent weight gain：a systematic review and meta-analysis. Addiction, 104（9）：1472-1486, 2009.

〔山下　健〕

J 妊婦に対する禁煙支援

Check!

1. 妊婦の喫煙状況について把握しておく．
2. 妊婦の禁煙の妨げとなる問題点について知る．
3. 妊娠は人生最大の禁煙チャンス．
4. 妊婦に対する薬物療法のポイントについて．
5. パートナー・同居家族への指導が重要．
6. 再喫煙の防止．

1 妊婦の喫煙状況

妊婦に禁煙を指導するにあたって，直近の妊婦の喫煙状況について把握をしておく必要がある．妊婦約10万人を対象とした2013年のエコチル調査の結果によれば，妊娠がわかった時点で約18％の妊婦が喫煙しており，13％の妊婦は妊娠に気づいて禁煙するが，残りの5％の妊婦は妊娠中も継続して喫煙する．また年齢別では，25歳未満の喫煙率は9％と最も高く，それ以外の年齢の喫煙率はおおむね5％である．妊娠判明時の喫煙率についても年齢別では，25歳未満，25〜30歳，30〜35歳，35〜40歳，40歳以上の順にそれぞれ35％，25％，15％，13％，13％となっており，若年層の方が高い傾向にあり，いずれも同世代の女性の平均喫煙率より高い．また，エコチル調査では10歳代の喫煙率についての報告はないが，他の報告によれば未成年妊婦の喫煙率は61.1％と非常に高いとの報告もある[1]．

まさに出産適齢期とされる20歳代の喫煙率が他の世代に比べて高いことは，胎児への影響を考えれば重大な問題である．妊婦の禁煙指導にあたり，若年層への指導がより重要である．

203

Ⅱ 禁煙の医学

2 妊婦の禁煙の妨げとなる問題点について

a. 若年者が多く，精神的・人格的に未熟である．また喫煙の害についての理解に乏しい

　　若年妊娠の喫煙者の喫煙開始年齢は小・中学生期などと非常に低年齢のことがあり，低学歴のことも多く，喫煙の妊娠や胎児に対する害についてまったく無知であるケースも多い．また精神的・人格的にも未熟であり，若年なりの思考の幼稚さのため，喫煙の害に対して理論的に話をしても反感を買うだけで，理解を得られない場合が多い．

b. 周囲の喫煙環境があり，協力が得られないことが多い

　　妊婦の周囲の喫煙者は主として夫であるが，同居の兄弟や父母の場合もある．家族的に喫煙をしている場合，ほぼ全員が喫煙の害については無知であることが多い．またエコチル調査によれば，夫の喫煙率は妊娠初期，妊娠中期～後期でそれぞれ 47 ％，46 ％であり，妻の妊娠時期が進んでも禁煙する夫は少なく，たとえ妊婦に禁煙する気があっても協力が得られない場合が多い．

c. 医師や助産師の指導が不十分であること

　　産婦人科の医師や助産師は妊婦健診などで妊婦に頻繁に会うにもかかわらず，妊婦に対し禁煙啓発教育をすることは少ない．日常の業務が忙しく，禁煙指導にまで時間を割くことができないせいもあるが，妊婦の喫煙に対し問題意識をもっている産婦人科医療従事者は少ないのが現状であり，これが一番の問題点である．まずは，われわれ産婦人科医療従事者が妊婦の禁煙指導の必要性を認識し，共通の理解をもって啓発教育をしていく必要がある．この点に関しては産婦人科学会などへの働きかけが必要であろう（禁煙のための治療薬に使用制限があり妊婦への薬物療法の項を参照されたい）．

3 妊娠は人生最大の禁煙チャンス

　　妊娠中に禁煙した妊婦の禁煙動機のうち，最多のものは「妊娠したから」であり，「他人に勧められたから」は少ない．つまり，妊娠自体が最も強い禁煙維持のためのモチベーションとなる．

　　健康で元気な児の出生を望まない妊婦はいない．普段はダイエットや体重コントロールに無頓着な女性も，いったん妊娠すれば，子供を無事出産するためにと，妊娠中の体重コントロールは驚くほどきちんと行う．また，胎児の危険を回避するための帝王切開を拒否する妊婦はいない．自分のお腹の子供に対する愛ほど強いものはない．この強い意志こそが禁煙に対しても最強のモチベーションになり得る．

　　Prochaska らが提唱する行動変容ステージモデル（transtheoretical model）においては，行動変容の過程を「無関心期」，「関心期」，「準備期」，「実行期」，「維持期」の 5 つのステージに分類し，その人がどのステージにいるかを把握し，ステージに合わせた働きかけが必要になるとされるが，喫煙妊婦の喫煙ステージは関心期・準備期＝ソフトターゲットの妊婦が大多数を占める[2]．無関心期＝ハードコアの喫煙者に比べ，禁煙指導の有効性は高いものと考えられ，喫煙妊婦に対し積極的な介入が功を奏する可能性があると考えられる．外来などで喫煙妊婦に接する際には，あきらめずに禁煙指導を行うべきである．

204

妊婦は妊婦健診のため，定期的に医療機関を受診する．このため，禁煙を指導するための回数もより多くとることが可能となる．また，妊婦健診においては毎回検尿を行うため，これを用いて尿中コチニンを測定すれば，禁煙できているかの判定も可能である．また，本来禁煙は妊娠前に行っておくのが望ましいが，妊娠中の禁煙においては，出産予定日が決まっているために，予定日までとか，妊娠何週までとか，次の健診までとかいう風に，期間を限定することで具体的な時間目標が立てやすいというメリットもある．

妊婦健診には夫婦そろってくる場合も多く，夫が喫煙者である場合には同時に夫への禁煙指導が可能である．両親学級などの妊婦への講習も，禁煙啓発のためのよい機会となる．

4 妊婦に対する薬物療法

ニコチンパッチについては，海外において複数のランダム化比較試験（RCT）によって，妊娠中のニコチンパッチ使用群はプラセボ群と比較して禁煙成功率に有意な差を認めなかったと報告されている．あるRCTにおいては，服薬コンプライアンスが低く，パッチの継続率はニコチン補充群で7.2％，プラセボ群ではわずか2.8％のみであり，この低コンプライアンスのためニコチンパッチの安全性の評価ができなかった[3]．

また，わが国においては添付文書上，ニコチン置換療法の妊娠中・授乳中の使用は禁忌とされている．しかし喫煙継続よりもニコチンパッチ投与の方が妊娠帰結に多くのメリットがあると考えられる場合にはそのリスクや必要性についての十分なインフォームドコンセントをしっかり行う必要がある．

一方でバレニクリン（チャンピックス®）については，添付文書上は妊婦には治療上の有益性が危険性を上回る場合にのみ投与する（有益性投与）と記載されている．また，海外の医薬品の妊婦に対する公式リスクカテゴリーでは，オーストラリア医薬品評価委員会分類基準（ADEC-PC）においては，カテゴリーB3に該当する．ADEC-PCは薬剤をリスク別にカテゴリーA，B1，B2，B3，C，D，Xの7カテゴリーに分類したものであり，カテゴリーBは「妊娠および妊娠可能年齢の女性への使用経験はまだ限られているが，この薬による奇形やヒト胎児への直接・間接的有害作用の発生頻度増加は観察されていない」とされ，人体への投与に対して肯定的な解釈である．また，サブカテゴリーのB3については「動物を用いた研究では胎児への障害の発生が増えるという根拠が得られている．しかし，このことがヒトに関してもつ意義ははっきりしていない」とある．

「バレニクリン」の国内外での臨床試験における，妊娠症例17症例に対する報告では，7例が妊娠継続し健康児を出産した．6例は妊娠早期に人工妊娠中絶を行い，2例は自然流産し，2例は妊娠転機が不明であった．流産した2例については，バレニクリンとの因果関係は否定されている．また，ニュージーランドのバレニクリンの妊婦に対する投与とその転機についてのコホート研究においては，生産した17人の児の内，5人に合併症があった（仮死と呼吸障害1名，胃食道逆流1名，言語障害1名，摂食障害2名）とされている．一方で，Richardsonらは89人の妊婦にバレニクリンを投与し，78人のニコチンパッチ群と267人のコントロール群と比較した検討において，バレニクリン投与群における先天

奇形の割合は正常範囲内であり，また第1三半期の妊婦の使用においてもコントロール群と比較して先天奇形の増加はなかったとしている[4].

　バレニクリンの胎児毒性についてのデータはいずれも小規模なものであり，正確な評価には今後の症例の蓄積が待たれる．現状得られるデータからは，催奇形性という観点からは，器官形成期の妊婦に対するバレニクリン投与はリスクがあるといわざるを得ないだろう．ただし，動物実験上の有害性は指摘されているものの，ヒトに対する確実な有害性が示されてはおらず，妊娠週数を考えて使用するならば使用は可能であると考える．十分なインフォームドコンセントが必要であることは変わりない．

　一般に，妊娠時期別の薬剤の児への影響については，第1三半期（〜13週6日）までは催奇形性が問題となり，それ以降については臓器機能の発達や成長などに影響を与える可能性がある．薬剤によっては，分娩直前の投与であっても児に重篤な影響を与える場合もある．たとえば非ステロイド性抗炎症薬（NSAIDs）投与による新生児の動脈管開存症の発症などが一例である．

　もし催奇形性のみを問題とするならば，妊娠14週以降の使用は可能であるが，臓器障害の有無に関しては現状では評価は不可能である．

5　妊婦への禁煙指導の実際

　パートナー・同居家族への指導が重要となる．実際に妊婦への禁煙指導に同席していただき，喫煙の害について説明する必要がある．妊娠判明後のパートナーの喫煙行動の変化について調べた報告では，妊娠の判明時に妻から夫に対して「止めることを強くすすめた」場合のほうが，「目の前で吸わないように」とか「できれば止めるようすすめた」のように「弱く働きかけた場合」に比べて有意にパートナーが禁煙しているとしており[5]，夫が禁煙してくれない場合でも，妻からあきらめずに積極的に頼んでもらうことが有効である．

　また，空気清浄機や換気扇下，屋外・ベランダにおける喫煙などの分煙では，三次喫煙による妊婦への有害物質のばく露があるため，パートナーには「分煙」ではなく確実に禁煙させることが重要である．

　薬物治療を行わない場合の妊婦に対する禁煙指導法として，認知行動療法や動機づけ面接法がある．詳細については，本書の『認知行動療法（p.144）』の項，『動機づけ面接法（p.147）』の項などを参照されたい．

6　再喫煙予防

　せっかく妊娠を機に禁煙をしても，そのうちの60％程度は再喫煙してしまう．再喫煙の時期としては，出産直後の時期と卒乳直後の時期が多いとされる．

　再喫煙の動機として多いのは，「育児や夫に対するイライラやストレス」であり，「母乳を卒業したから」も上位である．

　再喫煙を予防するための啓発指導が重要であり，出産後の時期別に出産後すぐの妊婦（産褥婦）に対しては，

- ニコチンやその他の有害物質を含む母乳を与える
- 赤ちゃんへの受動喫煙の影響

また，卒乳後の妊婦（産褥婦）に対しては

- 赤ちゃんに対する受動喫煙のリスク，特に乳幼児突然死症候群（SIDS）や呼吸器感染症，中耳炎，小児喘息の発症リスクが増加すること

などのことについて繰り返し説明することが必要である．

　また，タバコは単なる嗜好品ではなく，依存性の生じる薬物であり，喫煙者は薬物依存疾患者であるという認識を，妊娠期間中からきちんと啓発教育しておく必要がある．われわれ禁煙指導者は，いったん妊婦が禁煙したというだけで安心し満足してしまうのではなく，再喫煙の防止を念頭においた指導を妊娠中から行っておく必要がある．

▶文献

1) 三條典男：若年女性と喫煙　禁煙指導　妊娠する性としての女性．日本禁煙学会雑誌, 5（3）：94-98, 2010.
2) 山下　健, 他：妊婦や同居家族の喫煙状況，喫煙に対する意識の評価と禁煙啓発講義前後の変化について．日本禁煙学会雑誌, 14（1）：4-11, 2019.
3) Coleman T, et al：A randomized trial of nicotine-replacement therapy patches in pregnancy. N Engl J Med, 366：808-818, 2012.
4) Richardson JL, et al：Pregnancy outcomes after maternal varenicline use；analysis of surveillance data collected by the European Network of Teratogy Information Services. Reprod Toxicol, 67：26-34, 2016.
5) 纐纈朋弥, 他：妊娠判明後のパートナーの喫煙行動の変化と関連要因．日本公衆衛生雑誌60（4）：212-221, 2013.

〔山下　健〕

K　精神疾患患者に対する禁煙支援

Check!

1 禁煙外来では精神疾患の有無を問診でもチェックする．

2 精神疾患がある場合の禁煙治療のポイント．
- できるだけ精神科主治医と連携し，長期にフォローする．
- 禁煙補助薬は必須．現在はバレニクリンとニコチンパッチがともに第一選択薬である．
- 禁煙開始後は頻回に離脱症状，精神症状の変化，薬物副作用（禁煙治療・他の服用薬）をモニターする．
- 家族や周囲のサポートを得る．
- できるだけ禁煙環境を整える．

3 身体疾患合併時や入院時は禁煙のチャンスである．

4 精神疾患患者こそ禁煙のメリットは大きい．

Ⅱ　禁煙の医学

1　精神疾患の有無の確認

　ニコチン依存症の保険適用後，禁煙外来を受診する精神疾患患者は増加している．タバコ代が大きな負担になっていること，精神疾患患者にも喫煙の害や禁煙の情報が伝わるようになっていることなどが理由として考えられる．一方，ニコチン依存症管理料を届出している精神科医療機関は少なく，精神疾患患者が保険で禁煙治療を受けるには精神科以外の一般の禁煙外来を受診せざるをえない．

　精神疾患患者においては以降に述べるような注意が必要なため，統合失調症やうつ病などの精神疾患がないか問診でもチェックすることは重要である．精神疾患があっても問診票には書かれていなかったり，見た目ではわからないことも多いからである．「これまで精神科にかかったことがありますか」，「心の病で精神科にかかろうと思ったことはありますか」というように聞くとよい．厚生労働科学研究「こころの健康についての疫学調査」によると精神疾患の生涯有病率は 17.2 ％，20〜34 歳では 22.1 ％であることや，全精神疾患の生涯有病率は 50 ％弱という報告もあること，喫煙者は非喫煙者よりも精神疾患になりやすいことなどを考えあわせると，禁煙を希望して目の前に座っている患者が精神疾患をもっている，あるいはもっていた可能性は十分あると考えられる．

2　精神疾患がある場合の禁煙治療

　基本的には精神疾患がない場合と同じである．カウンセリングと禁煙補助薬がベースとなる．ただ，いくつかのポイントと留意点があり，米国精神医学会[1]，欧州精神医学会[2]，オーストラリアの指針[3]を参考に列挙する（表Ⅱ-4-14）．

a. 精神疾患患者の禁煙治療のポイント

・信頼関係をつくる．これがあるときちんと来院してもらえて治療効果が上がるとともに，喫煙してしまったときにもフォローしやすい．

・精神科医と連携する．特に現在精神科主治医がいる患者の場合はできるだけ連携をとり，安定期にあるか確認し，離脱症状，精神症状の出現や変化，薬物副作用（精神科服用薬）をチェックしてもらうと負担が少なく，万が一のときにも安心である．また長期にフォローしてもらえる．

・禁煙治療開始後は，離脱症状，精神症状の変化，薬物副作用（禁煙治療・他の服用薬）の 3 つは毎回チェックする．

・頻回に診察する．禁煙開始後 3 日以内（できれば電話でもよいので開始 1 日目）に 1 回，その後 1 か月は 1 週間に 1 回，半年までは 1 か月に 1 回を目安とする．最初に重点的に診ることは重要である．

・家族や周囲の人のサポートを得る．精神疾患患者は周囲の状況に流されやすい．サポートしてくれる人が多いほうが禁煙しやすい．

・禁煙環境を整える．できるだけ生活空間は禁煙とする．精神科病院は敷地内禁煙にすると，それだけで閉鎖病棟の患者は禁煙できる．開放病棟の患者の喫煙率も著明に低下する．精神科病院の敷地内禁煙の方法については「敷地内禁煙実践の方法と対策」を参照

4. 医療機関での禁煙指導・支援

いただきたい[4].

- 長期にフォローする. 精神疾患患者は再喫煙率が高い. 禁煙できないと患者も治療側もあきらめてしまうことがあるが, 禁煙治療は何回でもできる. 仕切り直しはしても, 禁煙への意識づけは続けていく.

b. うつについて

　抑うつ気分は離脱症状の1つとして出現する場合, または, うつ病が再発あるいは再燃して出現する場合がある. また, うつ病の既往がなくても禁煙後にうつ病になることがある. うつ病の生涯有病率は前述の「こころの健康についての疫学調査」でみると6.3％と高いが受診率は29％と低い. 自殺行動などの有害事象を予防し安全に治療する目的と, うつ病の患者は禁煙しにくいので治療効果を上げるため, うつのスクリーニングは重要である. SDS（Self-rating Depression Scale）やCES-D（Center for Epidemiologic Studies Depression Scale, http://www.saccess55.co.jp/kobetu/detail/ces-d.html にて日本語版を販売）といった自記式のうつ病評価尺度を使うと便利で, 禁煙後のうつのチェックにも使える.

　禁煙後のうつ病の治療には三環系抗うつ薬であるノルトリプチリン（ノリトレン®）を検討するとよい. 米国精神医学会による「物質使用障害患者の治療　第2版」や「喫煙およびタバコ依存症治療に関する米国の標準ガイドライン」（2008年版）において禁煙治療の第2選択薬にあがっており, しかも抗うつ効果があるからである[1].

　認知行動療法をはじめとしたカウンセリングはうつ病の禁煙治療において特に有効である.

表II-4-14　喫煙する精神疾患患者に対する禁煙支援の実際[3]

喫煙状況を把握する	すべての精神疾患患者につき, カルテに記載する
禁煙の準備性を評価する	禁煙の準備ができていなかったら, 禁煙する個人的な理由をみつける. 喫煙歴や禁煙歴を聞く
禁煙によるリスクを評価する	うつを含めた離脱症状：うつの既往や家族歴の有無, 過去の禁煙時の離脱症状を知っておく 精神症状の変化：その患者のいつもの再燃兆候, 過去の禁煙時の精神症状の変化を知っておく 薬物副作用：服用薬物の副作用を知っておく
個々の禁煙計画を書く	認知障害がある場合には重要である
バレニクリンやニコチンパッチを処方する	離脱症状を抑え, 著明に禁煙率を上げる
グループ支援を推奨する	再燃予防の助けとなる
頻回にモニターする 少しでもがんばったこと, よかったことがあれば褒める	禁煙開始後1～3日でみる：いかなる問題をも扱う 1か月は毎週みる：下記をチェック 　うつを含めた離脱症状・精神症状の変化・薬物副作用 6か月は毎月みる 　精神状態と薬物療法のモニターを継続する

青色：医師しかできない部分. 逆にいえば, 他の部分は医師でなくても十分に支援ができるということである.
灰色：精神障害者の禁煙支援に特有の部分.

（Strasser K et al：Smoking cessation in schizophrenia, General Practice Guidelines. Aust Fam Physician, 31： 21-24, 2002 より改変）

Ⅱ 禁煙の医学

c. 治療薬の選択

バレニクリンは当初，精神疾患患者への安全性が十分に確認されておらず，米国食品医薬品局（FDA）および欧州医薬品庁（EMA）がファイザー株式会社に要請し，安全性と有効性評価のための大規模臨床試験 EAGLES 試験（Evaluating Adverse Events in a Global Smoking Cessation Study）が行われた[5]．非精神疾患患者 4,028 名，精神疾患患者（安定期の，うつ病性障害，双極性障害，不安障害，および精神病性障害など）4,116 名がバレニクリン，ブプロピオン（日本では発売されておらず，結果での記述を省く），ニコチンパッチ，プラセボの 4 群に割り付けられた．バレニクリンはプラセボおよびニコチンパッチと比較して精神疾患の有無にかかわらず，①精神神経系の有害事象の有意な増加は認められない，②有意に禁煙率が高い，という結果であった（図Ⅱ-4-6）．このことより，精神疾患患者においても，バレニクリンはニコチンパッチと同様，第 1 選択薬の 1 つであり，「禁煙治療のための標準手順書」を参考に使用薬剤を選択するのがよいと考えられる．一方，精神疾患患者群では，プラセボを含む全治療群において非精神疾患患者群と比較し，有害事象は多く報告された．精神疾患患者群においては禁煙という行動そのものが負荷となり有害事象を起こしやすくなっていると推定される．

3 精神疾患患者の禁煙へのアプローチ

タバコについての正しい情報を適切に伝えれば精神疾患患者においても禁煙を希望する者は多い．精神疾患患者の約 70 ％が禁煙を希望しているというデータもある．あらゆる機会をチャンスと捉えて何回でもアプローチしていく．

・身体疾患合併時，ライフイベント時：その疾患とタバコとの関係，やめることによるメ

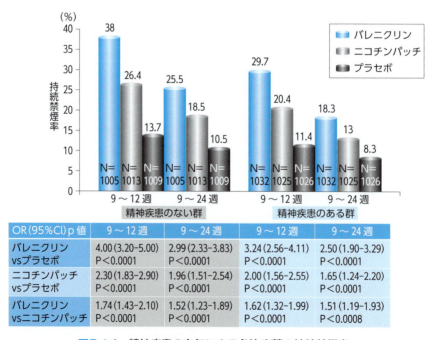

図Ⅱ-4-6　精神疾患の有無による各治療薬の持続禁煙率

リット，保険で楽に禁煙できる方法があることをしっかり伝える．禁煙のチャンスであることを認識してもらう．「薬を使って楽に禁煙できる（しかも保険がきくのであまりお金がかからない）」，「タバコ代が浮く．そのお金で何をしよう？」は効果的なフレーズである．

・禁煙環境にいるとき：特に保護室や禁煙の閉鎖病棟にいるときは禁煙せざるをえない．禁煙のチャンスであることを話し，開放病棟に出たときにも禁煙が継続するようにサポートしていく．身体疾患で入院したり手術したりしたときは多くが禁煙していると考えられ，退院後再喫煙しないようにサポートしていく．

・敷地内禁煙：積極的アプローチとして精神科病院・クリニック・住居などを敷地内禁煙にする．禁煙環境を整えれば精神疾患患者の禁煙は容易である．「みんなが吸っているのに自分だけ吸わないでいるのはつらいが，みんなが吸わない環境ならば吸わないでいられる」という患者の生の声は印象的である．

4 精神疾患患者における禁煙のメリット

精神疾患患者における禁煙のメリットは下記のようにたくさんあり，非精神疾患患者以上に大きい．それゆえ，「精神疾患患者こそ禁煙を！」なのである．

・高い死亡率と疾病罹患率の低下：精神疾患患者は一般人口より平均して10〜25年早く死亡するとされる．心血管疾患，呼吸器疾患の罹患率は年齢を合わせたコントロールよりも3倍高い．喫煙はこれらの主たる要因であり，禁煙により改善が期待される．

・抗精神病薬減量の可能性：喫煙により肝臓の酵素が誘導され代謝が亢進する向精神薬がある．禁煙により代謝が正常化し血中濃度が上昇し薬剤副作用が出ることがあるため注意が必要だが，この場合は減量できるということである．たとえばオランザピンの場合，喫煙時は解毒代謝酵素であるチトクローム P450（CYP）1A2 が誘導され非喫煙者と比べてクリアランスが58〜92％増加するためより多くの量を必要とするが，禁煙すると過量となる可能性があり，禁煙後1週間位かけて半量程度までの漸減を検討する．ちなみに喫煙するとフェノチアジンでは24％，ハロペリドールでは70％，カフェインでは50％，血中濃度が低くなる．精神疾患患者には COPD が多く禁煙後のテオフィリンの血中濃度上昇にも要注意である．

・向精神薬による副作用（不随意運動など）減少の可能性：禁煙して服用薬物量が減れば，アカシジアや遅発性ジスキネジアのような不随意運動の副作用の出現率が低くなる可能性がある．

・さらなる物質依存の危険性の予防．

・経済的困窮の改善：タバコ代を食費など必要なものに回せる．

・活動制限が少なくなる：禁煙の場所が増加してきているが禁煙していれば問題ない．

・身体的外見の改善：スモーカーズフェースや臭いは就職の妨げとなる．

・自信がつく：精神疾患患者は褒められることが少ないが，禁煙治療では褒められることが多く，他人にも自分にもはっきり効果がわかるため，禁煙できたときの喜びは大きい．これが自信になり自己効力感を高め，他の部分にもよい影響を及ぼす．

Ⅱ 禁煙の医学

・家族が喜ぶ.

　一人でも多くの精神疾患患者に禁煙のメリットと方法を伝え，禁煙の効果を実感してほしい．禁煙治療にかかわる方々，精神科医療従事者をはじめ関係諸氏には情報提供・サポートをぜひお願いしたい.

▶文献

1) American Psychiatric Association：Practice Guideline for the Treatment of Patients With Substance Use Disorders, Second Edition, 2009.

2) Rüther T, et al：EPA guidance on tobacco dependence and strategies for smoking cessation in people with mental illness. Eur Psychiatry, 29（2）：65-82, 2014.

3) Strasser K, et al：Smoking cessation in schizophrenia. General practice guidelines. Aust Fam Physician, 31（1）：21-24, 2002.

4) 川合厚子, 他：シンポジウム「病院の敷地内禁煙の問題点と進め方」報告 2. 敷地内禁煙実践の方法と対策. 日本禁煙学会雑誌, 11（5）：136-142, 2016.

5) Anthenelli RM et al：Neuropsychiatric safety and efficacy of varenicline, bupropion, and nicotine patch in smokers with and without psychiatric disorders（EAGLES）：a double‐blind, randomised, placebo-controlled clinical trial. Lancet, 387（10037）：2507-2520, 2016.

〔川合 厚子〕

L 禁煙後の体重増加とその防止

Check!

1 禁煙後の体重増加には多くの要因が関与している.

2 体重増加は 2～3 kg にとどまることが多いが，10 kg 以上の増加や体重の低下がみられることもある.

3 体重増加による検査値の悪化がみられても，一時的な現象であり，長期的には全死亡死因のリスクを下げる.

4 体重増加を上回る禁煙のメリットを伝えることが重要である.

1 禁煙で体重は一時的に増える

　喫煙者は非喫煙者よりも BMI が低く，禁煙者の 60～80 ％が禁煙開始後 1～6 年の間に 2～4 kg 体重が増加し，約 13 ％が 10 kg 以上の体重増加を示すとされる．体重増加は禁煙意欲を妨げる心理的要因の 1 つで，禁煙の達成・継続を困難にし，喫煙再開につながりかねない．禁煙後の体重管理は禁煙者と治療者の双方にとって重要な課題である.

　禁煙と体重変化に関する研究結果は一様でない．この理由として調査対象者の年齢層の違い，人種・男女・観察期間の差，喫煙開始年齢・喫煙期間・喫煙本数・本数の変遷・過

去禁煙回数などの喫煙状況の違いの他，経済的・社会的格差，異なる生活習慣，観察方法（面談，電話，郵送，インターネットなど），自己申告による喫煙歴や体重歴の不正確さなどがあげられる．体重は身長のように安定した数値を示さず，日差変動，日内変動がある．70歳頃までは年齢に伴い増加する傾向があるので体重増加が禁煙によると断言しづらいが，喫煙習慣を異にする一卵性双生児を対象とした研究では喫煙者の低体重傾向と禁煙後の体重増加がみられたものの，禁煙後の体重が生涯非喫煙の兄弟姉妹の体重との有意差はなかった．一般的に体重増加は本来あるべき体重に戻ったとみなされている．

体重増加予測因子として若年，低所得者，禁煙前の肥満などが知られている．喫煙本数と体重増加の程度に直線関係はみられないが，1日15本以上の喫煙者が肥満である場合，10 kg以上増加することもある．一方，禁煙者の約16％では体重が低下しており，高BMIが禁煙後減量成功の予測因子であったという正反対の報告もみられる．

2 体重増加により発症，悪化がもたらされる可能性のある病気

肥満とは体脂肪が過剰に蓄積した状態である．余分なエネルギーは皮下脂肪・内臓脂肪・異所性脂肪（筋肉，肝臓など）として蓄積され，さまざまな健康障害をもたらす．禁煙後の体重増加の一部は筋肉と骨の強化によるものとの報告があるが，大部分は体脂肪の増加であり，禁煙後の体重増加により肥満関連疾患の発症・悪化をもたらす可能性がある．喫煙者はウエスト/ヒップ比が大きく，ヘビースモーカーは内臓脂肪蓄積が大きいという報告があり，BMIでは語れない脂肪分布異常も認められる．代謝異常との関連をみた研究では，体重増加が5～6 kg以上で血圧・脂質値の悪化（禁煙後1年後まで）や2型糖尿病発症リスクが高まる（禁煙2～7年後まで）が，一時的な死亡リスクは増加せず，長期的には心血管死のみならず全死亡死因のリスクを下げることが研究で示されている[1]．

3 体重増加の背景

喫煙と体重には多くの要因が関係している．

a. エネルギー摂取量増加

ニコチンにはドパミン，ノルアドレナリン，セロトニン，NPY（neuropeptide Y）などが関与した食欲抑制作用があり，動物実験ではニコチン摂取で食餌量が減り，摂食間隔の延長がみられる．食欲亢進は禁煙後10週以上継続するといわれ，味覚と嗅覚の回復も手伝って過食につながりやすい．長年の動作の習慣化（タバコを手に持ち口まで持ってきて吸う行為）と禁煙後は口に触れるものがなくなることによる物足りなさや口寂しさから間食が増えて常時飲食しがちとなる．胃粘膜微小循環系血行は改善し消化吸収も促進される．

b. エネルギー消費量低下

ニコチンには交感神経刺激作用があり，末梢組織に直接作用してエネルギー消費を増加させる[2]．

Ⅱ　禁煙の医学

c. 好ましくない生活習慣

　肥満喫煙者はエネルギー密度の高い食品（kcal/g の高い食品）を摂取しているという報告がある．喫煙以外の生活習慣も運動不足など好ましくないことが多く，体重増加を助長させている可能性がある．

d. 脳報酬系からみた機序

　報酬系を刺激する食品は砂糖と脂と塩，特に砂糖と脂の組み合わせは強力で，禁煙後のニコチン欠乏をエネルギー密度の高い食品摂食で代償している可能性がある．特に肥満者では側坐核のドパミン受容体発現が低下し，報酬系の反応が減弱することが報告されており，肥満禁煙者にみられる著しい体重増加の一因である可能性がある．

　その他，レプチンの産生・感受性の変化，脂肪蓄積に関与するリポ蛋白リパーゼ活性の亢進，褐色脂肪細胞や腸内細菌叢の関与など，さまざまな機序が考えられるが十分解明されていない．興味深いことには新たに喫煙を開始した群では，非喫煙継続群より体重増加度が大きいことが報告されており[3]，喫煙と体重の関係の複雑さがうかがえる．

4　体重にこだわる喫煙者への対応・情報の伝え方

　1 日喫煙本数が 15 本未満で非肥満者の場合は，禁煙後の体重増加量は多くないため一般的な情報の提供でよいが，体重増加にこだわりを示す場合は詳しい説明が望まれる．特に女性では外見的に痩せていても体重増加が嫌という理由で禁煙に踏み出せず，禁煙の妨げになる率が男性より高いと報告されている．まず喫煙による低体重は不健康な状態で，顔色，肌，表情など，外見的にも明らかに喫煙はマイナスであり，禁煙により 2〜3 kg の体重が増加しても，本来あるべき健康な状態に戻るという喜ばしい結果なのだと説明する．そして体重を増やさない生活指導を約束し，経過中は顔色や肌つやの回復，明るい表情への変化などの外見上の好ましい変化を強調し，体重より筋肉運動による体型の維持・改善に目を向けさせる．

　肥満のある喫煙者では事前に体重増加の可能性についての情報を与えれば，禁煙を躊躇することが予想されるが，過去の禁煙で予想以上の体重増加を経験し，今度こそ体重増加なしに禁煙したいと意気込んでいる場合などは体重の話題に触れないのはかえってよくない．体重が増加しても，禁煙を実行したら，それを上回る恩恵がもたらされ，すべての死因における早死リスクが減少すること，喫煙による冠状動脈疾患死亡リスク増加度は，肥満により BMI が約 16 増加した場合（身長 163 cm の女性で約 42 kg の体重増）に匹敵するとのたとえや[4]，体重増加が必ずみられるわけではなく，最も減量が大きかったのは肥満者だったという調査結果を伝えるのもよい[5]．

5　指導のタイミング

　体重管理指導のタイミングについては禁煙を優先させ，禁煙が落ち着いてからとされる．それを断言できるほどの EBM はないが，禁煙と減量・体重増加抑制という大課題を同時に与えられることは負担になり得ること，また，禁煙という目標が明確でなくなる可能性は十分ある．体重管理に興味を示す患者もいる一方で，禁煙以外の生活習慣の指導を

4. 医療機関での禁煙指導・支援

望まない患者がいることから，禁煙のステージと個々の患者に応じて対応する．

6 具体的な指導

　指導にあたっては再喫煙しないよう注意を払いながら食事療法，運動療法，行動療法，認知行動療法，動機づけ面接法などの方法を駆使する（表II-4-15）．禁煙直後は食欲亢進がみられる時期なので，最初の2週間は体重増加を2kg以内に抑えるような目標が現実的で，かつ負担が少ない．

　最近の肥満治療では，食事内容の見直し（糖質と脂質バランス），体内時計を考慮した時間栄養学，運動（有酸素運動と筋トレ）の重要性の再認識の他，薬物療法・外科療法などへの選択肢が広がっている．

　食事療法では摂取エネルギー以上に大切なのが食べる回数（3食以外の間食，まとめ食い），時刻（夕食に偏る，夜食，食事時刻が不規則），食べ方（早食い，よく噛まない）である．エネルギー制限には脂肪制限が有効であるが，最近は糖質摂取によるインスリンの過剰分泌こそが肥満の原因との理論に基づいた糖質制限を勧める向きもあるが，高脂肪食，特に動物性脂肪は動脈硬化促進の他，脳科学的にみて好ましくない可能性があること

表II-4-15　減量および体重増加抑制のための主な注意点

1. 大原則4項目
　①朝食を必ず摂取
　②夕食は程々にして21時までに終える
　③毎日1回体重計に乗る
　④こまめに動く
2. 食事
　1) 食べ方
　　　規則正しい食事時刻
　　　よく噛み，早食い・まとめ食い・どか食い・ながら食いをしない
　　　野菜（でんぷんの少ないもの），きのこ，海藻などを最初にたくさん食べる
　2) 飲食内容
　　　糖質：穀類は精製されてないものを選ぶ（白米や白パンでなく，玄米や全粒粉食品など）飲食とも加糖食品を控える
　　　蛋白質：牛・豚などの動物の肉を控え，魚と植物性蛋白（大豆）を適量食べる
　　　脂質：牛・豚などに由来する動物性脂肪摂取を控えめにする
　　　果実：握りこぶし1-2個程度の大きさにとどめる
　3) 空腹時にそなえての緊急食準備
　　　野菜スティック（きゅうり，レタス，にんじんなど），キャベツのブツ切り
　　　低エネルギー食（大根，こんにゃく，ニンジンのおでん風味など）を冷蔵庫で保存
3. 運動・スポーツ・身体活動
　　種類：有酸素運動と筋肉トレーニングにストレッチとバランス運動を加える
　　時間：これまで喫煙に使っていた時間を運動にまわす
　　意欲・動機づけ：歩数計や活動量計の活用
4. 飲食の誘惑にかられたとき
　　まずは深呼吸
　　運動・体を動かす
　　緊急食を食べる（上記）
　　食べる以外の何かをして気を紛らわせる
　　食べたいのに食べない自分を褒める
5. 参考　指導の際に便利な数値・情報
　　体脂肪1kgのエネルギーは約7,000 kcal
　　減量1kgで腹囲は約1cm減少
　　毎日240 kcal少なく食べることで体脂肪は1か月で1kg減少
　　歩数目標1日1万歩で約350 kcalのエネルギー消費
　　歩行10分は約1,000歩
　　消費エネルギーが体重と同じになる歩き方と時間の目安
　　（例：80kgの人は早足15分で80 kcal消費，普通歩き20分で80 kcal消費）

Ⅱ 禁煙の医学

や，腸内細菌叢のバランスを乱してエンドトキシン血症をきたすなどの報告があり，長期の安全性は確立されていない．穀類では未精製穀類が望ましく，玄米に含まれるγ―オリザノールには脳内報酬系のエピゲノム修正作用のあることが報告されている．

　薬物療法では，ニコチン製剤，バレニクリンとも自力での禁煙者と比べて体重が増加しやすい禁煙初期での使用はある程度効果が期待できる．抗肥満薬で現在日本で使用が認められているのは食欲抑制剤であるマジンドール（サノレックス®）のみで，BMI が 35 kg/m^{2}以上の場合に投与期間 3 か月間という制限がある．一部の糖尿病薬も効果があるがまだ日本では肥満治療薬として承認されていない．

　外科療法では腹腔鏡下スリーブ状胃切除術手術が 2014 年 4 月から保険適用となった．大幅な減量と代謝改善がもたらされるが，手術から数年後の精神心理的トラブルをもたらす可能性が指摘されており検証が待たれる．

　運動療法は禁煙継続にも体重管理にも有効であるが，推奨プログラム提示は困難で，患者の生活リズム，仕事の種類，生活環境，性格などを考えたうえでの個別対応が基本である．

　喫煙や飲食による報酬系にどう向き合うかは生き方の選択でもある．運動，目標達成感，社会的つながり，向上心，意欲，幸福感などによる脳報酬感へ目を向ける意識改革も重要であろう．

▶文献

1) Hu Y, et al：Smoking cessation, weight change, type 2 diabetes, and mortality. N Engl J Med, 379 (7)：623-632, 2018.

2) Hofstetter A, et al：Increased 24-hour energy expenditure in cigarette smokers. N Eng Med, 314：79-82, 1986.

3) Chiolero A, et al：Consequences of smoking for body weight, body fat distribution, and insulin resistance.Am J Clin Nutr, 87 (4)：801-809, 2008.

4) McGee GL, et al：Smoking, body weight, and CHD mortality in diverse populations. Prev Med, 38 (6)：834-840, 2004.

5) Pisinger C, et al：Obesity might be a predictor of weight reduction after smoking cessation. J Obes, 2017.

〔佐々木 温子〕

M 歯科における禁煙支援

Check!

1 喫煙は，口腔機能を損ねたり，歯科治療の予後に悪影響をあたえる．

2 歯科界全体の禁煙への取り組みは，必ずしも十分とはいえない．

3 歯科外来では，以下の特徴を生かすことにより，効果的な禁煙指導を行うことができる．
・あらゆる年齢層の人々に接する機会が多い．
・口腔衛生指導を通じ，繰り返し介入を行うことができる．
・口腔は自分自身で直接見ることができるので，動機づけが行いやすい．

4 近年公開された WHO の口腔保健従事者対象の禁煙指導の手引きなど，禁煙指導のツールが充実してきている．これらをもとに，日本でも歯科領域での禁煙指導の普及が望まれる．

1 歯科疾患とタバコ

　口腔へのタバコの悪影響についてはまず歯周病があげられ，喫煙が歯周病の最大の危険因子であるとされている．また，近年，歯周病の全身への悪影響が注目されており，歯周病を通じた喫煙の健康への悪影響についてより一層の啓発が必要である．

　喫煙と歯周病の関係についての詳細は別項に譲るが，歯周病にとどまらず，ほとんどの歯科疾患においてもタバコは悪影響を及ぼす．

　口腔がんをひきおこす可能性があるリスクファクターとして最も重要なものは喫煙とされている．口腔がんはがん全体の一部を占めるにすぎないが，直接生命にかかわる疾患であり，食べる，飲む，話す，呼吸する，味わうなどの機能が損なわれ，さらには審美的な問題が残ることがある．

　妊婦の喫煙は，口唇口蓋裂の発生率を高くする．口唇口蓋裂においては，哺乳のための口蓋床の装着や適切な哺乳方法の指導，口唇形成術，口蓋形成術，矯正歯科治療，修正術などが必要な症例が多く，治療が長期にわたる．そのため，患者および家族の負担が非常に大きい．

　う蝕についても喫煙は影響を及ぼす．歯周疾患の進行とともに歯肉が退縮し，歯根が露出してくる．歯根表面は非常に硬いエナメル質ではなく，セメント質に覆われているため，う蝕が発生しやすい．また，喫煙により唾液の緩衝能が低下したり，唾液分泌が減少するとされており，その結果う蝕が多くなる可能性が高い．小児のう蝕については，受動喫煙により，その頻度が高くなるとの報告がある．

　歯科治療においては，抜歯，インプラント埋入，歯周外科処置などの観血的処置が行われる．喫煙により，歯肉や歯周組織の血管収縮がおこるため，喫煙はこれらの観血的処置

Ⅱ 禁煙の医学

の治癒に悪影響を及ぼす．インプラント治療の前提として，禁煙を条件としている歯科医師もいる．

この他の喫煙の悪影響として，喫煙者特有のタバコ口臭，喫煙により舌表面粘膜や味蕾が影響を受けることによりおこる舌炎や味覚異常，歯牙，歯肉，充填物や修復物に着色がおこることによる審美障害があげられる．

このように，喫煙は口から行われるため口腔領域に直接的な悪影響を与え，結局，歯牙の喪失を多くしたり，口腔機能を損ねたり，歯科治療の予後に悪影響を及ぼす．

喫煙による口腔領域への悪影響は，呼吸器疾患や循環器疾患などに比べ，周知されているとは言い難い．十分な情報を提供するよう努めなければならない．

2 歯科界の現況

日本歯科医学会には 42 の専門分科会および認定分科会があるが，このなかで，禁煙宣言などを行っている学会は，日本禁煙学会によると，日本口腔衛生学会（2002 年），日本歯内療法学会（2002 年），日本口腔外科学会（2003 年），日本口腔腫瘍学会（2003 年），日本歯周病学会（2004 年），日本補綴歯科学会（2010 年），日本口腔インプラント学会（2010 年），日本有病者歯科医療学会（2014 年）である．日本歯科医学会（2004 年）自体，さらには日本歯科医師会（2005 年），日本歯科衛生士会（2006 年）も禁煙宣言などを行っているが，歯科関連の学会などの禁煙宣言は必ずしも十分とはいえない．また，学術集会会場や学会事務局などの禁煙率も，過去の調査より上昇しているが，完全禁煙にはほど遠い[1]．

また，歯科診療の場での禁煙介入は，わが国では十分に行われていない．歯科における禁煙診療体制や禁煙介入の研修の整備が必要である[2]．

以上より，歯学生への教育を含め，歯科界全体の禁煙への取り組みをさらに進めて行くよう啓発することが，重要であると考えられる．

3 歯科における禁煙指導の特徴

口腔領域は喫煙の悪影響と禁煙の効果を直接確認することが容易であるため，歯科領域における禁煙指導は効果的である．日本口腔衛生学会によると，口腔保健医療従事者が喫煙対策にかかわる利点として，以下 5 点があげられている．

・口腔疾患の有病率が高いため，あらゆる年齢層の人々に接する機会が多い．
・定期歯科健診などの際に繰り返し介入を行うことができる．
・歯科医師および歯科衛生士による口腔保健指導の中に介入を組み入れやすい．
・口腔は自分自身で直接見ることができるので，動機づけが行いやすい．
・喫煙による全身疾患の症状がまだ現われていない段階で介入することができる．

a. 受診する患者層が幅広い

歯科外来を受診する患者は幅広く，あらゆる年齢層の人々が受診する．したがってさまざまな患者に禁煙誘導や禁煙指導を行える．現在日本で大きな問題となっている若年者や女性への喫煙への介入に関して，歯科からアプローチをする機会が多いといえる．

218

b. 繰り返しかつ継続的に禁煙指導を行える

歯科外来においては，禁煙指導が可能な場面が多い．初診時の問診票に，喫煙の有無，タバコの本数などの項目を加え，禁煙指導の第一歩とする．さらに，プラークチャートの作成やポケット診査の際はもちろんのこと，観血的処置や，修復物の合着，補綴物の装着など，治療の節目節目で，禁煙指導を行う．また，リコールの際には必ず禁煙指導を加える．

c. 口腔保健指導の中に介入を組み入れやすい

口腔への喫煙の悪影響の情報を十分伝えたうえで，口腔保健指導を行うと，多くの部分で禁煙指導と直結してくる．

また，口腔保健指導，さらには禁煙指導は，チームアプローチでなされることが多いことが歯科の特徴の1つであり，歯科衛生士をはじめとするスタッフの関与の度合いが大きい．

d. 口腔は自分自身で直接見ることができるので，動機づけが行いやすい

自分自身の喫煙の悪影響を実際に目にすることができるというインパクトは大きい．喫煙者本人の歯牙，歯肉，舌の状態を示しながら指導できるのが歯科の特徴の1つである．

また，歯牙や歯肉がきれいになる，口臭がなくなる，味覚が鋭くなる，など，禁煙の効果を患者自身が確認しやすいことも歯科の特徴の1つである．しかもこれらの効果は比較的短時間で現れることが多い．

e. 全身疾患の症状がまだ現われていない段階で介入することができる

喫煙による健康被害が顕在化していない患者も多く受診するので，タバコ関連疾患の予防の意味において，歯科で行われる禁煙指導は重要である．

4 すすめ方

禁煙支援の方法については，日本歯科医師会から，禁煙支援の教材が出ている[3]．たとえば，歯科治療中には，禁煙ステージに応じた誘導・支援を行うことが示されている．

a. 無関心期

喫煙による健康への悪影響と禁煙することのメリットを説明する．

b. 関心期

患者に応じた禁煙を行うための情報提供をする．

c. 準備期

禁煙開始日の設定や家庭内の喫煙関連品（灰皿など）の廃棄を促す．歯面のタバコによる着色を落とし，清潔な状態を認識させる．

d. 実行期

タバコを吸いたくなるきっかけとその対処法について話す．禁煙開始後，相談日を3日後，1週間後，2週間後などにする．

e. 維持期

禁煙の効果や自信度をチェックし，続ける"コツ"について話す．

Ⅱ　禁煙の医学

　また，WHO から，口腔保健従事者が禁煙指導を行うための手引き書が，2017 年に発表された．3 種類の手引き書，すなわち，WHO monograph on tobacco cessation and oral health integration, Toolkit for oral health professionals to deliver brief tobacco interventions in primary care, A guide for oral disease patients to quit tobacco use であり，いずれも WHO の HP から入手可能である（https://www.who.int/oral_health/publications/en/）．

　たとえば，禁煙準備ができている患者には 5 つの A（Ask, Advise, Assess, Assist, Arrange）でまとめられる簡易介入プログラムが，禁煙準備ができていない患者には 5 つの R（Relevance, Risks, Rewards, Roadblocks, Repetition）でまとめられる動機づけプログラムが，提示されている．日常診療の中で，数分間で行える簡易介入であり，効果的で効率的な禁煙支援のツールとなりうる（表Ⅱ-4-16, 17）．これらを有効利用するために，日本語のトレーニングプログラムが作成されており[4]，また，日本の医療制度に適合するような工夫もふまえた実践例の報告も出てきている[5]．

　今後，このようなプログラムを有効に活用し，歯科領域における禁煙介入がより普及することが期待される．

　タバコ対策における歯科の禁煙介入の課題について，埴岡らは，以下のようにまとめている[2]．
1）歯科患者の禁煙治療機関への紹介を含む禁煙診療体系の整備
2）歯科診療および歯科健診の場での動機づけ支援に用いる内容の充実
3）禁煙意思の弱い喫煙患者への効率的な禁煙動機のカウンセリング技術の普及

表Ⅱ-4-16　WHO 簡易タバコ介入プログラムにおける「5As」

ask	受診時に毎回，すべての喫煙者をもれなく確認する
advise	禁煙が必要なすべての喫煙者を説得する
assess	禁煙の試みを行う準備状況を評価する
assist	禁煙の進め方について患者を支援する
arrange	フォローアップの受診あるいは専門家の支援の紹介の予定の決定

（WHO monograph on tobacco cessation and oral health integration, p.40-42 より，一部改変）

表Ⅱ-4-17　WHO 簡易タバコ介入プログラムにおける「5Rs」

relevance	どうしたら，禁煙は自分の問題となるか
risks	喫煙のリスクについて，何を知っているか
rewards	これに関して，禁煙の利益は何か
roadblocks	禁煙で，難しいことは何か
repetition	禁煙の準備状況を再度評価し，準備がまだできていないなら，後日再度介入する

（WHO monograph on tobacco cessation and oral health integration, p.43-45 より，一部改変）

4) 電子タバコ使用の歯科口腔領域への健康影響

　上述のように，歯科患者への禁煙指導は，多くの利点を有している．しかし，現時点では，歯科患者の禁煙指導に関しては，医療制度の枠組みが整っているとはいえない．今後，歯科における禁煙指導の環境を整えることに努めなければならない．

▶文献

1) 斎藤 俊夫，他：歯学系学会におけるタバコ問題への取り組み　2014年調査結果．口腔衛生学会雑誌，66 (1)：20-27，2016．
2) 埴岡 隆，他：たばこ規制枠組み条約に基づいたたばこ対策の推進　歯科口腔領域への影響からみたたばこ対策の課題．保健医療科学，64 (5)：495-500，2015．
3) 日本歯科医師会　編：歯医者さんから始まる禁煙への道，2005（http://www.jda.or.jp/program/pdf/road_nosmoke.pdf）．
4) 福岡歯科大学口腔保健学講座：歯科タバコ介入とトレーニング（導入編）（http://www.tobaccofree2020-oralhealth.jp/）．
5) 小川 祐司，他：歯科医院における禁煙指導の意義とポイント　WHOの簡易タバコ介入プログラムを用いて．日本歯科評論，78 (3)：133-143，2018．

〔亀倉 更人〕

N 病院・診療所の薬剤師の役割

Check!

1. 薬剤師には病棟・外来で禁煙指導を行う絶好の機会がある．
2. 服薬指導の際に喫煙の有無を確認し禁煙に導く．
3. 喫煙の有無を確認し，禁煙を勧めるのに要する時間はわずか30秒である．

1　薬剤師が禁煙の重要性を認識する

　薬剤師には病棟や外来で禁煙指導を行う絶好の機会がある．薬剤師が禁煙の重要性を認識していないと，喫煙している患者に禁煙を勧めることができず，患者は禁煙しなくてもよいと思ってしまい，病院という禁煙しやすい絶好の場にいながら禁煙の機会を逃してしまうことになる．喫煙の健康被害にかかわる情報を患者に提供することは，薬の情報を提供することと同様に重要である．まず，短時間の喫煙介入であるAsk（喫煙の有無をたずねる），Advise（禁煙を勧める）を行うことが大事である．薬剤師が禁煙指導を実行するための考え方を表II-4-18に示した．

2　薬剤師による禁煙指導の有用性

　薬剤師による禁煙指導に関する海外の論文（1980～2006年）のシステマティックレビュー（コントロール研究5件，非コントロール研究10件）の結果，薬剤師による禁煙指

Ⅱ　禁煙の医学

表Ⅱ-4-18　禁煙指導を実行するための考え方

禁煙指導を行わない理由		実行するための考え方
禁煙指導の時間がない	→	禁煙を勧めるのに要する時間はわずか30秒である
患者の疾患は喫煙と関係ない	→	喫煙は多くの疾患の発症，悪化の原因である 20種類以上の薬が喫煙により薬効が変わる
患者は禁煙できないであろう	→	医療従事者のサポートにより禁煙成功率は約2倍になる
喫煙は患者の嗜好の問題である	→	約70%の患者は禁煙したいと思っているが，何もアドバイスしなければ禁煙しなくともよいと考えてしまう
禁煙指導の方法がわからない	→	まず，喫煙の有無をたずね，禁煙を勧めること。禁煙指導方法を学習する機会はある

導は統計学的に有意に効果があることが証明されている[1].

3　服薬指導における禁煙指導

近年，敷地内禁煙の病院が増えており，病院内ではタバコの入手も困難であるため入院時に禁煙する患者が多い．入院してきた患者は自身の健康により強い不安を抱いており，入院時の禁煙指導は効果がある．

病院・診療所の薬剤師は服薬指導などにより，日常業務のなかで喫煙関連疾患をもつ患者に接する機会がある．服薬指導を行う際は，すべての患者の喫煙歴を確認する．入院直前まで喫煙していた患者に対しては，今後も喫煙を続ける気持ちがあるか確認し，退院後に再喫煙の可能性があれば，喫煙と疾患との関連を示すなどして退院後の禁煙を強く勧める．入院中一時的に禁煙していても退院後に禁煙を継続できるか不安を抱いていることもあるので，タバコに関する正しい情報を提供し再喫煙の対処法を教えて励ます．患者が過去に自分で購入した一般用医薬品のニコチンガム，ニコチンパッチは正しく使用されていないことがあるので，退院後に使用する可能性を考慮し，これらの使用方法を説明する．

4　集団教育における禁煙指導

病院において，集団教育として「糖尿病教室」，「妊婦教室」，「喘息教室」，「腎臓病教室」，「心臓病教室」などが行われている．このような集団教育の講義で参加者に禁煙の必要性を述べる．特に，糖尿病教室は多くの病院で行われており，各メディカルスタッフの講義分担が決められているので，講義手順マニュアルのなかに禁煙支援の項目を必ず入れておく．禁煙支援の講義は，担当を決めておけばどの職種が行ってもよい．集団教育では家族が参加していることもあるので，能動喫煙だけでなく受動喫煙についても言及し，患者周囲の協力が必要であることも認識させる．

5　薬学の視点から行う禁煙指導

禁煙治療は，ニコチンの身体的依存に対しては薬物療法が，精神的依存に対しては行動科学に基づくカウンセリングなどが行われており，病院・診療所の薬剤師は薬物療法にお

いて薬学の視点から禁煙指導を行うことができる．たとえば，テオフィリンやオランザピンなどのようにタバコと相互作用のある薬を服用している患者に対して，タバコに含まれる多環芳香族炭化水素が肝臓の薬物代謝酵素の1つであるCYP1A2を誘導し薬物血中濃度が低下すること，禁煙した場合には逆に同じ量を服用していても血中濃度が上昇する可能性があることを説明して禁煙の動機強化につなげることができる．薬物血中濃度の有効域が狭い薬を服用している患者が入院直後に禁煙を開始した場合，薬物血中濃度測定や身体所見から薬の効果をモニタリングすることが必要である．ニコチンパッチを使用する患者に対して，喫煙はニコチンの血中濃度が急峻に上昇することによりニコチン依存が形成されるが，徐放性製剤であるニコチンパッチは緩徐に血中濃度が上昇するためニコチン依存が起こらないことがニコチンパッチ製剤設計の特性であることを説明する（図Ⅱ-3-1，p.153参照）．

▶文献

1) Dent LA, et al：Tobacco interventions delivered by pharmacists：a summary and systematic review. Pharmacotherapy, 27（7）：1040-1051, 2007.

〔相澤 政明〕

禁煙外来における看護師の役割

> **Check!**
> 1 禁煙治療に看護師がかかわると，患者の禁煙成功率を高める効果がある．
> 2 看護師の禁煙支援はセルフマネジメント支援である．対象者の禁煙に向かうための知識を提供し，スキルを身につけさせ，自己効力感を高めて実践を促すことが重要である．

2006年より開始されたニコチン依存症管理料の算定条件として専任の看護師を配置することが明記された．禁煙治療を行う施設が増加するなかで，禁煙治療に携わる看護師の人数も増加している．しかし禁煙治療に携わる専任の看護師の役割は明確化されておらず，何をすればよいか不安を感じる看護師も多い．

本項では禁煙治療に看護師が携わる必要性や，具体的な禁煙支援の方法論について示す．

1 禁煙治療に看護師が携わる必要性

上述のように，禁煙治療には専任の看護師が必要とされているが，看護師が禁煙治療に携わるとどのような効果があるのか．米国医療研究品質局（AHRQ）の禁煙治療ガイドライン[1]には，1職種で行う禁煙支援は何もしない場合に比べて1.8倍（95％ CI：1.5-2.2），2職種以上の禁煙支援は2.5倍（95％ CI：1.9-3.4）禁煙成功率が上がるとされている．このように，一人の対象者に携わる医療職の数を多くすることは，禁煙成功率を上げる効果

Ⅱ　禁煙の医学

がある．加えて，看護師の禁煙介入に関する 26 研究を使ったメタ解析では，看護師による禁煙支援は，禁煙支援しない場合に比べて 12 か月後の禁煙成功率を 1.3 倍（95 ％ CI：1.2-1.4）に上げると報告されている[2]．このように禁煙外来で看護師が禁煙支援を行うことは，対象者の禁煙成功率を上げ治療効果を高めることにつながると考えられる．

　実際に禁煙外来を経験すると，対象者は医師と看護師に違う話をしたり，看護師に対し医師には話さなかったことを話すなど，看護師であればこそ得られる情報も少なくない．喫煙は対象者の生活のなかで幾度となく繰り返され，生活に密着した不健康行動である．看護師はその職能から，生活の視点を踏まえた支援を得意とする．このことも禁煙治療に看護師が携わる意義の 1 つと考える．

2　看護師の行う禁煙支援

　喫煙は，再発しやすいが繰り返し治療することにより完治し得る "慢性疾患" と位置づけられている．慢性疾患の対象者への看護は，その柱としてセルフマネジメントスキル獲得のための支援が重要とされている．セルフマネジメント支援の主な目的は，対象者の現在の問題を医療者が解決してあげることではなく，さまざまな問題に対して対象者自身で問題解決をしながら生活できるように支援することである．「川で溺れる人」を例にすると，医学モデルでは川で溺れた人を助ける，公衆衛生モデルでは川に柵をつけて落下を防ぐ，セルフマネジメントモデルでは，たとえ川に落ちても対象者自らの力で川を渡り切ることができるよう訓練する，という違いがある．看護師の行う禁煙支援では，まさにセルフマネジメントモデルを用い，対象者が自ら問題行動を解決するための知識やスキルを獲得し，自信をもって実践できるように支援していくことが重要である．

a.　知識・スキルの獲得

　セルフマネジメント支援における知識やスキルの獲得は，単に一般的な喫煙の害や禁煙の効果を伝えることとは異なる．対象者が 1 日に何度も繰り返し続けた喫煙という不健康行動を中断するにあたって，その対象者へのテイラーメイドな知識やスキルを提供する必要がある．例えば自らの喫煙のパターンを手帳などに記載し，行動パターンを把握したり（セルフモニタリング），禁煙を開始したときにタバコへの渇望感の表れ方を知り，自分に合った対処方法を身に付ける（代償行動法）など，対象者一人ひとりに合わせた知識や対処（スキル）の獲得が重要となる．そのため，一方的に指導するのではなく，対象者自らに考えさせ，実行可能な対処方法を取り入れる．看護師の行う禁煙支援は，多くの場合対象者と共に考える協働作業であると言える．

b.　自己効力感を高める

　自己効力感とは，「ある物事を実行できる予期および確信」[3]のことで，行動達成への「自信」である．自己効力感には 4 つの源があり，それらを用いて自己効力感を強化できる[3]とされている．以下【　】に具体的な言葉かけや実践例を示す．

①達成体験：自分自身で何かを達成したり，成功した体験小さな成功体験を積み重ねることが重要である【今までの禁煙経験について，詳しく教えてください】

②代理体験：自分以外の誰か（自分と同じ程度の能力を持つ誰か）が何かを達成したり成

功したりすることを観察すること【禁煙外来の患者さんの感想文を院内に掲示する】
③言語的説得：その道に長けた人からの言語的な励ましや，「あなたはできる」という言葉【今までお話しして感じましたが，・・○○さんなら禁煙できますね.】
④生理的情緒的調整：緊張や不安を取り除き気楽に実践すること【失敗しても大丈夫．練習だと思って気楽にやってみましょう】

このような方法で，禁煙の自己効力感を強化し，対象者の実践を促していくことが重要である．

▶ 文献

1) Fiore MC, et al：Clinical Practice Guideline Treating Tobacco Use And Dependence：2008 Update Rockvile, U.S. Department of Health and Human Services, 2008.
2) Rice VH, et al：Nursing interventions for smoking cessation Cochrane Database Syst Rev, 12 (8) CD001188, 2013.
3) Bandura A：Self-efficacy：The exercise of control. New York, W. H. Freeman, 1997.

〔谷口 千枝〕

P 行政保健師の役割

Check!

1 行政のタバコ対策は「健康増進法」と「健康日本 21（第二次）」に沿って，各自治体の条例や保健医療福祉部門の「計画」のなかに位置づけられている．行政保健師の役割はタバコ対策を計画に沿って遂行していくことである．

2 保健師活動の特徴は，地域の人々が日々の生活のなかで禁煙支援を含む受動喫煙に関する健康問題に気づき，解決する方法につないでいくことである．

3 人々のライフサイクルに応じた受動喫煙防止対策に，地域の人々や事業者の参加を促すとともに，関係者間の顔と顔が見える，信頼できるネットワークを構築し，ソーシャルキャピタルの醸成を推進し，住みやすい「まちづくり」を進めることである．

1 行政保健師の役割

行政保健師の役割は，地域住民の健康を守るために必要な「公的責任」を果たすことである．公的責任とは，個々人の努力だけでは守ることができない，潜在化している問題，潜在化しやすい問題を顕在化し，公助（公的サービス）や共助（公的サービスと民間サービスの連携），互助（住民同士のサービス）を，地域の健康問題の解決のための資源としてつなぐとともに，自助を支援することである．

II 禁煙の医学

2 自治体のタバコ対策に関する条例や計画と保健師活動

　自治体のタバコ対策は，「健康増進法（2018. 7月改訂）」，「健康日本21（第二次）計画」を基本として，東京都は2018. 6月に「東京都受動喫煙防止条例」[1]を，同年尼崎市は「尼崎市たばこ対策推進条例」[2]を議会で可決するなどの取り組みが進んでいる．これらの条例は公的機関，市民や事業者がタバコ対策に取り組んでいく方針となる．自治体には「総合計画」があり，それに基づいて各分野の計画がある．タバコ対策は「健康づくり計画」や「保健医療福祉計画」に組み込まれ，施策の1つとして位置づけられている．

　計画の主な項目は，受動喫煙防止策として喫煙場所の制限（路上喫煙防止地域や建物の禁煙など），受動喫煙に関する事実や調査結果を整理し，人々の理解の促進・普及啓発のための，健康教育や啓発活動などである．具体的には，ライフサイクルに応じた，タバコ対策を，「健康づくり計画」，「母子保健計画」，「介護保険事業計画」などの事業ごとの目的，対象（個人や集団など），方法と実施後の評価を明確にして，「計画立案（plan）」➡「実施（do）」➡「評価（check）」➡「改善（act）」のPDCAサイクルで進める．計画は行政と民間の役割分担を明確にし，チームで行う．

　たとえば「母子保健計画」では，全国市町村に，妊娠期から子育て期にわたる切れ目のない一貫した支援を「子育て世代包括支援センター」に保健師を配置して行うこととし，両親学級での指導や，喫煙をする親へは胎児期からの受動喫煙防止を助産師と連携しての禁煙指導を行っている（子育て世代包括支援センター活動ガイドライン[3]）．

　「健康づくり計画」の生活習慣病対策はライフサイクル毎の個人と集団への各種の事業を立案し実行する．成人期の例では，個人に対しては，健康相談，家庭訪問の方法で働きかけるとともに，集団に対しては，特定健康診査，特定保健指導，健康教育などで対象に働きかける．さらに産業保健部門では企業の衛生管理者，地域産業保健センターとともに従業員への健康教育や受動喫煙防止のための環境づくり，禁煙活動への支援を行っている．また，「介護保険事業計画」にもタバコ対策が確実に組み込まれるような努力を行っている．

3 タバコ対策問題の気づきと問題解決ための各種支援者・機関へのつなぎ

　保健師活動は，個人および家族には家庭訪問や健康相談を，集団に対しては健康診査や保健指導や健康教育を行うとともに，地域の受動喫煙防止のための組織作りがある．保健師は地域の健康問題に「気づき」，その問題の解決に向けて各種のサービスを「つなぐ」役割がある．保健師の「気づき」とは地域住民が個々人の努力（自助）だけでは守ることができないタバコ問題を公衆衛生看護の専門的視点から把握し顕在化する役割である．「つなぐ」は①直接サービスへつなぐ，②民間サービスへつなぐ（例：禁煙外来への紹介），③地域住民の主体的かつ組織的な活動へつなぐ（地域社会資源活動に対するマネジメント）がある．

　また，地域の受動喫煙防止問題の実態を人々の生活や調査などで明らかにし，地域の状況に沿った課題として各種計画に反映していくことである．

4　信頼のあるネットワークとまちづくり

　保健師は地域の人々の生活の場に入り込み，タバコ問題やタバコ問題解決に結びつく人材（資源）を把握し，つないでいく．顔と顔の見える信頼できるネットワークをつくり，広げ，組織化していく．公助，共助，互助，自助の相互関連のなかに信頼できる人間関係のネットワークを育て，住民相互の受動喫煙防止活動を進める．このことがひいてはまちづくりにつながり，健康なまちづくりに発展させていくことが保健師の役割である．

▶文献

1) 東京都：受動喫煙防止条例（http://www.koho.metro.tokyo.jp/2018/08/01.html）.
2) 尼崎市：尼崎市たばこ対策推進条例（http://www.city.amagasaki.hyogo.jp/kurashi/kenko/kenko_joho/1011882/1011888/index.html）.
3) 厚生労働省：子育て世代包括支援センター業務ガイドライン平成29年8月（http://www.mhlw.go.jp/file/06-Seisakujouhou-11900000-Koyoukintoujidoukateikyoku/kosodatesedaigaidorain.pdf）.

〔三徳　和子〕

Q　クリニカルパス

Check!

1 クリニカルパスは，多職種の役割を明確化し，誰が行っても質の高い治療ができるツールである．

2 各々の施設の禁煙治療にかかわる多職種で話し合い，独自のクリニカルパスを作り上げていくことが望ましい．

1　クリニカルパスとは

　禁煙治療は，医師や看護師，施設によっては薬剤師や栄養士などの多職種で患者に携わることが多い．限られた時間のなかで，複数の医療職が患者に携わるため，それぞれの職種の役割分担を明確化し，誰が行っても質の高い介入ができるツールが必要となる．

　クリニカルパスとは，特定の疾患について標準化された診療手順をたどることで，質の高い医療を効率よく患者に提供する代表的な方法論である．一般的にクリニカルパスは医療者用と患者用が一対になる．医療者用パス（付録，p.311）は，治療の日数を横軸，観察項目・検査・主な処置・看護など医療スタッフのルーチン行為を縦軸に置いて，診療手順が一目でわかる表にまとめる．一方，患者用パス（付録，p.312）は，医療者用パスの内容を患者に説明するために作成し，イラストなどを入れ，詳細ななかでもわかりやすい作りにする．

　本項で用いられる「禁煙治療保険診療用クリニカルパス」は，オーバービュータイプ（治療の経過を1枚の一覧にしたタイプ）のクリニカルパスで，5回の診療の経過を一目で見

Ⅱ　禁煙の医学

ることができる．選択的に実施する項目については，クリニカルパスの□の部分に☑をしていく．施設によってかかわる職種やその役割分担は異なるため，自施設の環境に合わせたパスを作成していくことが望ましい．その場合，禁煙治療に携わる医師や看護師，場合によっては薬剤師や栄養士など，それぞれの職種が内容を吟味していく必要がある．多職種の話し合いをもつことで，日々何気なく行っている禁煙治療も，それぞれの職能を活かした治療へと変化する．以下に，一例として本項に提示する「禁煙治療保険診療用クリニカルパス」を説明する．

a．初診

　初回診療では，患者の禁煙にかかわるさまざまな情報を収集する必要がある．また，禁煙を開始していくための具体的な指導が必要となる．禁煙開始日は禁煙補助薬によって違い，ニコチンパッチであれば当日，バレニクリンであれば内服開始から8日後に設定される．患者にとって最も大きな「禁煙の開始」というハードルを越えるために，モチベーションを最大限高めることが必要である．そのため，初回の診療では，対象者のニコチン依存度の評価や禁煙補助薬の選択とともに，動機の強化を行う必要がある．

　禁煙治療保険診療用パスの「初診」の項目には問診票情報や検査データなどを記載する欄を作成している．また，医師の治療も看護師のカウンセリングも，動機の強化を中心とした介入が示されている．看護師のカウンセリングでは，禁煙を開始するための具体的な方法として「吸いたい気持ちの対処法」を示した．患者と「どんな場面で吸いたくなるか，そのとき吸わないでいるためにどうしたらよいか」話し合い，具体的な代償行動や対処法を考える．

b．再診

　このクリニカルパスの再診（2回目）には，禁煙を開始して間もない患者に必要な治療や看護を示した．離脱症状や副作用などが最も出やすい時期であり，観察をしていく必要がある．医師は患者の喫煙状況と離脱症状の強さや渇望感，抑うつ度など，ニコチン離脱に関連する項目を観察し，必要時禁煙補助薬を調整する．また，看護師は禁煙が成功している場合には患者の自信を強化することが重要である．これまでの頑張りを具体的に賞賛するとともに，現在の渇望感（吸いたい気持ち）の対処法などを確認する．

　再診（3～4回目）になると禁煙は安定し，禁煙の効果を実感できるようになる．このころには，禁煙できてよかったことを探し継続への内発的動機にしたり，自信を強化することが重要となる．離脱症状などは落ち着いてくるが，患者が精神疾患をもっている場合などは吸いたい気持ちが長い期間続くことがあり，毎回吸いたい気持ちの強さを評価していくことが必要である．可能であれば抑うつテストを行い，急激な抑うつ度の悪化がないかを把握する．また，この頃から体重増加が問題となることが多い．初回から毎回体重測定を行い，客観的に体重増加を把握する必要がある．日本人の禁煙後の体重増加は平均1.6 kgと報告されている[1]．体重が3回目までに2 kg以上増えている場合や患者自身が体重を気にしている場合には，体重に関する支援を行う．その際には患者の禁煙が安定していることを確認したうえ，まずは運動から指導することが好ましい．運動は禁煙初期の離脱症状を和らげる効果があるといわれている[2]．運動による体重抑制効果は即効性はないが

禁煙後長期的な体重抑制には関連するといわれており[2]，通勤方法を電車から自転車に変えたり，エレベーターではなく階段を用いるなど，できる範囲のものから開始するとよい．体重が増えていることは健康になっている証拠であると，体重増加をポジティブに伝えることも重要である．

最終回（5回目）では，今後患者が自分で問題を解決できるよう，自立を促していく必要がある．再喫煙のリスク場面を再度考え，その場面で吸わないでいるためにどうしたらよいかを患者自身に考えさせる．また，継続していくための自信を強化していくことも重要である．禁煙できた患者には，賞賛し卒煙証書を渡し，患者が禁煙できたことを一緒に喜ぶ．継続支援として，万が一困ったときにはいつでも連絡してよいこと，薬局の対面販売でニコチンパッチやニコチンガムなどを購入できること，1年後には再度健康保険を使って禁煙外来に受診できることなどを伝えておく必要がある．喫煙は繰り返し再発することが知られている．禁煙が安定している患者であっても再喫煙する可能性は十分あり，困ったときにいつでもサポートできる体制づくりをしておくことが重要である．

クリニカルパスは，各施設で多職種の話し合いによって作成することが望ましい．しかし，初めて禁煙外来を行う医師や看護師が，何を実施すればよいか困ったときに，この「禁煙治療保険診療用クリニカルパス」を参考にしていただければと考える．

▶文献

1) Taniguchi C, et al：Factors associated with weight gain after smoking cessation therapy in Japan. Nurs Res, 62（6）：414-421, 2013.
2) Farley AC, et al：Interventions for preventing weight gain after smoking cessation. Cochrane Database Syst Rev, 18（1）：CD006219, 2012.

〔谷口　千枝〕

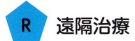

R 遠隔治療

Check!

1. 包括的な概念である「遠隔医療」と，情報通信技術（ICT）を用いた医師-患者間での診療行為である「オンライン診療」が2018年の厚生労働省ガイドラインにより整理された．

2. オンライン診療において禁煙治療は注目される分野の1つである．一定の条件を満たせば，初診からオンラインで完結させることが可能である．今後，オンラインでの禁煙治療の保険適用が期待される．

3. ICTやスマートフォンなどを用いて，禁煙治療成績を向上しようとする臨床試験・研究が各国で行われている．わが国においても治療用アプリのエビデンスが出てきており，治療用アプリを活用した新たな治療の創出が期待される．

1 「遠隔医療」とは

インターネットに代表される情報通信技術（information and communication technology：ICT）を活用した遠隔医療が，従来の直接対面で行われてきた医療を補完し，さらに医療を根本的に変革・効率化する契機になるのではないかという期待が高まっている．このような社会情勢を背景に，厚生労働省は2018年3月に「オンライン診療の適切な実施に関する指針」（以下，ガイドライン）[1]を示した．厚生労働省は，これまで混同されることが多かった「遠隔医療」と「オンライン診療」をここで改めて定義している．すなわち，遠隔医療とは「情報通信機器を活用した健康増進，医療に関する行為」であり，広く健康増進や医療的な行為を，通信機器を通じて行うことすべてを包含するものとした．具体的には，現在行われている小児救急電話相談（#8000）のような電話や，Eメールやチャットなどでの医療相談，スマートフォンアプリを用いた予防活動なども含む概念となる（図Ⅱ-4-7）．

一方，オンライン診療は「遠隔医療のうち，医師─患者間において，情報通信機器を通して，患者の診察および診断を行い診断結果の伝達や処方などの診療行為を，リアルタイムにより行う行為」であると定義されている．医療行為の提供は対面が原則だが一定の条件のもとであれば，医師─患者間でのコミュニケーションに関してICTを活用した柔軟な運用を認めたことになる．さらに，特定の疾患の管理において，施設要件を満たした保険医療機関が行ったビデオ通話を活用した計画的な診療行為に対しては「オンライン診療料」という新しい診療報酬が算定可能となり，保険診療においても正式に位置づけられた．

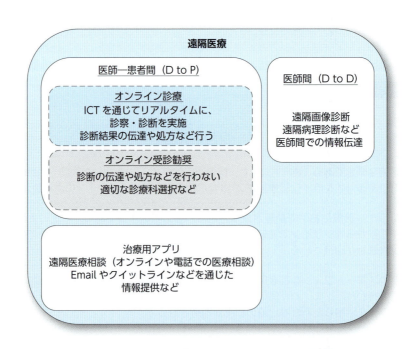

図Ⅱ-4-7　日本の遠隔医療とオンライン診療の概念図
（厚生労働省：オンライン診療の適切な実施に関する指針より改変）

4. 医療機関での禁煙指導・支援

2 　禁煙における「遠隔医療」の現状

a. 禁煙における遠隔医療

　禁煙分野での遠隔医療には実に多様な取り組みがあるものの，その代表例は無料の禁煙相談電話であるクイット・ラインである（Ⅱ-4-U）．その他，企業などの健康保険組合が，加入者を対象に看護師などがメールやテレビ電話などを通じてカウンセリングしながら進める禁煙サポートプログラムや，スマートフォンアプリを用いて禁煙を支援する取り組みがなされている．これらは，いわゆる「医学的判断」を伴わないのが前提であり，診断や処方などは実施できないものの，薬局薬店で購入できるニコチンパッチやニコチンガムなどを遠隔禁煙指導と組み合わせることで成功率を高める努力がなされている．

b. 禁煙におけるオンライン診療

　オンライン診療においても，禁煙治療は注目される分野である．ガイドラインに沿って，初回の診療については対面が原則となるが，禁煙外来は治療に伴うリスクが小さい治療との前提で，下記のような条件を満たせば，初回を含むすべての診療をオンラインで完結できる[1]．

　ⅰ）定期的な健康診断が行われているなど，重大なリスクが見逃されないことが担保されている

　ⅱ）医療提供者の都合ではなく，患者側の要請に基づいて行われている

　ⅲ）患者の利益と不利益を十分勘案したうえで行われている

　これらの前提のもと，さらに診療に用いる情報機器として，医療機関と患者の間でセキュアな通信を保証し，プライバシーにも配慮したビデオ通話による診察を可能とし，また薬剤または処方箋の配送や会計事務なども含めて包括的に提供してくれるオンライン診療支援のためのプラットフォームがいくつか存在し，実際に禁煙外来をオンライン診療で行う場合はこれらを活用することになるものと思われる．

c. 禁煙オンライン診療への期待と今後の展望

　標準手順書に従えば，禁煙外来には3か月間で5回の外来通院を要するが，仕事や育児などを抱える世代の患者にとって，この頻度での定期通院は容易ではない．オンライン診療の最大のメリットは，この通院の負担を大きく引き下げることである．通院負担が軽減すれば，治療開始の心理的抵抗は軽くなり，また診療の継続率を高められると期待されている．

　一方で，オンライン診療による禁煙治療に対して健康保険は現状適用されず，臨床現場でほとんど普及していないという課題がある．現在，対面とオンライン診療の禁煙治療を比較するような臨床試験が国内で実施され，オンライン診療の有用性についてのエビデンスが出てきている中で[2]，今後禁煙オンライン診療の保険適用が期待される．

3 　ICT・スマートフォンアプリを活用した最新の禁煙治療

　ここからは，国内外で注目されている最新の禁煙治療について述べる．ニコチン依存症の治療にあたっては，身体的依存と心理的依存の双方を治療対象とする必要があることは

231

広く知られている．禁煙補助薬は主に身体的依存に対して有効性を示すことができるが，心理的依存に対しては，有効な治療法に関するエビデンスが不足している．その治療にあたっては，行動変容理論を応用した医療従事者による介入が不可欠だが，禁煙外来の時間的制約は大きく，外来受診以外の日常生活のなかで習慣化された行動や認知の歪みに対する介入は手付かずの状況であり，いわば広大な「治療空白」が存在している．

この「治療空白」を，ICT やスマートフォンアプリを通じて埋めていこうという取り組みが各国で行われている．英国の text2stop 研究では，属性に応じて個別化した禁煙意欲を高めるメッセージを SMS（short message service）で自動配信するという介入を行った群が，意欲を高める工夫のないメッセージが配信された群と比較して，禁煙開始後 6 か月後の時点で高い禁煙成功率を収めた（SMS 介入群 10.7 %，非介入群 4.9 %）[3]．

わが国においても，禁煙治療専用スマートフォンアプリを活用した治療の臨床試験が実施され，そのエビデンスが報告されている[4, 5]．禁煙外来を受診する患者にニコチン依存症治療用アプリを日々使用してもらい，医療従事者が普段はかかわることができない「治療空白」において，治療用アプリで収集したデータを元に，個別化された行動療法に関するガイダンスを発信し，正しい知識やセルフ・コントロールの手段を提供することで心理依存への治療を強化することを目的としている．加えて，ここで収集された生活状況に関するデータが医療従事者にも提供され，外来での診療補助の役割も果たすことができる．今後もこのような ICT・スマートフォンアプリを活用した新しい治療がますます存在感を増し，より患者一人ひとりに個別化・最適化された形で医療が提供される流れが加速するものと思われる．

▶文献

1）厚生労働省：オンライン診療の適切な実施に関する指針. 平成 30 年 3 月（令和元年 7 月一部改定）

2）Nomura A, et al：Clinical Efficacy of Telemedicine Compared to Face-to-Face Clinic Visits for Smoking Cessation: Multicenter Open-Label Randomized Controlled Noninferiority Trial. J Med Internet Res 21（4）e13520, 2019.

3）Free C et al：Smoking cessation support delivered via mobile phone text messaging (txt2stop): a single-blind, randomised trial. Lancet, 378（9785）：49–55, 2011.

4）Nomura A, et al：A Novel Smoking Cessation Smartphone App Integrated With a Mobile Carbon Monoxide Checker for Smoking Cessation Treatment：Protocol for a Randomized Controlled Trial. JMIR Res Protoc 8（2）e12252, 2019.

5）Tateno H, et al：A Randomized Controlled Trial of a Novel Smoking Cessation Smartphone Application Integrated with a Mobile Carbon Monoxide Checker for Smoking Cessation Treatment. American Journal of Respiratory and Critical Care Medicine 199, A7357, 2019.

〔佐竹 晃太〕

4. 医療機関での禁煙指導・支援

S 外来治療からのドロップアウト防止策

Check!

1 保険適用による禁煙治療では，12 週間の治療をすべて終了すると禁煙率が高い.

2 生活パターンの変更・環境改善・代償行動を確認し，"1 本の喫煙"を防止する.

3 禁煙補助薬の副作用とその対処方法を積極的に情報提供する.

4 重症ニコチン依存症では，ニコチンパッチやバレニクリンとニコチンガムの併用を考慮する.

5 体重増加は本来の体重に戻るとの認識を促す.

1 外来治療からのドロップアウトの要因

保険適用による禁煙治療では，『禁煙治療のための標準手順書』で定められた 12 週間の治療をすべて終了した患者は，治療を途中で中断した患者よりも禁煙率が高い[1]. しかし，さまざまな理由により治療を中断してしまう患者は多い.

治療開始からおおむね 4 週間以内では，禁煙に踏み切れないままの治療断念，ニコチンパッチによる皮膚炎・不眠やバレニクリンによる嘔気・嘔吐・頭痛など禁煙補助薬の副作用による治療中断，ニコチン離脱症状に耐え切れないために"1 本の喫煙"から再喫煙，うつなどの精神疾患増悪による治療中断などが多い.

4〜8 週間では，ふとしたきっかけでの"1 本の喫煙"から再喫煙や，禁煙成功を過信して禁煙補助薬を減量・中止した後に欲求に耐えられずに再喫煙して治療中断などがみられる.

8 週以降では，体重増加による治療継続の意欲喪失，禁煙補助薬の最終投薬後の受診中止などがある.

さらに，多忙のため受診する時間が確保できない，出張・渡航や転勤・転居のため外来に受診できない，禁煙外来を開設している医療機関が近隣に無いなどの理由で治療を中断してしまう患者もいる. このような場合には，今後は遠隔診療利用も選択肢になってくるであろう.

また，突然外来を受診しなくなった患者に連絡を取ると，がん・脳卒中・心臓病などのタバコ関連疾患発症および増悪による入院，あるいは死亡に遭遇することも少なくない.

2 ドロップアウト防止は初診から

禁煙外来を初めて訪れる際には，喫煙を続けていることを非難・叱責されるのではないかと心配しながら，一大決心をしたうえで受診する患者も多い. まず，安心して来院でき

233

Ⅱ　禁煙の医学

る雰囲気をつくり，禁煙外来はあたたかい支援の場であると理解してもらう．

　また，いわゆるラポール（信頼関係）形成は，禁煙治療において最初の重要なプロセスである．たとえ治療中に再喫煙してしまった場合でも，気まずさで受診しにくくならないよう，すぐ相談できるようなラポール形成に成功するとドロップアウトは少ない．

　ニコチン離脱症状に対しては，予想される症状とそのピークおよび消失時期を説明し，対処方法をまず患者自身に考えてもらう．コーヒーやアルコール飲用などの喫煙と結びついている生活パターンの変更，喫煙用具処分やコンビニエンスストア・パチンコ店・居酒屋などに近寄らないような環境改善，シュガーレスガムや干し昆布・水や氷・歯みがきなどの代償行動を患者と一緒に確認し，再喫煙につながる"1本の喫煙"を防ぐ．さらに，タバコに対する認知の歪みを正すことが重要である．認知の歪みを患者自身で理解するよう支援し，対処方法を身につけてもらう認知行動療法が有効とされている．

　どうしても禁煙に踏み切れない，禁煙補助薬による副作用，禁煙後の"1本の喫煙"などの不都合が起きた場合は，可能な限り早急に外来受診あるいは電話相談などをするよう繰り返し説明しておく．自己判断による禁煙補助薬の使用中止，外来受診中止を防ぐことは重要である．

　バレニクリンによる嘔気・嘔吐のため，自己判断で服薬を中止する患者は多い．食直後に200 mL以上の水と一緒に服薬すること，制吐剤の有効性，8日目以降は完全に禁煙することを強調しておく．また，ニコチンパッチによる皮膚炎のため治療を中断する患者も多いので，皮膚炎の予防や治療方法を十分に説明しておく．患者が再確認できるように，禁煙補助薬による副作用およびその対処方法を解説したリーフレットを手渡しておく．

　副作用発生時に患者が他の医療機関や薬局・薬店などに相談したところ，適切な指導がなされず服薬中止を指導される場合がある．禁煙治療に関する地域連携を十分に図ることも大切である．

　精神疾患患者では精神症状の再燃・増悪やうつ症状出現による中断の可能性があるので，原則として精神科主治医と連携しておく．

　初回診療時には，今後の連絡方法および連絡時に家族へ院名を名乗ることや禁煙治療中であることを伝えてよいかどうかの確認をしておく．患者が医療機関受診の事実や喫煙していることを家族に秘密にしている場合もある．禁煙しているはずだったのに実際は喫煙していたことや，自力で禁煙できないことを責められて，治療が継続できなくなる場合もある．入院あるいは死亡の例に遭遇する場合があることを前述したが，患者と連絡を取る場合には，十分すぎるほどの配慮が必要不可欠である．

3　再診時の問題解決方法

　再診は原則として予約制にして，受診遅れがすぐに確認できるようにする．予約を過ぎても受診しない場合は速やかに連絡を取り，受診が遅れている理由を確認し受診を促す．

　一見すると禁煙治療が順調に経過しているようなときこそ注意が必要である．患者が禁煙成功を過信して，自己判断で禁煙補助薬を減量したり中止したりすることはよく経験される．その際に一時的に高まった喫煙欲求に耐えられず喫煙してしまうことがあるので，

4. 医療機関での禁煙指導・支援

薬剤の用量遵守とアドヒアランスを良好に維持するように伝えておくことは大切である.

重症ニコチン依存症のため，ニコチンパッチまたはバレニクリン単独で治療を開始しても禁煙に踏み切れない場合には，これらの薬剤とニコチンガムの併用が有効な場合がある．ただし，薬剤添付文書では併用は禁じられているので，医師の裁量により併用することをカルテに明記しなければならない．筆者の施設ではニコチンガムの併用を勧めている旨を記したカードを患者に渡して，薬局・薬店に医師の裁量で併用することを伝えている.

体重増加は禁煙治療の経過中にしばしば経験される．ニコチン離脱症状としての食欲増加，味覚の改善による食事量の増加，禁煙に伴う口寂しさに対する代償行動としての食事摂取の増加，胃粘膜微小循環系血行障害改善などが原因と考えられる．禁煙による体重増加は，喫煙により無理に体重減少していた状態から回復すること，禁煙して食欲が進むことはよいこと，禁煙による体重増加は喫煙による健康リスクよりはるかに小さいこと，禁煙による体重増加では内臓脂肪増加は少ないことなどを説明し，本来の体重に戻るとの認識を促し肯定的に捉えてもらう[2].

精神疾患患者・若年者・妊婦などの禁煙困難例では，ニコチン依存症管理料で定められた再診回数よりも頻回に介入することで治療中断防止につながる.

4 保険適用による禁煙外来の最終診療時の問題点

保険適用による禁煙治療では，最終診療の際には禁煙補助薬の処方が伴わない．このため禁煙補助薬の効果のみを重視する患者では禁煙外来最終診療への受診動機づけが難しく，来院しないことがある．ラポールが構築できている患者は最終回の受診を楽しみに来院する．筆者の施設では，ささやかだが禁煙成功記念の表彰状や記念品を用意し，禁煙という大変困難な目標を成し遂げた患者をスタッフ一同で称賛している．禁煙成功の客観的指標は最終受診時の呼気一酸化炭素濃度測定である（ただし，新型タバコでは呼気一酸化炭素濃度は上昇しない）．禁煙率の報告は保険適用による禁煙治療の施設要件でもあり，今後の保険適用による禁煙治療の発展に必須であることを患者に理解してもらうことも必要である.

また，喫煙者は全身のタバコ関連疾患を伴うことが多い．単に禁煙外来を担当する姿勢でなく，いつも全人的医療を心がけていれば，禁煙外来終了にかかわらず長期にわたる診療継続が可能となることも多い.

5 今後の課題

多忙・出張・渡航・転勤・転居などの理由で外来受診が難しい患者がいるので，『禁煙治療のための標準手順書』の診療頻度に関する制約緩和が望まれ，遠隔診療利用も選択肢になり得る.

禁煙治療が保険適用になった 2006 年 4 月には約 1,000 施設だったニコチン依存症管理料算定届出医療機関数が，2008 年 5 月のバレニクリン発売後 5 千を超え，2010 年 10 月のタバコ値上げ後には 1 万を超え，2018 年 11 月現在で 1 万 7 千施設に迫っている．しかし，多くの禁煙希望者に対応するにはまだ絶対数が不足しており，地域偏在も大きい．禁煙希

235

望者がどこに住んでいても保険適用による禁煙治療が受けられるよう，敷地内禁煙をはじめとする施設基準に適合し，ニコチン依存症管理料適用を届け出る医療機関のさらなる増加を望みたい．

▶文献
1) 中央社会保険医療協議会：診療報酬改定結果検証に係る特別調査（平成21年度調査）ニコチン依存症管理料算定保険医療機関における禁煙成功率の実態調査 報告書．
2) 禁煙ガイドライン：Circulation Journal, 69（Suppl Ⅳ）：1011, 2005.

〔加藤 正隆〕

治療終了後の再喫煙防止

Check!
1. ニコチン依存症は再発率の高い慢性疾患である．
2. "1本の喫煙"で，3か月後には70～90％が再喫煙状態になる．
3. "1本の喫煙"の防止には即効性ニコチン製剤が効果的とされている．
4. 携帯メール・Eメール・電話などによる支援で，高い禁煙率を維持できる可能性がある．
5. 禁煙補助薬の投与延長が再喫煙防止に有効であり，保険診療基準の改定が望まれる．

1 ニコチン依存症は再発率の高い慢性疾患

禁煙治療の究極目標は，生涯にわたる禁煙継続である．ところが，わが国においても，諸外国の研究でも，禁煙治療の成功は禁煙治療終了時という短期的成功に主に焦点が当てられてきた．

2009年度の中央社会保険医療協議会の調査では，治療をすべて終了した患者の禁煙治療開始から12週後の禁煙率は78.5％，途中で治療を中断した時点で禁煙できていた率は43.8％だった．しかし，禁煙治療開始から1年後の禁煙率は29.7％まで低下していた[1]．やはり，ニコチン依存症は再発率の高い慢性疾患なのである．

2 "1本の喫煙"で，3か月後には70～90％が再喫煙

短期的禁煙成功後も，"1本の喫煙"により3か月後には70～90％が再喫煙状態になる．"1本の喫煙"は，タバコがあるとき，喫煙者がそばにいるとき，飲酒したときなどに起こりやすい．吸いたい衝動は，気分が悪いときに起こりやすいとされるが，誕生日や休日などの気分のよいときにも起きることがあるので注意が必要である．"1本の喫煙"の80～90％は午後あるいは夕方に起きているとの報告があるが，突然起きてしまうことも多く，予見

や予防は難しい．"1本の喫煙"の防止には即効性ニコチン製剤（ニコチンガムや，わが国では未承認の鼻腔ニコチンスプレーなど）が効果的とされている．

3 再喫煙の防止策

プライマリ・ケアの現場では，喫煙経験者は禁煙治療終了後もタバコ関連疾患診療のために外来受診を継続する場合が多く，受診時に再喫煙防止への支援が可能である．しかし，禁煙外来のみの場合には，禁煙治療終了後は外来診療継続ができない．筆者の施設では1年間は数か月ごとに，その後は1年ごとに携帯メール・Eメール・電話などで禁煙状況を確認するよう努め，禁煙が継続できていればその努力を称賛しているが，禁煙治療開始から1年後の禁煙率は50～60％となっている．

残念ながら再喫煙していた場合は，希望があれば直ちに，保険適用希望であれば前回治療開始日から1年経過してからの再治療を勧めている．その場合は，再喫煙状況を明らかにし，防止対策を十分に話し合っている．それでも再喫煙を繰り返し，なかには5回以上禁煙治療に取り組んだ患者もいる．患者も医療者側もあきらめないで禁煙に取り組み続けることが大切である．

わが国では保険適用による禁煙補助薬投与期間は12週間に制限されているが，海外では「再喫煙防止のためにバレニクリンの延長投与が有効」との報告[2]や，「再喫煙防止のために長期間ニコチン製剤が使用できる」とのガイドライン[3]が発表されており，保険適用の場合にも必要に応じて禁煙補助薬投与期間を延長可能にすることが望まれる．

禁煙外来におけるカウンセリングでは，従来行われてきた行動パターン変更法・環境改善法・代償行動法のような行動療法のみでは長期にわたる再喫煙防止には効果が少ないとされている．一方，認知行動療法を使った再喫煙防止の取り組みが効果をあげている．

筆者の施設で禁煙治療終了者に渡している表彰状では，禁煙治療について周囲の喫煙者へ情報提供してもらう期待を表している．周囲の喫煙者への啓蒙ができれば再喫煙防止効果が大きい．家族や友人同士で一緒に禁煙成功した場合には，ぴあかうんせりんぐ効果や受動喫煙を防止する環境が整いやすいなどのメリットが大きく，再喫煙が防止されやすい．

短期的禁煙達成は，いわば最初の到達点であり，究極目標である生涯にわたる禁煙に着目した研究を積み重ねることが今後も課題である．

もちろん，タバコ規制条約（FCTC）に沿った包括的タバコ対策が忠実に実行され，タバコが吸いにくい環境を整えていくことこそが生涯にわたる禁煙の最も大きな力になるであろう．

▶文献

1) 中央社会保険医療協議会：診療報酬改定結果検証に係る特別調査（平成21年度調査）ニコチン依存症管理料算定保険医療機関における禁煙成功率の実態調 報告書．

2) Hajek P, et al：Relapse prevention interventions for smoking cessation（https://www.cochranelibrary.com/cdsr/doi/10.1002/14651858.CD003999.pub4/abstract）．

3) NICE：Tobacco：Harm-reduction approaches to smoking / NICE public health guideline 45, 2013.

〔加藤 正隆〕

Ⅱ　禁煙の医学

U　日本のクイットライン

Check!

1 Quitline という名称は，1985 年にオーストラリアのビクトリア州がん協会が禁煙電話相談に用いたのが発端である．

2 1992 年以降，タバコの警告表示に添えて，クイットラインの電話番号がすべてのタバコの箱に印刷され，全国共通の電話番号になっている．

3 1988 年には米国をはじめ，カナダ，英国，さらにアジアの国々にも広がっていった．

4 タバコ規制条約第 14 条ガイドライン（依存症の治療）にも盛り込まれており，有効な禁煙支援の方法である．

　2003 年の WHO（世界保健機関）の禁煙支援マニュアル[1]には，次のように記されている．「電話による禁煙相談は，費用も安く，利用しやすい禁煙支援プログラムである．禁煙したい喫煙者は，匿名で電話によるサポートを受けることができ，その秘密は厳守される．夜や週末も相談を受け付けており，多くは無料または割引料金で電話をかけられる．

　電話相談は主に 2 つのアプローチを柱としている．ひとつは受動型（reactive）アプローチで，これは喫煙者が電話をかけるだけである．もうひとつは積極型（proactive）アプローチで，電話をかけてきた相手に今度はカウンセラーから電話をし，電話で継続的なサポートを行うというものである．積極型アプローチによる禁煙電話カウンセリングの効果と費用対効果は，現在では広く認識されている（US Department of Health and Human Services, 2000a）．受動型アプローチの電話カウンセリングの効果は，無作為化比較試験を行うのが困難なために実証しにくいという問題があり，現在は受動型支援プログラムには他の評価方法を使うほうがよいと考える傾向にある．受動型支援の電話カウンセリングも効果があり，費用対効果の高い介入法と言える（Owen, 2000；WHO Europe）．」

1　日本の対策

　日本では，厚生労働省が 2012 年 9 月 5 日に「たばこ相談員」を全国の病院に配置する方針を打ち出した．2022 年までに喫煙率を 12 ％に引き下げる目標達成を目指すことになった．予算は 1 億 6 千万円をかけて，「たばこクイットライン」の名称で，全国 397 か所にある「がん診療連携拠点病院」への配置を目指す．主に保健師が対応し，禁煙外来や薬局での禁煙補助剤の紹介などを行う．

　独立行政法人国立がん研究センターのがん対策情報センターでは，2014 年 7 月 7 日から 20 日までの期間限定で，「クイットライン」のトライアルを実施した．たばこ政策研究部部長の望月友美子氏（当時）によると，「クイットライン」の認知度は低く，がん診療連携拠点病院における設置については，マンパワー不足とともに禁煙電話相談のノウハウがわ

からない，などの問題が明らかとなっていると現状分析している．都道府県がん診療連携拠点病院への調査によると，クイットラインがすでに稼働している 5 か所（10 %）に加え，今後行う予定が 12 か所（24 %）あったが，禁煙外来で対応できるので今後も行わないという病院も 34 か所（66 %）あった．

ライターの石田雅彦氏[2]の調査で，市町村，保健所，がん診療連携拠点病院の約 70 % に禁煙について相談可能な窓口が設置されていて，その約半数は電話による無料（通信費別）相談を受け付けているとしている．例として，北海道函館市，神奈川県鎌倉市には禁煙窓口があり，岡山県には「たばこクイットライン（電話無料相談窓口）」がある．クイットラインの機能として，石田氏は次のような項目をあげている．

 1) 禁煙治療の保険適用を教え，治療できる禁煙外来を紹介．
 2) 薬局薬店で OTC（対面）販売で購入可能な禁煙補助薬の紹介．
 3) 自力で禁煙したい喫煙者を拾い上げ，アドバイスする．
 4) 禁煙治療に時間的・経済的な理由で抵抗がある喫煙者の支援．
 5) 禁煙外来の終了者や途中脱落した喫煙者のフォローアップ．
 6) もっと気軽に手軽に禁煙相談したいニーズの拾い上げ．
 7) 禁煙を希望する多様な相談者ごとの個別カウンセリング．
 8) 検診と医療，自治体，教育などの地域連携のハブ的役割．
 9) 禁煙支援で広域をカバーできる費用対効果の高い手法．
10) すでに確立している電話という技術やインフラの活用．

2 　諸外国の情報

谷口ら[3]は，ネット上での調査で，諸外国のクイットラインを紹介している（表Ⅱ-4-19）．

3 　企業へのアプローチ

国立がん研究センターとの提携で，禁煙クイットラインというサービスが，株式会社 EP ファーマラインによってなされている（https://www.eppharmaline.co.jp/bis_dis_hcs_quitline.php）．

日本禁煙学会として，「きんえん電話相談室」を 2014 年 6 月から始めたが，年に 100 件ほどの問い合わせがあり，以下のトピックが大半である．

 1) やめたいので禁煙方法を教えてほしい
 2) 禁煙外来で失敗したので，他の方法はないか
 3) 統合失調症などの精神障害で，どうしてもタバコがやめられない
 4) 禁煙外来を紹介してほしい
 5) 未成年で禁煙外来に行くのが恥ずかしいのでなんとかしたい
 6) 禁煙補助薬は体に害がないのか
 7) 受動喫煙の相談（隣家，職場など）

Ⅱ 禁煙の医学

表Ⅱ-4-19　海外でのクイットライン実施状況．ホットライン以外のサービス内容

国　名	能動的な電話介入	ホームページでの情報提供	メール	テキストダウンロード	相互作用のあるweb	SNS	携帯アプリ	試材郵送	NR補助	その他
オーストラリア	○	○	○	○	○	○	○	○	−	5か国語対応 オーストラリア内でも6つのクイットラインが実施されている.
ニュージーランド	不明	○	○	○	○	○	○	○	○	ブログ
韓国	○	○	不明	○	−	○	−	−	−	動画
香港	不明	○	○	−	−	○	○	−	−	Youth Quitline
シンガポール	不明	○	○	−	−	○	○	−	−	禁煙プラン
台湾	不明	○	○	−	−	−	−	−	−	動画
タイ	○	○	○	○	○	−	不明	不明	不明	チャット
米国：カリフォルニア州	○	○	○	○	○	−	−	−	○	ニュースレター ブログ, 6か国語対応
英国	○	○	○	○	○	○	○	○	一部	Skype　動画 Youth

SNS：Social Network Service　NRT：Nicotine Replacement Therapy

（谷口　千枝, 他：日本での禁煙ホットライン（クイットラインの展望と, その方向性. 日本公衆衛生誌, 62 (3)：125-132, 2015（https://www.jstage.jst.go.jp/article/jph/62/3/62_14-046/_pdf/-char/ja）．より）

4　今後の展望

　基本的には，受動的な電話相談の基地が必要で，資金源としてタバコ税の一部（1％でも値上げをして）を活用することで実行可能である．対応するスタッフは，医療関係者でボランティアが望ましい．すでに実行してきた国々の対応を見ると，タバコの害の説明よりも，依存症への治療となるので，心理系やカウンセリング知識を持ったスタッフが必要となっている．約2,000万人の喫煙者に対して，コストパフォーマンスがよいクイットラインを早急に国や地方自治体のレベルで開設することが望まれる．

▶文献

1）厚生労働省：禁煙とたばこ依存症治療のための政策提言（世界保健機関）（https://www.mhlw.go.jp/topics/tobacco/kin-en-sien/izonshou/）.

2）YAHOO!ニュース JAPAN：電話で禁煙「クイットライン」のススメ（2017年5月14日）（https://news.yahoo.co.jp/byline/ishidamasahiko/20170514-00070946/）.

3）谷口　千枝, 他：日本での禁煙ホットライン（クイットライン）の展望と, その方向性. 日本公衆衛生誌, 62 (3), 125-132, 2015（https://www.jstage.jst.go.jp/article/jph/62/3/62_14-046/_pdf/-char/ja）.

〔宮﨑　恭一〕

禁煙推進に果たす医師会の役割

> **Check!**
>
> **1** 1人ひとりではできないことも医師会として協働することで実現可能になる.
>
> **2** 禁煙推進は,トップダウンとボトムアップ政策の両者を同時に進めていくことが大切である.
>
> **3** 長寿社会を維持していくために,タバコ対策は不可欠である.

1 医師会の役割

　医師会の大きな役割の1つに,医師1人ひとりがやろうとしてもできないことを,皆が協働することによってその目的を果たすことができるということがある.

　多くの医師は当然喫煙が体によくないことを理解し,また受動喫煙の害についても,一般の人々よりは理解していると思われる.しかしながら,一般の人よりは低いもののまだまだ多くの医師が喫煙しており,医師でありながら喫煙の害,たばこ対策などにまったく興味を示さない人がいることも残念ながら事実である.そこで医師1人ひとりに任せるのではなく,医師会としてのタバコ対策が重要になってくる.

2 地区医師会での取り組み

　17年前,筆者が東京都内の地区医師会の1つである東久留米市医師会の会長に就任した際,医師会として取り組んだ最初の事業が禁煙対策であった.

　当時,総会や忘年会では多くの会員やゲストが喫煙していた.まず理事会に諮り,3師会(医師会,歯科医師会,薬剤師会)で協同して禁煙宣言を出せるよう尽力した.いくつかの課題を乗り越え,3師会で禁煙宣言を出すことができた.そのなかで行動目標を掲げ,まず手をつけたのは市内の公立小中学校の敷地内全面禁煙であった.

　当時,敷地内全面禁煙の小中学校は30％にとどまり,職員室で教員が喫煙している姿もしばしば見受けられた.まず子どもたちの受動喫煙を防がねばと養護教諭を通じて各校の校長に働きかけたところ,教育委員会が動かないと自分たちの決断だけでは難しいと逃げられてしまった.そこで教育長に会うたびに,「生徒の成長を見守り,率先して健康教育を説くべき教師が,生徒に見える場所でタバコを吸うのはいかがなものか.運動会をはじめとする学校の行事で,来賓や保護者が喫煙しているのも問題で,敷地内禁煙をぜひとも早期に実現すべきだ」と言い続けた.その結果,約2年後に,市立小中学校の敷地内全面禁煙が達成された.やはり行政を動かすにはトップダウンの政策が必要と改めて認識した.同時に教育現場への不断のアプローチも大切だということがわかった.その後も東久留米市医師会での禁煙対策は徐々に進み,周辺の地区医師会との連携も進んでいった.

Ⅱ　禁煙の医学

表Ⅱ-4-20　禁煙推進のための行動指針

1. 東京都医師会会員は医師としての自覚を持って，禁煙を推進し，最終的に医師および医療スタッフの喫煙率ゼロを目指す．
2. 医師会館はすべて敷地内完全禁煙とし，東京都医師会会員の施設も敷地内完全禁煙を目指す．また出入りする人々にも積極的に禁煙を推奨する．
3. 患者さんが受診する際には，問診内容に必ず喫煙に関する項目を加え，禁煙を希望する方には，適切な治療を施すかあるいは治療施設を紹介する．
4. 地区医師会と協力して，保険で治療を受けられる禁煙外来施設を増やす．
5. 禁煙教育や受動喫煙防止のために，社会に向けて正しい知識の啓発や広報活動を行う．
6. 地区医師会，道府県医師会や医療団体および禁煙推進団体と連携し，「タバコによる健康被害のない社会」を実現するよう努力する．
7. 小中高生に対しては，学校医を通じてさらなる禁煙啓発を，大学生に対しては，キャンパス内での禁煙活動を積極的に広めていく．
8. 若年者や女性の喫煙防止のため，禁煙外来の保健適応拡大等，効果的施策の実施を求めていく．

（「東京都医師会　禁煙宣言」2013 年 4 月 1 日より）

3　東京都医師会での取り組み

　一方，47 の地区医師会と 12 の大学医師会そして都立病院医師会の 60 医師会が集まって構成される東京都医師会では，筆者が副会長に就任するまで，医師会として積極的に禁煙活動を行う機運はなかった．東京都医師会で東京都全体の禁煙対策を考える時期にきていると判断し，会長の許可をもらって，タバコ対策委員会を立ち上げた（表Ⅱ-4-20）．現在，委員会は 4 期目に入っているが，学識経験者，歯科医師会，薬剤師会，看護協会，養護教諭の方々，そして地区医師会のたばこ対策委員会の方々にも入っていただいて活発な活動を続けてもらっている．また 47 都道府県のなかで東京都医師会は，役職員すべて非喫煙者という全国でも唯一の医師会となっていることは特筆すべきことと思っている．

　幾多の困難を乗り越え，2018 年 6 月に成立した，国の健康増進法よりも厳しい内容の東京都の禁煙防止条例の制定に当たっては，委員会の先生方が核となり，多方面に受動喫煙防止条例の制定に向け，署名運動をはじめとする活動を積極的に担っていただいた．その結果 20 万 4 千筆の署名を集め，小池都知事宛に提出したことが，知事や条例制定推進派都議会議員への大きな支えともなり，条例成立に大きな役割を果たしたものと自負している．

　今回の条例制定に満足することなく，今後も，医療関係団体の喫煙率を可能な限りゼロに近づけるとともに，国民全体の喫煙率を 10 ％以下に，またすべての人が集まる空間での完全禁煙を目指して活動していきたい．活動の場もさらに広げて，禁煙推進企業との連携にも積極的にかかわっていきたいと考えている．

　身体の仕組みがわかり，健康を守り，病気の予防そして治療ができる医師こそが中心となって，『ランセット』の日本特集号に警告として書かれていた「経済停滞，政治の混乱，高齢化，十分ではないたばこ規制という状況のなかで，日本は保健医療の新たな課題に効果的に対応しているようには見えない」[1]というわれわれに投げかけられた課題解決に，今後も積極的にかかわっていこうと思っている．そしてそれは医師個人でなすことは不可能であり，医師会こそがその原動力になると信じてやまない．

4. 医療機関での禁煙指導・支援

▶文献

1）クリストファー・J・L・マレー：日本の平均寿命はなぜこんなに高いのか．ランセット日本特集号－国民皆保険達成から50年，日本国際交流センター，13-14，2011.

〔尾﨑 治夫〕

世界の潮流と日本の現状

1. 総　論
2. 受動喫煙の防止
3. 禁煙教育
4. タバコのパッケージ
5. その他の重要な事項
6. 各国が守らねばならないこと

Chapter 1 総　論

A　タバコ規制条約（FCTC）の歴史と非感染性疾患（NCD），MPOWER

> **Check!**
> 1 タバコ規制条約は国際協力によってタバコを規制する条約である．
> 2 2018年12月現在，181か国が批准をしている．
> 3 枠組条約とは，まず目的と一般的な原則を定めた条約（枠組条約）を締結し，その細目はコンセンサス方式で議定書・附属書・ガイドラインによって定めるものである．
> 4 非感染性疾患（NCD）の予防に禁煙がもっとも重要である．

1　タバコ規制条約（FCTC＝タバコ規制枠組条約）の歴史

　タバコの規制に関する世界保健機関枠組条約［略称：タバコ規制枠組条約（WHO Framework Convention on Tobacco Control：FCTC）］は，2003年5月21日にジュネーブで行われた第56回世界保健総会において全会一致で採択された．2004年3月9日に日本政府が署名をし，5月19日に国会で承認，ついで6月8日に受託書が寄託され，日本が19番目の批准国となった．2005年2月2日に条約第三号および外務省告示第六十八号で公布および告示が行われた．2005年2月27日に，批准国が40か国となり，条約が発効した．その後，2019年9月現在，181か国が批准をしている．

　2007年6〜7月　タイのバンコクでCOP2（第2回締約国会議）
　　第八条（受動喫煙防止）のガイドライン
　2008年11月　南アフリカのダーバンでCOP3（第3回締約国会議）
　　第五条三項（タバコ産業を監視）のガイドライン
　　第十一条（タバコのパッケージ）のガイドライン
　　第十三条（タバコ産業の広告禁止）のガイドライン
　2010年11月　ウルグアイのプンタデルエステでCOP4（第4回締約国会議）
　　第九・十条（成分規制・情報開示）の部分的ガイドライン
　　第十二条（教育）のガイドライン
　　第十四条（依存症治療）のガイドライン

2012 年 11 月　韓国のソウルで COP5（第 5 回締約国会議）

　第十五条（不法取引廃絶）の議定書

　第六条（タバコ需要を減らすための価格と課税に関する措置）のガイドライン

2014 年 10 月　ロシアのモスクワで COP6（第 6 回締約国会議）

　第十七・十八条（タバコの栽培に代わる経済的に持続可能な活動）の勧告

　第十九条（FCTC の義務履行に関する法的責任）の勧告

　電子タバコ（ENDS ＝ electronic nicotine delivery system）の禁止決議

2016 年 11 月　インドのデリーで COP7（第 7 回締約国会議）

　COP6 の時に話題になった，FCTC の目標として 2010 年から 25 年の間に各国は喫煙率を 30 ％減らすことが目標としてあげられた．

2018 年 10 月　スイスのジュネーブで COP8（第 8 回締約国会議）

　加熱式タバコなどの新型タバコはタバコと同様に扱うと決議．

2　タバコ規制条約（FCTC）の目的（タバコ規制条約の前文による）[1, 2]

①タバコは死亡，疾病および障害を起こすことが，科学的証拠により明らかにされている．

②タバコによる害の広がりが深刻で世界的な問題であり，各国が組織的に国際協力をするために条約を制定した．タバコには毒性，発がん性があり，タバコを吸うことは依存症という病気である．また，タバコは依存症になりやすくなるように作られている．

③タバコ産業はタバコ規制に反対し，悪影響を及ぼしている．彼らはさまざまな広告，販売促進や後援活動を使って，タバコを奨励している．これらの活動を告発しなければならない．

④あらゆる手段を駆使してタバコの消費を減らす．

以上が，タバコ条約の目的になっている．

3　ガイドラインとは何か

　枠組条約とは，まず目的と一般的な原則のみを定めた条約（枠組条約）を締結し，その細目はのちにコンセンサス方式で議定書や附属書・ガイドラインによって定め，これによって法的に拘束しようとする条約の 1 つの方式である．よって，ガイドラインは条約と一体のものである．

　各国はこれにより，国内法を変えていくのだが，日本などわずかの国では条文にある「国内法に沿って」にしがみつき，何も変えようとしていないのが現実である．

4　タバコ規制条約（FCTC）の条文

　条文の詳細は日本禁煙学会の HP 内にある「FCTC ポケットブック」を参照されたい．

5　NCDとは何か

　NCD（noncommunicable diseases）とは，非感染性疾患のことである．NCDは毎年4,100万人を死亡させている．これは全死亡の71％に相当する．早死の81％以上は低～中所得国において起きている[3]．

　NCDによる死亡のうち，心血管系疾患は1,790万人，がんは900万人，呼吸器疾患は390万人，糖尿病は160万人である．これらの4疾患だけで，NCDによる早死の80％を占めている．これらの疾患は4つのリスクファクター，すなわち喫煙，運動不足，アルコールの過度の飲用，不健康な食事によって起きている．そのうちタバコは年間720万人（受動喫煙を含め）の死の原因である．

　このようにNCDは大変重要なテーマであるが，日本を含め高所得国に限ると，喫煙対策がなによりも重要である．それはさまざまな原因の絡み合いを科学的に分析した結果，日本人男性ではタバコが寿命を縮めている一番大きな原因であることがわかったからである．禁煙推進こそが健康寿命を延ばす最優先の対策である．喫煙，高血圧，糖尿病，肥満，運動不足などの生活習慣や病気がそれぞれどれほど寿命を縮めているのかを試算した東京大学グループの研究によれば，日本人男性の命を縮める最大の原因はタバコで，第3位の高血圧のおよそ2倍の影響力であった（図Ⅲ-1-1）．高血圧，糖尿病，肥満，高LDLコレステロール血症をすべて合わせてもタバコの短命効果には及ばなかった．禁煙を進めることが日本人男性の健康寿命を延ばすための最優先課題であることが証明されたのである．

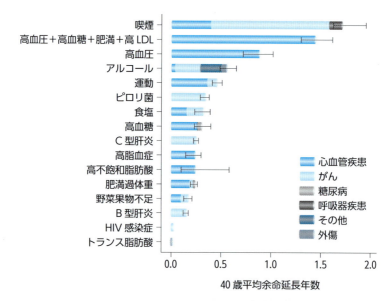

図Ⅲ-1-1　危険因子完全除去で期待される余命延長（日本人男性）

（Ikeda N, et al：Adult mortality attributable to preventable risk factors for noncommunicable diseases and injuries in Japan：a comparative risk assessment. PLoS Med, 9（1）：e1001160, 2012）

1. 総論

6 MPOWER とは何か

　MPOWER とは，タバコ対策に必須の事項を 6 項目にまとめて WHO が 2008 年に呈示した政策パッケージである．各項目についてチェックすることで，各国のタバコ対策の進行状況，問題点を確認することができる．

- ・Monitor tobacco use and prevention policies
  タバコの使用の状況と予防施策の実態把握を行うこと
- ・Protect people from tobacco smoke
  タバコの煙から人々を保護すること
- ・Offer help to quit tobacco use
  タバコ使用をやめるために支援を提供すること
- ・Warn about the dangers of tobacco
  タバコの危険性について注意喚起すること
- ・Enforce bans on tobacco advertising, promotion and sponsorship
  タバコの広告，販売促進，後援の禁止を実施すること
- ・Raise taxes on tobacco.
  タバコ税を上げること

　これらはタバコ規制条約（FCTC）を補完・応援するものである[4]．

▶文献

1) WHO：FCTC（https://www.who.int/fctc/en/）.
2) 外務省たばこの規制に関する世界保健機関枠組条約（略称 たばこ規制枠組条約）（http://www.mofa.go.jp/mofaj/gaiko/treaty/treaty159_17.html）.
3) WHO：Noncommunicable diseases.（https://www.who.int/news-room/fact-sheets/detail/noncommunicable-diseases）.
4) WHO：MPOWER（https://www.who.int/tobacco/mpower/en/）.

〔作田　学〕

III 世界の潮流と日本の現状

Chapter 2 受動喫煙の防止

A わが国における受動喫煙関連の実態（疫学）

Check!

1. わが国では特に飲食店，路上，遊技場などでの受動喫煙割合が高い．
2. 喫煙規制が進んでいるアメリカと比べると，わが国の受動喫煙割合は著しく高い．
3. 最近数年間の受動喫煙割合の低下率は鈍化している．

　2014年の時点で屋内を完全禁煙とする受動喫煙防止法を施行している国は，全世界で49か国に上る．これらの国々では，受動喫煙の減少とともに，心疾患・脳卒中・呼吸器疾患などによる入院リスクの減少[1]や死亡率の低下，屋内におけるPM$_{2.5}$濃度の減少などが報告されている．世界に先駆けていち早くタバコ規制を実施してきたアメリカでは，1988年から1991年の間の受動喫煙割合は87.9％であったが，2007年から2008年の間は40.1％，2011年から2012年の間は25.3％とそれぞれ経年的に低下している[2]（図III-2-1）．受動喫煙の割合が低下した要因についてアメリカ疾病管理予防センターは，①アメリカ各州における受動喫煙防止法の拡大，②家庭における受動喫煙の減少，③喫煙率の低下などを挙げている[2]．

　受動喫煙は，人種・民族，収入，職業などとも関連することが知られている．アメリカにおける受動喫煙の割合（2011年から2012年）は，非ヒスパニック系のWhite Americanで21.8％，Mexican Americanで23.9％であったが，非ヒスパニック系のBlack Americanでは46.8％と高かった．また，低所得者やブルーカラー労働者，サービス産業労働者，建設労働者などで受動喫煙の割合が高いことが知られている[2]．

　わが国の受動喫煙割合の経年的な変化を表III-2-1に示した[3]．2017年の時点で，最も受動喫煙の割合が高いのは飲食店の42.4％であり，次いで遊技場37.3％，路上31.7％であった．2008年のそれぞれの場所における受動喫煙割合を100とした場合の，2013年および2017年の相対的変化を図III-2-2に示した．2013年では対2008年比で飲食店は75.1％に，遊技場は89.3％に，職場は75.7％に，家庭は66.9％にそれぞれ低下している．しかし，2017年では対2008年比で飲食店は68.1％，遊技場は93.0％，職場は68.9％，家庭は53.2％であり，全体的に低下率は鈍化しており，遊技場においては逆に2013年よりも受動喫煙の割合が増加している．これらのことは，ここ数年，特に飲食店や遊技場などでの受動喫煙対策が，はかばかしく進んでいないことを示している．

2. 受動喫煙の防止

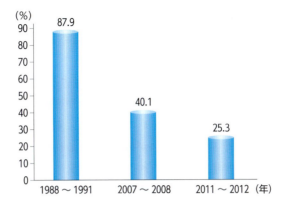

図Ⅲ-2-1 アメリカにおける受動喫煙割合の変化

(Centers for Disease Control and Prevention：Secondhand Smoke (SHS) Facts（https://www.cdc.gov/tobacco/data_statistics/fact_sheets/secondhand_smoke/general_facts/index.htm）より作成)

表Ⅲ-2-1 わが国における受動喫煙割合の経年的変化（％）

年	飲食店	遊技場	路上	職場	家庭
2008	62.3	40.1	*	43.7	13.9
2011	45.1	36.5	*	35.7	9.3
2013	46.8	35.8	33.1	33.1	9.3
2015	41.4	33.4	30.9	30.9	8.3
2017	42.4	37.3	31.7	30.1	7.4

＊：データ無し
(厚生労働省：平成29年国民健康・栄養調査結果の概要（https://www.mhlw.go.jp/content/10904750/000351576.pdf）より抜粋して作成)

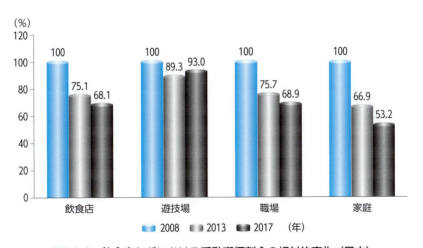

図Ⅲ-2-2 飲食店などにおける受動喫煙割合の相対的変化（日本）

(厚生労働省：平成29年国民健康・栄養調査結果の概要（https://www.mhlw.go.jp/content/10904750/000351576.pdf）より作成)

Ⅲ 世界の潮流と日本の現状

　一方，東京都が 2017 年に東京都民 2 万人（回収数 8,712 票，回収率 43.6 ％）を対象に行った受動喫煙に関する意識調査では，最も受動喫煙の割合が高かったのは路上の 88.5 ％であり，ついで飲食店 83.0 ％，遊技場 76.0 ％であった[4]．また，職場における受動喫煙の割合は 32.9 ％，家庭では 16.3 ％であった．厚生労働省の「国民健康・栄養調査」と比較すると東京都の調査結果は，全般的に受動喫煙の割合が高い傾向にある．厚生労働省が受動喫煙の期間を「この 1 か月間」としているのに対し，東京都の場合は「おおよそ 1 年の間」としていることに，その要因の 1 つがあるのかもしれない．

　筆者らが 2017 年に 47 都道府県の男女約 1 万人を対象に行った受動喫煙に関する全国調査では，その割合が最も高かった場所は飲食店であり 62.1 ％であった[5]．次いで路上 60.4 ％，遊技場 59.3 ％，コンビニエンスストア出入り口 56.7 ％であった．職場における受動喫煙の割合は 37.0 ％，家庭では 15.4 ％であった．厚生労働省，東京都，筆者らの調査に共通しているのは，わが国において特に飲食店，路上，遊技場での受動喫煙割合が高いことである．厚生労働省と東京都の調査には含まれていないが，コンビニエンスストア出入り口での受動喫煙の割合が高いことも看過できない．また筆者らの調査では，いずれかの場所で最近 1 か月間に一度でも受動喫煙の機会があった人の割合は，73.5 ％であった．アメリカにおける 2011 年から 2012 年の間の受動喫煙割合が，25.3 ％であることと比較すると，わが国における受動喫煙割合は，極めて高率であった．わが国の受動喫煙の状況を年代別に検討すると，30，40，50 代でその割合が高く，60 代以降で逆に低下する傾向にあった．また性別でみると，30 代の女性の受動喫煙割合が 80.7 ％と最も高かった．

▶文献

1) Tan CE, et al：Association between smoke-free legislation and hospitalizations for cardiac, cerebrovascular, and respiratory diseases：a meta-analysis. Circulation,126（18）：2177-2183,2012.

2) Centers for Disease Control and Prevention：Secondhand Smoke（SHS）Facts（https://www.cdc.gov/tobacco/data_statistics/fact_sheets/secondhand_smoke/general_facts/index.htm）.

3) 厚生労働省：平成 29 年国民健康・栄養調査結果の概要（https://www.mhlw.go.jp/content/10904750/000351576.pdf）.

4) 東京都福祉保健局：平成 29 年度受動喫煙に関する都民の意識調査報告書（http://www.fukushihoken.metro.tokyo.jp/kensui/kitsuen/sanko/citizen/files/29tomin_all.pdf）.

5) 川俣幹雄，他：わが国における受動喫煙の疫学的特質について―全国 1 万人規模の調査結果から―．第 11 回日本禁煙学会学術総会プログラム・抄録集，11：116, 2017.

〔川俣 幹雄〕

受動喫煙防止法・条例制定を推進する

> **Check!**
> 1 改正健康増進法ならびに東京都受動喫煙防止条例が 2020 年 4 月に施行される.
> 2 国の法律を補完する各地域の受動喫煙防止条例の制定には,医師会を中心とした医療系団体が協調して行政・議会への働きかけを行うことが有効である.
> 3 住民団体やメディアの受動喫煙防止対策への理解を得て,地域住民の合意形成を図るなど,トップダウン・ボトムアップの重層的な活動が有用である.

1 改正健康増進法ならびに東京都受動喫煙防止条例（表Ⅲ-2-2）

2018 年 7 月に「改正健康増進法」[1]が国会で成立した.同法では,保育所,幼稚園,小学校,中学校,高等学校,大学,医療機関,児童福祉施設,行政機関は敷地内禁煙で,屋外に喫煙場所の設置は可能と定められた.バス,タクシー,航空機も禁煙とされた.これ以

表Ⅲ-2-2

施設の類型		改正健康増進法	東京都受動喫煙防止条例
第一種施設	保育所,幼稚園 小学校,中学校,高等学校	敷地内禁煙 (屋外喫煙場所の設置は可)	敷地内禁煙 (屋外喫煙場所の設置も不可)
	大学 医療機関 児童福祉施設 行政機関 バス,タクシー,航空機		敷地内禁煙 (屋外喫煙場所の設置は可)
第二種施設	上記以外の多数の者が利用する施設 例）老人福祉施設,運動施設,ホテル,事務所,船舶,鉄道 大規模飲食店（客席面積＞100m³ または資本金＞5 千万円） 新規開設飲食店（規模にかかわらず）	原則屋内禁煙 (喫煙専用室でのみ喫煙可)	原則屋内禁煙 (喫煙専用室でのみ喫煙可) 従業員を使用していない場合は,禁煙・喫煙を選択できる
	小規模飲食店（客席面積 ≦100m³ かつ資本金≦5 千万円）	標識の掲示により喫煙可	
	加熱式タバコ	経過措置として加熱タバコ専用喫煙室内で飲食しながらの喫煙可（掲示義務）	
	未成年者の保護	喫煙可能場所へは客,従業員ともに 20 歳未満は立ち入り禁止	
	罰則	50 万円以下の過料	5 万円以下の過料（加熱式タバコは罰則適用なし）
	標識の掲示	喫煙場所のみ掲示	喫煙可能場所も屋内全面禁煙でも標識掲示 (屋内禁煙の場合は,掲示は努力義務)
	適用除外	住居,旅館・ホテルの客室は適用除外	住居,ホテルの客室,自家用車内は禁煙場所としない
	施行期日	2020 年 4 月 1 日	2020 年 4 月 1 日

外の多数の者が利用する施設（老人福祉施設，運動施設，ホテル，事務所，船舶，鉄道，飲食店など）は原則屋内禁煙とされ，飲食ができない喫煙専用室での喫煙は可能とされた．客席面積100m³以下かつ資本金5千万円以下の既存の小規模飲食店は，標識を掲示すれば喫煙可とする経過措置が取られた．加熱式タバコは，当分の間の措置として標識掲示を義務付けたうえで，専用喫煙室内での飲食をしながらの喫煙を可とした．また，すべての施設で，喫煙可能場所への20歳未満の者の立ち入りは，客・従業員ともに禁止となった．

　自民党たばこ議連やタバコ関連産業などの強硬な反対により，当初の厚生労働省案からは大幅に後退した内容となった．特に受動喫煙対策で重要な飲食店は，経過措置で喫煙可となる基準に該当する店舗は，全国で55％にも達すると厚生労働省は推計している．

　2018年6月に「東京都受動喫煙防止条例」[2]が成立した．保育所，幼稚園，小学校，中学校，高等学校は敷地内禁煙で，屋外の喫煙場所の設置も不可とした．飲食店は，資本金や客席面積の規模にかかわらず，従業員を使用している場合は屋内禁煙とし，飲食ができない喫煙専用室での喫煙は可と定めた．従業員を使用していない場合は，禁煙か喫煙を選択でき，加熱式タバコの扱いは，改正健康増進法と同様であるが，罰則は適用しないとされた．東京都内の84％の飲食店が禁煙の規制を受けると推計されている．

　長年タバコ問題に関心をもち，取り組んできた方々にとっては，国の法律はもちろんのこと，東京都の条例ですら不十分であるとの意見もあると思われるが，今回の法整備により，公共の場所での受動喫煙対策が劇的に進む大きな一歩となることが期待される．今後，これらの法律・条例が有効に機能するためには，行政のみならず医療関係者や日本禁煙学会の会員も協調し，法令が社会に広く認知され，確実に遵守されるよう活動を続けることが必要であると思われる．

　さらに，「東京都子どもを受動喫煙から守る条例」[3]が2018年4月に施行された．家庭等で子どもと同室で喫煙しないよう努めること，子どもが同乗する自動車内で喫煙しないよう努めること，学校，児童福祉施設，小児科や小児歯科などの周辺の路上において，子どもの受動喫煙防止に努めることなどを規定している．加熱式タバコも規制対象となっている．罰則規定は無いものの，自らの意思で受動喫煙を避けることが困難な子どもを保護する必要性を啓発する意義は，大きいと思われる．

2 　条例制定を全国に及ぼす

　「改正健康増進法」が施行される2020年4月以降も，東京都以外の地域では，特に飲食店の過半数は喫煙可になると推計されており，これを補完するためにさらなる受動喫煙対策を推進することが必要である．また，子どもの受動喫煙対策も，本法律概要のなかで，「受動喫煙による健康影響が大きい子どもに特に配慮し，家庭などにおいても受動喫煙を生じさせることがないよう配慮すること」を求めている．しかしながら，「東京都子どもを受動喫煙から守る条例」のように，規制の範囲を明確にすることで，より実効性が高まるものと考えられ，全国で横展開して条例を作ることが望まれる．

　それでは，地域において受動喫煙防止条例の制定に結実するために，どのような方策が考えられるかを，「美唄市受動喫煙防止条例」[4]の成立過程を見てきた経験から述べてみたい．

まず，当然ながら条例を成立させるためには，議会での承認を得なければならない．そのためには，多数の議員（特に議長が重要）や立案する側の首長と行政職員に，受動喫煙防止対策が地域住民の健康にどれだけの効果と恩恵をもたらすかということを，正確に理解してもらう必要がある．医療の専門家集団である医師会が中心となり，歯科医師会，薬剤師会，看護協会などの医療系団体と協調して，働きかけを行うことが有効であると考える．そのためには，地元の多くの政治家と日頃から顔の見える関係を構築しておくことが望ましい．これができるのも医師会であろう．理解を示してくれる議員には，地域の医師連盟（医師会の政治団体）から選挙時に推薦状を出しておくことも，1つの方法であろう．受動喫煙対策の政策を実現するためには，政治活動を展開することが不可欠である．

タバコ問題に積極的には関心をもっていない政治家にとっては，受動喫煙対策は必ず反対派がいるということがわかっており，できるならば避けて通りたい課題であると思われる．その場合，多くの住民がタバコ対策の推進に賛成であることを，示すことが必要になる．地域の団体，例えば保健推進員協議会，商工会議所，青年会議所，婦人団体，老人クラブ連合会，PTA，消費者協会などの理解を得て，各団体のトップと連名で首長や議会に要望書を提出することも，有効な手段であると考える．メディアの協力も重要である．受動喫煙問題に理解のある記者に適宜情報を伝え，記事にしてもらうことは住民の合意形成のために有用である．

さて，改正健康増進法が施行される直前の現時点において，自治体で独自に国の法制を補完するための受動喫煙防止条例を制定することには，行政が消極的な地域もあると思われる．その場合，各地域の需要に合わせて，行政が取り組みたいと思うような計画に修飾して提案し，受動喫煙対策を盛り込むことも1つの手段である．たとえば，がん対策推進，健康長寿計画，母子保健の推進，国保保険料の削減対策などである．この達成を目標として掲げ，1つの有効な手段として受動喫煙防止対策を計画の1つとして組み込み，最終的に条例化まで進める必要性に言及するという手法もある．

私どもの地域で作成された行政の計画である「北海道医療計画の南空知地域推進方針（平成30年度～平成35年度）」[5]の策定には，医師会の代表者も委員として参加して審議が行われた．その結果，「妊娠中および育児中の父母の喫煙率を0％とする」，「がん教育・喫煙防止講座等を管内全小中学校で実施する」という高い数値目標が盛り込まれた．今後，この目標の達成のためにどのような方策を講じていくかは，行政，医師会を含めた関係者で議論し，協調して活動していくことになるであろう．

最後に，もう1つ検討するべきことは，罰則規定の問題である．神奈川県，兵庫県，東京都の条例のように，罰則規定を設けることが実効性を向上させる観点からも理想であるが，罰則規定を盛り込むことに議会の承認を得られないために，条例化できないという自治体もあると考えられる．その場合は，まず罰則規定がない条例制定を行い，1～数年後の見直し規定を設け，段階的に強制力がある条例を目指す戦略も検討されるべきである．「美唄市受動喫煙防止条例」での経験から，罰則規定がなくても日本人は遵法精神が高く，制定により一定の効果は得られるものと考える．

Ⅲ　世界の潮流と日本の現状

▶文献

1）厚生労働省：健康増進法の一部を改正する法律（平成30年法律第78号）（https://www.mhlw.go.jp/stf/seisakunitsuite/bunya/0000189195.html）.

2）東京都：東京都受動喫煙防止条例（http://www.fukushihoken.metro.tokyo.jp/kensui/tokyo/file/judokistuenboshijorei.pdf）.

3）東京都：東京都子どもを受動喫煙から守る条例（条例第七三号）（http://www.fukushihoken.metro.tokyo.jp/kensui/kitsuen/kodomojourei/291013_tokyotokoho.pdf）.

4）美唄市：美唄市受動喫煙防止条例（http://www.city.bibai.hokkaido.jp/jyumin/docs/2015121700027/）.

5）北海道 空知総合振興局：北海道医療計画南空知地域推進方針：がんの医療連携（http://www.sorachi.pref.hokkaido.lg.jp/hk/hgc/iryosuisin/15-26.pdf）.

〔井門　明〕

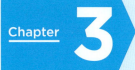

禁煙教育

 幼稚園・小学校・中学校での教育

Check!

1. 学校における禁煙教育は，今大きな変革期にある．成人社会におけるタバコ消費の衰退に伴った子どもたちの行動変容があり，小中学校における喫煙習慣の蔓延にははっきりと歯止めがかかっている．

2. そのためこれまでの定型的な喫煙の害を訴える教育とは異なった視点，地域の喫煙環境に対応した変化が求められる．

3. タバコ産業を管掌する国を背景としたわが国独特な喫煙擁護の風潮は今尚厳然と維持されていることから，世界の潮流に沿った禁煙教育をおろそかにさせない危機感と粘り強い努力が必要である．

わが国は明治のタバコ専売制度の成立以来，喫煙が人類に与える許容できない悪影響が明らかになった現在に至るまで，明確にタバコの消費抑制や無煙環境の整備に目を背けてきた．たばこ規制条約（FCTC）を無視し，「たばこ事業法」と国策会社JTを政策的に温存している．しかし国が最低限の消極的対策に終始しているにも拘らず，国民は着実なタバコ離れを起こしその消費量は減少の一途をたどっている．自治体間での較差はあるものの地方も国に先行した条例で喫煙抑制に意欲を示しており，方向性は揺ぎない．しかし防・禁煙教育においては生徒の喫煙率低下もあって現場での危機感が薄れており，その意欲は削がれつつあるようにみえる．いまだ大人たちが無邪気に吸っているタバコを「嗜癖性薬物」，「ゲートウェイドラッグ」として捉え，厄介で恐ろしい本質を徹底して教育のなかで訴え続けることが将来を見据えた重要課題である．

1 教育する側が生徒に伝えなければならないこと

薬物としてのタバコ・ニコチンに対しての理解がわが国に固有な多くの事情でゆがめられている．教育者として伝えたい最新の情報を得たとしても，それをすんなり教育に組み入れることは甚だ困難である．言いかえればタバコという薬物に無知無関心であることは教師として特に障害にならず，喫煙問題にかかわる「危機感，切迫感」の欠如は教育界ではさしたることではない状況にある．教育がタバコに無関心に陥るのを避けるため，この薬物利権を擁護し続けるわが国特有のゆがめられた「社会的側面」を直視しつつ，科学的根拠をもってこの薬物と対峙する必要がある．

Ⅲ 世界の潮流と日本の現状

a. 依存性薬物としてのタバコへの理解を深める

　　タバコはなぜやめられないのか，禁煙の恐るべき困難さについて教育にかかわる人々に十分理解されているであろうか．筆者の経験から，今でもコカインや覚醒剤，大麻などの「ドラッグ」とタバコは関係ないと思っている方々が多く，「依存性薬物」としての怖れや問題意識に乏しい．薬物の依存性については，①薬物中毒になりやすさ，つまり依存症への入り口の広さ，②薬物を欲しがる「渇望の強さ」，「離脱症状（禁断症状）の強さ」，③薬物のやめにくさ，つまり依存症から抜け出す出口の狭さ，という3点が重要となる．これに加え価格や手に入れやすさも大きな要素である．表Ⅲ-3-1 を見てほしい．1988 年の米国公衆衛生長官報告に始まり，アンソニー，ナット論文，さらに 2000 年の英国王立医学会報告に至るまでに合意されていった依存性薬物のランキングである．

　　麻薬や依存性薬物といわれるものに序列をつけるのはやさしいことではない．動物実験で中毒に仕たてたサルやマウスが，どれくらい当該薬物に対して「身体的禁断症状」を生じるかの強さをもってその序列が判断されていた時代があった．精神依存が主となるニコチンはヘロインなど一部の指定薬物と異なり派手な身体的禁断症状（退薬症候）を表さないためおよそ軽んじられていた．多剤に薬物依存のある多数の患者を選び，ヒトの薬物摂取欲求（渇望）や行動パターンにおよぼす影響を丁寧に定量化することでタバコ・ニコチンの薬物としての特性がやっと浮き彫りになった．動物実験研究でタバコ産業に近い柳田知司の依存性薬物に関する論文が 6 編も検討に加えられたうえで，分野も異なる多くの研究者によりこの薬物依存ランキングは作られている．見ての通りタバコの依存性の高さに驚かれることだろう．ヘロイン，コカインに並ぶ上位の依存性薬物なのである．マリファナやアンフェタミン（覚醒剤），LSD といった知られた薬物をはるかに凌駕する「麻薬性」と言ってよいものを具備している．

b. 喫煙のもたらす健康被害に対して国は

　　依存性の強さに支配され今なおわが国では長期のタバコ使用が「普通のこと」として続

表Ⅲ-3-1　依存性スコアの平均値

ドラッグ名	依存性スコア平均値
ヘロイン	3.00
コカイン	2.39
ニコチン（タバコ）	2.21
アルコール	1.93
アンフェタミン（覚醒剤）	1.67
マリファナ（大麻）	1.51
LSD	1.23
エクスタシー（危険ドラッグ）	1.13
溶剤（シンナー，トルエン）	1.01

（Nutt D, et al：Development of a rational scale to assess the harm of drugs of potential misuse. Lancet, 369（9566）：1047-1053, 2007）

けられているが，生命に対する身体毒性のランクは圧倒的1位に跳ね上がる．WHO はタバコによる犠牲者が毎年世界で710万人（2016年），日本では13万人にのぼると推定している．これに対し国は歴史的にその莫大な利権構造を行財政機構内に組み込んでいるため，財務省を頂点としてすべての省庁がタバコ消費の抑制策を講ずることを妨げてきた．厚生労働省，文部科学省においてもしかりである．これは地方自治体への還付税を介した圧力として教育の現場にまで浸透している．公共性をもつメディアのタバコ問題に対する目に余る消極性も同根といってよい．

2 　健康被害についての禁煙教育の実際

健康被害については VTR，DVD，パンフレットを含め多くの教材があり，また子どもたちにとっては遠い将来の話になることから時間が限られている現場では特に重きを置かない．

つい口に出してしまう「未成年者の喫煙は禁止されているからやめましょう」は絶対的禁句である．「禁止」という言葉ほど子供たちにとって魅力的な誘い文句はない．ただインパクトある健康被害の画像は大きな警告効果を持ち，それが生涯にわたる喫煙に対する忌避行動につながる経験的事実から，敢えて表出することは大切だと考えている．講演で見せる汚い肺や肺がん手術の画像は心的外傷後ストレス障害（PTSD）をもたらす可能性があると抗議されることもあるが，禁煙教育の先進国であるオーストラリアなどにおいても，もたらされる悲惨な現実をきちんと伝える方向に回帰している．

忘れずに知らせねばならないのは，騙されて誘い込まれた喫煙習慣により「生きる時間」が短くなることである．男女を問わず6~8年，1日1箱ちょっと吸う人の半数は70歳までに死んでいく．

a. 新型（加熱式）タバコについて

タバコ産業は副流煙被害に対する抗えない圧力からハームリダクションを旗印に，加熱や気化したニコチンリキッドの吸引を勧める方向転換を行っている．実際，家庭内にもかなり持ち込まれている様子が覗える．生徒にも少数ながら取り込まれている話を聞くが，往時の紙巻タバコの蔓延のような事態にはならないと考えている．宣伝の手法，手段が強く制限されており，新型（加熱式）タバコを魅力的に見せることはかなり困難であろう．

小中学校で講演すると必ず「煙の出ないタバコならいいんですか」と質問を受けるが「ウ～ンと臭いうんことあまり臭くないうんこ，君はどっちがいい」とうんこドリルをもじって聞き返すことにしている．「臭いが少ないからかえって君たちには怖いかも…アメリカでは販売許可もなかなかとれなかったんだよ」と付け加えている．

3 　学校での喫煙率の低下とそれに伴う変化について

近年多くの地域でみられるように学校での喫煙率の低下は著しい．私たちの茨城県は学校敷地内禁煙が徹底されていることが最大の要因であろうが，教師も含めた喫煙率低下により今や喫煙問題が生徒指導の課題に上ることがほとんどなくなったという．それに伴い各学校に必ずあった非行グループ（タバコはその絆的アイテムなのだ）が大方消滅したと

Ⅲ 世界の潮流と日本の現状

いう．受動喫煙問題による社会的喫煙率低下，スマホ普及による子供たちの生活的，経済的タバコ離れもあるが，やはり FCTC によるタバコ広告の抑制，値上げが大きな要因であろう．喫煙がカッコいいことではなくなったのだ．

残念ながら特に喫煙の害についての認識が高まってのことではないと考えている．

4 禁煙教育のこれからの課題

まず「受動喫煙」が身近で最大の環境汚染であり，これ以下なら安全という閾値がないこと，成長期にそれを避ける大切さとわが身をまもるすべを根拠ある科学的知識として与えなければならない．

大人たちはタバコについて知らされるべき情報を与えられることなく，洗練されたマーケティングの犠牲者となった．無知な大人たちの「喫煙をする自由」が青少年の「健康に生きる権利」に優先するはずもない．父母に受動喫煙被害の理解を求めていくことは機会もなく難しいが，子どもたちが家庭ではっきりとタバコを忌避することが父母の禁煙につながってくれる可能性は小さくない．

私たちは学校に赴いての 90 分の出前禁煙教育を 35 年間 50 万名近くの生徒たちに行ってきた（小学校は 50 分）．タバコは薬物であること，さまざまな病気で苦しむこと，これから仕掛けられるマーケティングのずるい手口に騙されないことを主眼に画像，映像で訴えてきた．教師の先生方にも知ってもらいたい下心が半分である．

これからも新型タバコなどタバコ産業からの働きかけは相当に激しく，気の抜けない状況が続く．故平山雄先生が繰り返された「タバコなどという薬物にとらわれない自由な生き方」こそ，私たちが次世代に残せる最大の財産であると考えている．

▶文献

1) 平間敬文 著：小学生からの禁煙教育自由自在．かもがわ出版，2011.
2) サイモン・チャプマン 著：タバコを歴史の遺物に．篠原出版新社，2009.
3) 松沢成文 著：JT，財務省，たばこ利権．ワニブックス・プラス，2013.

〔平間 敬文〕

B 高校・大学での喫煙防止教育

Check!

1. 喫煙者の90％は20歳までに喫煙を開始し，25歳以降に喫煙を開始する人は数％である．
2. 喫煙は大人っぽいどころか，思春期・反抗期特有の「子供っぽい行為」で，タバコ会社に騙されてニコチン依存にされた「カッコ悪い」状態であることに気づかせる．
3. 喫煙だけでなく受動喫煙の害を伝え，仲間内で吸いづらい雰囲気を作ることが大切．
4. 喫煙の害だけでなく，なぜ吸い始めるのか，なぜやめられないのか，なぜ売っているのかをバランスよく，上から目線でなく伝える．

1 禁煙・喫煙防止教育の理論と必要性

　喫煙開始時期は，成人以降ではない．米国では，1994年に米国疾病管理予防センター（CDC）が，学校での喫煙予防ガイドラインを発表した．同ガイドラインでは，喫煙者の82％が18歳までに喫煙を開始すると報告している[1]．また，日本でも2001年に池上が，喫煙者の90％は20歳までに喫煙を開始し，喫煙者の98％が25歳までに喫煙を開始していたと報告している[2]．

　ほとんどの喫煙者が，15歳から20歳までに喫煙を開始しており，15歳までに喫煙防止教育が必要であることを示唆している．また，まさに喫煙を開始する時期である高校・大学での喫煙防止教育は，きわめて重要な役割を担っていると言える（図Ⅲ-3-1）．

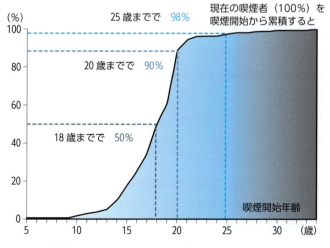

図Ⅲ-3-1　大人になるとタバコは吸い始めない
（池上達義：日本赤十字社和歌山医療センター，2001）

Ⅲ　世界の潮流と日本の現状

2　禁煙・喫煙防止教育の方法と実際

　子どもから大人への成長過程にある世代は，ちょうど大人たちがしている行為に興味を抱く時期である．普通に販売され，大人たちが吸っているタバコを，「吸うべきでない」と教育することには元々無理がある．

　タバコの害や吸うべきでない理由だけでなく，なぜ吸い始めるのか，なぜやめられないのか，なぜ売っているのかを，バランスよく，上から目線ではなく伝えることがポイントとなる．

a.　喫煙だけでなく受動喫煙の害を伝える

　喫煙防止教育において，タバコの害について正しい知識を伝えることは必須であり，いわゆる「脅し教育」ではない．一方，伝え方に一定の配慮や工夫が必要となる．

　かつては（現在でも同様かもしれないが），喫煙者である教師が生徒たちに，「未成年喫煙防止」という観点の生活指導的な「脅し教育」や，上から目線の「パターナリズム」に満ちた授業をすることが多かった．このような伝え方では，多感な思春期・反抗期の若者に受け入れられるわけもなく失敗する．

　また，タバコを吸おうと思っていない生徒に喫煙の害を伝えても意味がなく，受動喫煙の害をしっかり伝え，仲間内で喫煙しづらい雰囲気を作りだすことが重要である．

b.　「なぜ吸い始めるのか」を考えさせる

　高校生では，すでに喫煙経験がある生徒も混在する．周囲の生徒たちも感化されて吸い始める可能性があるが，なぜ吸い始めるかを考えさせることが重要である．

　ⅰ）「幼児性」に気づかせる

　多くの若者が，「大人ぶりたい」，「カッコつけたい」，「ワルぶりたい」，「反抗したい」，「試してみたい」，「仲間と同じ行動をとりたい」といった思春期・反抗期に特有の心理状態から吸い始めている事実を伝える．

　図Ⅲ-3-1 を示して，「大人は吸い始めない」ということを伝え，喫煙は「大人っぽいどころか子供っぽい行為」であることに気づかせることが重要である．

　ⅱ）「カッコ悪い」ことに気づかせる

　サルがタバコを吸う動画や，あやつり人形の絵などを見せて，ニコチン依存にされて吸わずにいられなくなった人間は「カッコいいどころかカッコ悪い」ことに気づかせる．

c.　タバコ会社に騙されていることを伝える

　タバコ会社のターゲットは若者であり，あらゆる手段を用いてタバコをカッコよく見せ，喫煙を開始させるように仕向けていることを伝える．

d.　「なぜやめられないのか」を考えさせる

　学校での喫煙防止教育では，生徒たちの周囲には家族や教師がいることを意識して話す必要がある．家族や教師にも喫煙者がいる可能性は十分あり，ニコチンの依存性について考えさせることが重要である．

　また，喫煙は嗜好ではなく，ニコチン依存による薬物乱用の第1歩であり，入り口となる薬物（gateway drug）として教育すべきであることを先生方やご父兄にも理解してい

ただく必要がある.

そして，学校施設とすべての学校行事を禁煙とする必要性をお伝えする[3].

e. 「なぜ売っているのか」を考えさせる

生徒たちの家族が，タバコ農家やタバコ販売に従事しているかもしれない．そのような生徒を傷つけることなく，タバコ問題を理解してもらう必要がある．

ⅰ) 有害性の過小評価

アスベストと同様に，以前は害が過小評価されていたために，現在も売られていることを伝える．

ⅱ) 経済効果の過大評価（誤解）

人の健康や命の問題が，販売利益，タバコ税，喫煙者を顧客に持つ飲食店収入，タバコ会社からの広告費・寄付金といった経済問題にすりかえられていることを伝える．

ⅲ) 政治的背景の悪影響（海外との比較）

日本では，日本たばこ産業（JT）が元専売公社であり，現在も株式の1/3を国が保有する国営会社であるために，タバコ規制がなかなか進まない事情があることを伝える．

海外の写真警告表示入りタバコパッケージを見せることで，海外との差を実感してもらうとよい．

f. 参加型・体験型授業やイベントの実践

仲間を募り，スタッフが充実してきたら，講演だけでなくワークショップ形式，ピア・エデュケーション形式の授業やイベントを実践されたい．単なる座学だけでは行動変容につながりづらく，またチームを形成することで，さらなる地域の禁煙化に貢献することが可能となるだろう．

▶**文献**

1) CDC：Guidelines for School Health Programs to Prevent Tobacco Use and Addiction（https://www.cdc.gov/mmwr/preview/mmwrhtml/00026213.htm）.

2) 池上達義：日本赤十字社和歌山医療センター調査. 2001.

3) CDC：Tobacco Use Prevention Through Schools（https://www.cdc.gov/healthyschools/tobacco/index.htm）.

〔村松 弘康〕

Ⅲ　世界の潮流と日本の現状

C　成人へ向けた教育

Check!

1　タバコ規制条約（FCTC）の存在を周知する.

2　ニコチンの依存性をしっかり伝え，タバコは嗜好品ではないことを理解して頂く.

3　喫煙者には禁煙の動機づけになるよう話す.

4　非喫煙者には受動喫煙の害を伝え，タバコ煙のない環境づくりと世論形成を目指す.

5　健康面だけでなく，社会的な問題点についても周知して行く.

1　禁煙・喫煙防止教育の必要性

　かつて専売公社として，国がタバコを販売してきた日本では，現在でも喫煙防止教育が十分になされていない．また，日常生活のなかでタバコを吸う両親や祖父母，あるいは大人たちの姿を見て育った子どもたちは，自分が大人になってからも，なぜ喫煙すべきでないのかがよく理解できていない.

　各国の間で，タバコに関する教育レベルに格差が生じないよう，FCTC 第十二条では，タバコ問題に関する教育，情報伝達，研修や民意向上に努めることが推奨されている[1].

　一方，タバコ会社は潤沢な資金を投入し，タバコの広告・販売促進を行うだけでなく，多くの分野にスポンサーとして参入して，喫煙を容認させるための広報活動を行っている．タバコ会社は，数多くのメディア，企業，慈善事業，スポーツや音楽イベントなどのスポンサーとなり，人脈と利益誘導により，喫煙・受動喫煙の害を過小評価した情報発信をさせ，意図的に誤った世論形成をさせている.

　FCTC 第十三条では，このようなタバコ会社の広告，販売促進行為，スポンサー活動を禁止しているが[1]，日本ではまったく守られておらず，新聞の紙面ですら 1 ページの全面カラー広告が掲載されている.

　このような状況下では，人々は喫煙の害を過小評価して喫煙を開始し，また吸わない人たちも受動喫煙の害を過小評価し，吸いやすい環境が提供され続けてしまう.

　ニコチン依存のために，禁煙できないまま結婚し，その子供たちがまた吸い始めるという負の連鎖が続く．この悪循環を断ち切るために，禁煙・喫煙防止教育が必要である.

2　タバコ規制条約（FCTC）の周知

　医師も含めて多くの日本人が，「タバコは規制して行く」という方針を打ち出したWHO の国際条約 FCTC の存在を知らない．タバコの有害性に関しては，すでに議論の余地はなく，世界的には 180 か国以上が FCTC に賛同している．日本も 2004 年に FCTC

を批准し，2005 年 2 月 27 日に同条約は発効している[1]．

　本来ならば，FCTC ガイドラインに従って 2010 年の 2 月末までに，日本でも屋内禁煙として受動喫煙を防止する法整備をしなければならなかった[2]．しかし，かつて専売公社としてタバコを国で販売していた日本では政治的な背景から法整備ができずにいた．

　今回，2020 年に東京オリンピックが開催されることとなり，WHO と IOC（国際オリンピック委員会）の協定[3]に従い，ようやく日本でも受動喫煙を防止する罰則付きの法律が 2020 年 4 月から施行されることとなった．ただ，本来の期限は 2010 年であったわけで，10 年も遅れての法整備なのである．

3　成人への禁煙教育の方法と実際

　成人のなかには，週刊誌の記事などから得たタバコ産業寄りの誤った情報を鵜呑みにし，タバコの害を否定する非喫煙者まで存在する．

　学生への喫煙防止教育とは若干異なり，筆者は喫煙者には禁煙の動機づけになるように，また非喫煙者には受動喫煙の害を理解して頂き，法的規制に賛同（少なくとも反対しない）世論を形成することを目的にお話している．

　FCTC 第十二条では，締約国に対して，次の a から f の事項に留意して教育することを推奨している[1]．禁煙教育の現場においても応用できる内容であり，筆者もこれらの点に留意しながら禁煙教育を行っている．

a. 喫煙・受動喫煙の害と依存性

　成人においても，タバコの害は禁煙教育の基本であり，特に非喫煙者には受動喫煙の害について，十分に周知する必要がある．また，喫煙は単なる嗜好ではなく，ニコチンという依存性薬物への依存状態であることをしっかり伝える．

b. 禁煙やタバコのない生活の利点

　健康面だけでなく，タバコに縛られない生活のメリットを伝える．

c. タバコ会社に関するさまざまな情報

　FCTC のような国際条約を定めた目的でもあるが，タバコ産業についてのさまざまな情報を周知する必要がある．

d. さまざまな対象者に，適切な教育を提供

　医療従事者，区市町村の職員，社会福祉事業担当者，マスメディア，教育者，意思決定権をもつ者，管理者など，さまざまな分野の対象者が興味を示すような，効果的内容の研修を行う必要がある．

e. 禁煙推進団体や学会への参加を推奨

　禁煙教育を受けて問題意識が高まっても，何をすべきかわからない方々が大半である．さらに理解を深めて頂く意味でも，われわれの仲間を増やす意味でも，学会や NGO への参加を促すとよい．

　ただし，タバコ会社と関係をもつ団体には参加してはならない．

Ⅲ 世界の潮流と日本の現状

f. 健康，経済，環境への悪影響を伝える

　行政担当者，教育者，マスコミ関係者などに対しては，タバコが健康だけでなく，経済的にも悪影響を及ぼしていることを伝える．タバコ税収よりも超過医療費や，タバコで病死した方々が生涯に収めるはずであった税金の損失のほうが上回る[4]ことを，彼らから国民に周知して頂くとよい．

　また，タバコは生産から消費までの過程で環境を破壊している．発展途上国で葉タバコの栽培をする際には，農薬が大量に使用され河川や海水が汚染される．さらに，収穫した葉タバコを乾燥するために，多くの森林が伐採され森林破壊が進んでいる[5]．多くの木が薪として燃やされ，大気汚染と地球温暖化が進み，消費されたタバコのフィルターは，再度ゴミとして環境を破壊する．

　以上のように，タバコはあらゆる観点から世界的に規制が進んでいる商品であることを伝えることが重要であろう．

▶文献

1) WHO：WHO Framework Convention on Tobacco Control（http://www.who.int/fctc/text_download/en/）.

2) 日本禁煙学会：受動喫煙防止条約（http://www.nosmoke55.jp/data/0707cop2.html）.

3) IOC：IOC AND WHO STRENGTHEN PARTNERSHIP（http://www.olympic.org/news/ioc-and-who-strengthen-partnership/94731）.

4) 医療経済研究機構：2010 年度調査報告書「喫煙によるコスト推計」（https://www.ihep.jp/publications/report/search.php?y = 2010）.

5) Geist HJ：Global assessment of deforestation related to tobacco farming. Tob Control, 8（1）：18-28, 1999.

〔村松 弘康〕

Chapter 4 タバコのパッケージ

A　FCTC 第十一条と世界の潮流

Check!

1. 警告表示の位置は表面と裏面の上部で，50％を超えるよう推奨されており，写真やイラストを使用することが望ましい．

2. 「ライト」，「マイルド」，「ウルトラ」など消費者に誤解を与える危険性がある表示をやめる．また，警告文言は何種類も用意し，ローテーションして慣れないようにする．

3. ISO 番号や，ニコチン，タール，その他の含有量などを表示しない．健康的であるとの誤解を避ける．

4. 写真入り警告表示はカナダが世界に先駆けて採用し，2018 年現在，東ティモールが裏表表示 92.5 ％で，世界最大となった．

5. 写真やイラストを警告表示に取り入れると決議した国は 2018 年に 116 か国となった．将来，ロゴなしでブランド名のみの表示になる可能性が高い．

　2008 年 11 月に南アフリカ共和国のダーバンで開催されたタバコ規制条約（FCTC）第 3 回締約国会議（COP3）で，「タバコ製品のパッケージと包装」を規制する第十一条ガイドライン[1]が決定された．COP4（2010 年，ウルグアイ），COP5（2012 年，韓国）を経て，多くの国々が警告表示に取り組んできた．2012 年 12 月 1 日には，オーストラリアが世界で初となるプレーンパッケージ（ロゴを排除し，警告表示のみを掲載）を実行した．現在 8 か国が採用している[2]．

1　効果的な包装・ラベル規制の策定

　健康に関する警告を効果的にデザインすることは，健康に関する警告を伝達し，喫煙を減らす有効な手段の 1 つである．警告表示の位置や，色調，写真，イラストなどの活用はタバコの消費を抑制する[3]．

2　世界の潮流

　FCTC の締約国は第十一条の提案を重くみて，健康に関する警告表示をどのようにタバコの包装に反映させることが，喫煙対策，禁煙推進に役立つかを試行錯誤してきた．第十一条では「健康警告，経済情報などタバコの害に関するメッセージを印刷する場合，

III 世界の潮流と日本の現状

主要表面50％以上を用いて30％以下にしてはならない」と謳っている．しかも批准してから3年以内に実行に移すように義務づけられている．

写真やイラストをいち早く取り入れたのはカナダ政府で，2000年6月に決議して，180日後に発効とした．ついでブラジルが2002年に，シンガポールが2004年，2005年にはタイ，ベネズエラ，ヨルダン，2006年にはオーストラリア，ウルグアイ，パナマ，ベルギー，チリと広がった．2013年には65か国であったが，2018年には116か国を数えた（図III-4-1）．

パッケージのランキングでは，オーストラリア，カナダ，メキシコ，ニュージーランドがOECDの加盟国の中ではより広い面積で警告表示（写真やイラスト，説明書きを含む）を採用している（表III-4-1）．日本は2012年では97位であったが，2018年には128位となっている．

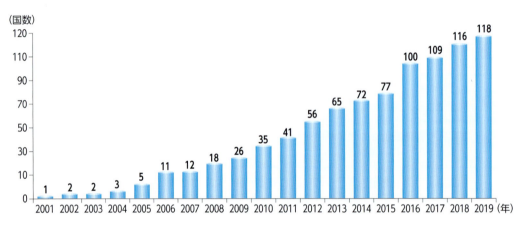

図III-4-1 警告表示に写真を取り入れた国々の数

(Canadian Cancer Society：Cigarette Package HealthWarnings；International Status Report 6th ed. September, 2018 より)

表III-4-1 タバコ警告表示の国際ランキング上位10か国

順位	国名/管区	写真表示有り	平均値（％）	表面（％）	裏面（％）	実施年
1	東ティモール	○	92.5	85	90	2018
2	ネパール	○	90	90	90	2015
3	バヌアツ	○	90	90	90	2017
4	ニュージーランド	○	87.5	75	100	2018
5	香港	○	85	85	85	2018
5	インド	○	85	85	85	2018
5	タイ	○	85	85	85	2014
8	オーストラリア	○	82.5	75	90	2012
9	スリランカ	○	80	80	80	2015
9	ウルグアイ	○	80	80	80	2015

(Canadian Cancer Society：Cigarette Package HealthWarnings；International Status Report 6th ed. September, 2018 より改編)

4. タバコのパッケージ

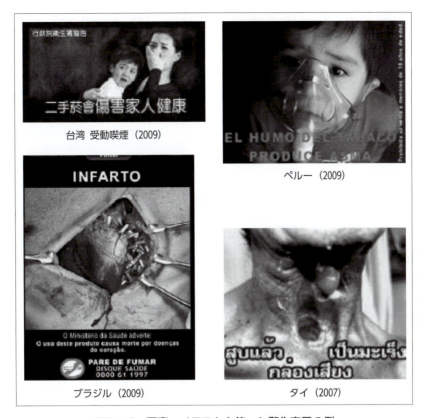

図Ⅲ-4-2 写真，イラストを使った警告表示の例

　2012年1月より，オーストラリアではプレーンパッケージが義務づけられ，フィリップモリスや日本たばこ産業株式会社（JT）から「表現の自由」を侵害するものであるとして訴訟がなされたが，オーストラリア最高裁において「健康」が重要視され，却下された．

　図Ⅲ-4-2はいくつかの国の写真つき警告表示の例である[4～6]．各国の警告表示はタバコラベル資料センターのウェブサイトに詳しい（http://www.tobaccolabels.ca）．巻頭の口絵 13 も参照されたい．

　タールやニコチンの「量」の表示も喫煙者に間違った健康志向を植えつけるので，数字などの記載を徐々になくしていく傾向にある．「ライト」，「マイルド」，「低タール」などを使用してはならないとする国が50か国を超えている．色彩もシルバーやブルーがより健康的と思わせるので，将来的にはロゴマークなどなくし，単調な色合いにして，ブランド名だけを小さく書くというパッケージになるように推奨している[7]．

▶文献
1) 大坪陽子　訳，松崎道幸　監訳：タバコ規制に関する世界保健機関枠組み条約 COP3用ガイドライン「条約第11条履行に関するガイドラインの詳細」．日本禁煙学会，2008．
2) 宮﨑恭一：プレーンパッケージを考える．日本禁煙学会雑誌，11（4）：96-97，2016．
3) WHO：MPOWER：A Policy Package to Reverse The Tobacco Epidemic. 20-23, WHO, 2008.
4) Canadian Cancer Society：Cigarette Package Health Warnings；International Status Report 6th ed.2018.

5) PICTURE BASED CIGARETTE WARNINGS（http:www.smoke-free.cawarnings）.

6) WHO：The impact of pictures on the effectiveness of tobacco warnings（http:www.who.int/bulletin/volumes/87/8/09-069575/en/）.

7) Hammond D：FCTC Article 11 Fact Sheet. University of Waterloo. Canada, 2008.

〔宮﨑　恭一〕

B　日本の現状

Check!

1　米国で 1965 年に始まった警告表示を日本で取り入れたのは 1972 年である.

2　「健康のため吸いすぎに注意しましょう」というあいまいな表示が長年使われた.

3　2020 年 4 月より，警告表示の面積を 50 ％に順次していくことになった.

　日本において，1972 年に「健康のため吸いすぎに注意しましょう」という表示が決まり，全国禁煙推進協議会は財務省や厚生労働省に対して，何度も変更の申請をした. 1990 年まで日本には警告表示という概念はなかった. その年，長野県伊那の禁煙友愛会（初代会長：小坂精尊）が顧問に頼む伊那出身衆議院，（故）宮下創平氏とともに，政府に陳情に行ったのがきっかけで，「あなたの健康を損なうおそれがありますので吸いすぎに注意しましょう」という文言が決まった. それまでは「吸いすぎに注意しましょう」としかなく，2005 年になって初めて，警告表示らしい文言が選ばれ，記載されるようになった. 当時の警告表示はタバコの側面に小さい文字で書かれており，喫煙者にとって何のインパクトもなかった.

　警告表示は，たばこ事業法第三十九条，同法施行規則第三十六条に書かれており，国からの命令としてタバコ産業が指示にしたがっているという形態である. 主要な 2 面の30 ％を使うことが義務づけられている.

　タバコ規制条約（FCTC）第 11 条の提唱に従って，写真を含めた警告表示の必然性に対しての調査が，札幌医大の斉藤重幸らにより，2010～2011 年に約 7,000 人の男女を対象に行われた（たばこ警告表示に関するアンケート）. 回答者の 85 ％（喫煙者でも 74 ％）が警告表示に写真を用いることに賛成している. 文章だけの警告表示はインパクトがなく，無視されるという意見が多い. 医療関係者はもちろん，一般市民も写真の導入を歓迎しているが，「財政制度等審議会たばこ事業等分科会」の第 15 回議事録を見ると，COP3（南アフリカにて開催）にて提唱された第 11 条に関しても議論されているが，委員にほとんど知識がなく，26 か国が採用している警告表示も 10 か国ぐらいしか採用していないとの誤った認識をしており，現在のままでよいのではという意見に落ち着いてしまった, 医療関係の委員ですらタバコに関する意識が非常に低いことがうかがわれる.

　日本禁煙学会は何度となく財務省に改訂を要請してきたが，ようやくオリンピックまで

表Ⅲ-4-2　日本におけるタバコのパッケージの注意文言

(1) 紙巻たばこ
　① 他者への影響
　　・たばこの煙は，周りの人の健康に悪影響を及ぼします．健康増進法で禁じられている場所では喫煙できません．
　　・望まない受動喫煙が生じないよう，屋外や家庭でも周囲の状況に配慮することが，健康増進法上，義務付けられています．
　　・たばこの煙は，あなただけでなく，周りの人が肺がん，心筋梗塞など虚血性心疾患，脳卒中になる危険性も高めます．
　　・たばこの煙は，子供の健康にも悪影響を及ぼします．たばこの誤飲を防ぐため，乳幼児の手が届かない所に保管・廃棄を．
　　・妊娠中の喫煙は，胎児の発育不全のほか，早産や出生体重の減少，乳幼児突然死症候群の危険性を高めます．
　② 喫煙者本人への影響
　　・喫煙は，様々な疾病になる危険性を高め，あなたの健康寿命を短くするおそれがあります．ニコチンには依存性があります．
　　・喫煙は，肺がんをはじめ，あなたが様々ながんになる危険性を高めます．
　　・喫煙は，動脈硬化や血栓形成傾向を強め，あなたが心筋梗塞など虚血性心疾患や脳卒中になる危険性を高めます．
　　・喫煙は，あなたが肺気腫など慢性閉塞性肺疾患（COPD）になり，呼吸困難となる危険性を高めます．
　　・喫煙は，あなたが歯周病になる危険性を高めます．
　③ 未成年者の喫煙防止
　　・20 歳未満の者の喫煙は，法律で禁じられています．
(2) ディスクレーマー
　① ニコチン・タール量
　　・ニコチン・タールの摂取量は，吸い方により製品に表示された値とは異なります．
　② mild，light 等の形容的表現
　　・「●●」の表現は，健康への悪影響が他製品より小さいことを意味するものではありません．
(3) 葉巻たばこ，パイプたばこ及び刻みたばこ
　　紙巻たばこと同じ
(4) 加熱式たばこ
　① 他者への影響
　　・加熱式たばこの煙（蒸気）は，周りの人の健康への悪影響が否定できません．健康増進法で禁じられている場所では喫煙できません．
　　・望まない受動喫煙が生じないよう，屋外や家庭でも周囲の状況に配慮することが，健康増進法上，義務付けられています．
　　・加熱式たばこの煙（蒸気）は，子供の健康への悪影響が否定できません．たばこの誤飲を防ぐため，乳幼児の手が届かない所に保管・廃棄を．
　② 喫煙者本人への影響
　　・加熱式たばこの煙（蒸気）は，発がん性物質や，依存性のあるニコチンが含まれるなど，あなたの健康への悪影響が否定できません．
　③ 未成年者の喫煙防止
　　・20 歳未満の者の喫煙は，法律で禁じられています．
(5) かみたばこ
　① 他者への影響
　　・妊娠中のかみたばこの使用は，妊娠高血圧症候群，早産や出生体重の減少のおそれがあります．
　　・誤飲を防ぐため，たばこは，乳幼児の手が届かない所に保管・廃棄しましょう．
　② 使用者本人への影響
　　・かみたばこの使用は，あなたが口腔がん等のがんになる危険性を高めます．ニコチンには依存性があります．
　③ 未成年者の使用防止
　　・20 歳未満の者の使用は，法律で禁じられています．
(6) かぎたばこ
　① 他者への影響
　　・妊娠中のかぎたばこの使用は，妊娠高血圧症候群，早産や出生体重の減少のおそれがあります．
　　・誤飲を防ぐため，たばこは，乳幼児の手が届かない所に保管・廃棄しましょう．
　② 使用者本人への影響
　　・かぎたばこの使用は，あなたが口腔がん等のがんになる危険性を高めます．ニコチンには依存性があります．
　③ 未成年者の使用防止
　　・20 歳未満の者の使用は，法律で禁じられています．
(7) 製造たばこ代用品
　① 他者への影響
　　・たばこの代用品の煙は，周りの人の健康への悪影響が否定できません．健康増進法で禁じられている場所では喫煙できません．
　　・望まない受動喫煙が生じないよう，屋外や家庭でも周囲の状況に配慮することが，健康増進法上，義務付けられています．
　　・たばこの代用品の煙は，子供の健康への悪影響が否定できません．たばこの代用品の誤飲を防ぐため，乳幼児の手が届かない所に保管・廃棄を．
　② 喫煙者本人への影響，未成年者の喫煙
　　・たばこの代用品の煙は，発がん性物質が含まれるおそれがあるなど，20 歳未満の者を含め，あなたの健康への悪影響が否定できません．

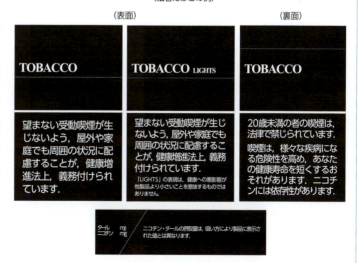

「たばこ事業法施行規則の一部を改正する省令（財務省令第 4 号）」（令和元年 6 月 14 日公布，同日施行）により，「注意文言」等の内容や表示方法が変更された[2]．

Ⅲ 世界の潮流と日本の現状

に警告表示の面積を 50 ％とすることになった（表Ⅲ-4-2）[1].

▶文献

1) the japan times：Japan to use larger health warning labels on packs of cigarettes（https://www.japantimes.co.jp/news/2018/12/28/national/japan-use-larger-health-warning-labels-packs-cigarettes/）.

2) 財政制度等審議会：注意文言表示規制. 広告規制の見直し等について（平成 30 年 12 月 28 日）.

〔宮﨑 恭一〕

Chapter 5 その他の重要な事項

A タバコの陳列販売を禁止する

> **Check!**
> 1 FCTC は TAPS（タバコの宣伝，販売促進，スポンサー活動）の禁止を強力に求めている．
> 2 コンビニでの陳列は FCTC 違反である．
> 3 タバコ自販機も広告の手段としてとらえ，禁止すべきである．
> 4 タバコのロゴを使用した製品も禁止対象となる．

　タバコ規制条約（FCTC）第 13 条（広告・宣伝・スポンサーの禁止）のガイドラインには，あらゆるタバコ関連の広告（Advertising），宣伝促進（Promotion），スポンサー（Sponsorship）の禁止を盛り込んでいる．タバコ（Tobacco）を頭文字にして，TAPS と略し，締約国会議（COP）では，話題が飛び交っている．

　日本では，タバコの宣伝に関しては，1994 年 10 月から始まった「たばこ行動計画検討会」を受けて，1995 年から自主規制として，テレビや看板，雑誌などの広告が少なくなり，2003 年の健康増進法の改正を受けて，2004 年からメディア（TV，ラジオでの CM の全面禁止，雑誌，新聞への広告の規制）を通じてのタバコ銘柄広告，イベント会場などでのタバコの無料配布や屋外広告などの制限が強化された[1]．しかし，いまだにマナー広告や喫煙者によるタバコ賛歌コラムなどが掲載されている．

　日本禁煙学会は，2010 年 6 月に，当時の野田総理大臣に，以下の申し入れをした．これはタバコ規制条約の実施の必要性を訴えたものである．

> 「日本禁煙学会は今回，予防可能な喫煙による死亡をなくすために，FCTC 第 13 条の早急な完全実施を日本政府に強く求めます．具体的には以下を要求いたします」
> 1) テレビ・ラジオ，新聞・雑誌などにおけるタバコ広告を製品だけでなくマナー広告も含めて禁止すること
> 2) 景品付きタバコを禁止すること
> 3) 店頭におけるタバコ製品の展示を規制すること
> 4) タバコ自動販売機や喫煙コーナーを利用したタバコの宣伝を禁止すること

5) インターネットでのタバコ販売を禁止すること
6) ライト，マイルド等の喫煙の害を小さく見せるブランド名を禁止すること
7) タバコ会社による冠イベントを禁止すること
8) タバコ会社のCSR（企業の社会的責任）活動を制限すること
9) FCTC第13条を誠実に実行する義務を怠ったことに関する反省と早急な実施の意志を表明すること

1　自販機も店頭陳列も宣伝媒体となる

　タバコ規制条約第13条ガイドラインによると，「小売店においてタバコ製品を陳列あるいは露出させる行為はタバコの宣伝と販売促進とみなされるから禁止されなければならない．自動販売機は，その存在自体が宣伝と販売促進手段となっているから禁止すべきである」と記されている[2]．

　カナダ，クロアチア，アイルランド，アイスランド，ノルウェー，ロシア，タイ，フィンランド，オーストラリア，ニュージーランド，イギリスのように，タバコ陳列禁止令がすでに実施されている．実際の適応はそれぞれ異なるが，タバコ製品を販売する店や店舗が，製品を顧客の目の届かない場所，カウンターの下，または特別なキャビネットに保管することを義務づけている（図Ⅲ-5-1）．タバコ製品は，顧客からの要求に応じてのみ表示でき，規制の背後にある考え方は，人々が製品を見ることができないと，喫煙する傾向が少ないということである．

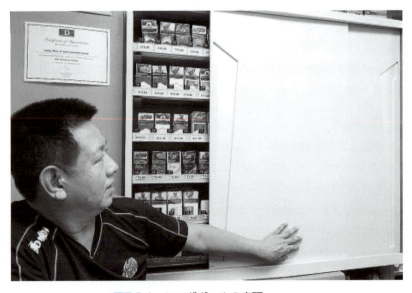

図Ⅲ-5-1　シンガポールの店頭

5. その他の重要な事項

2 タバコの陳列禁止の法規制が必要であるのは国民の願い

WHO のタバコ規制条約は，指針で「衝動買いを刺激し，タバコを容認する印象を与える」として，陳列販売や自販機設置の禁止を求めている（表Ⅲ-5-1）.

世界保健機関（WHO）が定めた「世界禁煙デー」の 2017 年 5 月 31 日，国立がん研究センターがタバコの陳列販売に関するアンケート調査結果を公表した．コンビニなどでの陳列禁止に 70 ％が賛成し，自動販売機の設置禁止は 80 ％が支持した．

調査はインターネットを通じ 9〜12 日に実施．成人 2,000 人（うち喫煙者 1,000 人），未成年者 400 人から回答を得た．

タバコを目にする機会は，成人で「屋外喫煙所」と「喫煙ルーム」がともに 70 ％を超え，「歩きタバコ」（61 ％）や「コンビニ」（58 ％），「自販機」（53 ％）などが続いた．未成年者も似た結果となったが，コンビニが 66 ％と高かった．

タバコに手を出さないための対策として，成人の 82 ％が自販機禁止に「支持する」，「どちらかというと支持する」と回答．陳列販売についても，合わせて 72 ％が禁止を支持した．幼稚園や学校周辺，通学路，駅前など子どもが利用する店での販売は，68 ％が「禁止すべきだ」とした．

タバコの陳列棚がなくなるのはそれほど遠い話ではないだろう．

表Ⅲ-5-1　国別小売店陳列禁止状況

オーストラリア	タバコ専門店を除く，全州および準州で小売店の陳列禁止
カナダ	サスカチュワン州は 2005 年に最初の州となり，2010 年 1 月 1 日にラブラドールとニューファンドランドで施行された．オンタリオ州は 2008 年 5 月 31 日，アルバータ州とブリティッシュコロンビア州は 2008 年の夏
クロアチア	2014 年 7 月 1 日より
フィンランド	2012 年 1 月 1 日より
アイスランド	2001 年に世界で初めてタバコの店頭陳列禁止を実施
アイルランド	2009 年 7 月 1 日に施行された陳列禁止を実施した EU で最初の国
コソボ	2013 年 6 月 24 日に，小売店の完全陳列禁止措置が施行された
ニュージーランド	2012 年 7 月 23 日にタバコ陳列禁止が施行された
ノルウェー	2010 年 1 月 1 日以降，タバコ製品陳列禁止
ロシア	2014 年 7 月 1 日からタバコ製品の陳列禁止
タイ	2005 年に陳列禁止が施行
イギリス	小売店（280 m² 以上）2012 年 4 月 6 日 小規模店（280 m² 以下）2015 年 4 月 6 日
北アイルランド	小売店（280 m² 以上）2012 年 10 月 31 日 小規模店（280 m² 未満）2015 年 4 月 6 日
ウェールズ	小売店（280 m² 以上）2012 年 12 月 3 日 小規模店（280 m² 以下）2015 年 4 月 6 日
スコットランド	小売店（280 平方メートル以上）2013 年 4 月 29 日 小規模店（280 平方メートル未満）2015 年 4 月 6 日

▶文献

1) 林　怡蓉：日本におけるたばこ広告規制と喫煙マナー広告の表象. 関西学院大学社会学部紀要（104）183-195, 2008.
2) 日本禁煙学会：FCTC（タバコ規制枠組条約）ポケットブック, 2011.
3) Wikipedia：Tobacco display ban（https://en.wikipedia.org/wiki/Tobacco_display_ban）

〔宮﨑　恭一〕

B　タバコを値上げする

Check!

1. 日本のタバコの価格は国際的にみても，FCTC 締約国として求められるレベルからみても安価である.
2. タバコの値上げは，消費を減らし，国民の健康を守る重要な施策である. 特に，若年者・低所得者層においてより効果的である.
3. タバコの値上げは，消費を減らす効果とともに，国の税収を増加させるという2つの効果がある.

1　FCTC 第6条「タバコの需要を減少させるための価格及び課税に関する措置」

タバコの規制に関する世界保健機関枠組条約（WHO Framework Convention on Tobacco Control：FCTC）第6条にタバコの値上げに関する事項が記載されている.

・全般的な義務：タバコの需要を減らすために価格と税を上げる.
・価格および課税に関する措置が，さまざまな人々，特に年少者のタバコの消費を減少させることに関する効果的および重要な手段であることを認識する.

2　MPOWER 政策パッケージ

WHO は MPOWER と呼ばれる政策パッケージを発表している[1]. 日本の評価は低いレベルに留まるものが目立ち（表Ⅲ-5-2），税の値上げに関しては優・良・可・不可の4段階のうち「良」という判定である（WHO report on the global tobacco epidemic 2017）. 2017年時点では，小売価格の63％が税にあたるが，MPOWER では76％以上を「優」と判定する.

2018年税制改正において決定した増税では，同年1本あたり1円引き上げた後，2020年と2021年に1円ずつ引き上げ，最終的に1箱あたりで60円の増税とするものである. この増税が実施されても，小売価格に占める税の割合は60％台であり，「優」判定を達成するにはさらなる増税が必要である.

表Ⅲ-5-2 MPOWER政策パッケージの内容と日本の評価

頭文字	内容	日本の評価
M	Monitor（タバコ使用と予防政策のモニター）	優
P	Protect People from Tobacco Smoke（受動喫煙からの保護）	可*
O	Offer Help to Quit Tobacco Use（禁煙支援）	良
W	Warn about Dangers of Tobacco（タバコの使用とタバコの危険性に関する知識の普及）	警告表示：可 メディアキャンペーン：不可
E	Enforce Bans on Tobacco Advertising Promotion and Sponsorship（タバコの広告，販促活動などの禁止法令整備）	不可
R	Raise Taxes on Tobacco Products（タバコ税の値上げ）	良

＊2018年制定された改正健康増進法が2019〜2020年施行される際「不可」から「可」へ1ランク上がる

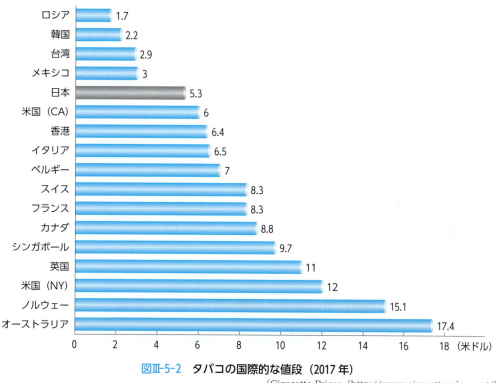

図Ⅲ-5-2 タバコの国際的な値段（2017年）

（Cigarette Prices（http://www.cigaretteprices.net/））

3 タバコ小売価格の国際比較

2017年の小売価格の米ドルベースでの比較を示す（図Ⅲ-5-2）．国際的にみて，日本の小売価格は今も安価であり，価格の大幅な値上げが必要である．

Ⅲ　世界の潮流と日本の現状

4　価格弾力性

　商品の値上げをすると需要に影響がある．それを評価するとき，価格が 1 ％上昇した際に，需要が何％変化するかという指標が用いられ，需要の価格弾力性と呼ばれる．

　ある製品の価格を 10 ％値上げした際，需要が 3 ％減少したとすると，このときの価格弾力性は 0.3 となる．この値が 1 より大きいとき「価格弾力性が大きい」，1 より小さいとき「価格弾力性が小さい」という．

$$・価格弾力性＝\frac{値上げによる変化率（\%）}{価格上昇率（\%）}$$

　価格弾力性が小さい製品は，価格を変更してもほとんど需要は変化しないが，価格弾力性が大きい製品の場合，価格が変わると需要が大きく変化する．通常，生活必需品は価格弾力性が小さく，贅沢品は大きい．

5　タバコの価格弾力性と値上げの効果

　WHO は高所得国におけるタバコの価格弾力性は 0.4，低・中所得国では 0.8 と報告している[1]．タバコには依存性がありすぐにやめられないことが多く，日本における価格弾力性は 0.3〜0.4 と小さい．一方，若者や低所得者層はタバコの値上げに敏感に反応し消費がより大きく減少すると言われており，価格弾力性は 0.8 である．

　2010 年の値上げは販売価格で 290〜320 円から 410〜440 円へと 37 ％程度の過去最大の値上げであった．値上げ後，販売数量は 237 億本減少（−10 ％）であったが，税収は 800 億円（＋4 ％），販売金額は 703 億円（＋2 ％）の増加であった．喫煙率は 2009 年に比べ，2010 年は男性 6.0 ％減（減少率 16 ％），女性 2.5 ％（減少率 23 ％）であり，その後わずかに増加したものの値上げによる喫煙率を下げる効果が確認された．値上げ時の価格弾力性は概ね 0.3 であり，以前の小幅な値上げ時と大きな差はなかった[2]．

　タバコに課税をし，価格を値上げすることは，公衆衛生上タバコの需要を抑制するという好ましい効果がある上に，国の財政への悪影響ももたらさない[1, 3]．

6　若年者・低所得者層の喫煙と健康の社会的決定要因

　喫煙や受動喫煙ばく露は，貧困や学歴などの社会格差と関連し，世代を超えて連鎖している．日本では男女ともに，年齢が若いほど，また学歴が低いほど喫煙率が高い[4]．世帯の所得とその構成員の喫煙率の関係では，所得が低いほど喫煙率が高い（図Ⅲ-5-3）．意識調査においては，低所得者層ほど健康のための実践をする割合が低い（2014 年厚生労働白書）．社会格差の拡大を抑制する施策が求められる．

　若年者・低所得者層においてタバコの値上げは経済的負担になるといった懸念が持たれやすい．しかし，価格弾力性の特性から消費を大きく減らす若年者・低所得者層においては喫煙開始を抑制する効果がある．その結果，彼らの健康を守り，喫煙に関連した疾病による休業・死亡と医療費の軽減，日常生活に必要な費用の増加につながる施策である．

　種々の政策の効果を検証した結果，値上げはタバコ規制において強いエビデンスがある[3]．

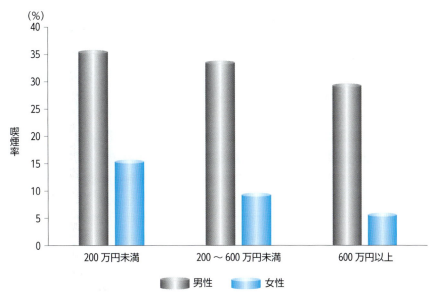

図Ⅲ-5-3　世帯の所得とその構成員の喫煙率

(厚生労働省：2014年国民健康・栄養調査)

7　健康のためのタバコ課税へ

　元来タバコへの課税は政府の税収確保が目的であったが，2010年に実施されたタバコ増税は税制改正大綱に基づき，タバコの消費を抑制し，国民の健康を守るための健康のための課税であった．

　2014年「タバコの需要を減少させるための価格及び課税に関する措置に関するガイドライン」が採択された．その指針と原則は以下の通りである[5]．

　タバコの価格が禁煙動機に与える影響の研究では，ニコチンへの依存が重度の喫煙者は1箱あたりの価格が706円で50％，983円で90％が禁煙を考慮すると報告される[6]．タバコ規制条約（FCTC）が求めるレベルの大幅な値上げが求められる．

> 指針：タバコ使用は社会全体に大きな経済的損害をもたらしている．タバコへの効果的な課税は，タバコの使用率と使用量の減少をもたらすだけではなく，タバコ使用に伴うヘルスケアコストの政府負担を減らす．タバコに対する課税と価格政策は，タバコ製品の需要と消費を減らす上で最も効果的な方策の1つであると認識されている．
> 原則1：タバコ課税政策の決定は締結国の主権的権利である．
> 原則2：効果的なタバコ課税はタバコ消費量と使用率を有意に減少させる．とりわけ若者のタバコ使用開始を防ぐために極めて重要な対策である．
> 原則3：タバコ税を上げるとタバコ消費量の低下を上回る税収増がもたらされるため，タバコ課税政策はその国の財政に大きく貢献する．

> 原則4：タバコ税は価格弾力性の低い商品への課税であるため，経済的効率にすぐれている．低～中所得者層では，増税により価格が上がると消費が減りやすいため，高所得者層よりもタバコ使用率が下がり，健康格差とタバコに起因する貧困の減少につながる．
> 原則5：税収漏れが最小となるようタバコ課税システムを作る必要がある．さらに，健康増進効果が十分もたらされるように税率を上げる必要がある．
> 原則6：健康増進政策の一環としてのたばこ税価格対策の立案，決定，実施にあたっては，タバコ産業とその利害関係者からの干渉を防ぐ必要がある．

▶文献

1) World Health Organization, 国立がんセンターたばこ政策研究プロジェクト　訳：WHO 2008年世界のたばこの流行に関する報告：MPOWER 政策パッケージ（http://whqlibdoc.who.int/publications/2008/9789241596282_jpn.pdf）．
2) 伊藤ゆり, 他：たばこ税・価格の引き上げによるたばこ販売実績への影響. 日本公衆衛生雑誌, 60（9）：613-618, 2013.
3) Hill S, et al：Impact of tobacco control interventions on socioeconomic inequalities in smoking：review of the evidence. Tob Control, 23（e2）：e89-97, 2014.
4) Tabuchi T, et al：Educational inequalities in smoking among Japanese adults aged 25-94 years：Nationally representative sex-and age-specific statistics. J Epidemiol, 27（4）：186-192, 2017.
5) 日本禁煙学会, 松崎道幸　訳：WHO FCTC 第6条施行ガイドライン，タバコの需要を減らすための価格・課税対策. 日本禁煙学会雑誌, 9（5）：84-92, 2014.
6) Goto R, et al：Discrete choice experiment of smoking cessation behaviour in Japan. Tob Control, 16（5）：336-343, 2007.

〔高野 義久〕

C　タバコと労働生産性

Check!

1. タバコ休憩による労働時間の損失が最も大きいと指摘されている．
2. 病欠・疾病就業による労働生産性低下にかかわる病態として，アレルギー，腰痛，うつや不安があり，喫煙はその悪化要因として関与している．
3. 喫煙は，労働災害のリスクを高める．
4. 喫煙は，労働の中心的担い手である60歳未満の超過死亡を増加させる．

1　喫煙による労働時間の損失

喫煙する労働者の勤務時間中の喫煙時間は一日平均35分と報告されている[1]．この

データを用い，1日8時間，年間250日の労働条件で単純計算すると，1年間で18日分の労働日数を喫煙のための時間に使うことになる．

2 病欠・疾病就業による労働生産性の低下

喫煙は数多くの疾病と関連している．喫煙をする労働者が長期病欠をするリスクは高くなり，非喫煙者に比べて1.5~2倍と報告されている[2]（図Ⅲ-5-4）．

病欠の問題ばかりではない．出勤しているにもかかわらず体調の悪さから生産性が上がらない疾病就業という状態もある．疾病就業による生産性低下は病欠と同程度の影響が認められる[3]．

日本の労働者における労働生産性損失の調査では，アレルギー，腰痛・首の不調，うつ・不安が重要な要因であった[4]．

a. 喫煙とアレルギーを含む気道疾患

喫煙はアレルギー疾患や気道感染に影響を及ぼし，労働生産性を低下させる．

メタ解析の結果，受動喫煙によってアレルギー鼻炎のリスクが10％増加（95％CI：1.06-1.15）することが報告されている[5]．喫煙や受動喫煙により，気管支喘息の病態の悪化も報告されている（『アレルギー疾患（p.67）』参照）．

インフルエンザの流行の調査において，喫煙者の方がインフルエンザの発症や重症化例が多く発生し，発症の寄与危険度31.2％，重症化の寄与危険度40.6％であったこと[6]，上気道炎による症状が7日以上にわたり遷延するリスクが非喫煙者に比べて2.53倍であることが報告されている（『その他の呼吸器疾患（p.52）』参照）[7]．

b. 喫煙と腰痛

喫煙は腰痛との関連も報告されている．メタ解析の結果，非喫煙者と比べて，直近1か月の腰痛はオッズ比1.30倍，直近12か月の腰痛1.33倍，処置が必要なほどの腰痛1.49

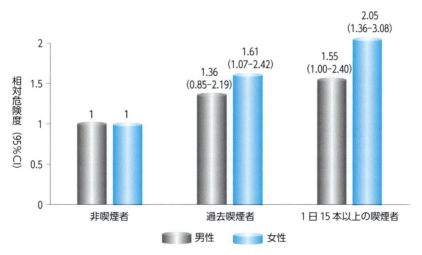

図Ⅲ-5-4 喫煙による長期病欠への影響

(Christensen KB, et al：The impact of health behaviour on long term sickness absence: results from DWECS/DREAM. Ind Health, 45（2）：348-351, 2007)

倍，慢性腰痛 1.79 倍（1.27-2.50），動けないほどの腰痛 2.14 倍と報告されており，喫煙と関連する生産性低下の要因の 1 つである[8].

c. 喫煙とメンタルヘルス

生産性低下の要因としてメンタルヘルスの不調があり，メンタルヘルス対策は重要である．喫煙は自律神経や脳内の神経伝達物質に影響を与えるなどし，精神疾患に影響を与えることが報告されている（『認知症・精神疾患（p.78）』参照）．

ⅰ）うつ病

日本人の研究では，受動喫煙のない非喫煙者を 1 とした場合，ときどき受動喫煙ばく露を受ける非喫煙者で 1.63 倍，常に受動喫煙ばく露を受ける非喫煙者で 1.92 倍，現喫煙者で 2.25〜2.38 倍であった[9].

ⅱ）睡眠障害

喫煙は，入眠困難，昼間の眠気，睡眠障害のリスクを高める．収入や精神状態，運動，飲酒などさまざまな条件を考慮に入れた睡眠障害の調査では，喫煙者は非喫煙者に比べて睡眠の質が悪かった（睡眠の質の障害された割合：喫煙者 28.1 ％，非喫煙者 19.1 ％）．さらに，ニコチン依存度が高く，喫煙本数が多いほど，睡眠時間が短い傾向があった[10].

ⅲ）自殺

メタ解析の結果，非喫煙者と比較し，過去喫煙者の自殺リスクは 1.28 倍，現喫煙者は 1.81 倍であった．喫煙本数と自殺リスクには量－反応関係があり，喫煙量が 1 日 10 本増える毎にリスクは 24 ％増加した[11].

日本の研究でも，喫煙者の自殺は非喫煙者より 30 ％多い．特に，喫煙総量が多い人の自殺リスクが高く，喫煙本数×年数が 1,200 以上の喫煙者の自殺リスクは 2.1 倍と有意に高かった[12].

ⅳ）禁煙によるストレスの改善

喫煙はメンタルヘルスへ悪影響があるが，禁煙は逆によい影響をもたらす．禁煙後，ストレスの強さを 30 項目の General Health Questionnaire にて測定した調査では，禁煙して 6 か月後以降にてストレスが有意に軽減した[13].

社会ではいまだに喫煙はストレス解消になるなど，喫煙が精神衛生に与える影響を誤って捉える向きがある．メンタルヘルスに対して喫煙が及ぼす悪影響と禁煙による好ましい効果を勘案し，職場の喫煙対策を実施する必要がある．

3　喫煙と労働災害

喫煙は労働災害の発生とも関連している．

韓国の男性の肉体労働者において，非喫煙で受動喫煙ばく露がない者と比べて，受動喫煙にばく露されている者は 3.7 倍，現喫煙者は 2.5 倍の労働災害リスクがあると報告されている．女性では，それぞれ 8.4 倍，3.5 倍であった[14]．労働災害が起こりやすい要因として，視覚や聴覚の障害，睡眠障害などが考えられる．

5. その他の重要な事項

4   労働者の死亡のリスク

　喫煙は労働の中心となる働き手の死亡リスクを増やす．人口動態統計によると，労働の中心を担う 30～59 歳日本人の死因として自殺，がん，心疾患が重要である．登録時 40～59 歳（中央値 50 歳）の約 4 万人の日本人を 10 年間観察したコホート研究の結果，非喫煙者に比べ喫煙者では，全死亡（男性 55 ％ *，女性 89 ％ * 増加），がん死亡（男性 61 ％ *，女性 83 ％ * 増加），循環器疾患による死亡（男性 41 ％，女性 172 ％ * 増加），その他の死亡（男性 61 ％ *，女性 39 ％ * 増加）が多かった（＊：有意差あり）[15]．

　以上，喫煙による労働生産性の低下について記載した．労働生産性の向上の観点からも喫煙対策が重要である．

▶文献

1) Weis WL：Can you afford to hire smokers? Pers Adm, 26 (5)：71-73, 75-78, 1981.

2) Christensen KB, et al：The impact of health behaviour on long term sickness absence：results from DWECS/DREAM. Ind Health, 45 (2)：348-351, 2007.

3) Wada K, et al：The Economic Impact of Loss of Performance Due to Absenteeism and Presenteeism Caused by Depressive Symptoms and Comorbid Health Conditions among Japanese Workers. Ind Health, 51 (5)：482-489, 2013.

4) 和田耕治, 他：関東地区の事業場における慢性疾患による仕事の生産性への影響. 産業衛生学雑誌, 49 (3)：103-109, 2007.

5) Saulyte J, et al：Active or passive exposure to tobacco smoking and allergic rhinitis, allergic dermatitis, and food allergy in adults and children：a systematic review and meta-analysis. PLoS Med, 11 (3)：e1001611, 2014.

6) Kark JD, et al：Cigarette smoking as a risk factor for epidemic a (h1n1) influenza in young men. N Engl J Med, 307 (17)：1042-1046, 1982.

7) Benseñor IM, et al：Active and passive smoking and risk of colds in women. Ann Epidemiol, 11 (4)：225-231, 2001.

8) Shiri R, et al：The association between smoking and low back pain：a meta-analysis. Am J Med, 123 (1)：87. e7-35, 2010.

9) Nakata A, et al：Active and passive smoking and depression among Japanese workers. Prev Med, 46 (5)：451-456, 2008.

10) Cohrs S, et al：Impaired sleep quality and sleep duration in smokers-results from the German Multicenter Study on Nicotine Dependence. Addict Biol, 19 (3)：486-496, 2014.

11) Li D, et al：Cigarette smoking and risk of completed suicide：a meta-analysis of prospective cohort studies. J Psychiatr Res, 46 (10)：1257-1266, 2012.

12) Iwasaki M, et al：Cigarette smoking and completed suicide among middle-aged men：a population-based cohort study in Japan. Ann Epidemiol, 15 (4)：286-292, 2005.

13) Mino Y, et al：Does smoking cessation improve mental health?. Psychiatry Clin Neurosci, 54 (2)：169-172, 2000.

14) Kim HC, et al：Association of active and passive smoking with occupational injury in manual workers：a cross-sectional study of the 2011 Korean working conditions survey. Ind Health, 53 (5)：445-453, 2015.

Ⅲ　世界の潮流と日本の現状

15) Hara M, et al：Smoking and risk of premature death among middle-aged Japanese：ten-year follow-up of the Japan Public Health Center-based prospective study on cancer and cardiovascular diseases（JPHC Study）cohort I. Jpn J Cancer Res, 93（1）：6-14, 2002.

〔高野　義久〕

6. 各国が守らねばならないこと

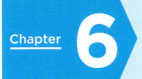 各国が守らねばならないこと

 FCTC 第 5 条 3 項と世界の潮流

Check!

1. 5条3項ガイドラインは，過去の経験を踏まえたうえで，タバコ規制に関する公衆衛生政策をタバコ産業の干渉から保護するための指針となる4つの原則及び8つの勧告を定めている．

2. タイ政府もタバコ専売公社を保有しているが，日本と異なり，積極的なタバコ規制政策が実行されている．

3. 韓国でも，タバコの専売制がとられた過去があるが，政府保有株が売却されて完全民営化しており，わが国に先行して受動喫煙防止法が制定され，さらには，大規模な医療費求償訴訟も提起されている．

4. 日本のタバコ産業干渉指数は，東南アジア9か国加盟のSEATCA中ワースト1である．

1 条約の規定

a. タバコ規制条約（FCTC）5条3項

第5条　一般的義務（Article 5 General obligations）

3項　締約国は，たばこの規制に関する公衆の健康のための政策を策定し及び実施するに当たり，国内法に従い，たばこ産業の商業上及び他の既存の利益からそのような政策を擁護するために行動する．

b. ガイドライン

5条3項のガイドラインが，2008年11月に南アフリカ共和国ダーバンで開催された第3回締約国会議（COP3）において，採択された．
その全文は，http://www.who.int/fctc/guidelines/article_5_3.pdf
和訳は，次のURLご参照．
http://www.mhlw.go.jp/topics/tobacco/dl/fctc_5-3_guideline_120506.pdf
http://www.nosmoke55.jp/data/cop3_5_3_200811.pdf
　以下，ガイドラインのRecommendationを，単に「勧告」と略記する．

Ⅲ　世界の潮流と日本の現状

2　タバコ規制政策とタバコ産業の根本的な利益相反および政策干渉

　　タバコ規制プロセスの透明性に関する WHO 決議 AHA54.18 によると「長年にわたり
たばこ産業は，たばこの害と闘うための公衆衛生政策を実施する政府と WHO の役割を
阻害する，という明らかな意図を持って行動してきた」と述べられている．5 条 3 項はか
かる経験に基づく条項であり，指針となる原則 1 は「たばこ産業と公衆衛生政策の間には，
根本的かつ相容れない利害の対立が存在する」ことが確認されたうえ，同原則 2 および 3
において締約国およびタバコ産業に対し説明責任と透明性の担保を要求し，同原則 4 にお
いてタバコ産業の事業運営の奨励策を認めないことが定められている．

3　世界の潮流　他国の例

　　ここでは，わが国と同様にタバコ専売制度を取っていたタイと韓国の例をあげて，両国
が，どのようにタバコ規制を進めてきたかを紹介する．

a. タイのタバコ規制，FCTC 第 5 条 3 項の履行

　　タイは，専売公社を有しながらも，アジアのなかでもタバコ規制が成功している国の 1
つであろう．Dr. Prakit Vathesatogkit 教授によれば，タイのタバコ規制の概要は次のと
おりである．

　　1992 年には非喫煙者保護法により公共施設での喫煙が禁止され，2002 年には飲食店に
ついても喫煙禁止の適用が拡大された．2005 年にはタバコパッケージに警告写真が義務
づけられ（世界で 4 番目），2008 年 2 月にはバーなどでも喫煙が全面禁止された．2014 年
には電子・水タバコの輸入，販売，喫煙が禁止されている．テレビ，ラジオ，新聞などメ
ディアを通じたタバコ広告は禁止され，テレビで放送される映画の喫煙シーンにはモザイ
クをかける必要がある．

　　タイ政府は，毎年タバコ税を増税することにより，年々，喫煙率を下げると同時に，税
収を増加させた．

　　タイ政府は，厚生省が議長を務め，大蔵省・文部省などの官僚や NGO を構成員として，
内閣が任命する国立タバコ対策委員会を設置した．大蔵省はタイタバコ専売公社を保有し
ていたが，タイ政府は，（日本政府とは異なり）積極的な健康対策を行ってきた．政府は，
タイタバコ専売公社に対し，他の海外タバコ会社（PM，BAT，JT など）と同様の処遇を
行うものとし（勧告（8）参照），厚生省の大臣・官僚はタバコ産業と面会をしないことと
した（タバコ産業が面会を求めても，正式な文書を提出させ，厚生省からも文書で回答す
るのみとした）．また，いかなる委員会にもタバコ産業の関係者を就任させないこととし
た（勧告（2）及び（4）参照）．

　　さらに，2017 年 7 月からタバコ製品管理法が施行され，20 歳未満者へのタバコ販売，宗
教施設，医療施設，教育機関，公園などでのタバコ販売，タバコの宣伝広告，禁煙場所で
の喫煙，あらゆる場所での電子タバコの所持などが懲役刑を含む罰則付きで禁止されてい
る．

b. 韓国のタバコ会社の民営化とタバコ規制

韓国も，日本と同様，タバコの専売制がとられ，国営のタバコ人参公社が存在したが，1999年以降政府保有株が徐々に売却され，2002年に全株が売却されて完全民営化した（社名「KT&G」に変更）．

韓国では，男性喫煙率が日本人男性よりも高いが，近時，受動喫煙防止の政策が進展している．2012年12月8日から150 m²以上の飲食店（居酒屋・喫茶店など含む）が原則禁煙とされ（罰則あり），2015年1月1日からは面積にかかわらず国内すべての施設などが禁煙とされている（飲食店は喫煙室設置可）．実際，毎年約3億円を超える罰金が徴収されているようである．また，国民健康増進法により，TV番組の喫煙シーンが規制され，政府がスポンサーになった禁煙CMがTV放送されている．

韓国におけるタバコ規制の特徴としては，政府そのものではなくその下部組織に当たり，独自の予算を保持して活動する韓国健康保険公団や韓国健康増進公団が反タバコキャンペーンや訴訟などの主体となっていることがあげられる．上記TVCMを含むキャンペーンは韓国健康増進公団が主体となっているし，韓国健康保険公団は，2014年4月，PM社，BAT社，KT&T社を被告として537億ウォン（約53億円）の医療費返還訴訟を提起するなど政府内の利益相反を回避する方法が採られており，わが国においても参考になると思われる．

c. 日本の場合

東南アジアタバココントロール・アライアンス（Southeast Asia Tobacco Control Alliance：SEATCA）がFCTC5条3項の履行度をチェックするために作出したタバコ産業干渉指数は，2018年度で85点とワースト1位である[1]．

日本では，現在も政府がJT株式を1/3以上保有しているが（後述），タバコ規制政策を推進するためには，株式を手放して完全民営化することを前向きに検討する必要がある．

▶文献

1) 作田 学，他：タバコ産業干渉指数 日本 2018年版（http://www.jstc.or.jp/uploads/uploads/files/information/201879TIII.pdf）．

〔片山 律〕

B　たばこ事業法との矛盾

Check!

1 たばこ事業法を有する日本は，FCTCおよび同第5条3項に違反している点が多数ある．

2 財務省がJTを監督している現在の制度は，タバコ規制条約（FCTC）とは根本的かつ相容れない利害の対立を抱えている．

Ⅲ　世界の潮流と日本の現状

　タバコ消費による健康，社会，環境および経済に及ぼす破壊的影響から現在および将来の世代を保護することを目的とする FCTC と，「我が国たばこ産業の健全な発展を図り，もつて財政収入の安定的確保」を目的とする「たばこ事業法」との間には，根本的かつ相容れない利害の対立が存在する．

　たばこ事業法の下，財務省，日本たばこ産業株式会社（JT）を中心に，タバコ農家，小売店，タバコ族議員により，巨大なタバコ利権構造が形成されており，タバコ規制のさまざまな場面で政策への干渉が行われている．以下，同ガイドライン（以下，そのRecommendation を「勧告」と略記する）と，わが国における FCTC 違反，矛盾点を幾つか示す．なお，日本禁煙学会の提案・要望・声明（http://www.jstc.or.jp/modules/activity/index.php?content_id = 7）も参照されたい．

1　財務省（政府）の利益相反[1〜3]

　日本たばこ産業株式会社法により，財務大臣は 1/3 超の JT 株式の保有を義務づけられ，同大臣が同法およびたばこ事業法の定めるところに従い JT を監督することとされている．たばこ事業法は，注意表示や広告に関する規制も含んでいる．なお，タバコ税収は 2 兆円を超え，JT 株式からの財務大臣への配当金は約 700 億円と見積もられている．

　税収確保や JT の経済的利益を図ることと，タバコ規制の観点からタバコ産業の監督を行うこととの間には，根本的かつ相容れない利害の対立がある．

　国営タバコ産業に関する勧告（8.2）は，タバコ規制政策の策定と実施が，タバコ産業の監督及び管理と切り離されていることを保証すべきとしている．本来，タバコ規制は，国民の生命健康を保護すべき厚生労働省が所管すべきであり，厚生労働省の政策が，財務省による JT の監督，管理から切り離されている必要があり，当然，予算を通じての影響力についても同様である．また，勧告（4.6）は，政府職員に対してタバコ産業に関して直接的に有する利益を放棄することを勧告（4.7）はタバコ産業からの金融的利益を有すべきではないことを要求しており，財務大臣の株式保有は，同勧告の趣旨に反する．

2　大蔵省（財務省）官僚の天下り

　専売公社時代から JT の首脳は，大蔵省（財務省）の天下り先となっている．

　勧告（4.4）は，タバコ規制にかかわった公職者に退職後一定期間にタバコ産業内の職業活動に従事する意図につき申告義務を課すべきとしている．

3　JT から官公庁への天上がり

　JT の従業者が官庁に採用され，職員となっている．総務省発表「民間から国への職員の受入状況」の「民間企業から国へ一定期間受け入れている者の受入状況」によれば，JT の従業者が，財務省大臣官房，財務省理財局，農林水産省生産局に送り込まれている．

　勧告（4.8）は，タバコ産業またはその利益増進のために活動している団体によって雇用されているいかなる者も，タバコ規制政策などにかかわる政府機関の成員としてはならないとしている．また，勧告（4.5）は，報酬の有無を問わず，公職応募者にタバコ産業にお

6. 各国が守らねばならないこと

ける職歴の申告義務を課すべきとしている．

4 族議員

「たばこ族議員」とよばれる，自民党農水族・大蔵族を中心とする議員が，これまで厚生労働省に圧力をかけて，タバコ規制を妨害してきた．

健康増進法改正においても，塩崎厚労大臣を中心とした厚生労働省案に対する自民党たばこ議員連盟による反対により，規制の大幅な後退を余儀なくされたが，同議員連盟所属議員へのJTからの多額の寄付が明らかになっている（http://www.jstc.or.jp/modules/information/index.php?conten t_id = 93）．

勧告（4.11）は，タバコ産業やその利益促進を図る組織からの，政党，候補者，選挙運動への寄附・献金の阻止および全面開示を義務づける効果的な措置を講じることを要求している．

5 JTによる政策妨害・干渉行為[4)]

JTやその関連団体により，さまざまな場面で政策妨害や干渉がされている．例としては，タバコ大幅増税の運動に対する妨害（2008年），神奈川県受動喫煙防止条例に対する妨害（2007年），「健康日本21」および「がん対策推進基本計画」の喫煙率削減目標の設定に対する妨害（2006年，2007年など），労働安全衛生法改正に対する妨害（2010～2014年），東京都受動喫煙防止条例に対する妨害（2014年），東京都子どもを受動喫煙から守る条例および受動喫煙防止条例に対する妨害（2017～2018年），改正健康増進法に対する妨害（2017～2018年）などがあげられる．

FCTC5条3項に基づき，政府はこうした妨害行為を防止し，タバコ規制政策を擁護しなければならない．勧告（2.1）は，締約国はタバコ産業やタバコ製品の効果的な規制を実現するために，タバコ産業との接触は必用なとき，必要な範囲に限るべきとしている．また，勧告（5.4）は，タバコ産業が虚偽あるいは誤解を招く情報を流布した場合には，強制的な刑罰を課すべきとしている．

6 政府によるタバコ産業の助長

日本国政府および地方公共団体が，タバコ産業に便益を供与したり，活動を助長したりしている事例も見受けられる．近時，厚生労働省や東京都などで喫煙室を設けるための各種助成金制度が設けられ，しかも，東京都はJTとの事業実施協力協定まで締結してる．JTの費用負担による喫煙室設置を地方公共団体が受け入れる事例も散見される．これらは，勧告(2)「接触の制限」並びに勧告(3)「連携の拒否」に反するものであり，タバコ産業に対する奨励策，特権，利益・便益を与えることを禁止する勧告（7.1）にも反する．

また，どのような形であれ，JTから寄付金を受けることは，勧告(4)や勧告（6.4）「献金・寄附金受け取りの禁止」にも違反する．

289

7　タバコ産業関係者の講演会・シンポジウムへの送り込み

政府や公的機関その他の関連団体が，タバコ産業や「隠れ蓑」となる団体（喫煙科学研究財団など）の関係者を，タバコ問題に関する講演会やシンポジウムの講師とすることは，勧告(1)「正確な知識の啓発」や，勧告(3.2)等に違反する．

8　タバコ産業の「社会的責任」活動

勧告(6)は，タバコ産業は，タバコ製品の致死的性質からイメージを引き離すため又は公衆衛生政策の制定および実施を干渉するために社会的責任と称する活動を行っている．たばこ消費促進を目的としてタバコ会社が「社会的責任」と称する活動は，マーケティングであると同時に広報戦略に他ならず，タバコ産業の「企業の社会的責任」のための活動は本来矛盾がある，とされている．

そして，勧告(6.2)において，締約国は，タバコ産業の「社会的責任」と称する活動を是認，支援，提携，参加すべきではないとされ，また，勧告(6.3)において，タバコ産業が企業の社会的責任と称する活動および活動のための支出の公表を認めるべきではないとされている．

▶文献

1) マーク・A・レヴィン：日出ずる国の喫煙－アメリカ人の視点からみた日本のたばこ規制．2003．
2) 週刊東洋経済：がんの嘘～不都合なたばこの真実～．東洋経済新報社，2007．
3) 松沢成文 著：JT, 財務省, たばこ利権～日本最後の巨大利権の闇～．ワニブックス，2013．
4) 望月友美子：FCTC5.3条からみた公衆衛生政策の保護とたばこ対策の課題．保険医療科学，64（5）：419-425, 2015．

〔片山　律〕

C　医学研究者の利益相反問題

Check!

1. タバコ産業からいかなる資金も受け取るべきではない．
2. タバコは健康のみならず，社会，経済，および環境に破壊的な影響を及ぼす．
3. 資金提供は，研究結果やその考察，および結論に影響を及ぼす．

1　日本禁煙学会における利益相反規定

日本禁煙学会では，定款の施行細則で以下のように定めている．

（倫理指針）

第 19 条　日本禁煙学会及び会員は，タバコ会社及びその関係団体・関係者から，直接的または間接的な資金や物資提供・便宜供与を受けない．また，これらが主催あるいは後援・協賛するイベント・催し等には協力しない．

（投稿・学術総会発表の際の利害相反）

（倫理指針）

第 20 条　日本禁煙学会雑誌に投稿し，あるいは日本禁煙学会学術総会で発表する研究は，国内外のタバコ産業及び関連団体から研究助成を受けていないことを要件とする．

2　投稿論文および学術総会発表内容に，他機関から研究助成・補助，及び利益・利害相反がある場合は，その内容を明記すること．

また，日本禁煙学会雑誌の投稿規定でも，上記 20 条とほぼ同文で以下のように規定している．

http://www.jstc.or.jp/uploads/uploads/files/journal/TOKOYU2018-02-21.pdf

投稿規定（2018 年 2 月 21 日改訂）

3．投稿資格ならびに条件

　筆頭著者は，編集委員会で認めた場合を除き，会員に限り，共著者も含めて国内外のタバコ産業及び関連団体から研究助成を受けていないことを条件とする．投稿論文に他機関から研究助成・補助，及び利益・利害相反がある場合は，その内容を明記する．

以上を踏まえ，ホームページでも，以下の倫理指針を公表・明示している．

http://www.jstc.or.jp/modules/about/index.php?content_id = 2

【日本禁煙学会及び会員は，タバコマネーとはいっさい関わらない倫理指針】

（2008 年 2 月）タバコ製品の有害性に関する世界医師会声明（勧告，2007.10）

http://www.nosmoke55.jp/data/0712wma.html　及び日本禁煙学会の声明（2007. 12.10）「タバコ産業からいかなる資金も受け取るべきではない」http://www. nosmoke55.jp/action/0712dirtymoney.html を踏まえ，日本禁煙学会及び会員は，タバコ会社及びその関係団体・関係者から，直接的または間接的な資金や物資提供・便宜供与を受けない．またこれらが主催あるいは後援・協賛するイベント・催し等には協力しない．

また入会案内でも「一般社団法人　日本禁煙学会にはどなたでも入会できますが，タバコ産業・販売・耕作の関係者，利益相反のある方，喫煙者はお断りしております．」と明記している．http://www.jstc.or.jp/modules/about/index.php?content_id = 6

Ⅲ　世界の潮流と日本の現状

2　利益相反が必須・重要な理由

　利益相反（Conflict of Interest：COI）とは，外部との経済的な利益関係により公的研究で必要とされる「公正」かつ「適正」な判断が損なわれ歪められる，または損なわれ歪められるのではないかと第三者から懸念が表明されかねない事態のことで，それにより研究の倫理性および科学性が揺るがないことが大切とされている.

　日本禁煙学会および会員にあっては，禁煙推進やタバコ病撲滅の事業・調査・研究などが，タバコ業界や喫煙科学研究財団などの援助を万一にも受けていた場合は，その事業・調査・研究の「公正」かつ「適正」が損なわれ歪められざるを得ないことからも，利益相反が必須・重要とされている.

　以下に利益相反に関連した医学論文掲載誌の関連動向，日本禁煙学会の声明「タバコ産業からいかなる資金も受け取るべきではない」，喫煙科学研究財団の解散を勧告，同財団関係者を厚生労働省・文部科学省の委員及び科学研究費の審査員に選任しない要請を紹介し，利益相反が必須・重要な具体事例の例示としたい.

3　医学論文掲載誌の多くも利益相反からタバコ業界助成の研究論文は掲載しない方向

　2013年10月に「BMJなど4誌，タバコ業界助成の研究論文は掲載せず」と以下の概要を公表したが　http://johokanri.jp/stiupdates/policy/2013/10/009113.html　，医学論文掲載誌の多くが同様の方針を打ち出しつつある.

　英 BMJ Group 発行の4誌（BMJ，Heart，Thorax，BMJ Open）は，タバコ業界が助成した研究の論文は，部分・全面助成の如何を問わず，今後掲載しない旨の方針を打ち出した.「この方針の目的は，健康と疾病に関する知識を増進する研究成果を掲載することを可能な限り担保することだ. タバコ産業は，知識を増進するどころか巧妙に無知を生み出し，有害製品の販売目的に研究成果を利用している」と編集者らは語る.

4　日本禁煙学会以外にも国内での事例が増加

　「日本疫学会の機関誌 Journal of Epidemiology は，たばこ産業などから資金提供を受けた研究を投稿論文として受理しないことを決定した.」（2016年12月，http://jeaweb.jp/activities/reports/pdf/20170325policy.pdf）

　日本癌学会は禁煙宣言で「会員は喫煙関連産業または喫煙関連産業からの出資金で運営される団体等からの研究助成を受けない. また，これらの資金提供を受けた研究については，日本癌学会の学術集会での発表および学会誌への投稿を認めない.」（2017年1月, https://www.jca.gr.jp/researcher/smoking/declaration.html）

日本公衆衛生学会「投稿にあたり，国内外のたばこ製造に係る事業者またはその関連団体（喫煙科学研究財団など）から経済的支援受けているときは査読の対象とせず，返却する．」（2017年2月，http://www.jsph.jp/member/docs/magazine/2017/2/64-2_111.pdf）

この他，日本呼吸器学会「タバコ関連企業・団体資金により作成された投稿論文は不受理（2017年4月）」，日本高血圧学会「学会総会やフォーラムでの発表演題として採択せず，学会誌へも掲載しない（2017年10月）」などの事例が増えつつある．
http://notobacco.jp/tobaccofree/sengengakkai.htm

5 タバコ製品の有害性に関する世界医師会声明・勧告（2007.10）

http://www.nosmoke55.jp/data/0712wma.html
（略）
勧告9．タバコ産業からいかなる資金も教育的物資ももらわないこと．そして医学校，研究施設，研究者個人に対しても，同様のことを要請する．これは，タバコ産業にいかなる社会的信頼性も与えないためである．

6 世界医師会声明・勧告を受ける形で日本禁煙学会は声明を公表（2007.12.10）

「タバコ産業からいかなる資金も受け取るべきではない」
http://www.nosmoke55.jp/action/0712dirtymoney.html

私たちは世界医師会声明・勧告に深く賛同し，以下の声明を出す．
1）タバコ規制枠組み条約（FCTC）で述べられているように，タバコが健康のみならず，社会，経済及び環境に及ぼす影響が破壊的であることは保健医療関係者の共通認識である．
2）タバコがタバコの使用者のみならず周囲の人々に対しても癌，循環器疾患，呼吸器疾患などの様々な疾患を起こすことは数多くの科学的研究によって明白に証明されている．
3）しかし，タバコ産業は過去においてはもちろん，いまだにタバコによる健康被害やニコチンの依存性を否定，矮小化しようとしている．
4）このような状況においてタバコ産業と共同研究を行い，資金提供を受けることは，タバコの健康被害を否定，矮小化するタバコ産業の活動に加担することを意味するだけでなく，タバコ産業を延命させ，タバコによる被害を拡大する結果になる．
5）それは本来，健康を守り，病気の苦痛からの解放を目指す医学研究とは相容れないものである．

Ⅲ　世界の潮流と日本の現状

> 6）資金提供が研究結果やその考察及び結論に影響を及ぼしうるという事実がある．しかし，タバコ産業の資金提供は全く別物である．タバコ産業はタバコを販売することによって人々の健康を脅かし，病気を引き起こしているのであるから，資金を受け取ること自体が問題なのである．

　それとともに，1997年の世界医師会による警告・声明にもかかわらず，タバコ産業に深く荷担して資金を日本中に配布している人たち，特にJTがHPにも公表している喫煙科学研究財団の理事・評議員の医学関係者がタバコ産業からの資金提供による研究に対しどのような弁明を行うつもりかお聞きしたい．

> 1．現在，喫煙科学研究財団の役員となっている医師・医療関係者は直ちに喫煙科学研究財団の役職を辞任すべきである．
> 2．今後，すべての医師・医療関係者は，喫煙科学研究財団に対する資金申請を行うべきでない．
> 3．過去に，喫煙科学研究財団の資金を受領したことのある医師・医療関係者は，タバコの健康影響に関して今後発表する論文・著作にその旨を明記すべきである（利害関係の相反の申告）．
> 4．今後，世界医師会の声明に反して喫煙科学財団をはじめとするタバコ産業からの資金を受け取ったあるいは受け取ることが明らかになった医師・医療関係者に対しては，本学会として，強い抗議の意思を表明するとともに，その事実を一般市民に広く公表する．
> 5．すべての医師・医学者は「日本たばこ産業」をはじめとして，タバコ産業が主催あるいは後援するイベントに参加・協力すべきでない．

7　喫煙科学研究財団の解散を勧告（2008年8月，以下概要）

http://www.nosmoke55.jp/action/0808kituenkagakuzaidan.pdf

> 　私たちNPO法人日本禁煙学会は，喫煙科学研究財団の役員・評議員など喫煙科学研究財団に関係している全ての科学者・医学者に辞職を呼びかけ，喫煙科学研究財団の解散を勧告します．
> 1．喫煙による健康被害の圧倒的な科学的根拠
> 2．おびただしいタバコの犠牲者
> 3．世界と日本のタバコ規制
> 4．タバコ規制に反対し続ける日本たばこ産業（JT）
> 5．タバコ産業に関係する科学者の利害相反
> 　近年，科学研究においても利害（利益）相反が重要な問題になっています．特にタバコ産業と関係する科学者の利害相反は世界中で問題を惹き起こしています．

6. 喫煙科学研究財団は JT と表裏一体

　喫煙科学研究財団は JT の株式の 50 ％を保有する財務省管轄の団体であり，JT からの寄付により助成を行なっている JT とは表裏一体の組織です．喫煙科学研究財団の助成による研究は重大な利害相反を引き起こす恐れがあるだけではありません．喫煙科学研究財団と関わることは，人々の健康を脅かし病気を引き起こしているタバコという危険な商品を売り続けている JT の行為に加担することになります．

7. JT と決別し喫煙科学研究財団の解散を

　世界医師会声明でも述べられているとおり，仮に喫煙を奨励する研究でなくても，タバコ産業から助成を受けること自体が，タバコ産業に信用と存在意義を与えることになります．もしタバコによる健康被害という事実を認めるのなら，タバコ使用を拡大しようとするタバコ産業に関わること自体が自己矛盾です．一方，もし仮にタバコによる健康被害を認めないという立場なら，科学としての医学と医学的成果を自ら否定することになります．

　私たちは，科学者・医学者としての理性と倫理に訴えます．喫煙科学研究財団と関係のある全ての科学者・医学者は可及的速やかに喫煙科学研究財団の役員・評議員などの職を辞し，今後一切の関係を絶たれるように呼びかけます．そして危険な商品を売り続けている JT を補完する存在となっており，国民の健康と福祉の増進に反する喫煙科学研究財団の解散を要求します．

　医学は一企業の利益のために奉仕すべきではなく，人類の健康と幸福のためにこそ奉仕すべきです．関係各位が英断を下されることを衷心よりお願いします．

8　喫煙科学研究財団関係者を厚生労働省・文部科学省の委員及び科学研究費の審査員に選任しないよう要請（2010年10月，以下概要）

http://www.nosmoke55.jp/action/1010dirtycommittee.pdf
http://www.nosmoke55.jp/action/1010dirtycommittee.pdf

　私たちが喫煙科学研究財団関係者の委員就任に反対するのは，利害（利益）相反の面だけでなく，日本政府が国際条約であるタバコ規制枠組み条約を誠実に履行する上で，喫煙科学研究財団関係者を厚労省の委員に選任することには重大な疑義があると考えるからです．

7. 科学研究費の審査の不透明性

　科学研究費は公正に配分されるべきはずのものですが，JT にとって不利になるような研究テーマが落とされ，喫煙の害を過小評価する研究が採択されてきた可能性は否定できません．この不透明性は，一部，喫煙科学研究財団の関係者が審査員にいるからではないかという疑いを持たざるを得ません．

　また喫煙科学研究財団の関係者がその事実を公表せずに審査委員の主要なメンバーに加わっている場合，喫煙の害を証明する研究テーマが採択されず，喫煙の害を過小

Ⅲ　世界の潮流と日本の現状

評価する研究のみが採択されてしまい，「JT に有利になる研究だけが国の研究費で行なわれることになってしまう」，という危険性も否定できません．

9　利益相反の最近の動向

(1)で述べた日本禁煙学会雑誌の投稿規定は現在見直し改定が以下のように予定されている．（タバコ会社以外の会社等との金銭的関係も開示する）

4．著者の利益相反

　論文を投稿する際には，すべての論文著者は，論文内容やデータと利害関係を有するバイオテクノロジー企業，製薬会社，その他商業団体との過去 3 年間における金銭的関係を開示する．また共著者を含む著者全員がタバコ会社からの資金提供を一切受けていないことを明記する．

開示が必要な事項は以下のとおり：
・雇用，役員，顧問職：年間 100 万円以上
・株式やストック・オプションの保有：年間 100 万円以上の利益，または当該株式全体の 5 ％以上保有
・特許使用料：年間 100 万円以上
・謝礼金（講演料等）：年間 50 万円以上
・宣伝用資料費（原稿料等）：年間 50 万円以上
・研究費：年間 100 万円以上
・その他（研究とは無関係な旅行，贈答品）：年間 5 万円以上

また，日本禁煙学会では 2017 年の学術総会以後，口演およびポスター発表においても，COI の開示を義務づけている．

利益相反（COI）の開示

　日本禁煙学会では，演題発表時に発表者（共同演者含む）の利益相反（Conflict of Interest：COI）状態の開示が必要となります．テンプレートに沿って作成の上，スライドの 1 枚目に開示してください（例文：本発表内容に関連し，発表者に開示すべき COI（利益相反）関係にある企業などはありません）．

http://www.med-gakkai.org/jstc2018/enja/

　このような利益相反（COI）の開示は，医学系学会などで共通した動きで，利害関係を有する特定の企業・団体などとの金銭的関係の有無を明示することにより，研究発表や成果が歪められたり利益相反状態がなく，客観性のあることの説明責任を果たす意味合いがあり，タバコ会社や関連団体からの資金援助を一切受けないうえでも大きな意義があるといえる．

〔野上　浩志〕

IV

日本禁煙学会 認定制度

1. 日本禁煙学会の認定制度について
2. 試験問題例

Ⅳ 日本禁煙学会認定制度

| Chapter | 1 | 日本禁煙学会の認定制度について |

Check!

1 認定制度は，人々がより高い水準の禁煙治療・支援や禁煙・防煙教育を受けられることを目的とする．

2 禁煙サポーター，認定指導者（認定指導医・認定指導看護師など）と専門指導者（専門指導医，専門指導看護師など）がある．

3 認定指導者は 3 年間，専門指導者は 5 年間の禁煙治療・支援などの経験が必要である．

4 5 年ごとに更新をする．

5 レベルアップの方法については，それぞれの項目を参照のこと．

1　認定制度の意義

　日本禁煙学会は，人々がより高い水準の禁煙治療や禁煙・防煙教育を受けられるように 2006 年 4 月に禁煙指導者認定制度を発足させ，さらに 2012 年から禁煙サポーター制度を整え，現在に至っている．

　この制度は，禁煙学の広い知識と錬磨された技能を備えた，優れた医療専門家を社会に送り，社会の福祉に貢献することを目的としている．この目的のため，一定レベルの講習会を受講した人を禁煙サポーターとして認定し，一定レベルの実力を有する人を試験で禁煙認定指導者として認定し，さらに高い水準の診療・教育能力を備えた専門家を禁煙専門指導者として認定している．禁煙認定指導者には認定指導医・認定指導歯科医師・認定指導薬剤師・認定指導看護師などがあり，禁煙専門指導者は禁煙専門指導医・専門指導歯科医師・専門指導薬剤師・専門指導看護師などと呼称する．

　2018 年 12 月までに 2,000 名あまりの指導者を認定した．その内訳は医師 1,200 名，歯科医師 30 名，薬剤師 80 名，看護師・保健師 540 名などとなっており，主要な大学病院，総合病院などをほぼ網羅するに至っている．また，一年後の禁煙成功率も自己申告ながら専門医の禁煙外来は 55～60 ％と一般の禁煙外来 30 ％に比べてよい成績を上げている[1]．禁煙外来に携わる医師，歯科医師，薬剤師，看護師の方々はぜひ禁煙学会に入って，専門指導者を目指していただきたい．

2　禁煙サポーター（禁煙指導ができる日本禁煙学会会員）の認定

①日本禁煙学会が指定する 2 時間以上の禁煙の講習（『禁煙学』（南山堂 刊）を参考）に

1. 日本禁煙学会の認定制度について

参加された方は，日本禁煙学会会員は禁煙サポーターとして認める．講習会の後に入会しても同じ．

②学術総会出席，禁煙治療セミナー，ナースのための禁煙スイーツセミナーのいずれかに出席しても禁煙サポーターになることができる．また，禁煙指導の J-STOP（Japan Smoking cessation Training Outreach Project）を終了した場合，修了証を提出することで禁煙サポーターになることができる．

③サポーター認定証は更新を要しない．

④禁煙サポーター認定を希望される方は，手数料として 3,000 円を日本禁煙学会に納入する．郵便振替：00170-9-649376　日本禁煙学会

⑤禁煙サポーターに認定された方は，必要書類を免除で日本禁煙学会認定指導者試験を受けることができる．受験費用は 1 万円．

3　認定指導者・専門指導者の認定

a. 認定指導者の要件

禁煙学を背景に，EBM に基づいた禁煙指導ができる日本禁煙学会会員

受験資格

・日本禁煙学会会員であること

・3 年間の禁煙指導歴・禁煙推進活動歴・防煙教育歴のいずれかがあること．あるいは禁煙サポーターであること

申請書類

A．3 年間の禁煙指導歴など（以下の 4 つのうちどれでもよい．A4 の用紙に印刷する）

1. 禁煙支援…………禁煙治療/禁煙サポート（3 例のレポート）

2. 禁煙推進活動……行政や学校など公的機関の禁煙活動

3. 禁煙・防煙教育…学校での防煙教育

4. 禁煙サポーター認定証のコピー

B．認定指導者は 3 年後に禁煙講習会での講師歴と，日本禁煙学会研修カリキュラム修了証明書（ホームページから印刷）を提出すれば専門指導者になることができる．ただし，日本禁煙学会会員歴が 5 年以上であることが必要．専門指導者へのアップグレード料は 4,000 円．

b. 専門指導者の要件

高度な禁煙学の知識をもとに禁煙指導ができる日本禁煙学会会員

受験資格

・5 年以上日本禁煙学会会員であることと，医療の国家資格あるいはこれに準ずるものをもつ者であること

・5 年間の禁煙指導歴・禁煙推進活動歴・防煙教育歴のいずれかがあること

・禁煙講師歴・学会発表歴・論文執筆歴のいずれかがあること

・教育施設あるいは教育関連施設において，所定の研修カリキュラムを修了していること

Ⅳ 日本禁煙学会認定制度

申請書類

次の A, B および C が必要

A. 5 年間の禁煙指導歴・禁煙推進活動歴・防煙教育歴のいずれかがあること

1. 禁煙支援…………禁煙治療・禁煙サポート（3 例のレポート）

2. 禁煙推進活動……行政や学校など公的機関の禁煙活動など

3. 禁煙・防煙教育…学校などでの防煙教育

B. 禁煙講師歴など（次の 3 つのうち，どれでもよい．講演のお知らせ，依頼文，論文コピーをつける）

1. 禁煙防煙講師歴（学校・医療機関・事業所などの講演のお知らせをつける）

2. 日本禁煙学会総会で発表したことがある

3. 日本禁煙学会雑誌ないしは同等の雑誌に論文執筆

C. 研修カリキュラム修了証明書（ホームページから印刷すること）

試験結果　専門指導者としては点数が足りない場合でも，認定指導者としては足りている場合には認定指導者の資格を与える．

4　申請書類の送付先

申請書類送付先（申し込み締め切りは試験日の 2 週間前の消印有効）

〒 162-0063 東京都新宿区市谷薬王寺町 8-1-101　日本禁煙学会事務局認定制度委員会

申請書類の他，下記事項を必ず印刷し，同封のこと．

希望の試験会場と日時：

住所（〒番号）：

名前：　　　　　　　　　　勤務先：

職業：医師　歯科医師　薬剤師　看護師　保健師　その他（　　　　　　）

免許の番号（国家資格をお持ちの場合）：

取得年月日（国家資格をお持ちの場合）：

日本禁煙学会　会員番号：

E メールアドレス（かならず正確に記入のこと）：

電話番号：　　　　　　　　　　FAX 番号：

費用　受験料・認定料・認定証送料などをすべて含み，1 万円

　　　郵便振替　00170-9-649376　日本禁煙学会あてに振り込むこと

結果の通知　認定指導者は正答率 60 %，専門指導者は 80 %以上が合格.

　　　　　　認定指導者・専門指導者の合否については，受験者にメールで連絡をし，同時にホームページに掲載する．合格者には 5 年間有効の認定証を送る．

5　認定更新制度

詳細はホームページを参照のこと．書類についてはホームページから印刷のこと．

認定更新料は認定指導者・専門指導者ともに 6,000 円．

1. 日本禁煙学会の認定制度について

表IV-1-1　認定更新単位一覧

1．学術集会・講演会	知識の点数として加算	出席		発表	
日本禁煙学会学術総会 （同）学術総会のレポート*1 海外の禁煙学会*2 日本禁煙学会主催講習会 その他の学会・講習会・講演会など	 委員会・理事会が認めたもの	10 5 10 10 5		10 — 5 — 5	
2．禁煙に関する論文・著書	執筆の点数として加算	筆頭著者　第二		第三　第四	
日本禁煙学会雑誌 海外の雑誌 その他の学術論文・著書	 禁煙関連論文 委員会・理事会が認めたもの	10　　4 10　　4 5　　2		2　　1 2　　1 1　　0	
3．禁煙治療・支援レポート*3	実技の点数として加算（5年間で1つ）	20			
4．禁煙講習会の講師歴	1つにつき5単位	5			
5．認定治験参加*4	禁煙医学の進歩に貢献した点数として加算	10/年			

＊1：ホームページの学術総会資料をプリントアウトし，レポートを書く．
＊2：タバコか健康か世界会議，APACT など．
＊3：日本禁煙学会教育施設において，毎年治療・サポートを行い，その経験をレポートにまとめること（A4の用紙2枚以上）．
＊4：日本禁煙学会が認定した治験に参加すること．

認定指導者は，下記の2点が必要．

・日本禁煙学会会員であること

・5年間の禁煙推進活動の申告

専門指導者は，下記の2点が必要．

・日本禁煙学会会員であること

・認定期間内に認定単位を50単位以上取得していること（表IV-1-1）

6　教育施設などの認定

　禁煙学の臨床研修には，教育者としての認定指導者あるいは専門指導者の存在ならびに㈱南山堂より発刊の『禁煙学』（最新版）での学習が不可欠である．以下の教育施設を認定し，ホームページに掲載する．希望者は事務局に申し出れば，教育施設などの認定証を3,000円で発行する．

教育施設

日本禁煙学会の認定指導者あるいは専門指導者がいる施設．

教育関連施設

日本禁煙学会の会員のいる施設で，日本禁煙学会が教育関連施設と認めたもの．

教育科目

1～3年目：『禁煙学』（南山堂 刊）に沿って学ぶ．

4～5年目：上記に加え，認知行動療法，動機づけ面接法について学ぶ．

Ⅳ　日本禁煙学会認定制度

7　研修カリキュラム

　本研修カリキュラムは，研修途上にある者が目指すべき到達目標を設定したものである．カリキュラムは研修病医院あるいは研修関連病医院にて行う．

各項目については研修レベルを段階表示した．

1．A，B は知識のレベルで達成目標である．

　A：内容を詳細に理解している

　B：内容を概略理解している

2．a，b は理解・実施・活用できる能力のレベルあるいは症例の受け持ち経験のレベルを示す．

　a：独立して完全に実施できること

　b：見学も含めて経験すること

　実際のカリキュラムについては，日本禁煙学会のホームページ（http://nosmoke.xsrv.jp/nintei/newsystem2010.html）を参照のこと．

▶文献

1）厚生労働省：ニコチン依存症管理料算定保険医療機関における禁煙成功率の実態調査報告書（https://www.mhlw.go.jp/shingi/2010/05/dl/s0526-7f.pdf）.

〔作田　学〕

Chapter 2 試験問題例

問題1　能動喫煙について正しい組み合わせを選びなさい.
 (1)　喫煙はアルツハイマー型認知症発症の危険因子である.
 (2)　禁煙すると発がんリスクは直ちに減少する.
 (3)　クローン病では喫煙者で発症リスクが低い.
 (4)　喫煙によりピロリ菌除菌による胃炎の改善が遅延する.
 (5)　喫煙は慢性腎臓病（CKD）の発症・進展因子である.
 a (1)(2)(3)　b (1)(2)(5)　c (1)(4)(5)　d (2)(3)(4)　e (3)(4)(5)

問題2　ニコチン依存症管理料について正しい組み合わせを選びなさい.
 (1)　ファーガストロームニコチン依存度テストでニコチン依存症と診断された者に保険適用される.
 (2)　ブリンクマン指数の要件設定のため未成年者が保険適用にならない.
 (3)　再治療開始は治療終了1年後から保険適用可能である.
 (4)　入院中からの開始では保険適用できない.
 (5)　敷地内禁煙の施設基準が厳格に評価される.
 a (1)(2)　b (1)(5)　c (2)(3)　d (3)(4)　e (4)(5)

問題3　加熱式タバコについて正しいものを選びなさい.
 a　加熱式タバコでは健康被害がおよそ90％予防できる.
 b　加熱式タバコは未成年の喫煙防止に有効である.
 c　加熱式タバコでは受動喫煙被害はほとんどない.
 d　加熱式タバコでは呼気一酸化炭素濃度が上昇しにくい.
 e　加熱式タバコはニコチン依存症になりにくい.

問題4　タバコ規制枠組条約（FCTC）に基づき, 禁止されるべき内容について正しい組み合わせを選びなさい.
 (1)　タバコ会社の企業の社会的責任を果たすためのCSR活動
 (2)　タバコ会社の未成年者喫煙防止キャンペーン
 (3)　タバコ製品の小売店での販売
 (4)　タバコ製品のプレインパッケージ化
 (5)　タバコ製品のプロダクトプレイスメント
 a (1)(2)(3)　b (1)(2)(5)　c (1)(4)(5)　d (2)(3)(4)　e (3)(4)(5)

Ⅳ　日本禁煙学会認定制度

問題 5　禁煙支援の 5A と 5R について正しい組み合せを選びなさい.
 (1)　5A は,禁煙の意思のある場合に適している.
 (2)　5R は,禁煙支援の基本的な手順を示したものである.
 (3)　5A は,禁煙への関心を高め動機を強化する方法である.
 (4)　5A,5R 共に,すべての患者に喫煙するかどうか聞くことからスタートする.
 (5)　禁煙への準備状態を評価して,その状態に応じた支援が重要である.
 a(1)(2)(3)　b(1)(2)(5)　c(1)(4)(5)　d(2)(3)(4)　e(3)(4)(5)

問題 6　受動喫煙の影響について,間違っているものを 1 つ選びなさい.
 a　受動喫煙による健康被害は,がんだけではない.
 b　受動喫煙と肺がんの因果関係は,科学的には明らかになっていない.
 c　受動喫煙による死亡者の推計値は,女性に多い.
 d　世界では受動喫煙が原因で年間 60 万人が死亡していると推計される (2011 年).
 e　FCTC 第 8 条は「タバコの煙にさらされることからの保護」である.

問題 7　禁煙と体重増加の関係についての記述として,正しいものを 1 つ選びなさい.
 a　禁煙による体重増加は,イメージが先行しており明確な根拠はない.
 b　禁煙による体重増加は,最初の半年には少ない.
 c　ダイエット中の女性には,禁煙支援は避けるほうがよい.
 d　目先の体重増減よりも,禁煙により健康になるための支援を行うことが望ましい.
 e　ニコチン依存度が高い人は,禁煙による体重増加は少ない.

問題 8　禁煙治療,禁煙支援にかかわる多職種の役割について正しい組み合わせを選びなさい.
 (1)　各職種が禁煙の重要性を認識し,多職種でかかわることで禁煙成功率も上がる.
 (2)　多職種でかかわると患者が混乱するので,禁煙の声掛けする職種は統一する.
 (3)　禁煙治療は,施設基準があるので医師と看護師だけで実施する必要がある.
 (4)　禁煙支援を多職種でかかわるときには,クリニカルパスの活用により各専門職の役割が明確になり,患者にもわかりやすい.
 (5)　それぞれの施設や組織のマンパワーに合わせて専門性を活かす工夫が重要である.
 a(1)(2)(3)　b(1)(2)(5)　c(1)(4)(5)　d(2)(3)(4)　e(3)(4)(5)

2. 試験問題例

解答と解説

問題1　答え　c

解説

(2)　禁煙後も発がんリスク上昇がしばらく残存する.

(3)　クローン病においては喫煙が発病, 再燃, 手術率などの危険因子になる. 潰瘍性大腸炎では喫煙者で発症リスクが低いが, 喫煙が症状の寛解導入, 維持には関与していない.

問題2　答え　e

解説

(1)　ニコチン依存症スクリーニングテスト (TDS) によりニコチン依存症と診断された者に保険適用される. TDS は日本人を対象に信頼性と妥当性が検討されており, ICD-10 の診断結果を gold standard とした場合の感度は 95 %, 特異度は 81 % と報告されている. ファーガストロームニコチン依存度テスト (FTND) は生理学的な側面からニコチン依存度を簡易に評価するためのスクリーニングテストだが, 保険適用の条件ではない.

(2)　ブリンクマン指数 (1 日の喫煙本数×喫煙年数) が 200 以上との保険適用要件があるが, 2016 年 4 月 1 日から 35 歳未満では撤廃された.

(3)　再治療開始は治療開始日の 1 年後から保険適用可能である.

問題3　答え　d

解説

a　加熱式タバコは有害物質が 90 %削減できていると宣伝しているものがあるが, 有害物質量と健康被害が比例関係にあるわけではなく, 有害物質が少量でも健康被害は起こり得る. また, 加熱式タバコには有害物質が多量に含まれていることがわかっている.

b　加熱式タバコは未成年の喫煙への引き金になることが報告されている.

c　加熱式タバコによる受動喫煙が証明されている.

d　加熱式タバコは燃焼させないため呼気一酸化炭素濃度が上昇しないことが多い.

e　加熱式タバコには通常のタバコと同等のニコチンが含まれており, 吸収を促進する物質が加えられていることもあり, ニコチン依存になりやすいとの報告がある.

問題4　答え　b

解説

(1)　タバコ会社の企業の社会的責任を果たすための CSR 活動もスポンサー行為となるため禁止すべきである.

(2)　タバコ会社の未成年者喫煙防止キャンペーンなどの公衆教育キャンペーンも企業宣伝となるので禁止しなければならない.

(3)　タバコ小売店においてタバコ製品を陳列あるいは露出させる行為は, 宣伝と販売促進活動とみなされるため禁止されるべきだが, 販売は禁止されていない.

305

Ⅳ　日本禁煙学会認定制度

⑷　タバコ製品のプレインパッケージ化は義務化するのが望ましい.

⑸　FCTC は表現の自由を阻害するものではないが, お金を払ってメディアにタバコ製品を露出させる"プロダクトプレイスメント"は禁止している.

問題5　答え　c
解説

　⑵と⑶は逆, 5A が禁煙支援の基本的な手順を示したもので, 5R は禁煙への関心を高め動機を強化する方法である.

問題6　答え　b
解説

　受動喫煙によって, がん以外にも, 虚血性心疾患, 脳卒中などの影響があることが明らかになっている.

問題7　答え　d
解説

　禁煙による体重増加は, 最初の半年に多く, 事前の予防教育と長期的な視点, 「健康になる」ための支援を患者主体で行うこと重要である. また, ニコチン依存度の高い人は, 体重増加しやすいため, 注意が必要である.

問題8　答え　c
解説

　⑵多職種でかかわるときには, 役割を明確にすることは大切だが, 声がけする職種まで統一する必要はない.

　⑶の施設基準は, 医師と看護師, 准看護師の必要条件ではあるが, 他の職種が介入してはいけないという基準ではない.

〔加藤　正隆・久保田　聰美〕

付　録

- 情報サイト

- 禁煙治療保険診療用パス

- 禁煙治療の実際（Column）

付録

情報サイト

日本禁煙学会ウェブサイト内の情報　http://www.jstc.or.jp/

学会について	一般社団法人設立目的と趣旨、定款、理事長挨拶、役員一覧、委員会、入会案内、お問い合わせ、会員専用ページ
学術総会・イベント	全国各地方の禁煙イベント情報、禁煙学会後援申請、認定単位取得証明、禁煙サポーター認定、過去のイベント情報
認定制度	認定試験情報、禁煙専門認定指導者リスト、学会認定教育施設
学会誌・出版物	日本禁煙学会雑誌、書籍（公認テキスト・推薦図書）
教育・研究・助成	調査、研究、事業助成
治療・診断	禁煙治療に保険が使える医療機関、ニコチン依存症管理料情報、受動喫煙症（診断基準・診断可能な医療機関）
取り組み	提案・要望・声明、公式グッズ、エッセイコンテスト・その他のコンテスト、無煙映画大賞・無煙テレビ大賞
資料集・リンク	特集、タバコとオリンピック、資料集、リンク、最新情報コラム、ENGLISH ARTICLE

タバコ規制条約（FCTC＝タバコ規制枠組条約）

日本禁煙学会	FCTC ポケットブック
http://www.nosmoke55.jp/action/fctcpocketbook.html	

連携協力団体

日本禁煙推進医師歯科医師連盟	http://www.nosmoke-med.org/
一般社団法人タバコ問題情報センター	http://www.tbcopic.org/
公益財団法人日本呼吸器財団	http://www.jrf.or.jp/

禁煙外来

日本禁煙学会	禁煙治療に保険が使える医療機関情報最新版
http://www.nosmoke55.jp/nicotine/clinic/	
ファイザー株式会社	すぐ禁煙.jp
https://sugu-kinen.jp/	
グラクソ・スミスクライン・コンシューマー・ヘルスケア・ジャパン株式会社	いい禁煙
http://www.e-kinen.jp/	

禁煙飲食店検索

禁煙スタイル	
http://www.kinen-style.com/	
Quemlin【ケムラン】	
https://quemlin.com/	

主に市民向け情報

厚生労働省	たばこと健康に関する情報ページ
https://www.mhlw.go.jp/stf/seisakunitsuite/bunya/kenkou_iryou/kenkou/tobacco/index.html	
国立がん研究センター	たばことがん
https://ganjoho.jp/public/pre_scr/cause_prevention/smoking/index.html	
国立がん研究センター	がんリスクチェック
https://epi.ncc.go.jp/riskcheck/index.html	
国立がん研究センター	科学的根拠に基づくがん予防
https://ganjoho.jp/data/public/qa_links/brochure/knowledge/301.pdf	
大阪がん循環器病予防センター	循環器病・生活習慣病予防への取り組みツール・資材
http://www.osaka-ganjun.jp/effort/cvd/training/	
日本呼吸器学会	禁煙のすすめ
http://www.jrs.or.jp/modules/citizen/index.php?content_id＝81	

情報サイト

タバコ病辞典	
http://tobaccobyo.life.coocan.jp/guide.html	
受動喫煙の相談に応じる弁護士のHP	
http://www015.upp.so-net.ne.jp/k4227419/	
タバコは美容の大敵！	
http://www.tobacco-biyou.jp/	
くまもと禁煙推進フォーラム	禁煙資料館
http://square.umin.ac.jp/nosmoke/shiryo.html	

主に指導者向け情報

厚生労働省	標準的な健診・保健指導プログラム【平成30年度版】
https://www.mhlw.go.jp/stf/seisakunitsuite/bunya/0000194155.html	
厚生労働省	禁煙支援マニュアル
https://www.mhlw.go.jp/topics/tobacco/kin-en-sien/index.html	
厚生労働省	最新たばこ情報
http://www.health-net.or.jp/tobacco/front.html	
厚生労働省	「喫煙と健康 喫煙の健康影響に関する検討会報告書」について
https://www.mhlw.go.jp/stf/shingi2/0000135586.html	
日本禁煙推進医師歯科医師連盟	J-STOP（Japan Smoking Cessation Training Outreach Project）の御案内
http://www.nosmoke-med.org/jstop	
国立がん研究センター	がん対策情報センター
https://www.ncc.go.jp/jp/cis/divisions/tobacco_policy/project/index.html	
大阪がん循環器病予防センター	健診等の保健事業の場における禁煙支援のための指導者用学習教材（改訂版）
http://www.osaka-ganjun.jp/effort/cvd/training/teaching-materials/pdf/kinen_mamu_H24.pdf	
大阪がん循環器病予防センター	脱メタバコ支援マニュアル（2013年改訂）
http://www.osaka-ganjun.jp/effort/cvd/training/teaching-materials/pdf/nosmoking_01-2013.pdf	
大阪がん循環器病予防センター	糖尿病と禁煙に関するマニュアル
http://www.osaka-ganjun.jp/effort/cvd/training/teaching-materials/pdf/tou_kinen_01.pdf	
大阪がん循環器病予防センター	保健指導における禁煙に関する指導
http://www.osaka-ganjun.jp/effort/cvd/training/teaching-materials/pdf/nosmoking_03.pdf	
大阪がん循環器病予防センター	妊産婦向け禁煙サポート指導者マニュアル
http://www.osaka-ganjun.jp/effort/cvd/training/teaching-materials/pdf/nosmoking_02.pdf	
大阪国際がんセンター	タバコ対策
http://www.mc.pref.osaka.jp/ocr/t_measures/index.html	
タバコフリー関連リンク集	
http://b.hatena.ne.jp/tobaccofree/	
日本肺癌学会	禁煙のススメ
https://www.haigan.gr.jp/modules/nosmoke/index.php?content_id＝13	
NCCN	腫瘍学臨床診療ガイドライン「禁煙」（日本語訳）
https://www2.tri-kobe.org/nccn/guideline/lung/japanese/smoking.pdf	
国立保健医療科学院	健診・保健指導プログラム【平成30年度版】
https://www.niph.go.jp/soshiki/jinzai/koroshoshiryo/index.html	
国立保健医療科学院	保健指導における学習教材集
https://www.niph.go.jp/soshiki/jinzai/koroshoshiryo/kyozai/index.htm	
国立保健医療科学院	一目でわかるヘルスプロモーション（日本語訳）
https://www.niph.go.jp/soshiki/ekigaku/hitomedewakaru.pdf	
日本小児禁煙研究会	禁煙講演用資料一覧
http://www.jsptr.jp/koen-shiryo/download.html	
日本歯科医師会	禁煙支援資材
https://www.jda.or.jp/dentist/program/index_2.html	
禁煙みやぎ	禁煙をお考えの方へ・防煙教育
http://www.kinenmiyagi.org/bouen_kyouiku.html	

付録

禁煙推進の会えひめ	喫煙防止教育指導書【改訂版】
http://nosmoke.xsrv.jp/ehime/	
日本循環器学会禁煙推進委員会	
http://www.j-circ.or.jp/kinen/	
禁煙推進学術ネットワーク	
http://tobacco-control-research-net.jp/data/guideline.html	
日本歯周病学会	禁煙推進パンフレット
http://www.perio.jp/publication/pamphlet.shtml	
国立がん研究センター　予防研究グループ	多目的コホート研究（JPHC Study）
https://epi.ncc.go.jp/cgi-bin/cms/public/index.cgi/nccepi/jphc/outcome/index	
Tobacco Control 誌	（英文学術誌）
https://tobaccocontrol.bmj.com/	

施策・ガイドライン・提言等

厚生労働省	たばこ煙にさらされることからの保護
https://www.mhlw.go.jp/topics/tobacco/dl/fctc8_guideline.pdf	
厚生労働省	たばこの煙から子どもたちを守るには
https://www.mhlw.go.jp/shingi/2008/10/dl/s1024-9n.pdf	
厚生労働省	禁煙とたばこ依存症治療のための政策提言
https://www.mhlw.go.jp/topics/tobacco/kin-en-sien/izonshou/index.html	
公益財団法人　健康・体力づくり事業財団	たばこ流行の抑制
http://www.health-net.or.jp/tobacco/sekaiginkou/curbing.pdf	
公益財団法人　健康・体力づくり事業財団	たばこ対策の推進に役立つファクトシート
http://www.health-net.or.jp/tobacco/menu24.html	
日本学術会議	要望「脱タバコ社会の実現に向けて」
http://www.scj.go.jp/ja/info/kohyo/pdf/kohyo-20-t51-4.pdf	
日本学術会議	提言「受動喫煙防止の推進について」
http://www.scj.go.jp/ja/info/kohyo/pdf/kohyo-21-t93-1.pdf	
国立がん研究センター	世界禁煙デー：たばこのない社会の実現を実現するために
https://www.ncc.go.jp/jp/cis/divisions/tobacco_policy/project/wntd/index.html	
国立がん研究センター	「喫煙と健康」WHO 指定研究協力センター
https://www.ncc.go.jp/jp/cis/divisions/tobacco_policy/archive/who.html	
日本医師会	医師とたばこ
http://www.med.or.jp/etc/tabako.pdf	

情報・アクション他

財務省	財政制度等審議会　たばこ事業等分科会
https://www.mof.go.jp/about_mof/councils/fiscal_system_council/sub-of_tabacco/index.html	
日本癌学会	癌学会と禁煙について
https://www.jca.gr.jp/researcher/smoking/index.html	
日本医師会	禁煙推進活動
http://www.med.or.jp/people/nonsmoking/000004.html	
東京都医師会	タバコ対策
https://www.tokyo.med.or.jp/nosmoking	
日本看護協会	2013 年「看護職のタバコ実態調査」報告書
https://www.nurse.or.jp/home/publication/pdf/tabaco/kango_tabacojittai_2013.pdf	
日本看護協会	看護職とタバコ
https://www.nurse.or.jp/home/publication/pdf/tabaco/kangoshokutotabaco.pdf	
日本看護協会	看護者たちの禁煙アクションプラン 2004
https://www.nurse.or.jp/home/publication/pdf/tabaco/actionplan.pdf	

※アドレス最終確認（2019/10/1）

（高野義久）

禁煙治療保険診療用パス

患者氏名： 　担当医師名： 　担当看護師名：

適応基準：ニコチン依存症管理料算定患者　除外基準：重度の認知症，日本語の記載が不可能な者，その他担当看護師が不適応と判断した者
バリアンス：禁煙できず（逸脱）来院せず（脱落）

			初診（　／　）	2回目（　／　） 禁煙開始日から約2週間目	3回目（　／　） 2回目から約2週間目	4回目（　／　） 3回目から2～4週間目	5回目（　／　） 4回目から2～4週間目
アウトカム 評価指標			〈禁煙の必要性と保険診療の流れを理解する〉 身体：検査をすべて終了する 精神：禁煙の必要性を言葉に出せる 社会：保険診療の流れを理解したという言動がある	〈禁煙開始後の問題点を把握し，対処できる〉 身体：離脱症状について振り返り対処法を言葉に出す 精神：禁煙の自信と，自信のない部分について言語化できる 社会：再喫煙のリスクを予測し，説明できる	〈禁煙経過の振り返りができる〉 身体：体重増加が2キロ未満である 精神：禁煙経過を振り返り，気持ちを表現できる 社会：目標（　　　　　　　　　　　　　　　）を達成する		〈禁煙継続への自信を持つことができる〉 身体：吸いたい気持ちが気にならないという言動がある 精神：禁煙継続について，自信が80％以上だと言う 社会的：継続サポートサービスの活用方法を知る
治療	処方		□チャンピックス　□スタートパック （0.5・1）mg（2・1）錠×（2・1）回／日 □ニコチネルTTS（30・20・10・無） □ニコレット（有　　個／日・無）	□チャンピックス　□スタートパック （0.5・1）mg（2・1）錠×（2・1）回／日 □ニコチネルTTS（30・20・10・無） □ニコレット（有　　個／日・無）	□チャンピックス　□スタートパック （0.5・1）mg（2・1）錠×（2・1）回／日 □ニコチネルTTS（30・20・10・無） □ニコレット（有　　個／日・無）	□チャンピックス　□スタートパック （0.5・1）mg（2・1）錠×（2・1）回／日 □ニコチネルTTS（30・20・10・無） □ニコレット（有　　個／日・無）	□チャンピックス　□スタートパック （0.5・1）mg（2・1）錠×（2・1）回／日 □ニコチネルTTS（30・20・10・無） □ニコレット（有　　個／日・無）
	カウンセリング	医師	禁煙開始日設定（　月　日） 宣言書記入 基礎疾患からの動機づけ	禁煙開始後の問題点の把握 副作用のチェック 離脱症状のチェック	禁煙開始後の問題点の把握 副作用のチェック 離脱症状のチェック	禁煙開始後の問題点の把握 副作用・離脱症状のチェック 次回，禁煙補助薬が終了することについての話し合い	保険診療が1年後にできることを伝える 卒煙に対する賞賛　継続支援サービスの紹介 卒煙証書授与
		看護師	禁煙動機の明確化 動機の強化 吸いたい気持ちの対処法 禁煙手帳の使い方	禁煙経過の聞き取り　自信の評価 禁煙の賞賛　吸いたい気持ちの対処法の確認 再喫煙のリスクを予測し，対策を立てる 自信の強化	禁煙経過の聞き取り　自信の強化 禁煙の効果を確認 □体重コントロール　□ストレスについての話し合い 再喫煙のリスクを予測し，対策を立てる	禁煙経過の聞き取り　継続のための問題点の把握と解決策 禁煙の効果を確認 □体重コントロール　□ストレスについての話し合い 自信の強化	全禁煙経過の振り返り 禁煙の賞賛，自立への支援 再喫煙のリスク場面の確認と，その対処法
検査			呼気一酸化炭素濃度測定 □ニコチェック	呼気一酸化炭素濃度測定	呼気一酸化炭素濃度測定	呼気一酸化炭素濃度測定	呼気一酸化炭素濃度測定
栄養					食事量の変化の確認	体重管理について	
排泄				排泄パターンの確認	排泄パターンの確認	排泄パターンの確認	排泄パターンの確認
指導	薬剤師		薬剤指導	薬剤指導	薬剤指導	薬剤指導	
	最終喫煙日		年　月　日（　）本	年　月　日（　）本	年　月　日（　）本	年　月　日（　）本	年　月　日（　）本
	体重（kg）		kg	kg	kg	kg	kg
	呼気一酸化炭素濃度		ppm	ppm	ppm	ppm	ppm
	CES-D（抑うつ度）		点	点	点	点	点
	禁煙への動機/自信（%）		％／　　％	％／　　％	％／　　％	％／　　％	％／　　％
観察項目	既往歴など	吸いたい気持ち　回数		0・1・2・3	0・1・2・3	0・1・2・3	0・1・2・3
		吸いたい気持ち　強さ		0・1・2・3	0・1・2・3	0・1・2・3	0・1・2・3
		離脱症状　イライラ		無・有	無・有	無・有	無・有
		離脱症状　頭痛		無・有	無・有	無・有	無・有
		離脱症状　眠気		無・有	無・有	無・有	無・有
		副作用　嘔気		無・有	無・有	無・有	無・有
		副作用　頭痛		無・有	無・有	無・有	無・有
	TDS　　　　点	副作用　悪夢		無・有	無・有	無・有	無・有
	FTND　　　点	副作用　不眠		無・有	無・有	無・有	無・有
	BI　（　）本×（　）年＝	副作用　その他（　）		無・有	無・有	無・有	無・有
	家族内喫煙者（本人以外）　　人	排便　便秘		無・有	無・有	無・有	無・有
	吸いたくなる場面と対処法 吸いたくなる場面／対処法	禁煙の効果　咳が止まる		無・有	無・有	無・有	無・有
		禁煙の効果　息切れ改善		無・有	無・有	無・有	無・有
		禁煙の効果　味覚改善		無・有	無・有	無・有	無・有
		禁煙の効果　肌改善		無・有	無・有	無・有	無・有
		禁煙の効果　お金が貯まる		無・有	無・有	無・有	無・有
		禁煙の効果　その他		無・有	無・有	無・有	無・有
		再喫煙のリスク（どんな時）/（対処法）		無・有　　／	無・有　　／	無・有　　／	無・有　　／
観察（S）							
次回予約 特記事項			次回予約（　月　日）：　～	次回予約（　月　日）：　～	次回予約（　月　日）：　～	次回予約（　月　日）：　～	
バリアンス			無・有（　　　）	無・有（　　　）	無・有（　　　）	無・有（　　　）	無・有（　　　）
サイン							

吸いたい気持ち	回数	0：全くない　1：1回／日もない　2：1～4回／日　3：5回／日以上
	強さ	0：全く感じない　1：なんとなく口寂しい程度　2：我慢すれば乗り越えられる　3：吸いたくてたまらない

禁煙外来を受診される患者さんへ

禁煙外来へようこそ．禁煙外来では3ヵ月間に5回の禁煙プログラムを行っています．
皆さんが前向きに禁煙を実施できるように，一緒にがんばっていきましょう．

病院名：＿＿＿＿＿＿＿＿＿＿　　患者氏名：＿＿＿＿＿＿＿＿＿＿＿

禁煙治療の保険診療は，以下の表のように実施されます．場合によっては内容を変更することがあります．

	初回	2回目 (初診から2週間後)	3回目 (初診から4週間後)	4回目 (初診から8週間後)	5回目 (初診から12週間後)
あなたの目標	・保険診療の流れを理解しましょう！ ・離脱症状を理解し，対処法を身につけましょう！ ・禁煙の必要性を実感しましょう！	・禁煙開始後の問題点の把握と対処法を考えましょう． ・再喫煙のリスクについて考えましょう．	・禁煙の効果を実感しましょう． ・禁煙経過を振り返り，自信を高めましょう．		・禁煙継続の自信を80%以上に保ちましょう．
問診・検査	・問診票を記載します． ・体重測定をします． ・心の状態チェックをします． ・吐く息の中の一酸化炭素の検査をします．	・喫煙状況を確認します． ・体重測定をします． ・心の状態チェックをします． ・吐く息の検査をします．			
医師の診察	・保険診療の流れを説明します． ・禁煙の必要性を説明します． ・禁煙開始日を決め，禁煙宣言書を記入します． ・検査結果の説明をします． ・あなたに合ったお薬の処方をします．	・離脱症状やお薬の副作用を確認します． ・禁煙開始後の問題点を話し合います． ・お薬の使用状況について確認します．	吐く息の中の一酸化炭素の値を計ります！		・卒煙について話し合います． ・今後の禁煙継続について話し合います． ・今後利用できるサービスを紹介します． ・卒煙証書を授与します．
看護師のカウンセリング	・あなたの禁煙理由と，禁煙のやる気についてお話してもらいます． ・吸いたい気持ちが出てきた時の対処方法を話し合います． ・禁煙手帳の記載の仕方を説明します．	・離脱症状の乗り越え方について振り返りを行います． ・禁煙開始後の問題点について解決策を考えます． ・禁煙の自信について話し合います．	・離脱症状の乗り越え方について振り返りを行います． ・禁煙継続のための問題点について解策を考えます． ・禁煙の効果を話し合います．	・禁煙継続のための問題点について解決策を考えます． ・禁煙継続のための自信について話し合います． ・禁煙の効果を話し合います．	・卒煙について話し合います． ・禁煙外来での経過について話し合います．
薬剤師の指導	・お薬の使い方の説明と，使用方法の確認をします．				
禁煙応援メッセージ	貼り薬は翌日から，飲みぐすりを使う場合は1週間後から禁煙を開始します．最初の1週間は最も離脱症状の強い時期です．これを乗り越えれば，禁煙の最も大変な時期は終わりますよ！	離脱症状の最も強い時期は，過ぎました．本当によくがんばりましたね！でも，まだまだ吸いたい気持ちはあると思います．吸いたい気持ちはニコチンが消えていく証拠．よくなるための経過だと思いましょう．	だいぶ禁煙に慣れてきたころです．禁煙開始からここまでがんばれた自分をすごいと褒めてあげてください．自信を持って禁煙を続けましょう！	ふとした瞬間に出てくる「1本くらいいいんじゃない？」という気持ち．1本だけが命取り，今までの努力を思い出し，1日1日記録を伸ばしましょう．	今日で卒煙！今まで本当によくがんばりました．毎日毎日吸いたい気持ちを逃しながら継続できてきたことは，本当にすばらしいことです！これからも自信を持って禁煙を継続させてください．困ったことがあればいつでもおっしゃってくださいね．

Column

禁煙治療の実際（Column）

❶初診時「別に」から始まった高校生の禁煙治療

▌症　例：17歳，男性，高校生．
▌生　活：両親は別居中．父と生活しており，父親は喫煙者である．母親は高校を卒業し定職に就くことを希望する．飲酒・薬物使用歴なし．
▌喫　煙：14歳から喫煙開始，1日5本，紙巻タバコ．ブリンクマン指数20．ニコチン依存症スクリーニングテスト8点．初診時呼気CO 4 ppm．

◆初診時：喫煙が見つかり，禁煙しないと退学となるため，母親に連れられて通常外来を受診した．本人は無言で，禁煙について問うと「別に」という一言であった．母親には何かにつけて指示することをやめ，見守る姿勢でいてほしいとお願いした．本人へ「①あなたの気持ちに反して無理やり禁煙をさせない，②禁煙したいと思ったら手伝う，③医師の立場から禁煙を望んでいる」ことを伝えた．本人は「禁煙しなくてもよいが，吸うからか咳が出ると思う」という言葉が出た．呼吸器への影響を示す資料や更生や自立の活動をされている人を紹介する新聞記事（テーマ：自分と未来は変えられる）を渡し，次回も話を聞かせて欲しいと伝えた．

◆15日目：「前よりやめる気持ちはあるかな」という．関心が高まり，会話が成立してきた．母親も少し素直になったという．「マンガで分かる心療内科依存症編」という漫画があるので，読んでみないかと助言した．喫煙のメリットとデメリットを書き出してみることも依頼した．

◆24日目：自ら「治療をしてもよい」という発言があり，禁煙治療を開始した（ニコチン依存症管理料1回目）．過去に1度禁煙への挑戦と，離脱症状の経験があったことを自ら話してくれた．ニコチネル®TTS®20を14枚処方し，翌日を禁煙開始日とした．①環境整備，②欲しいときの対処法，③勧められたときの断り方などを助言した．

◆34日目：「たまに欲しくなるが想像していたよりも楽，食後に思い出す」状態だった．「喫煙する友人と一緒にいるときも大丈夫」と答えた．呼気CO 1 ppm．努力を認め継続を促しつつ，ニコチネル®TTS®10へ減量することとした．

◆49日目：「数日に1回吸ってみたい感情があるが間隔があいてきた．体調としては，寝起きがすっきりし，痰が減った，歯磨きのときにオェーとしなくなった」という．続けることで，吸いたい気分はさらに出なくなってくると説明し，継続を促した．

◆83日目：禁煙を続けており，「モヤモヤした気分がなくなった，誘惑されそうな感じもない」と話した．気持ちの面も安定し，今回から禁煙補助薬は処方せず経過をみることとした．

◆103日目：「このままいけそう，欲求感もなく，人とのつきあいでも大丈夫」ということであった．受け答えも人が変わったようにはっきりしてきた．治療の感想を書いてもらった．本人：「タバコは吸っていてもいいことがないと思った．やめてみると体によいことがあった．タバコをやめられてよかった」，母親：「高校生の息子が禁煙できました．前はなげやりな態度だったけれど，禁煙できて素直に自分から話をするようになりました」．

◆考察とコメント
　未成年者は境遇や環境も重なり，喫煙を始めてしまう場合もあるだろう．本ケースでは，初診時禁煙への関心がなく，当初は受容的態度で話を聞くことと情報提供をしつつ，信頼関係の構築を目指した．漫画を読んでもらった時期から急速に意識が変わり，漫画読書法も若者の禁煙治療では1つの方法かもしれない．最後の受診では，正しい情報を知ることで行動や生き方が変わる，正しい知識を得ることが大切だと思うと伝え，今後の活躍や成功を願った．

〔高野　義久〕

付録

❷アイコス®をなかなか処分できなかった女性の禁煙治療

▍症　例：47歳，女性，事務職．職場の喫煙率は50〜60％．
▍喫煙歴：14〜47歳，紙巻タバコ1日20本．4か月前からアイコス®を20本吸っている．
　　　　　ブリンクマン指数700．ニコチン依存症スクリーニングテスト9点．初診時呼気
　　　　　CO 1 ppm．過去に禁煙経験は3回あり，最長3か月．禁煙できる自信10％．
▍既往歴：特記すべき疾患なし．
▍生　活：同居家族の喫煙なし．子どもの目が届かないところで喫煙している．飲酒は毎
　　　　　日ビール500 mL．

◆初診時：ニコチン依存症管理料1回目．以前から家族や健診において禁煙を勧められて
　いた．胸部X線で異常陰影を指摘され，禁煙を決意し受診した．胸部異常陰影について
　の検査を進めつつ，禁煙治療をチャンピックス®にて開始することとした．

◆8日目：前日にホルダーを捨て禁煙を開始する予定であったが，同日3本喫煙をした．
　検査では悪性所見はなかった．禁煙への環境作りと開始日を再度話し合い，14日目から
　始めることを約束した．

◆15日目：同管理料2回目．禁煙開始となるはずであったが，実際には2本の喫煙．「吸
　うとホッとするが，やはり吸うのかと罪悪感を感じる．ホルダーは処分してもまた買っ
　てしまうのではないかと考えて処分できない．ヒートスティックは自分で買う」とい
　う．対処法を話し合った結果，ホルダーは家族に預ける，まず3日間やめてみることと
　した．チャンピックス®は忍容性の点から1日1 mgとした．治療がスムーズにできて
　いないことから受診回数を増やすようにした．

◆22日目：その後1日だけ吸わずに頑張ったが，翌日スティックを買いに行った．「思い
　出すと買いに行く，意思が弱いと思う，結局こうなる」といった発言があった．この時
　には1日5〜6本の喫煙．ホルダーを処分できないこと，スティックを買うことが問題
　と考えられた．自信が低下しており，1日だけでもできたことを認め，ホルダーが手元
　に残っていることの弊害を話し合い，ホルダーは診療所に預けてもらうこととした．禁
　煙を決意する決め手になった胸部異常陰影において「悪性腫瘍の懸念がなくなり，動機
　が弱くなった」と述べたため，自身の禁煙の動機について再確認した．

◆30日目：同管理料3回目．「とりあえず頑張っている，吸いたくなることは1日5〜6回
　あり，隣に喫煙者がいるときには欲しい，元気が出ない」などを訴えた．「夫からつらい
　なら吸ってはどうかと言われた」という．禁煙できていることを認め，継続していくこ
　とで離脱症状もとれていくことを説明し，継続を促した．

◆50日目：同管理料4回目．「欲しい気分はあるが，以降は禁煙を継続している，前より
　も慣れてきた」という発言があった．うまく開始できなかったときのこと，やめた後の
　体調や気分について話し合った．

◆87日目：同管理料5回目．その後も吸わないまま継続している，慣れてきたという．
　「ホルダーを預けてから吸えない環境があったことで，スティックも買わないで済んだ」
　という．今後の再発予防について話し合いをし，最終受診とした．

◆考察とコメント

　禁煙のための環境を整えることは重要である．自ら環境を整える場合がほとんどだが，
できない場合もある．できないことを責めず，できない理由に耳を傾けながらできるよう
調整することが必要である．本ケースでは，同意を得ながら環境作りまで踏み込むことで
禁煙を開始できた．禁煙開始後は比較的スムーズな経過であった．禁煙がスタートできな
かったとき，動機の再確認も行った．初診時に動機を話してもらい，経過中に再確認する
ことも大切である．

〔高野　義久〕

Column

❸ 5 年間にわたり，死を迎えるまで禁煙を望んだ症例

▌ 症　例：41 歳（初診時）男性，無職（生活保護受給中），独居．
▌ 喫煙歴：40～60 本×26 年，TDS 8/10 点，呼気 CO 濃度 81 ppm（最終喫煙後 1 時間）．
▌ 既往歴：気管支喘息，躁うつ病，アルコール依存症（断酒中），軽度知的障害．
▌ 生育歴：幼少時に両親離婚し，母は不明，父は死去，喫煙者の祖母・おじのもとで育つ．

◆初診時：喘息の調子が悪く，禁煙したいと来院．頻回に喘息発作で入院となるが，いつもタバコのトラブルで退院・治療中断となる．バレニクリンで治療開始．気分の波が大きく衝動のコントロールが苦手だったが，次第に「吸いたくても吸わないでいる」ことができるようになり，2 か月後には，数日間の禁煙ができるようになった．禁煙し喘息が楽になると，強い喫煙欲求が起きて衝動的に吸うことを繰り返す状況で保険治療終了となった．

◆4 か月目：1 か月間に喘息発作で 2 回の救急搬送があり，自費でも禁煙したいと治療を再開．喘息の維持治療も当院で行うことになった．約 3 か月間にわたり，バレニクリン内服，1～2 週間の禁煙と再喫煙を繰り返した．内服終了後，再び喫煙本数は増えていった．喘息での定期通院日に来院せず，その後大量服薬で精神科入院となっていた．

◆1 年 2 か月目：退院し，再度禁煙希望にて来院．禁煙できないまま 1 か月で通院が途絶え，電話での連絡も取れなくなった．

◆2 年 4 か月目：本人より電話が入る．半年以上前から精神科入院中だが，喘息の調子が悪く 1 人で何度も禁煙にトライ，昨日からまた禁煙中で「どうしたらいい？」とのこと，「1 日でも 2 日でも禁煙できたら OK，それを繰り返そう」と伝える．その後，足のむくみのため入院先で胸部 X 線撮影したところ，肺がんが判明した．予定されていた手術は，タバコが我慢できず中止・退院となり，精神科入院を続けながら，通院で抗がん剤治療を行っていた．

◆3 年 5 か月目：2 日前退院し，禁煙治療希望で来院．数日間の禁煙→衝動的にタバコを買って数本吸い，残りを捨てる，を繰り返す．4 か月目に間質性肺炎で入院となり，1 か月禁煙が続いた．「タバコのために病院を脱走しなかったのは初めて」と話し，退院後も禁煙継続．3 か月でがんへの不安から再喫煙したが，その後は 1 日 10 本未満で推移した．

◆4 年 5 か月目：再度の禁煙チャレンジ．数日間の禁煙と再喫煙を繰り返す状況のまま終了．肺がんの抗がん剤治療は続いており，さらに脳転移も認められた．本人の不安も強まり，精神科に入院となった．

◆5 年 5 か月目：「近く退院する，また禁煙したい」と本人より電話があった．しかし再び来院することはなく，その 3 か月後入院のまま死去．

◆考察とコメント

　この世にタバコがなかったら，彼の人生はどんなものになっていただろうか？　まだ禁煙できるチャンスのある喫煙者は，そのチャンスすらタバコに奪われてしまう前に，1 日も早くタバコのない人生を選び取ってほしいと心から願う．

〔田那村 雅子〕

付録

❹遠隔（オンライン）診療による禁煙治療

▌**症　例**：35歳，男性，会社員．
▌**喫煙歴**：20〜30本×15年，1年前より加熱式タバコと紙巻タバコを併用．
　　　　TDS 10/10点．

◆**初診時**：喫煙状況，禁煙動機の確認を行なった．6歳の娘に「パパ，くさい」と言われること，職場は禁煙であり吸いづらい環境であること，タバコの値上げで経済的にも禁煙したいと思っていることが上がった．バレニクリンを選択し，2週間分を郵送．

◆**2週後**：内服9日目（1 mg錠の2日目）より禁煙開始できていた．1日に10回以上の喫煙欲求を感じるも，容易に我慢できるレベルとのことだった．

◆**4週後**：禁煙継続．喫煙欲求の頻度も減ってきている．喫煙する同僚と，喫煙室に行く機会があるが，タバコの臭いが気になるようになってきた．酒席で吸いたくなった場合の対処法や，「1本だけ」という誘惑への注意をアドバイス．

◆**8週後**：禁煙継続．忘年会でも大丈夫だったことで，禁煙への自信は禁煙治療開始前50％から90％に上昇したと話す．この健康保険組合の禁煙治療プログラムは，8週間の治療＋1年間のメールや情報サイトでのサポートとなっており，治療は終了となった．

　禁煙の遠隔診療については，2017年7月に厚生労働省の通達「情報通信機器を用いた診療（いわゆる「遠隔診療」）について」のなかで，「保険者が実施する禁煙外来については，対面診療の必要性については柔軟に取り扱っても直ちに医師法第20条などに抵触するものではないこと」とされた．この症例は，会社の健康保険組合が実施する禁煙治療に当院が協力して行なったもので，すべて遠隔（オンライン）診療で進められた．当院では禁煙の遠隔診療を開始してまだ2か月であるが，すでに20人以上の禁煙治療を開始しており，遠隔での禁煙治療への需要が非常に高いことを感じている．

　通常の来院による禁煙外来では，最近は，環境的に非常に禁煙が困難，基礎に精神疾患がある，何度も禁煙に失敗している，などの難渋する症例の比率が高くなっている．一方で，禁煙補助剤を使用することで容易に禁煙でき，かつ禁煙したいという希望をもっているにもかかわらず，近くに禁煙外来がない，会社を休んでまで禁煙外来を受診することをためらう，といった理由で，禁煙治療を受ける機会をもたない喫煙者がいまだ多く存在していることが見えてきた．

　喫煙率が最も高いのは30〜50代男性であり，職場の健保組合から禁煙を呼び掛けることは，この層へのアプローチとして非常に効率的である．また，職場が禁煙を推進していると，禁煙意欲も高まりやすい．この年代で禁煙できることで，将来の疾病を予防する効果も見込まれる．健保組合による，禁煙の遠隔診療が広まることが望まれる．

　禁煙外来を行っている先生方，ぜひ遠隔診療を始めてみませんか？

〔田那村　雅子〕

Column

❺「禁煙は野球の盗塁と同じですね」と語った一例

症　例：63 歳，男性.
喫煙本数：60 本/日×43 年.

　今から 20 年近く前の話である．筆者はある健康保険組合の診療所で予防医療の一環として禁煙プログラムを行っていた．3 か月で 6 回，ニコチンパッチを用いて禁煙をする今の禁煙外来に近い内容であった．

　プログラムに参加し成功した最後の回，この患者さんは笑いながら「禁煙は野球の盗塁と同じですね」と話した．野球のことはあまりよく知らない筆者が「どういうことですか？」と聞くと「自分で走り出すタイミングを見極めて，方法も自分で決めて，迷わずに一生懸命走るのがポイントです」と言う．「万が一失敗しても，もう 2 度としないというものでもない．決定的にダメ人間なわけではない．また走ればよい．何度か走るうちにコツがつかめてくる．失敗する原因も助けになることもみえてくる．誰もがいつか必ず成功できます」とのこと．

　この話は禁煙する患者さんの気持ちをそのまま表している言葉だと思う．盗塁同様に禁煙も誰かに説得されて始めるものではない．今すぐ，明日からやりましょう，と言われても本人が納得しているタイミングでなければ走り出してもうまくいく気がしない．そのタイミングは走者でないとわからない．

　走り方も今の禁煙治療ではパッチ，飲み薬，ガム，薬は使わない，禁煙外来も受けず自分で頑張る，あるいは，タバコを捨てて始める，少しずつ本数を減らす，他いろいろな方法がある．どのやり方でも間違いではなく，100 人の禁煙者には 100 通りのやめ方があると考える．「薬を使うと楽だから絶対禁煙外来！」，「本数を減らすとすごく辛いからそのやり方ではダメ！」ではなく，患者さんの選択を尊重したい．

　ただ，一旦走り出したら途中転んでも（再喫煙しても），2 塁（3 か月）まではまず一生懸命走ってみることが肝心だ．今は 3 か月までは保険診療を受けることができる．飲み薬で副作用が出ればパッチ，パッチもダメならあと少し何もなしで頑張る．禁煙がうまくいかないと患者さんは「自分の意志が弱いから…」，「何をしてもダメなんです…」となるが，ニコチン依存症の理論からすると全く関係ない．途中経過がどうあろうと結局最後に禁煙できればよい．

　後日談，この患者さんは禁煙 1 年後に会社の部下 8 人を禁煙プログラムに連れてきてくださった．再喫煙せず 1 年過ごしたことについては，「1 塁から 2 塁の盗塁が成功したら大きな盗塁 1 の大成功ではあるけれど，まだ点は入っていない．油断をせずにそこからまた走り続けることが大事ですね」と話していた．この話は禁煙外来 5 回目の患者さんによくお話する．毎日のタバコ 60 本に費やしていたお金もあっという間に貯まり，車をワンランク上の仕様にしたと話していたことも付け加えておく．

〔村田　千里〕

付録

❻外科の先生の声かけのタイミングが良く禁煙に成功した例

▌**症　例**：46歳，女性．中学3年と6歳の男の子あり．夫は非喫煙者．出産時には禁煙した．

足の閉塞性動脈硬化症があり血管外科より禁煙外来へ紹介．
長男は中学3年不登校　お母さんのタバコを嫌っていて心配して一緒に外来を受診．

◆**初診時**：禁煙しないと手術はしないと血管外科の主治医から言われた．子どもや自分の健康のことを考えてボヤっと，やめないといけないかな程度は考えていた．禁煙外来予約するも，用事が重なって6回予約の変更があり，手術も延期になっていた．血管外科と高血圧の主治医から受診するたびに毎回「禁煙の声掛け」があった．

◆**初診**：禁煙を勧められてから6か月後，ようやく禁煙外来へ受診．重要度は10，禁煙の自信度は5．ニコチン依存症の話をすると自分が吸ってしまう原因はそういうことだったのですかと．飲み薬で禁煙希望とのことでスタートした．

◆**2週後**：薬は手元にあったが飲んでおらず，さらに4日前から下痢をしていたため薬を飲み始めたのは昨日から，とのこと．

◆**1か月後**：1日4～5本程度に減らせることができた．自分にとってはタバコが意味ないものだと認識できるようになった．一方，長男のアドバイスに従って身のまわりのタバコを捨てたが，また買ってしまう，を繰り返していた．

◆**2か月後**：早く0本にしないと手術も受けられないのでやめないといけないが，どうしても食後や暇なときなど1日に1～2本吸ってしまう．手術も特に急ぐものではないが，薬は欠かさずに飲んでいてこのまま一気に0本にできそうな気もする．
　この時点で血管外科の手術が2週後に予定されたためすべてタバコを捨てた．

◆**3か月後**：手術も無事終了しタバコも入院前から0本になった．退院して1本吸ってみたが，聞いていたようにまずかった．やっぱりタバコは意味のないものだと思う．
　外科の先生の手術のタイミングがよかった（0本になりそうなときに入院を決めた）ので，自分はタバコをやめられたと思う．
　退院して1本吸ってみた，との発言があったので禁煙継続にむけて動機づけ面接を行った．
　振り返って一番苦しかったのは，5本くらいのときだった．吸わないように吸わないようにするとますます吸いたくなって自分でコントロールできない感じがすごくつらかった．これがニコチン依存症なのだと思った，こわい，もう吸わない，とのことであった．

◆**考察とコメント**

禁煙外来の予約を何回もキャンセルし，一見すると禁煙の必要性を感じていない患者にも思える．本人が禁煙をしないと本当に手術をしてもらえないと理解してから少しずつ変わったようである．キャンセルと言っても必ず代わりの予約を入れる「予約の変更」であったので，こちらから積極的にアクションは起こさず本人が禁煙外来に現れるのを待ち続けた．外科手術が大きなモチベーションにつながった例であり，血管外科の主治医に感謝したい．同時に手術後も1本吸ってみるなど心理的依存が大きい経過中，動機づけ面接によるアプローチに医療者側が助けられていると実感できた一例であった．

〔村田　千里〕

Column

❼透析中の禁煙治療

　喫煙が腎機能障害をきたし，透析のリスクを高めることはよく知られている．また，重度の腎機能障害や透析の状態にあっても，禁煙治療は腎機能保持や合併症の予防に意義がある．

　慢性腎不全で透析中の 60 歳代後半の男性が透析クリニックから紹介された．肺炎に罹患したのをきっかけに，禁煙を希望して受診した．喫煙本数 15〜6 本で，タバコはひまなとき，ボーッとするとき，食後，透析後などのほっとしたいときに吸うということであった．

　バレニクリンの添付文書には，「重度の腎機能障害患者（クレアチニン・クリアランス推定値：30 mL/分未満）の場合，0.5 mg 1 日 1 回で投与を開始し，その後必要に応じ，最大 0.5 mg1 日 2 回に増量すること」とあり，体重も勘案して 0.5 mg1 日 1 回夕食後で投与を開始した．

　2 回目（2 週後）：受診時，「今朝から吸っていない」という報告があった．2 週間吸っていたが，4 日目くらいからおいしくなくなった，とのことであった．嘔気などの副作用は認めなかった．ただし喫煙本数を減らしたら，朝の血圧が上昇したという訴えがあった．

　3 回目（4 週後）：受診時，禁煙は継続しており，「暇なときに吸いたい気持ちがあるが，すぐに忘れる」ということであった．周囲の人からも元々吸っていないような対応をしてもらい，禁煙の自信がついた．便秘になったが下剤で対応．やはり血圧が上昇しているのが気になるとのことであった．

　4 回目（6 週後）：受診時，受診の 1 日前に外食中に 1 本吸ったとの報告があった．家に帰ってからも「何となく吸いたい気持ち」があり，隠しておいたタバコがあったので 1 本ふかした．吸い込もうとしたらのどが痛くなって「1 本だけお化けが出た，毒なんだしやめよう」と自答し，事なきを得た．

　5 回目（8 週後）：血圧は落ち着いてきたが，食欲低下あり．夏場であったのでそのまま経過観察した．

　6 回目（10 週後）：「禁煙は特に苦しくなかった，吸わないのが普通になった」とのこと．

　7 回目（12 週後）：卒煙．自信は 100 ％で，「1 本だけ」の誘惑もなくなり，タバコは廃棄した．元々透析しているので尿量が少なかったが，普通の人のように尿が出たとのこと．

　透析中の患者にもバレニクリンを減量して使用でき，途中で逸脱（lapse）があったものの，2 週間毎の定期的な外来通院が支えとなり禁煙導入ができた症例である．一般に，禁煙すると血圧は低下すると報告されているが，体重増加は血圧上昇を伴う可能性がある．この例では体重の変動もなく，禁煙開始時の血圧上昇の原因は不明であった．添付文書には，副作用：血管障害（0.5 ％以上 5 ％未満）として，ほてりや高血圧があげられていて，高血圧と血圧上昇の報告がある．重度の腎機能障害患者に対する禁煙治療では，一般的な副作用のチェックと共に，体重や血圧の変動についても注意が必要と思われる．

〔栗岡　成人〕

付録

❽忘れられないケース

　忘れられないケースがある．むしろうまくいった例よりも，そうでなかった例のほうが，多くの後悔と共に心に残っている．そんなケースの1つを，フィクションを交えて紹介する．

　まだ禁煙治療が保険適用でなかった頃，ニコチンパッチ製剤がようやく使えるようになった時代の話である．20代後半の女性が禁煙外来を訪れた．パニック障害とうつ状態で精神科に通院中で多量の向精神薬を服用していた．タバコは1日40本，メンソール入り．以前に薬物使用の地獄のような経験で入院歴もあった．婚約者がいたが，彼もまた喫煙者であった．

　初めて外来を受診したとき，その清楚で物静かな雰囲気と，経歴の落差に驚いた．身体的，心理的依存とも強く，また精神障害を伴っていて自分には手に余るのではないか，と危惧したが，一方で「なんとかしてあげたい」という思いが強く起こった．まだ自由診療の時代であったので，週1回の受診とメールでの相談を提案した．

　ニコチンパッチを使用して治療開始するや否や，さまざまな身体・精神症状が噴出した．精神的不安定，イライラ感，体重増，眠気と不眠，腹部膨満，排尿障害，パッチのかぶれなどなど．

　ニコチンパッチを重ね貼りしたりして，何とか4週目から完全禁煙にこぎつけた．その後もさまざまな症状や，彼との関係や家族内の問題が起こったが，外来通院と毎日，時には1日数回のメールのやり取りで禁煙は続いて，受診後3か月にあと1週間となったとき，妊娠していることを告げられた．普通なら妊娠はおめでたいことであるが，多量の向精神薬を服用しており，また喫煙をしていたということが彼女を苦しめることになった．いろいろ悩んだ挙句，周囲からの勧めもあり，中絶が選択された．

　その後も何とか支えたいという思いから，外来での面談と並行してメールのやり取りをした．残念ながら，禁煙して4か月後，身辺の強いストレスで再喫煙してしまったが，その後も外来とメールでの支援は続けていた．しかし禁煙・再喫煙の繰り返しで，次第に外来への受診もまどおになった．

　連絡が途絶えて約1年半後，突然メールが舞い込んだ．妊娠したが，なんとか禁煙したいとのこと．このときは書籍を紹介して連絡は切れた．その半年後，無事出産したとの連絡があった．「つわりがひどくてタバコをやめられた」とのこと．おなかの赤ちゃんが母親を救ってくれたのだ．

　その後，毎年赤ちゃんの写真を載せた年賀状をいただいていたが，ある年の末，夫から喪中のハガキが届き，彼女が亡くなったことを知った．

　このケースの経過を読んで，あまりにも強く介入し過ぎと思われる方も多いと思う．動機づけ面接の立場からは励まし，許可のない助言など誤った対応もあった．自分でも，クライエントへの思いが強すぎて，かえって相手を苦しめたのではないかと自省する．ただ，いかなるときにも苦しむ人とともにあり，相手の心に寄り添い，相手を理解しようと努力することは大切なことだと思っている．

〔栗岡 成人〕

Column

❾再喫煙を繰り返し来院した真面目な男性の場合

　34歳男性．極めて真面目そうで気の弱そうな青年．2人の娘さんがいるという．喫煙歴は15年だが禁煙したいと思いながら減煙を繰り返していたという．そして3年ほど前にはチャンピックス®でなんとか禁煙できていたという．3か月ほど経ち，仕事でストレスがかかりつい一本吸った．あっという間に元の喫煙者に逆戻り．しばらく喫煙した後，1年経って再度挑戦するも今度はチャンピックス®投与中の嘔気が強くなりすぐに断念した．

　妻には禁煙していることにしていたため，ここ2年くらいは妻に隠れて1日5, 6本吸っているという．自分でニコチンパッチを購入して禁煙しようとしたが，腕に貼っている所を妻に見つかり，サロンパス®のようなものとごまかした．しかしどうも疑われているようだと心配している．こんなことをしていると離婚されるかもしれないとも言う．これらの言動から，真面目で気が弱く，くよくよ悩む性格と考えた．

対策：禁煙経験のある人にはともかくその経験を褒めることにしている．さらにこのケースの場合，再喫煙のきっかけもはっきりしていることから，ストレスや気分の大きな変化は再喫煙の危険信号だとしっかり記憶に留め同じ過ちをしないように説明．さらに妻に隠れて吸ったりしないで，はっきりと今は未練がましく喫煙しているが，今からはきちんと禁煙すると宣言したほうがいいと説得．ご家族を大切に思う気持ちを禁煙することで示しましょう．そうすることがあなたの自信にもつながりますよ，とも説明．

　喫煙者の多くの人が止めようと思ったりして悩んでいると言われている．その時点で軽度のうつ症状となっていると考えられるので，禁煙プログラムが終了しても心身症や不眠症などの保険病名を追加してでも，長期にカウンセリングを継続することも大切と考えている．

〔森田 純二〕

付録

❿ ACO（asthma and COPD overlap）の喫煙者が禁煙してからの行動に，びっくり！

　62歳女性．呼吸困難ありと来院した初診の患者．入室するなりタバコ臭．顔貌は典型的なスモーカーズフェイス．「タバコを吸われるのですね？」と問うと，ここしばらくはほとんど吸っていませんと．吸っていないのではなくこの状態では吸えないのだろうと思いながら聴診すると，とんでもない狭窄音．呼期延長も著明．胸部写真，CTなどで気腫様変化も高度にあり．病歴を聞くと他院で繰り返す肺炎で非定期的に治療しているという．喘息と言われたこともありという．白血球の増多もありACOに感染も加わっているものとして抗菌薬，去痰剤，LAMA＋LABAを投与して絶対タバコはやめましょうと説明．1週間後に来院する様指示した．

　1週間後，見違えるように元気な顔で来院した．初診のときはタバコの話をする余裕もなかったので，このとき禁煙外来用のタバコの話を十分に説明．「今までそんな話聞いたことないです」という．呼吸機能をチェックするに閉塞性のパターンは著明．タバコはもう吸いませんというので禁煙補助剤なしで経過をみることとした．来院するごとに顔色もよくなり，かなり痩せていた体も少し体重の増加もあり顔貌もよくなってきた．1年の経過中，一度だけ風邪をひき，そのときは軽度喘鳴を聴取したがそれ以外は良好な経過をたどっていた．またウォーキングをしっかり勧め彼女も積極的に歩数を伸ばしていった．1年経過した8月の終わる頃，来院するや満面の笑顔で「先生，孫らと石鎚山に登ったよ」と!!　一瞬耳を疑った．筆者も何度か登ったことがあるが結構難度の高い山としても有名なところ．もし行く前に相談されたらそれはやめときましょう，といったに違いない．一緒に行った孫はもちろん他の家族もびっくりしたという．本人も途中でばてたら棄権しようと思っていたらしいがそれほどひどい呼吸困難感は感じなかったため，いつの間にか登りきったという．初診の頃のガラガラ声もかなり改善されこのことも本人は喜んでいる．

　こんなことがあるから禁煙外来は冥利に尽きるのですね．

◆この症例で思ったこと

　医師のなかにもスモーカーズフェイスに無頓着であったりタバコ臭を気にしないことも結構あるようで，これらの意識ももつよう促したい．タバコは控えましょうとかやめたほうがいいですよなどでなく，きっぱりとやめましょうとか断煙しましょうというべきと考えている．

〔森田　純二〕

322

索　引

日　本　語

あ

アイコス・・・・・・・・・・・・・・16, 314
悪臭防止法・・・・・・・・・・・・・・・110
悪性腫瘍・・・・・・・・・・・・・・・・・28
アクロレイン・・・・・・・・・・・・・・20
アセトアルデヒド・・・・・・・・・・15
アディポネクチン・・・・・・・・・・56
アトピー性皮膚炎・・・・・・69, 83
アナフィラキシー・・・・・・・・・155
天上がり・・・・・・・・・・・・・・・・288
天下り・・・・・・・・・・・・・・・・・・288
アルツハイマー型認知症・・・・・78
アレルギー疾患・・・・・・・・・・・67
アンモニア・・・・・・・・・・・・・・・・5
アンモニア・テクノロジー・・・15
アンモニウム化合物・・・・・・・・14

い

胃炎・・・・・・・・・・・・・・・・・・・・59
胃がん・・・・・・・・・・・・・・・・・・60
医師会・・・・・・・・・・・・・・・・・241
維持トーク・・・・・・・・・・・・・・149
胃食道逆流症・・・・・・・・・・・・・59
依存症・・・・・・・・・・・・・・・・・・・6
依存性スコア・・・・・・・・・・・・130
依存性薬物・・・・・・・・・・・・・・258
依存症有病率・・・・・・・・・・・・・9
依存性評価・・・・・・・・・・・・・・10
依存性物質・・・・・・・・・・・・・・・7
一酸化炭素・・・・・・・・・・・5, 22
一酸化炭素濃度測定器・・・・・164
インパクト・ブースター・・・・・15
インプラント治療・・・・・・・・218
インフルエンザ・・・・・・・・・・281

う

う蝕・・・・・・・・・・・・・・・90, 217
うつ病・・・・・・・・・・78, 208, 209

え

エアロゾル・・・・・・・・・・・・・・17
エコチル調査・・・・・・・・・74, 203
エストロゲン・・・・・・・・・・・・200

エネルギー密度の高い食品・・・214
エピゲノム修正作用・・・・・・・216
遠隔医療・・・・・・・・・・・・・・・230
遠隔治療・・・・・・・・・・・・・・・229
エンドトキシン血症・・・・・・・216

お

嘔気・・・・・・・・・・・・・・・・・・193
脅し教育・・・・・・・・・・・・・・・262
オンライン診療・・・・・・・・・・230

か

介護保険事業計画・・・・・・・・226
改正健康増進法・・・・・・・・・・253
ガイドライン・・・・・・・・・・・・247
潰瘍性大腸炎・・・・・・・・・・・・60
カウンセリング・・・・・・・・・・186
価格弾力性・・・・・・・・・・・・・・278
化学物質過敏症・・・・103, 110, 113
拡散現象・・・・・・・・・・・・・・・105
核となる子ども・・・・・・・・・・195
カジノでの救急車出動回数・・・118
活性酸素・・・・・・・・・・・・・・・39
渇望を抑える方法・・・・・・・・133
カテコールアミン・・・・・・・・・39
カドミウム・・・・・・・・・・・・・・70
加熱式タバコ・・・・・16, 168, 247
　　　──の化学物質・・・・・・17
　　　──の健康影響・・・・・・20
　　　──の人体毒性・・・・・・22
カフェイン・・・・・・・・・・・・・・15
紙巻タバコのリスク・・・・・・・21
環境タバコ煙・・・・・・・74, 103
肝硬変・・・・・・・・・・・・・・・・・62
韓国・・・・・・・・・・・・・・・・・・287
看護師・・・・・・・・・・・・・・・・・223
肝臓がん・・・・・・・・・・・・・・・62
がん対策推進基本計画・・・・・289
がん抑制遺伝子・・・・・・・・・・34

き

機械喫煙・・・・・・・・・・・・・・・13
企業の社会的責任・・・・・・・・290

気腫合併肺線維症・・・・・・・・・53
気腫型・・・・・・・・・・・・・・・・・47
喫煙・・・・・・・・・・・・・・・・・・188
　　　──，女性のライフステージと
　　　　・・・・・・・・・・・・・・・200
　　　──，子どもの・・・・・・195
　　　──と寿命・・・・・・・・・26
　　　──と喘息発症・・・・・・69
　　　──と糖代謝異常　・・・・55
　　　──に対する忌避行動・・・259
　　　──の心理学・・・・・・・・142
喫煙開始時期・・・・・・・・・・・・261
喫煙科学研究財団・・・・・・・・294
喫煙関連間質性肺疾患・・・・・・52
喫煙期間・・・・・・・・・・・・・・・21
喫煙継続のハイリスク群・・・・・44
喫煙再開・・・・・・・・・・・・・・・212
喫煙者の乳汁分泌・・・・・・・・72
喫煙者メラニン沈着症・・・・・・90
喫煙防止教育・・・・・・・・・・・・261
喫煙本数・・・・・・・・・・・・・・・21
喫煙率・・・・・・・・・・・・・・・・・124
喫煙をする自由・・・・・・・・・・260
急性冠症候群・・・・・・・・・・・・116
急性好酸球性肺炎・・・・・25, 54
急性受動喫煙症・・・・・・・・・・110
急性心筋梗塞・・・・・・・40, 116
急性膵炎・・・・・・・・・・・・・・・63
教育関連施設・・・・・・・・・・・・301
教育施設・・・・・・・・・・・・・・・301
共依存・・・・・・・・・・・・・・・・・139
狭心症・・・・・・・・・・・・・・・・・40
行政保健師・・・・・・・・・・・・・・225
気流閉塞・・・・・・・・・・・・・・・30
禁煙意欲・・・・・・・・・・・・・・・212
禁煙うつ・・・・・・・・・・・・・・・194
禁煙ガイドライン・・・・・・・・178
禁煙外来・・・・・・・・・・・・・・・163
　　　──の施設基準・・・・・・163
禁煙勧奨・・・・・・・・・・・・・・・128
禁煙教育・・・・・・・・・・257, 264
喫煙防止教育・・・・・・・・・・・・264
禁煙サポーター・・・・・・・・・・298

323

禁煙状況の確認・・・・・・・・・237
禁煙成功記念の表彰状・・・・・235
禁煙阻害・・・・・・・・・・24
禁煙治療・・・・・・・・128, 152
　──，CKD 患者の・・・・・・・66
　──，若年者（35 歳未満）の
　　・・・・・・・・・・・・180
　──，女性の・・・・・・・199
　──，未成年者の・・・・・・180
　──のための標準手順書
　　・・・・・・・・・・175, 191
　──の保険適用・・・・・・・176
禁煙電話カウンセリング・・・・238
きんえん電話相談室・・・・・・239
禁煙の心理学・・・・・・・・135
禁煙補助薬・・・・・・・・・166
　──と併用薬の相互作用・・・161

く

クイットライン・・・・・・・・238
空間臭・・・・・・・・・・・100
空気穴・・・・・・・・・・・13
くも膜下出血・・・・・・口絵2, 41
グリセロール・・・・・・・・・16
クリニカルパス・・・・・・・・227
クリニカルパス（医療者用パス）
　・・・・・・・・・・227, 311
クリニカルパス（患者用パス）
　・・・・・・・・・・227, 312
グルクロン酸トランスフェラーゼ
　誘導・・・・・・・・・・・156
グロー・・・・・・・・・・・16
クローン病・・・・・・・・・・60

け

経口避妊薬・・・・・・・・・・42
警告表示・・・・・・・・・・270
警告表示の面積・・・・・・・・272
頸部リンパ節転移・・・・・口絵11
ゲートウェイドラッグ・・・・・257
血液循環・・・・・・・・・・・10
血管内皮機能・・・・・・・・20, 22
月経周期・・・・・・・・・・201
月経前緊張症・・・・・・・・202
血中濃度上昇・・・・・・・・・11
健康寿命・・・・・・26, 126, 248
健康診断・・・・・・・・・・129
健康増進法・・・・・・・・・・92
健康づくり計画・・・・・・・・226
健康日本21・・・・・・・・・289

研修カリキュラム・・・・・299, 302

こ

口腔保健指導・・・・・・・・・219
口唇口蓋裂・・・・・・・・71, 217
抗精神病薬・・・・・・・・・211
向精神薬・・・・・・・・・・211
行動的依存・・・・・・・・・137
行動変容・・・・・・・・148, 181
　──ステージモデル・・・・・204
行動療法・・・・・・・・・・186
抗肥満薬・・・・・・・・・・216
呼気一酸化炭素濃度測定器・・・164
呼吸リハビリテーション・・・・・50
国際オリンピック委員会・・・・・91
国際がん研究機関・・・・・・・・2
国民健康・栄養調査・・・・・・125
国民生活基盤調査・・・・・・・124
ココア末・・・・・・・・・・・15
呼出煙・・・・・・・・・・・・2
コチニン・・・・・・・・・・169
コミットメント言語・・・・・・149
コンセンサス方式・・・・・・・247
コントロール喪失・・・・・・・137

さ

サードハンドスモーキング
　・・・・・・・・・・・99, 113
　──の生体影響・・・・・・・101
　──の成分・・・・・・・・100
　──の対策・・・・・・・・102
再喫煙防止・・・・・・・・・236
再喫煙予防・・・・・・・・・206
嗄声・・・・・・・・・・・・85
三次喫煙・・・・・・・・・・2, 99

し

シアノヒドリン・・・・・・・・23
シアン化水素酸・・・・・・・・23
ジェンダー・・・・・・・・・199
歯科外来・・・・・・・・・・219
歯科疾患・・・・・・・・・・217
歯科領域における禁煙サポーター
　・・・・・・・・・・・・218
シガレット・スキン・・・・・・82
時間栄養学・・・・・・・・・215
敷地内禁煙の病院・・・・・・・222
子宮外妊娠・・・・・・・・・・71
子宮頸がん・・・・・・・・34, 72
子宮内発育障害・・・・・・・・74

自己効力感・・・・・・・211, 224
自殺・・・・・・・・・・・193
自殺念慮・・・・・・・・・・193
自殺リスク・・・・・・・・・・12
歯周疾患・・・・・・・・・・・87
歯周病・・・・・・・・・・・217
システィニルロイコトリエン・・68
自然気胸・・・・・・・・・・・54
自治体のタバコ対策・・・・・・226
シックハウス症候群・・・・・・104
　──関連物質・・・・・・・・110
シックビル症候群・・・・・・・104
自動車運転関連事象・・・・・・166
自動車運転時の意識障害・・・・194
歯肉血流量・・・・・・・・・・89
歯肉溝滲出液量・・・・・・・・89
歯肉の色・・・・・・・・・口絵9
歯肉メラニン色素沈着症・・・・・90
嗜癖性の信念・・・・・・・・・8
嗜癖性薬物・・・・・・・・・・9
社会格差・・・・・・・・・・278
社会的責任・・・・・・・・・290
若年者の禁煙治療指針・・・・・178
若年妊娠・・・・・・・・・・204
習慣・・・・・・・・・・・・192
周術期禁煙ガイドライン・・・・178
重症受動喫煙症・・・・・・・・110
集団教育・・・・・・・・・・222
絨毛羊膜炎・・・・・・・・・・71
受験資格・・・・・・・・・・299
受動型アプローチ・・・・・・・238
受動喫煙・・・・・・・2, 94, 107
　──と発がん・・・・・・・・35
　──による死亡者数・・・・・・95
　──の健康影響・・・・・・・95
　──の防止・・・・・・・・250
受動喫煙症・・・・・・・・・110
受動喫煙症診断・・・・・・・・112
受動喫煙防止条例・・・・・・・253
　──東京都・・・・・・・92, 253
　──美唄市・・・・・・・・254
　──兵庫県・・・・・・・・119
受動喫煙防止法・・43, 97, 115, 253
　──の適応範囲・・・・・・・118
寿命・・・・・・・・・・・・126
循環器疾患・・・・・・・・・・38
準備言語・・・・・・・・・・148
常位胎盤早期剥離・・・・・・・71
消化性胃十二指腸潰瘍・・・・・59
小細胞がん・・・・・・・・・・32

索 引

情報通信技術・・・・・・・・・・・・230
食事内容・・・・・・・・・・・・・・215
食道がん・・・・・・・・・口絵5, 59
食欲亢進・・・・・・・・・・・・・215
食欲抑制作用・・・・・・・・・・・213
女性ホルモン・・・・・・・・・・・200
新型タバコ・・・・・・・・・・・・198
心筋梗塞・・・・・・・・・・・口絵6
腎疾患・・・・・・・・・・・・・・65
身体的依存・・・・・・・・・135, 192
心理的依存・・・・・・・・・137, 192

す

膵がん・・・・・・・・・・・・32, 64
スタートパック・・・・・・・・・・191
ストレス・・・・・・・・・・・・・192
スモーカーズフェイス・・・・・・81
スモーカーズライン・・・・・・・82
スモーカーズリンクル・・・・・・82

せ

生活指導・・・・・・・・・・・・・214
生活習慣病胎児期起源説・・・・・75
性差医療・・・・・・・・・・・・・199
性差と発がん・・・・・・・・・・・36
青酸・・・・・・・・・・・・・・・23
税収確保・・・・・・・・・・・・・288
性周期・・・・・・・・・・・・・・201
精神疾患・・・・・・・・・・・78, 207
精神的依存・・・・・・・・・・・・137
税制改正大綱・・・・・・・・・・・279
正の強化・・・・・・・・・・・・・11
舌がん・・・・・・・・・・・・口絵10
積極型アプローチ・・・・・・・・238
セルフマネジメント・・・・・・・224
セルフモニタリング・・・・・・・224
腺がん・・・・・・・・・・・・・・32
全人的医療・・・・・・・・・・・・235
前置胎盤・・・・・・・・・・・・・71
先天異常・・・・・・・・・・・・・71
先天奇形・・・・・・・・・・・・・205
宣伝媒体・・・・・・・・・・・・・274
専門指導者・・・・・・・・・・・・299

そ

族議員・・・・・・・・・・・・・・289
側坐核・・・・・・・・・・・・・・137
ソフトターゲット層・・・・・・・132

た

タール・・・・・・・・・・・・・・22
タイ・・・・・・・・・・・・・・・286
胎児毒性・・・・・・・・・・・・・206
胎児発育不全・・・・・・・・・・・70
体重増加（禁煙による）
　・・・・・・・・・・・202, 212, 213
体循環・・・・・・・・・・・・・・188
代償行動・・・・・・・・・・・・・169
代償性喫煙・・・・・・・・・・・・12
耐性・・・・・・・・・・・・・・・8
耐性上昇・・・・・・・・・・・・・136
大腸がん・・・・・・・・・・・33, 60
体内時計・・・・・・・・・・・・・215
大脳辺縁系側坐核・・・・・・・・136
多環芳香族炭化水素類・・・・・・4
多種化学物質過敏症・・・・・・・104
ダニ抗原・・・・・・・・・・・・・67
タバコ
　――と薬の相互作用・・・155, 156
　――の依存性・・・・・・・・・135
　――の主流煙・・・・・・・・・2
　――の陳列禁止・・・・・・・・275
　――のパッケージ・・・口絵13, 267
タバコ煙の成分・・・・・・・・・2
タバコ規制条約（タバコ規制枠組
　条約，FCTC）・・・・・・246, 273
　――5条3項・・・・・・・・・285
タバコ規制政策・・・・・・・・・286
タバコ休憩・・・・・・・・・・・280
たばこ警告表示・・・・・・・・・270
タバコ誤飲・・・・・・・・・・・76
タバコ産業干渉指数・・・・・・・287
たばこ事業法・・・・・・・・・・287
タバコ使用障害・・・・・・・・6, 78
タバコ税・・・・・・・・・・・・280
たばこ族議員・・・・・・・・・・289
タバコ利権構造・・・・・・・・・288
胆石症・・・・・・・・・・・・・・63
胆道がん・・・・・・・・・・・・・63
胆のう炎・・・・・・・・・・・・・63
胆のうがん・・・・・・・・・・・・63

ち

地域連携・・・・・・・・・・・・・234
チェンジトーク・・・・・・・・・148
チトクローム P・・・・・・・・・211
知能指数・・・・・・・・・・・・・76
チャンピックス・・・・・・・・・190
注意欠如多動症・・・・・・・・・75

中耳炎・・・・・・・・・・・・・・84
中脳の腹側被蓋野・・・・・・・・136
超過医療費・・・・・・・・・・・・266
重複がん・・・・・・・・・・・・・35
チョコレート（タバコ製品添加物）
　・・・・・・・・・・・・・・・15
治療空白・・・・・・・・・・・・・232
陳列販売・・・・・・・・・・・・・273

て

低所得者層・・・・・・・・・・・・278
低タール・・・・・・・・・・6, 269
低ニコチン・・・・・・・・・・・・6
テオブロミン・・・・・・・・・・15
適応現象・・・・・・・・・・・・・105
出前禁煙教育・・・・・・・・・・260
デュアルユーザー・・・・・・・・24
電子タバコ・・・・・・・・・・・247
電子タバコによるけいれん・・・・25

と

動機づけ面接・・・・・131, 147, 183
東京都医師会・・・・・・・・・・242
東京都子どもを受動喫煙から守る
　条例・・・・・・・・・・・・・254
頭頸部がん・・・・・・・・・・・・84
頭頸部感染症・・・・・・・・・・・85
統合失調症・・・・・・・・・78, 208
糖尿病・・・・・・・・・・・・・・55
島皮質・・・・・・・・・・・・・・137
動脈硬化性疾患予防ガイドライン
　・・・・・・・・・・・・・・・179
特発性間質性肺炎・・・・・・・・53
特掲診察料施設基準・・・・・・・163
都道府県別喫煙率・・・・・・・・124
ドラッグ・・・・・・・・・・・・258
ドロップアウト・・・・・・・・・233
トロンボキサン A_2・・・・・・・39

な

内臓脂肪蓄積・・・・・・・・・・・213
難聴・・・・・・・・・・・・・・・84

に

ニコチン・・・・・・・3, 22, 34, 39
　――の発がん的作用・・・・・・34
ニコチン依存症・・・・・・・・・78
ニコチン依存症管理料・・・167, 175
ニコチンガム・・・・・152, 159, 187
　――の併用・・・・・・・・・・235

325

ニコチン血中濃度・・・・・・・・152
ニコチン受容体・・・・・・・・・190
ニコチン製剤・・・・・・・・・・152
ニコチン置換療法・・・・・158, 187
ニコチンパッチ・・・・152, 158, 187
　　——製剤設計・・・・・・・・223
ニコチンリキッド・・・・・・・・259
ニコチン離脱症状・・・・・・・・132
ニトロソアミン類・・・・・・・・・4
入門薬物・・・・・・・・・・・・195
乳幼児突然死症候群（SIDS）
　　・・・・・・・・・・71, 75, 207
妊娠・・・・・・・・・・・・・・204
妊娠週数・・・・・・・・・・・・206
認知行動療法・・・・・・・・・・141
認知症・・・・・・・・・・・・・78
認知の歪み・・・・・・・・・・・139
認定更新制度・・・・・・・・・・300
認定指導者・・・・・・・・・・・299
認定制度・・・・・・・・・・・・298
妊婦健診・・・・・・・・・・・・205
妊婦に対する薬物療法・・・・・205

ね

粘膜刺激性・・・・・・・・・・・5

の

脳血管障害・・・・・・・・・・・41
脳梗塞・・・・・・・・・・口絵1, 41
脳心血管病の包括的リスク管理
　　チャート・・・・・・・・・・179
脳卒中治療ガイドライン2015
　　・・・・・・・・・・・・・・179
脳卒中発症率・・・・・・・・・・44
能動喫煙・・・・・・・・・・・・2
脳内報酬回路・・・・・・・・・・11
脳内報酬系・・・・・・・・・・・136
　　——を刺激する食品・・・・・214
脳波の変化・・・・・・・・・・・136

は

ハードコア層・・・・・・・・・・130
ハームリダクション・・・・・・259
肺がん・・・・・・・・・・口絵3, 29
肺がんの組織型・・・・・・・・・31
肺気腫・・・・・・・・・・・・・48
肺循環・・・・・・・・・・・・・188
肺腺がん・・・・・・・・・・・・32
肺の変化・・・・・・・・・・口絵8
肺ランゲルハンス細胞組織球症

・・・・・・・・・・・・・・53
パターナリズム・・・・・・・・・262
発がん性物質・・・・・・・・・・34
パッチ製剤・・・・・・・・・・・161
バレニクリン・・・・・155, 170, 190
　　——の安全性・・・・・・・・174
　　——の副作用・・・・・・・・173
　　——の有効性・・・・・・・・171
反社会的行動・・・・・・・・・・76

ひ

ピアカウンセリング効果・・・・237
非アルコール性脂肪肝炎・・・・・62
ヒートスティック・・・・・・・・314
非感染性疾患・・・・・・・・・・246
非ニコチン製剤・・・・・・・・・152
ピア・エデュケーション・・・・263
表現の自由・・・・・・・・・・・269
平山雄・・・・・・・・・・・・・260
ピロリ菌・・・・・・・・・・・・60

ふ

腹側被蓋野・・・・・・・・・・・136
服薬指導・・・・・・・・・・・・222
副流煙・・・・・・・・・・・・・2
付着臭・・・・・・・・・・・・・100
ふつうの子ども型・・・・・・・・197
腹腔鏡下スリーブ状胃切除術手術
　　・・・・・・・・・・・・・・216
不妊症・・・・・・・・・・・・・73
負の強化・・・・・・・・・・・・11
プラークチャート・・・・・・・・219
ブラック・リップ・・・・・・口絵7
フラミンガム研究・・・・・・・・38
フリーラジカル・・・・・・・・・39
ブリンクマン指数・・・・・・・・176
プルームテック・・・・・・・・・16
フレーバー・・・・・・・・・・・23
プレーンパッケージ・・・・・・267
プロダクトプレイスメント・・・303
プロピレングリコール・・・・・16

へ

平均寿命・・・・・・・・・・・・27
平均余命・・・・・・・・・・・・27
閉経前の乳がん・・・・・・・・・35
米国禁煙ガイドライン・・・・・183
米国疾病管理予防センター・・・261
米国心臓協会（AHA）・・・・・・44
ヘビースモーカー・・・・・・・195

扁平上皮がん・・・・・・・・・・32

ほ

母子保健計画・・・・・・・・・・226
ポリープ様声帯・・・・・・・・・85
ホルダー・・・・・・・・・・・・314
ホルムアルデヒド・・・・・・・・5
ポロニウム・・・・・・・・・・・35

ま

マイルド・・・・・・・・・・12, 269
マタニティ・ブルーズ・・・・・202
間違い指摘反射・・・・・・・・・148
慢性受動喫煙症・・・・・・・・・110
慢性肝炎・・・・・・・・・・・・62
慢性気管支炎・・・・・・・・・・47
慢性腎臓病・・・・・・・・・57, 65
慢性膵炎・・・・・・・・・・・・63
慢性閉塞性肺疾患・・・・・・30, 45

み

ミスト・・・・・・・・・・・・・23

む

むし歯・・・・・・・・・・・・・90

め

メガスポーツイベント・・・・・92
メンソール・・・・・・・・・・・15
メンタルヘルス・・・・・・・・・282

も

問題行動・・・・・・・・・・76, 197

や

薬学の視点・・・・・・・・・・・222
薬剤師・・・・・・・・・・・・・221
薬物療法・・・・・・・・・・・・152
薬局・薬店・・・・・・・・152, 156

ゆ

有益性投与・・・・・・・・・・・205

よ

要介護年数・・・・・・・・・・・126
腰痛・・・・・・・・・・・・・・281
抑うつ症状・・・・・・・・・・・193
抑制喪失・・・・・・・・・・・・137

索 引

ら

ライト・・・・・・・・・・・・・12, 269
ラポール（信頼関係）形成・・・234

り

利益相反・・・・・・・・・・・・288, 290
離脱・・・・・・・・・・・・・・・・・・・8
離脱現象・・・・・・・・・・・・・・105

れ

離脱症状・・・・・・・・・・・・・・・135
粒子状物質・・・・・・・・・・・・・・19

れ

レプチン・・・・・・・・・・・・56, 214
レブリン酸・・・・・・・・・・・・・・15

ろ

労働災害のリスク・・・・・・・・・280
労働生産性・・・・・・・・・・・・・280

わ

ワークショップ・・・・・・・・・・263
枠組条約・・・・・・・・・・・・・・246

外 国 語

数字

1本の喫煙・・・・・・・・・・・・・233
5A・・・・・・・・・・・・・・132, 184
5R・・・・・・・・・・・・・・131, 183

A

α7 nicotinic achetylcholine 受容体
・・・・・・・・・・・・・・・・・・・68
ACO（asthma and COPD overlap）
・・・・・・・・・・・・・・・・・・322
ADHD・・・・・・・・・・・・・・・・75
AEP・・・・・・・・・・・・・・・・・54
AHRQ・・・・・・・・・・・・・・・180

B

Baker 仮説・・・・・・・・・・・・・75
BDNF-6 遺伝子・・・・・・・・・・97
black lip・・・・・・・・・・・・・・83
BMI・・・・・・・・・・・・・・・・212

C

CDC・・・・・・・・・・・・・・・・261
CES-D（Center for Epidemiologic
Studies Depression Scale）・・209
CHD・・・・・・・・・・・・・・・・57
CKD・・・・・・・・・・・・・・・・65
COI・・・・・・・・・・・・・・・・292
cold turkey・・・・・・・・・・・・132
combination NRT・・・・・・・・・188
Conflict of Interest・・・・・・・・292
COPD・・・・・・・・口絵 4, 30, 45
　──とタバコ・・・・・・・・・・46
　──の病型・・・・・・・・・・・47
　──の有病率・・・・・・・・・・49
　──の臨床像・・・・・・・・・・47
CPFE・・・・・・・・・・・・・・・53
CVD・・・・・・・・・・・・・・・・57

C

CYP1A2・・・・・・・・・・156, 223

D

Der p・・・・・・・・・・・・・・・67
DIP・・・・・・・・・・・・・・・・53
DNA メチル化・・・・・・・・・・・97
DOHaD・・・・・・・・・・・・・・75

E

ENDS・・・・・・・・・・・・・・247
ETS・・・・・・・・・・・・・74, 103

F

FCTC（タバコ規制条約，タバコ
規制枠組条約）・・・・246, 273, 276
FDA リスト・・・・・・・・・・・・18
FEV_1・・・・・・・・・・・・・・・48
FGR・・・・・・・・・・・・・・・・70
FMD・・・・・・・・・・・・・・・・22
Framingham Study・・・・・・・・・43

G

gateway drug・・・・・・・・・77, 262
GERD・・・・・・・・・・・・・・・59
glo・・・・・・・・・・・・・・・・16

H

harm-reduction approaches to
smoking・・・・・・・・・・・・189
HAT・・・・・・・・・・・・・・・・69
HDAC・・・・・・・・・・・・・・・69
Hisayama Study・・・・・・・・・・42

I

IARC（国際がん研究機関）
・・・・・・・・・・・・・・・・2, 28
ICAM・・・・・・・・・・・・・・・40

I

ICS・・・・・・・・・・・・・・・・51
ICT・・・・・・・・・・・・・・・230
IIPs・・・・・・・・・・・・・・・・53
IL-12・・・・・・・・・・・・・・・67
IL-33・・・・・・・・・・・・・・・68
ILC2・・・・・・・・・・・・・・・68
International Agency for
Research on Cancer・・・・・・・2
IOC・・・・・・・・・・・・・・・・91
IQOS・・・・・・・・・・・・16, 314

J

JACC study・・・・・・・・・・・・43
JPHC Study・・・・・・・・・・・・43
J-STOP・・・・・・・・・・・・・299
LABA・・・・・・・・・・・・・・・51
LAMA・・・・・・・・・・・・・・・51
LTE4・・・・・・・・・・・・・・・68

M

MCS・・・・・・・・・・・・・・・104
MI（動機づけ面接）・・131, 147, 183
MPOWER・・・・・・・・・249, 276

N

NAFLD・・・・・・・・・・・・・・62
NASH・・・・・・・・・・・・・・・62
NCD（非感染性疾患）
・・・・・・・・・・・・37, 246, 248
NIPPON DATA 80・・・・・・・・・42
NNAL・・・・・・・・・・・・・・・33
NNK・・・・・・・・・・・・・・・33
NPY（neuropeptide Y）・・・・・213
NRT（ニコチン置換療法）
・・・・・・・・・・・・・・187, 189

327

O

OTC · · · · · · · · · · · · · · · · · 156

P

PAR · · · · · · · · · · · · · · · · · · 40
PLCH · · · · · · · · · · · · · · · · · 53
Ploom TECH · · · · · · · · · · · · 16
PM（particulate matter） · · · · · 19
PM$_{2.5}$ · · · · · · · · · · · · · · 19, 107
PM$_{2.5}$ と死亡率 · · · · · · · · · · · · 107

Q

Quitline · · · · · · · · · · · · · · · · 238

R

RB-ILD · · · · · · · · · · · · · · · · · 53

S

SABA · · · · · · · · · · · · · · · · · 51
SAMA · · · · · · · · · · · · · · · · · 51
SDS（Self-rating Depression Scale）
· 209
Shibata Study · · · · · · · · · · · · · 42
SIDS（乳幼児突然死症候群）
· · · · · · · · · · · · · · · 71, 75, 207
smoker's lip · · · · · · · · · · · · · · 83
smoking-related IP · · · · · · · · · · 53
SRILD（喫煙関連間質性肺疾患）
· 52

T

TAPS · · · · · · · · · · · · · · · · · 273
TDS · · · · · · · · · · · · · · · · · · 176
Th2 · · · · · · · · · · · · · · · · · · · 67
TNF · · · · · · · · · · · · · · · · · · 40
TSLP · · · · · · · · · · · · · · · · · · 67

V

VCAM · · · · · · · · · · · · · · · · · 40

W

WHO · · · · · · · · · · · · · · · · · 276

禁 煙 学

2007 年 2 月 14 日	1 版 1 刷	©2019
2014 年 11 月 20 日	3 版 1 刷	
2017 年 7 月 25 日	3 刷	
2019 年 11 月 8 日	4 版 1 刷	
2022 年 11 月 25 日	2 刷	

編　者
にほんきんえんがっかい
日本禁煙学会

発行者
株式会社 南山堂　代表者 鈴木幹太
〒113-0034　東京都文京区湯島 4-1-11
TEL 代表 03-5689-7850　www.nanzando.com
ISBN 978-4-525-20174-6

JCOPY　<出版者著作権管理機構 委託出版物>
複製を行う場合はそのつど事前に(一社)出版者著作権管理機構(電話03-5244-5088,
FAX 03-5244-5089, e-mail: info@jcopy.or.jp)の許諾を得るようお願いいたします。

本書の内容を無断で複製することは，著作権法上での例外を除き禁じられています。
また，代行業者等の第三者に依頼してスキャニング，デジタルデータ化を行うことは
認められておりません。